U0121343

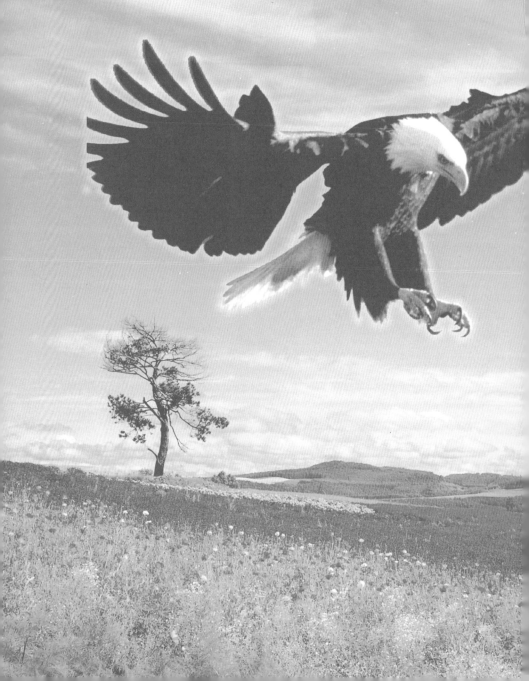

大展好書　好書大展
品嘗好書　冠群可期

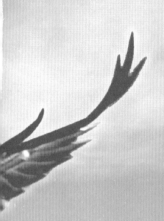

大展好書　好書大展
品嘗好書　冠群可期

中醫保健站：89

實用
辨證精選

何清湖 總主編

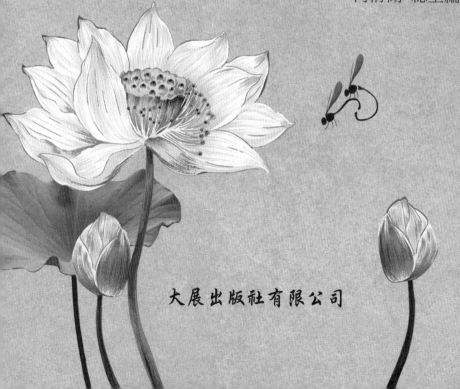

大展出版社有限公司

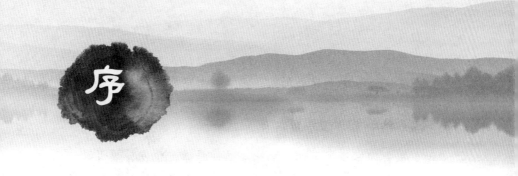

序

　　中醫的生命力在於臨床，中醫的發展一方面要秉承穿透，同時也要努力與現代科學相融合，將中醫放入現代科技發展的大平台當中，這樣才能與時俱進。

　　辨證論治是中醫學的特點與精華，占據中醫臨床的主導地位，成為一種公認的診療模式，能從整體上把握病變過程中邪正鬥爭的狀況，根據每個具體病情進行靈活處理，其優越性顯而易見。

　　但辨證論治並非診療的唯一途徑，過分強調辨證論治的重要性，勢必忽略對病讓識的深化。辨病論治則能夠把握疾病全過程的特點與變化規律，同種族疾病應當具有共同的病因、病理、病狀、演變、預後等本質與特徵，應有共同的治療規律和治法方藥，因而辨病論治具有疾病的共性突出，治療的針對性強等特點。

　　因此，當代著名的中醫診斷學家、湖南中醫大學朱文鋒教授認為，中醫學不僅要提同病異治、異病同治，還應補充同病同治、異病異治或異證同治、同證異治，如此則雷射器有利於對病變的全面、深刻認識，積極倡導「病證結合」的診療觀。透過病名診斷，可以確定該病在某一階段的病理性質。兩者相互聯繫、相互補充，辨證與辨病相結合，才有利

於對疾病本質的全面認識。

　　然而，對於初學中醫的人而言，則於文化背景、思維定勢及臨床經驗侷限等影響，要儘快掌握辨證論治和辨病論治的精髓是比較困難的，為此，我們組織一批中醫臨床專家和學者，編寫了《實用辨證精選》，從辨證角度闡釋了其特點。本書內容精煉，切合臨床，簡便易學，也便於讀者舉一反三，放在案頭供臨床參考，特別適合高年級醫學生、低年資中醫醫師、西學中學員及廣大中醫愛好者學習參考。

　　在本書的編寫過程中，雖然我們希望盡量能夠做到「立足臨床需要，突出中醫特色」，但由於時間倉促，加之編者水準有限，書中疏漏之處在所難免，誠請讀者朋友們能不吝指出，以便有機會再版時給予修訂。

何清湖

目錄

實用辨證精選

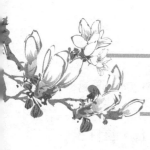

陽虛證

　　陽虛證是指體內陽氣虧損，機體失卻溫養，推動、蒸騰、氣化等作用減退，以畏冷肢涼為主要表現的虛寒證候。

臨床證候

　　畏冷，肢涼，口淡不渴，或喜熱飲，或自汗，小便清長或尿少不利，大便稀薄，面色㿠白，舌淡胖，苔白滑，脈沉遲（或為細數）無力。可兼有神疲，乏力，氣短等氣虛的表現。

發病原因

　　形成陽虛證的原因，主要有：久病損傷，陽氣虧虛，或者氣虛進一步發展；久居寒涼之處，或過服寒涼清苦之品，陽氣逐漸耗傷；年高而命門火衰引起。

證候分析

　　由於陽氣虧虛，機體失卻溫煦，不能抵禦陰寒之氣，而寒從內生，於是出現畏冷肢涼等一派病性屬虛、屬寒的證候；陽氣不能蒸騰、氣化水液，則見便溏、尿清或尿少不利、舌淡胖等症；陽虛水濕不化，則口淡不渴，陽虛不能溫化和蒸騰津液上承，則可見渴喜熱飲。

辨證要點

　　病久體弱，以形寒肢冷、口淡不渴、尿清便溏、面㿠舌淡等為要點。

辨證方劑

1. 腎氣丸（《金匱要略》）

〔**組成**〕乾地黃 240g，乾山藥 120g，山茱萸 120g，澤瀉 90g，茯苓 90g，牡丹皮 90g，桂枝 30g，炮附子 30g。

〔**用法**〕上藥共研為末，煉蜜為丸。每次服 6g，每日 3 次，開水或淡鹽湯送服。若作湯劑，用量按原方比例酌減。

〔**功用**〕補腎助陽。

〔**主治**〕腎氣不足證。腰痠腳軟，身半以下有冷感，少腹拘急，小便不利或頻數，夜尿增多，陽痿早洩，舌質淡胖，尺脈沉細；以及痰飲喘咳，水腫腳氣，消渴，泄瀉日久等。

〔**加減**〕方中乾地黃現多用熟地；桂枝改用肉桂，效果更佳；如夜尿多者，加五味子；小便數多，色白體羸，為真陽虧虛，加補骨脂、鹿茸等，加強溫陽之力；若用於陽痿，證屬命門火衰者，酌情加淫羊藿、補骨脂、巴戟天等以助壯陽起痿之力。

2. 右歸飲（《景岳全書》）

〔**組成**〕熟地 6～9g 或加至 30～60g，山藥 6g（炒），山茱萸 3g，枸杞 6g，甘草 3～6g（炙），杜仲 6g（薑製），肉桂 3～6g，製附子 3～9g。

〔**用法**〕用水 400ml，煎至 250ml，空腹溫服。

〔**功用**〕溫補腎陽。

〔**主治**〕腎陽不足，陽衰陰勝，腰膝痠痛，神疲乏力，畏寒肢冷，咳喘，泄瀉，脈弱；以及產婦虛火不歸元而發熱者。

〔**加減**〕如氣虛血脫，或厥，或昏，或汗，或暈，或虛

狂，或短氣者，必大加人參、白朮；如火衰不能生土，為嘔噦吞酸者，加炮乾薑；如陽衰中寒，泄瀉腹痛，加人參、肉豆蔻；如小腹多痛者，加吳茱萸；如淋帶不止，加破故紙；如血少血滯，腰膝軟痛者，加當歸。

3. 右歸丸（《景岳全書》）

〔**組成**〕熟地黃 240g，附子（炮附片）60-180g，肉桂 60g，山藥 120g，山茱萸（酒炙）90g，菟絲子 120g，鹿角膠 120g，枸杞子 90g，當歸 90g，杜仲（鹽炒）120g。

〔**用法**〕上藥共研為末，煉蜜為丸。每次服 6～9g，每日 3 次，開水或談鹽湯送服。若作湯劑，用量按原方比例酌減。

〔**功用**〕溫補腎陽，填精益髓。

〔**主治**〕腰膝酸冷，精神不振，怯寒畏冷，陽痿遺精，大便溏薄，尿頻而清。

〔**加減**〕如陽衰氣虛，加人參補之；陽虛精滑或帶濁、便溏，加補骨脂以補腎固精止瀉；腎瀉不止，予五味子、肉豆蔻澀腸止瀉；飲食減少或不易消化者，或嘔惡吞酸，加乾薑以溫中散寒；腹痛不止，加吳茱萸（炒）以散寒止痛；腰膝痠痛者，加胡桃肉以補腎助陽，益精強髓；陽痿者，加巴戟天、肉蓯蓉以補腎壯陽。

4. 加味腎氣丸（《濟生方》）

〔**組成**〕附子（炮）15g，白茯苓 30g，澤瀉 30g，山茱萸（取肉）30g，山藥（炒）30g，車前子（酒蒸）30g，牡丹皮 30g（去木），官桂（不見火）15g，川牛膝（去蘆，酒浸）15g，熟地黃 15g。

〔**用法**〕上為細末，煉蜜為丸，如梧桐子大。每服 9g，

空心米飲送下。

〔**功用**〕溫腎化氣，利水消腫。

〔**主治**〕蠱證，脾腎大虛，肚腹脹大，四肢浮腫，喘急痰盛，小便不利，大便溏黃；亦治消渴，飲溲。

5. 十補丸（《濟生方》）

〔**組成**〕炮附子 60g，五味子 60g，山萸肉、炒山藥、牡丹皮、酒蒸鹿茸、熟地、白茯苓、肉桂、澤瀉各 30g。

〔**用法**〕共為細末，煉蜜為丸，如梧桐子大，每服 70 丸（9g），空腹鹽湯送服。

〔**功用**〕溫補腎陽，滋養津血。

〔**主治**〕腎陽虛損，津血不足。症見面色黧黑，足冷足腫，耳鳴耳聾，肢體羸瘦，足膝軟弱，小便不利，腰脊疼痛。

6. 固精丸（《濟生方》）

〔**組成**〕肉蓯蓉、陽起石、鹿茸、赤石脂、巴戟天、韭子、白茯苓、鹿角霜、龍骨、製附子各等份。

〔**用法**〕上藥共研為細末，酒糊為丸送下。

〔**功用**〕壯陽益腎，固精補腎。

〔**主治**〕下元虛損，滑精頻作，面色淡白，精神欠佳，舌質淡薄白，脈沉弱。

辨證成藥

1. 金匱腎氣丸（《金匱要略》）

〔**用法**〕水蜜丸每次服 6g，小蜜丸每次服 9g，大蜜丸每次服 1 丸（12g），每日服 2～3 次。

〔**功用**〕溫補腎陽，化氣行水。

〔**主治**〕腰痛腳軟，小腹拘急，下半身常有冷感，小便

不利，尿頻，腳氣，痰飲，消渴等腎陽不足者。

2. **右歸丸**（《景岳全書》）

〔**用法**〕水蜜丸每次服 6g，小蜜丸每次服 9g，大蜜丸每次服 1 丸，每日服 2～3 次。

〔**功用**〕溫補腎陽，填精補血。

〔**主治**〕精神不振，畏寒肢冷，腰膝軟弱，陽痿，遺精，不育，飲食減少，大便不實，小便自遺等腎陽不足者。

3. **濟生腎氣丸**（《濟生方》）

〔**用法**〕水蜜丸每次服 6g，小蜜丸每次服 9g，大蜜丸每次服 1 丸，每日服 2～3 次。

〔**功用**〕溫腎化氣、利水消腫。

〔**主治**〕腰膝酸重，小便不利，痰飲喘咳等腎陽虛水腫者。

4. **四神丸**（《內科摘要》）

〔**用法**〕每次服用 9g，每日服 1～2 次。

〔**功用**〕溫腎暖脾，澀腸止瀉。

〔**主治**〕五更泄瀉，便溏，腹痛，腰痠，肢冷等腎陽虛衰、脾腎虛寒者。

5. **青娥丸**（《和劑局方》）

〔**用法**〕水蜜丸每次服 6～9g，大蜜丸每次服 1 丸，每日服 2～3 次。

〔**功用**〕滋腎壯陽，益筋補骨。

〔**主治**〕腰部疼痛，起坐不利，膝軟無力等腎虧而偏陽虛者。

6. **五子衍宗丸**（《攝生眾妙方》）

〔**用法**〕水蜜丸每次服 6g，小蜜丸每次服 9g，大蜜丸每

次服 1 丸，每日服 2～3 次。

〔功用〕補腎助陽，益精填髓。

〔主治〕腰痛，尿後餘瀝，遺精，早洩，陽痿，不育等證屬腎中精氣陰陽不足者。

7. 龜鹿補腎丸（《廣州製藥集團》）

〔用法〕小蜜丸每次服 4.5～9g，大蜜丸每次服 12g，每日服 2 次。

〔功用〕壯骨益氣，補腎壯陽。

〔主治〕身體虛弱，精神不振，腰腿痠軟，頭暈目眩，性慾減退，夜尿頻多，健忘失眠等腎陽虛者。

辨證食療

1. 鹿腎粥

〔原料〕鹿腎 1 對，肉蓯蓉 30g，粳米 100g，白糖、鹽、胡椒粉各適量。

〔製法〕將鹿腎去脂膜細切，肉蓯蓉酒浸細切。先煎肉蓯蓉去渣取汁，後下鹿腎及米同煮為粥。粥將熟時，加蔥白、鹽、胡椒粉等佐料調和即成。空腹食之或隨意食用。

〔功效〕溫陽補虛。

〔主治〕陽氣衰弱，腰膝痠痛，筋骨軟，肢體畏寒，行動無力，宮冷不育，陽痿早洩等症。

2. 麻雀肉餅

〔原料〕麻雀 5 隻，豬瘦肉 200g，豆粉、豆油、白糖、鹽、黃酒適量。

〔製法〕將麻雀肉、豬肉洗淨後一同剁成肉泥。將碗內加入適量豆粉、豆油、白糖、鹽、黃酒拌勻，和勻，加肉泥，做成肉餅蒸熟。可經常隨量服用。

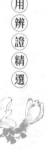

〔功效〕補腎壯陽。

〔主治〕中老年人陽氣衰敗，臟腑虛損，精神萎靡，體倦乏力者。

3. 鹿頭湯

〔原料〕鹿頭 1 個，鹿蹄 2 支，蓽茇 5g，生薑 3g，食鹽、八角、小茴香、味精、胡椒粉各適量。

〔製法〕將鹿頭鹿蹄除去毛臟，洗淨；蓽茇、生薑洗淨，用刀拍破。將鹿頭鹿蹄放入砂鍋內，加水適量，再放入蓽茇、生薑、八角、小茴香，置武火上燉熬，燒開後，移文火熬熟。將鹿頭鹿蹄取出，剖下鹿肉，切成粗條，再置湯中燒開，放人食鹽、味精、胡椒即成。可佐餐，可單食。

〔功效〕壯陽益精。

〔主治〕適用於陽虛體弱，腎精虧虛所出現的腰膝痠軟，畏寒怯冷，陽痿早洩者。

辨證針灸

1. 針刺：鎮痛是關鍵。可立即用度冷丁 10mg，用注射用水稀釋至 5ml，垂直刺入內關（雙），得氣後加強刺激，每穴 2.5ml，5～10 分鐘疼痛消失。若無緩解，可在間使（雙）穴各再注 2.5ml，可加強鎮痛效果。

2. 艾灸：主灸關元、神闕，火柱艾灸，並配合刺關元、氣海、足三里行補法，留針 10 分鐘。

推拿按摩

可按揉心俞、厥陰俞、隔俞、內關，均取雙穴，每穴按揉 50 次，揉力以患者感到痠脹，且能耐受為度。

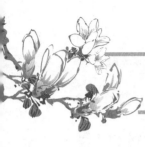

陰虛證

　　陰虛證是指體內陰液虧少而無以制陽，滋潤、濡養等作用減退，以咽乾、五心煩熱、脈細數等為主要表現的虛熱證候。

臨床證候

　　形體消瘦，口燥咽乾，兩顴潮紅，五心煩熱，潮熱，盜汗，小便短黃，大便乾結，舌紅少津或少苔，脈細數等。

發病原因

　　導致陰虛證的原因主要有：熱病之後，或雜病日久，耗損陰液；情志過極，火邪內生，久而傷及陰精；房事不節，耗傷陰精；過服溫燥之品，使陰液暗耗。

證候分析

　　陰液虧少，則機體失卻濡潤滋養，同時由於陰不制陽，則陽熱之氣相對偏旺而生內熱，故表現為一派虛熱、乾燥不潤、虛火內擾的證候。

　　陰虛證可見於多個臟器組織的病變，常見者有肺陰虛證、心陰虛證、胃陰虛證、脾陰虛證、肝陰虛證、腎陰虛證等，並表現出各自臟器的證候特徵。

辨證要點

　　病久體弱，以潮熱盜汗、尿黃便結、咽乾顴紅、舌紅少津、脈細數等。

辨證方劑

1. 六味地黃丸（《小兒藥證直訣》）

〔組成〕熟地黃 24g，山萸肉 12g，乾山藥 12g，澤瀉 9g，牡丹皮 9g，茯苓 9g。

〔用法〕上藥共研為末，煉蜜為丸。每次服 6g，每日 3 次，開水或淡鹽湯送服。若作湯劑，用量按原方比例酌減。小兒用量酌減。

〔功用〕滋陰補腎。

〔主治〕肝腎陰虛證。肝腎陰虛證。腰膝痠軟，頭暈目眩，耳鳴耳聾，盜汗，遺精，消渴，骨蒸潮熱，手足心熱，口燥咽乾，牙齒動搖，足跟作痛，小便淋瀝，以及小兒囟門不合，舌紅少苔，脈沉細數。

〔加減〕虛火明顯者加黃柏 10g、梔子 6g、知母 10g；神疲乏力氣虛者加黨參 15g、黃耆 15g；形寒肢冷兼腎陽虛者加鹿角膠 15g（烊化）、巴戟天 10g、附子 10g、肉桂 6g；頭暈目眩明顯血虛甚者加阿膠 15g（烊化）、當歸 10g。

2. 左歸丸

〔組成〕菟絲子 120g、鹿角膠 120g、山茱萸 120g、川牛膝 90g、熟地黃 240g、枸杞 120g、龜板膠 120g、山藥 120g。

〔用法〕上藥研末蜜煉為丸，每服 9g，淡鹽湯或溫開水送服，每日 2 次。亦作湯劑，水煎服，用量按原方比例酌減。小兒用量酌減。

〔功用〕滋陰補腎，填精益髓。

〔主治〕真陰不足證。頭暈目眩，腰膝痠軟，遺精滑洩，自汗盜汗，口乾舌燥，舌紅少苔，脈細。

〔加減〕面色萎黃，神疲乏力，脈細弱者，加黃耆

30g、黨參 15g；胸脅脹悶，脈弦細者，加製香附 15g、鬱金 15g；納食不香，脾運不健者，加焦山楂 15g、六神麴 15g、茯苓 15g。

3. 一貫煎

〔**組成**〕當歸身 9g、沙參 9g、麥冬 9g、枸杞子 15g、生地黃 20g、川楝子 5g。

〔**用法**〕水煎服。每日 1 劑，分 2 次煎煮取汁溫熱服。小兒用量酌減。

〔**功用**〕滋陰疏肝。

〔**主治**〕肝腎陰虛，肝氣鬱滯證。胸脘脅痛，吞酸吐苦，咽乾舌燥，舌紅少津，脈細弱或虛弦。亦治疝氣瘕聚。

〔**加減**〕胃痛喜按者加吳茱萸、高良薑各 12g；胸脅苦滿者加焦梔子 6g、牡丹皮 12g；頭暈，心慌氣短者加炙黃耆 30g、炒白朮 15g；泛酸者加烏賊骨 18g、煅瓦楞子 18g；黑便者加白芨 12g、仙鶴草 15g；情緒波動，煩躁者加柴胡 10g、青木香 6g。

4. 二至丸

〔**組成**〕女貞子 500g，墨旱蓮 500g。

〔**用法**〕女貞子粉碎成細粉，過篩；墨旱蓮加水煎煮 2 次，每 1 小時，合併煎液，濾過，濾液濃縮至適量，加煉蜜 60g 及水適量，與上述粉末泛丸，乾燥即得。淡鹽湯或溫開水送服，每次 9g，每日 2 次。亦作湯劑，水煎服，分 2 次煎煮取汁溫熱服，用量按原方比例酌減。

〔**功用**〕補益肝腎，滋陰止血。

〔**主治**〕肝腎陰虛證。眩暈耳鳴，失眠多夢，咽乾鼻燥，腰膝痠痛，鬚髮早白，月經量多，舌紅苔少，脈細或細數。

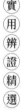

〔**加減**〕心煩懊惱加梔子、黃芩各 10g、甘草 5g；口乾加天花粉 20g、麥冬 15g、知母、五味子各 10g；少寐多夢加夜交藤 30g、百合 20g、合歡花 15g；胸脅脹滿加枳殼、香附各 10g；潮熱出汗加牡丹皮 10g、浮小麥 30g；腰膝痠軟、形寒肢冷加補骨脂 20g、杜仲 20g、鹿角膠 20g、菟絲子 20g；倦怠乏力加太子參 20g。

5. 大補陰丸

〔**組成**〕熟地黃（酒蒸）、龜板（酥炙）各六兩（18g），黃柏（炒褐色）、知母（酒浸，炒）各四兩（12g）。

〔**用法**〕上為細末，豬脊髓蒸熟，煉蜜為丸。每服 70 丸（6～9g），空心鹽白湯送下。

〔**功用**〕滋陰降火。

〔**主治**〕陰虛火旺證。骨蒸潮熱，盜汗遺精，咳嗽咯血，心煩易怒，足膝疼熱，舌紅少苔，尺脈數而有力。

〔**加減**〕若陰虛較重者，可加天門冬、麥門冬以潤燥養陰；陰虛盜汗者，可加地骨皮以退熱除蒸；咯血、吐血者，加仙鶴草、旱蓮草、白茅根以涼血止血；遺精者，加金櫻子、芡實、桑螵蛸、山茱萸以固精止遺。

辨證成藥

1. 六味地黃丸：六味地黃丸具有滋陰補腎的功效，適合有頭暈耳鳴、腰膝痠軟、骨蒸潮熱、盜汗遺精、消渴等症狀的腎陰虧損證患者服用。六味地黃丸有各種不同的劑型，如水蜜丸（可每次服用 6g）、小蜜丸（可每次服用 9g）、大蜜丸（可每次服用 1 丸）、軟膠囊（可每次服用 2 粒）等。腎陰虧損證患者可任選一種六味地黃製劑進行服用，應每日服 2 次。該病患者在服藥後若出現了腹脹便溏的症狀，則應

調整用藥量或停止服藥。

2. **左歸丸**：左歸丸具有滋陰補腎、填精益髓的功效，適合有頭暈目眩、腰痠腿軟、遺精滑洩、自汗盜汗、口燥咽乾等症狀的真陰不足證患者服用。左歸丸的用法同六味地黃丸。需要注意的是，左歸丸是純補之劑，久服易滯礙脾胃、影響食慾，因此不宜長期服用。

3. **麥味地黃丸**：麥味地黃丸具有滋腎養肺的功效，適合有潮熱盜汗、咽乾咳血、眩暈耳鳴、腰膝痠軟、消渴等症狀的肺腎陰虧證患者服用，其用法同六味地黃丸。

4. **河車大造丸**：河車大造丸具有滋陰清熱、補腎益肺的功效，適合有虛勞咳嗽、骨蒸潮熱、盜汗遺精、腰膝痠軟等症狀的肺腎陰虧證患者服用。河車大造丸的補力比麥味地黃丸更強，其用法同六味地黃丸。

5. **杞菊地黃丸**：杞菊地黃丸具有滋腎養肝的功效，與其功效相似的中成藥還有明目地黃丸、石斛夜光丸等。該藥適合有眩暈耳鳴、羞明畏光、迎風流淚、視物昏保健品等症狀的肝腎陰虧證患者服用。在臨床上，該藥還常用於治療屬於陰虛陽亢證的高血壓病，其用法同六味地黃丸。

6. **知柏地黃丸**：知柏地黃丸具有滋陰降火的功效，適合有潮熱、盜汗、口乾、咽痛、耳鳴、遺精、小便短赤等症狀的陰虛火旺證患者服用。腎陰不足兼有舌苔黃膩、小便短赤等下焦濕熱症狀的患者也可選用該藥進行治療，其用法同六味地黃丸。

7. **七味都氣丸**：七味都氣丸具有補腎納氣、澀精止遺的功效，適合有呼多吸少、喘促胸悶、久咳咽乾氣短、遺精盜汗、小便頻數等症狀的腎不納氣證患者服用。七味都氣丸

的用法是：每次服 9g，每日服 2 次。需要注意的是，因外感咳嗽而引起的氣喘患者忌服該藥。

8. **大補陰丸**：大補陰丸具有滋陰降火的功效。該藥是針對陰虛火旺證患者而配製的，其方劑中同時使用了滋陰藥和降火藥，但以滋陰藥為主。大補陰丸適合有潮熱、盜汗、咳嗽、咳血、耳鳴、遺精等症狀的陰虛火旺證患者服用。該藥的用法是：每次服 6g，每日服 2～3 次。

辨證食療

1. 蟲草紅棗燉甲魚

〔原料〕活甲魚 1 隻，蟲草 10g，紅棗 20g，料、酒、鹽、蔥、薑、蒜、雞清湯各適量。

〔製法〕① 甲魚切塊，入鍋中煮沸，撈出，割開四肢，剝去腿油，洗淨。② 蟲草洗淨；紅棗用水浸泡。③ 甲魚放入湯碗中，上放蟲草、紅棗，加料酒、鹽、蔥段、薑片、蒜瓣和清雞湯，上籠隔水蒸 2 小時，取出，揀去蔥、薑即成。

〔功效〕滋陰益氣，補腎固精。

2. 芝麻粥

〔原料〕芝麻 50g，粳米 100g，蜂蜜 50g。

〔製法〕將粳米與芝麻分別洗淨。放入鍋內，加清水，用小火熬成粥，調入蜂蜜拌勻即成，每日一次。

〔功效〕補肝腎、潤五臟，益氣力。適用於肝腎陰虛、鬚髮早白、身體虛弱、頭暈目眩、貧血、腰膝痠軟、四肢麻木等。

3. 枸杞蒸雞

〔原料〕枸杞 15g，子母雞 1 隻，蔥，生薑，清湯，鹽，料酒，胡椒麵，味精若干。

〔製法〕① 將子母雞洗淨，入鍋，用沸水汆透，撈出沖洗乾淨，瀝盡水。② 將枸杞裝入雞腹內，再將雞腹朝上，放入盆裏，加入蔥薑鹽、清湯、料酒、胡椒麵，將盆蓋好，上籠蒸 2 小時，揀去薑、蔥，放味精即成。

〔功效〕滋補肝腎。適用於男女腎陰虛。

4. 蔥燒海參

〔原料〕水發海參 1000g，清湯 250g，油菜心 2 棵，料酒 9g，濕玉米粉 9g，熟豬油 45g，蔥 120g，油，味精，食鹽。

〔製法〕① 將水發海參洗淨，用開水汆一下，用熟豬油將蔥段炸黃，製成蔥油海參下鍋，加入清湯 100g 和醬油、味精、食鹽、料酒，用微火燉爛。② 將海參撈出，放入大盤內，原湯不用。將菜心放在海參上。③ 鍋內放清湯 150g，再加入醬油、味精、食鹽、料酒等調料，用濕玉米粉勾芡，澆在海參、菜心上，淋上蔥油 60g 即成。

〔功效〕滋肺補腎，益精壯陽。腎陰虛的陽痿、遺精。

辨證針灸

耳穴壓丸法

〔選穴〕神門、腎、心、腦點、皮質下、失眠、百靈等。

〔材料〕質硬、表面光滑的小圓粒（多用王不留行子）、膠布（剪成 0.6 公分×0.6 公分大小數塊，備用）。

〔方法〕先將王不留行子置於剪好的膠布中央，用 75% 乙醇棉籤消毒或擦洗耳廓，然後將膠布對準穴位貼壓好，耳穴貼壓時要稍施加壓力。每貼壓 1 次，可在耳穴上放置 3～5 天，貼壓期間，要每天自行按壓 2～3 次。足部按摩療法每天睡前半小時，赤足在鵝卵石鋪就的路面上（也可選購簡便的塑膠健康路）走約 5～10 分鐘。

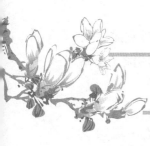

氣虛證

氣虛證是指元氣不足，氣的推動、固攝、防禦、氣化等功能減退，或臟器組織的機能減退，以氣短、乏力、神疲、脈虛等為主要表現的虛弱證候。

臨床證候

氣短聲低，少氣懶言，精神疲憊，體倦乏力，脈虛，舌質淡嫩，或有頭暈目眩，自汗，動則諸症加重。

發病原因

形成氣虛證的原因，主要有：久病、重病、勞累過度等，使元氣耗傷太過；先天不足，後天失養，致使元氣生成匱乏；年老體弱，臟腑機能減退而元氣自衰。

證候分析

由於元氣不足，臟腑機能衰退，故出現氣短、聲低、懶言、神疲、乏力；氣虛而不能推動營血上榮，則頭暈目眩，舌淡嫩；衛氣虛弱，不能固護膚表，故為自汗；「勞則氣耗」，動勞累則諸症加重；氣虛鼓動血行之力不足，故脈象虛弱。

辨證要點

病體虛弱，以神疲、乏力、氣短、脈虛為要點。

辨證方劑

1. 四君子湯（《太平惠民和劑局方》）

〔組成〕人參 9g，白朮 9g，茯苓 9g，炙甘草 6g。

〔**用法**〕湯劑，水煎服，每日 1 劑，人參另煎兌服，入鹽少許，分 3 次溫服，不拘時候，藥量可依病情增減。小兒用量酌減。

〔**功用**〕益氣健脾。

〔**主治**〕脾胃氣虛證。面色㿠白，語音低微，氣短乏力，食少便溏，舌淡苔白，脈虛弱。

〔**加減**〕若疼痛得溫稍減寒邪克胃加高良薑 10g、吳茱萸 6g、小茴香 6g；脘腹脹噯腐飲食停滯加神麴 10g、炒麥芽 15g、炒穀芽 15g；脘脅疼痛肝氣犯胃加柴胡 8g、香附 10g、青皮 10g；嘔惡胃氣上逆加法半夏 10g、旋覆花 10g、代赭石 10g；舌苔偏黃胃熱積滯加黃芩 10g、苦參 10g、馬齒莧 15g；舌苔白膩濕濁中阻加藿香 10g、佩蘭 10g、白豆蔻 3g；口乾咽燥胃陰虛加北沙參 15g、石斛 10g，玉竹 15g。

2. **參苓白朮散**（《太平惠民和劑局方》）

〔**組成**〕蓮子肉 9g，薏苡仁 9g，砂仁 6g，桔梗 6g，白扁豆 12g，茯苓 15g，人參 15g，甘草 9g，白朮 15g，山藥 15g。

〔**用法**〕散劑，研細末，每服 6g，每日 2 次，用大棗熬湯送服。湯劑，水煎服，砂仁後下，人參另煎兌服，日 1 劑，分 3 次溫服。小兒用量酌減。

〔**功用**〕益氣健脾，滲濕止瀉。

〔**主治**〕脾虛夾濕證。飲食不化，胸脘痞悶，腸鳴泄瀉，四肢乏力，形體消瘦，面色萎黃，舌淡苔白膩，脈虛緩。

〔**加減**〕若腹水較多，腹脹明顯者加澤瀉 10g，車前草 20g，大腹皮 30g；有黃疸者加鬱金 12g，茵陳 30g；腹瀉明

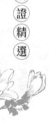

顯者重用山藥，加肉豆蔻 10g，補骨脂 10g；舌質紅乾，陰虛症狀明顯者加醋鱉甲（先煎）15g，女貞子 10g，白芍 10g，枸杞子 15g。

3. 補中益氣湯（《內外傷辨惑論》）

〔**組成**〕黃耆 18g，人參 6g，升麻 6g，柴胡 6g，白朮 9g，炙甘草 9g，陳皮 6g，當歸 3g。

〔**用法**〕① 湯劑，水煎服。每日 1 劑，分 2 次煎煮取汁溫熱服。② 小兒用量酌減。

〔**功用**〕補中益氣，升陽舉陷。

〔**主治**〕① 脾虛氣陷證：飲食減少，體倦肢軟，少氣懶言，面色萎黃，大便稀溏，舌淡脈虛；脫肛，子宮下垂，久洩久痢，崩漏等。② 氣虛發熱證：身熱自汗，渴喜熱飲，氣短乏力，舌淡，脈虛大無力。

〔**加減**〕若見心悸、胸悶等心氣不通者加丹參 10g、桂枝 3g；兼咽乾口燥、大便乾結等陰虛者加女貞子 10g、熟地、製首烏、枸杞各 15g；伴大便溏瀉明顯、肢冷不溫偏陽虛者加補骨脂、山茱萸各 10g、肉桂 3g；頭昏眼花血虛者可加熟地、白芍各 10g，川芎 5g。

4. 生脈散（《醫學啟源》）

〔**組成**〕人參 9g，五味子 6g，麥門冬 9g。

〔**用法**〕湯劑，水煎服。每日 1 劑，分 2 次煎煮取汁溫熱服。小兒用量酌減。

〔**功用**〕益氣生津，斂陰止汗。

〔**主治**〕① 溫熱，暑熱，耗氣傷陰證。汗多神疲，倦乏力，氣短懶言，咽乾口渴，舌乾紅少苔，脈虛弱。② 久咳傷肺，氣陰兩虛證。乾咳少痰，短氣自汗，口乾舌燥，脈虛

細。

〔**加減**〕畏寒肢冷者加仙靈脾 15g，肉桂 6g；胸痛、胸悶胸陽痺阻甚者加瓜蔞 15g，薤白 15g；咯吐痰涎痰濁壅塞者加陳皮 15g，半夏 10g；汗出較甚者加浮小麥 30g，牡蠣 15g；睡眠欠佳者加炒棗仁 30g，合歡皮 15g。

5. 玉屏風散（《醫方類聚》）

〔**組成**〕防風 30g，黃耆 60g，白朮 60g。

〔**用法**〕散劑，上藥研末，每服 6～9g，每日 2～3 次，溫開水送服。湯劑，水煎服，1 日 1 劑，分 2～3 次煎溫熱服，用量按原方比例酌減。小兒用量酌減。

〔**功用**〕益氣固表止汗。

〔**主治**〕表虛自汗證。汗出惡風，面色㿠白，舌淡，苔薄白，脈浮虛，亦治虛人腠理易感風邪。

〔**加減**〕自汗較重者，可加浮小麥、煅牡蠣、麻黃根，以加強固表止汗之效。

6. 完帶湯（《傅青主女科》）

〔**組成**〕白朮 30g，山藥 30g，人參 6g，蒼朮 9g，柴胡 2g，黑芥穗 2g，炙甘草 3g，白芍 15g，車前子 9g，陳皮 2g。

〔**用法**〕水煎服。每日 1 劑，分 2 次煎煮取汁溫熱服。

〔**功用**〕補脾疏肝，化濕止帶。

〔**主治**〕脾虛肝鬱，濕濁帶下證。帶下色白，清稀如涕，面色㿠白，倦怠便溏，舌淡苔白，脈緩或濡弱。

〔**加減**〕苔膩微黃濕熱證加忍冬藤 20g；大便溏瀉明顯寒濕型加吳茱萸 10g；神疲納差脾虛濕甚加茯苓 15g，炒薏苡仁 30g，白扁豆 10g；腰膝痠痛怕冷脾腎陽虛加製附片

6g，補骨脂 10g，肉豆蔻 10g，五味子 6g，生薑 3g；生氣即泄瀉肝氣鬱結加防風 10g，鬱金 10g，當歸 6g。

辨證成藥

1. 補中益氣丸（《脾胃論》）

〔用法〕水丸：口服，1 次 6g，1 日 2～3 次。濃縮丸：口服，1 次 8～10 丸，1 日 3 次。

〔功用〕調補脾胃，升陽益氣。

〔主治〕用於脾胃氣虛。症見氣短懶言，身體倦怠，肌熱有汗，頭痛怕風，渴喜熱飲，食慾不振，以及氣陷脫肛，子宮脫垂等。

2. 生脈散

〔用法〕口服液：口服 1 次 10ml，1 日 3 次。膠囊：口服，1 次 3 粒，1 日 3 次。

〔功用〕益氣復脈，養陰生津。

〔主治〕用於氣陰兩虧。症見體倦氣短，咽乾口渴，自汗，脈虛細等。

3. 玉屏風顆粒

〔用法〕顆粒劑：開水沖服，1 次 5g，1 日 3 次。

〔功用〕補氣，固表，止汗。

〔主治〕表虛自汗，時易感冒。

4. 復耆止汗顆粒

〔用法〕顆粒劑：開水沖服，5 歲以下一次 20g，1 日 2 次，5～12 歲 1 次 20g，1 日 3 次；成人 1 次 40g，1 日 2 次。

〔功用〕益氣固表，斂汗。

〔主治〕用於氣虛型多汗症。

5. 黃耆膏

〔**用法**〕煎膏劑：口服，1 次 10g，1 日 2 次，顆粒劑：開水沖服，1 次 15g，1 日 2 次。

〔**功用**〕補氣，固表止汗。

〔**主治**〕用於脾肺氣虛。症見氣短乏力，表虛自汗等。

6. 參耆糖漿

〔**用法**〕糖漿：口服，1 次 15ml，1 日 2 次。

〔**功用**〕補益脾肺，實衛固表。

〔**主治**〕用於脾肺氣虛。症見倦怠乏力，少氣懶言，動則氣喘，面色㿠白，自汗，食慾不振，腸鳴便塘，脈弱等。

辨證食療

1. 參耆紅棗乳鴿湯

〔**原料**〕黨參 60g，黃耆 50g，紅棗 6 枚（去核），乳鴿 2 隻。

〔**製法**〕黨參、黃耆、紅棗洗淨；乳鴿殺後，去毛及內臟，切塊。諸料一齊放入砂鍋內，加清水適量，武火煮沸後，再改用文火煲 2 小時，調味即可，飲湯吃乳鴿肉。隔天 1 料，連用 5 料為 1 療程。

〔**功效**〕補益氣血，健運脾胃。

〔**主治**〕用於脾胃氣虛證。表現為久病體弱、面黃食少、氣短乏力、神疲形瘦者；或神經衰弱。常人經常服用亦可延年益壽。

2. 歸耆蒸雞

〔**原料**〕炙黃耆 100g，當歸 20g，嫩母雞 1 隻。

〔**製法**〕將黃耆、當歸裝入紗布袋，口紮緊。將雞放入沸水鍋內汆透、撈出，用涼水沖洗乾淨。將藥袋裝入雞腹，

雞置於蒸盆內，加入蔥、薑、鹽、黃酒、陳皮、胡椒粉及適量清水，上籠隔水蒸約 1 小時，食時棄去藥袋，調味即成。佐餐食用，分 3 次食完。

〔**功效**〕溫中補氣，益血填精。

〔**主治**〕氣血虧虛證。常見神疲乏力，少氣懶言，食少體倦，失眠多夢等症候。

3. 黃耆燉烏骨雞

〔**原料**〕黃耆 30g，烏骨雞 1 隻，猴頭菇 50g，蔥、薑、精鹽、味精、黃酒各適量。

〔**製法**〕烏雞宰殺後，瀝淨血，用 90℃ 熱水加 1 匙鹽，燙去毛，去嘴尖、腳上硬皮及爪尖，開膛除內臟洗淨備用；黃耆洗淨搗碎備用。將黃耆塞入雞腹內，鍋燒熱後加入清水、薑片，燒沸，放入烏雞、蔥、黃酒煮沸，用中火燉燜煮至酥爛，放入猴頭菇，煮沸，放精鹽、味精適量，調好口味，用小火燜片刻，即可起鍋食用。每餐飲湯適量。

〔**功效**〕益氣養血，滋陰補腎。

〔**主治**〕氣血兩虛，肝腎不足證。表現為食慾不振，肢倦無力，眩暈頭痛，腰膝痠軟，下肢乏力，夜寐不安，月經不調，崩漏等。

4. 黨參玉米糊

〔**原料**〕黨參 20g，玉米粉 60g。

〔**製法**〕將黨參洗淨、潤透，切丁，放入水鍋中煎取汁液。將玉米粉用黨參汁調成糊狀，調勻，將玉米糊放入鍋內，用中火煮沸，再用文火煮 2 分鐘即成。每日一次，單獨食用。

〔**功效**〕益氣健脾，減肥。

〔**主治**〕氣血虧虛證。症見食少體倦，形胖神疲，面色

淡白無華，全身乏力等症候。

5. 山藥扁豆糕

〔原料〕白扁豆 200g，山藥 400g，紅棗 200g，白糖適量。

〔製法〕將白扁豆用溫水浸泡 4 小時，放入攪拌機打成粗渣。山藥洗淨去皮切片，紅棗洗淨。將白扁豆渣放入盆內，加入山藥片和白糖，把洗淨的棗擺在上面，連盆放入蒸鍋，用旺火蒸 20 分鐘取出。稍晾後切成塊裝盤即成。

〔功效〕健脾補中，益氣補血。

〔主治〕心脾氣血虧虛證。常見心悸，心慌，失眠，多夢，食少神疲，大便溏瀉等症候。臨床常用於慢性結腸炎，慢性胃炎，貧血等虛弱性疾病。

辨證針灸

1. 針灸方法： 針灸治療氣虛可以針刺氣海穴、關元穴、肺俞穴、腎俞穴等，此外，艾灸氣海穴、關元穴、神闕穴也可以大補元氣的，神闕穴可以隔鹽灸。進針得氣後，留針 15 分到 20 分鐘，留針期間，間斷撚轉提插，加強針感。或取 0.5 公分長的皮內針，刺入厥陰俞、心俞穴位後，用小塊膠布固定，持續留針 5～7 天再取出。亦可取圖釘或耳撳針，用血管鉗將針夾緊刺入穴位，然後用膠布固定，留針 5～7 天。

2. 氣功鍛鍊：

做腹式深呼吸，腎為元氣之根，故氣虛宜作養腎功，按摩腎俞穴就有一定效果。

3. 推拿按摩：

可推拿心前區、內關、膻中、三陰交、足三里等穴，每穴 3 分鐘，心俞每穴 4 分鐘。每日早晚各一次，20 天一療程

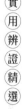

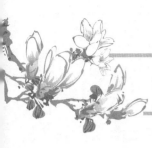

氣陷證

　　氣陷證是指氣虛無力升舉，清陽之氣下陷，以自覺氣墜，或臟器下垂為主要表現的虛弱證候。

臨床證候

　　頭暈眼花，氣短疲乏，脘腹墜脹感，大便稀溏，形體消瘦，或見內臟下垂、脫肛、陰挺等。

發病原因

　　多由氣虛進一步發展而來，或為氣虛證的一種特殊表現形式。凡是能引起氣虛證的原因，均可導致本證的發生。

證候分析

　　清陽之氣不升，則自覺氣短、氣墜，頭暈眼花；氣陷而機體失卻營精的充養，則見神疲乏力，形體消瘦；脾失健運，水穀精微下趨，則見大便稀溏；氣陷無力升舉，不能維持臟器正常位置，故覺脘腹墜脹，甚至出現內臟下垂。

辨證要點

　　體弱而瘦，以氣短、氣墜、臟器下垂為要點。

辨證方劑

1. 補中益氣湯（《內外傷辨惑論》）

　　〔組成〕黃耆 18g，人參 6g，升麻 6g，柴胡 6g，白朮 9g，炙甘草 9g，陳皮 6g，當歸 3g。

　　〔用法〕① 湯劑，水煎服。每日 1 劑，分 2 次煎煮取汁

溫熱服。

②小兒用量酌減。

〔功用〕補中益氣，升陽舉陷。

〔主治〕①脾虛氣陷證：飲食減少，體倦肢軟，少氣懶言，面色萎黃，大便稀溏，舌淡脈虛；脫肛，子宮下垂，久洩久痢，崩漏等。

②氣虛發熱證：身熱自汗，渴喜熱飲，氣短乏力，舌淡，脈虛大無力。

〔加減〕若見心悸、胸悶等心氣不通者加丹參 10g、桂枝 3g；兼咽乾口燥、大便乾結等陰虛者加女貞子 10g、熟地、製首烏、枸杞各 15g；伴大便溏瀉明顯、肢冷不溫偏陽虛者加補骨脂、山茱萸各 10g、肉桂 3g；頭昏眼花血虛者可加熟地、白芍各 10g，川芎 5g。

2. 升陽益胃湯（《內外傷辨惑論》）

〔組成〕黃耆 30g，半夏 15g，人參 15g，炙甘草 15g，獨活 9g，防風 9g，白芍藥 9g，羌活 9g，橘皮 6g，茯苓 5g，柴胡 5g，澤瀉 5g，白朮 5g，黃連 1.5g。

〔用法〕上為粗末。每服 9g，加生薑 5 片，大棗 2 枚，用水 450ml，煎至 150ml，去滓，早飯、午飯之間溫服。

〔功用〕益氣升陽，清熱除濕。

〔主治〕①治脾胃虛弱、怠惰嗜臥。

②時值秋燥令行，濕熱方退，體重節痛，口苦舌乾，心不思食，食不知味，大便不調，小便頻數。

③兼見肺病，灑淅惡寒，慘慘不樂，乃陽氣不升也。

〔加減〕若無腹痛者去白芍，年齡小者藥量宜小，黃連用量不宜過大；若血瘀者去茯苓、澤瀉、獨活，加炒蒲黃

實用辨證精選

12g，五靈脂 12g，丹參 15g；若濕盛加川楝子 15g，汗多加煆龍牡各 20g；若痛瀉夾雜、大便不爽者，加檳榔、大黃；腹脹腸鳴者，加廣木香、台烏、生薑；腹痛甚者，加橘核、小茴香；胸肋脹滿、脘痞納呆者，加焦山楂，柴胡量為 10g；畏寒、肢冷、腰痠、少腹有冷感者，加仙茅、補骨脂、吳茱萸。

3. 升陷湯（《醫學衷中參西錄》）

〔**組成**〕生黃耆 18g，知母 9g，柴胡 4.5g，桔梗 4.5g，升麻 3g。

〔**用法**〕水煎服。

〔**功用**〕益氣升陷。

〔**主治**〕大氣下陷證。氣短不足以息，或努力呼吸，有似乎喘，或氣息將停，危在頃刻，脈沉遲微弱。

〔**加減**〕氣分虛極下陷者，酌加人參 6g，或再加山萸肉（去淨核）9g，以收斂氣分之耗散，使升者不至復陷更佳；若大氣下陷過甚，至少腹下墜，或更作疼者，宜將升麻改用 4.5g，或倍作 6g。

4. 舉元煎（《景岳全書》）

〔**組成**〕人參 10～20g，炙黃耆 10～20g，炙甘草 3～6g，升麻 4g，白朮 3～6g。

〔**用法**〕水一盅半，煎七八分，溫服。

〔**功用**〕益氣升提。

〔**主治**〕氣虛下陷，血崩血脫，亡陽垂危等證。

〔**加減**〕如兼陽氣虛寒者，肉桂、附子、乾薑，隨宜佐用；如兼滑脫者，加烏梅 2 個，或文蛤 2～3g。

辨證成藥

1. 黃耆膏

〔用法〕煎膏劑：口服，1 次 10g，1 日 2 次，顆粒劑：開水沖服，1 次 15g，1 日 2 次。

〔功用〕補氣，固表止汗。

〔主治〕用於脾肺氣虛。症見氣短乏力，表虛自汗等。

2. 參耆糖漿

〔用法〕糖漿：口服，1 次 15ml，1 日 2 次。

〔功用〕補益脾肺，實衛固表。

〔主治〕用於脾肺氣虛。症見倦怠乏力，少氣懶言，動則氣喘，面色白，自汗，食慾不振，腸鳴便塘，脈弱等。

3. 黃耆注射液

〔用法〕肌內注射，1 次 2～4ml，1 日 1～2 次。靜脈滴注，1 次 10～20m1（用 5%～10%葡萄糖溶液或生理鹽水 250～500ml 稀釋），1 日 1 次，或遵醫囑。

〔功用〕健脾益氣，利濕。

〔主治〕用於氣虛型心肌炎及心功能不全，症見心悸，氣短，乏力，水腫等；脾虛濕困型肝炎，症見食少納呆，倦怠乏力，腹瀉等。

4. 補益資生丸

〔用法〕蜜丸：口服，1 次 2 丸，1 日 2～3 次。濃縮丸：口服，1 次 10 丸，1 日 3 次。

〔功用〕補氣健脾，開胃進食。

〔主治〕用於脾胃虛弱，消化不良。

症見臍悶腹脹，不思飲食，嘔逆，久瀉久痢，面黃肌瘦，精神倦怠等症。

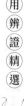

5. 補中益氣丸（《脾胃論》）

〔**用法**〕水丸：口服，1 次 6g，1 日 2～3 次。濃縮丸：口服，1 次 8～10 丸，1 日 3 次。

〔**功用**〕調補脾胃，升陽益氣。

〔**主治**〕用於脾胃氣虛。症見氣短懶言，身體倦怠，肌熱有汗，頭痛怕風，渴喜熱飲，食慾不振，以及氣陷脫肛，子宮脫垂等。

辨證食療

1. 黃耆枳殼燉帶魚

〔**原料**〕黃耆 50g，炒枳殼 15g，帶魚 500g，薑、蔥、味精、精鹽、料酒各適量。

〔**製法**〕將黃耆、炒枳殼洗淨切碎，用白紗布包好，紮緊口；將帶魚去頭，除去內臟，切成 5cm 長的段，洗淨，放入油鍋，上火略煎片刻，再放入藥包及蔥、薑、料酒、精鹽，注入清水適量，待燉至汁剩少許時，加入味精調好味，即成。佐餐食，每日 1 劑，兩次服完。

〔**功效**〕和中開胃，補氣升陽。

〔**主治**〕中氣虧虛證。表現為神疲乏力，少氣懶言，頭暈頭痛，失眠多夢；以及氣虛下陷所致脫肛，胃下垂，子宮下垂等氣、升陽舉陷等功效，用於治療脾胃氣虛以及氣虛下陷所致諸證。

2. 玉屏雞

〔**原料**〕黃耆 60g，白朮 20g，防風 20g，家雞一隻（約 1000g）。

〔**製法**〕將雞宰殺去毛及內臟。再將以上三味中藥納入雞腹中。以文火燉至熟爛，調味。食雞肉並喝湯。

〔**功效**〕益氣固表衛外。

〔**主治**〕表虛衛外不固證。表現為體虛容易感冒者。或鼻腔酸脹而癢，鼻甲黏膜蒼白或淡白色，噴嚏連作，早起更甚，鼻塞流清涕，時發時止，伴有乏力氣短，胃納不香，面色淡白，或有自汗舌淡苔薄白，脈虛弱等症。

3. 黃魚魚肚湯

〔**原料**〕黃魚肉 250g，乾黃魚肚 150g，熟火腿末 25g，熟豬肥膘 30g，蔥末、豬油、香油、植物油、肉湯、料酒、精鹽、味精、胡椒粉各適量。

〔**製法**〕將黃魚肉洗淨，斜刀切片；熟豬肥膘切片，備用。鍋中下植物油燒熱，放入乾黃魚肚，炸約二分鐘撈起（能折斷即可），入冷水中浸至回軟，再入沸水鍋略汆片刻，撈出，洗淨，切塊備用。

鍋中下豬油，放入黃魚片略爆片刻，加蔥、料酒、肉湯和精鹽，再把乾魚肚、豬肥膘倒入，煮沸，加入味精，淋上香油，盛入湯盆，撒上熟火腿末、蔥末和胡椒粉即成。食黃魚肉，飲湯。

〔**功效**〕補腎填精、大補元氣、調理氣血。

〔**主治**〕氣血不足證。面色㿠白或萎黃，頭暈目眩，倦怠無力，氣短懶言，心悸怔忡，飲食不振，舌淡苔薄白，脈細弱或虛大無力。

4. 參耆胎盤湯

〔**原料**〕新鮮胎盤 1 個，黨參、黃耆、當歸各 15g，黃酒、細鹽、乾橘皮、生薑各少許。

〔**製法**〕胎盤初洗一遍，挑去血絲（即毛細血管），然後用冷水沖洗，再用事先準備好的淘米泔水揉洗，最後用冷

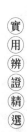
實用辨證精選

水漂洗乾淨，濾乾，切成塊。將胎盤與參、耆、歸一起倒入大砂鍋內，加冷水浸沒，用旺火燒開後，加黃酒 3 匙，細鹽 1 匙，乾橘皮 1 個，生薑 3 片，再改用小火慢燉 2 小時，離火。每日 2 次，每次 1 小碗，上午空腹食 1 次，晚上臨睡前食 1 次。

〔**功效**〕補氣血，治虛損。

〔**主治**〕虛勞。常見虛勞久咳、精神萎頓、身體羸瘦的慢性氣管炎患者，食之甚宜。

辨證針灸

1. **取穴**：百會，中脘，建里，內關，足三里，氣海，公孫，脾俞，胃俞。

〔**針刺法**〕針刺以上穴位，均用補法，留針 15～20 分鐘，每日 1 次；亦可採用溫針灸，即針刺與艾灸相結合的一種方法。即在留針過程中，將艾絨搓團撚裹於針柄上點燃，通過針體將熱力傳入穴位。

2. **艾灸**：主灸關元、神闕、氣海，取溫和灸，即將艾條燃著的一端與施灸部位的皮膚保持一寸左右距離，自我感覺有溫熱而無灼痛即可。每穴灸 10～15 分鐘。

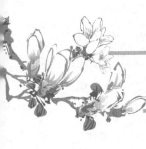

氣滯證

氣滯證是指人體某一部分或某一臟腑、經絡的氣機阻滯，運行不暢，以脹悶疼痛為主要表現的證候。

臨床證候

胸脅、脘腹等處或損傷部位的脹悶或疼痛，疼痛性質可為脹痛、竄痛，症狀時輕時重，部位不固定，按之一般無形，痛脹常隨噯氣、腸鳴、矢氣等而減輕，或症狀隨情緒變化而增減，脈象多弦，舌象可無明顯變化。

發病原因

引起氣滯證的原因，主要有三方面：

一是情志不舒，憂鬱悲傷，思慮過度，而致氣機鬱滯；

二是痰飲、瘀血、宿食、蛔蟲、砂石等病理物質的阻塞，或陰寒凝滯，濕邪阻礙，外傷絡阻等，都能導致氣機鬱滯；

三是臟氣虛弱，運行乏力而氣機阻滯。

證候分析

氣滯證候的主要機理是氣機運行不暢，不通則痛，故脹悶，疼痛；因氣滯聚散無常，故疼痛多見脹痛、竄痛、攻痛，按之無形，症狀時輕時重；氣機以通順為貴，氣機得暢，則症狀減輕，故脹痛常在噯氣、腸鳴、矢氣、太息後減輕，或隨情緒變化而加重或減輕。

辨證要點

以胸脅脘腹或損傷部位的脹悶、脹痛、竄痛為要點。

辨證方劑

1. 越鞠丸（《丹溪心法》）

〔組成〕香附、川芎、蒼朮、梔子、神麴各 10g。

〔用法〕丸劑，上藥研末，水泛為丸如綠豆大，每服
6～9g，日服 2 次，溫開水送服。亦作湯劑，每日 1 劑，分
2 次水煎飯後溫服。

〔功用〕行氣解鬱。

〔主治〕六鬱證。胸膈痞悶，脘腹脹痛，噯腐吞酸，噁
心嘔吐，飲食不消。

〔加減〕消化不良、脘腹飽脹、噯氣反酸、舌苔厚膩者
蒼朮、神麴加至 20g；脅下痛甚，右肩痠痛、胸悶者川芎、
香附加至 20g；口乾苦、胃部灼熱感、舌苔黃膩或舌邊紅者
山梔加至 20g，黃芩、川連各 9g；體質較弱者，可加用六君
子湯（人參、白朮、茯苓各 9g，甘草 6g，陳皮 3g，半夏
5g）。

2. 柴胡疏肝散（《醫學統旨》）

〔組成〕陳皮（醋炒）、柴胡各 15g，川芎、香附、枳
殼、芍藥各 10g，甘草 9g。

〔用法〕水煎服，每日 1 劑，1 日 2 次，食前服。

〔功用〕疏肝行氣，和血止痛。

〔主治〕肝氣鬱滯，脅肋疼痛，或寒熱往來，噯氣太
息，脘腹脹滿。

〔加減〕心煩加梔子 10g；高熱，情志抑鬱，胸脅脹
滿，煩躁易怒，口乾而苦加龍膽草 15g；面赤、煩渴、舌尖

紅苔薄黃加黃芩、黃連各 10g；咳聲高亢，痰稠黏難出者加膽南星、瓜蔞各 10g；舌體胖大，苔滑膩者加茯苓、半夏各 10g；頭脹昏痛、頭重如蒙，嗜睡睏乏，苔膩脈滑者加遠志 15g；身體虛弱、呼吸短促、四肢乏力、語聲低微者加黃耆 10g；為畏寒肢冷，面色苔白，大便溏薄，小便清長者加肉桂 10g；腹脹納呆加蒼朮 15g，砂仁（後下）、萊菔子（包煎）各 10g。

3. 瓜蔞薤白白酒湯（《金匱要略》）

〔組成〕全瓜蔞 20g，薤白 10g，白酒適量。

〔功用〕通陽散結，行氣祛痰。

〔主治〕胸痺。胸部隱痛，甚則胸痛徹背，喘息咳唾，短氣不得平臥，舌苔白膩，脈沉弦或緊。

〔加減〕身體虛弱、四肢乏力、語聲低微者加黃耆、黨參各 20g；胸痛明顯加失笑散（五靈脂、蒲黃各 6g）；疼痛拒按，浮腫加當歸芍藥散（當歸 9g，芍藥 18g，茯苓、白朮、澤瀉各 12g，川芎 9g）；畏寒肢冷，小便清長，浮腫者加真武湯（茯苓、生薑、附子、芍藥各 9g，白朮 6g）；口乾咽燥，手足心熱，舌質紅胖，邊有齒印，加生脈散（人參（另煎兌服）、麥門冬各 9g，五味子 6g）。

4. 半夏厚朴湯（《金匱要略》）

〔組成〕半夏 12g，厚朴 9g，茯苓 12g，生薑 15g，蘇葉 6g。

〔用法〕水煎服，日 1 劑，分 2 次溫服。

〔功用〕行氣散結，降逆化痰。

〔主治〕梅核氣。咽中如有物阻，咯吐不出，吞嚥不下，胸膈滿悶，或咳或嘔，舌苔白潤或白滑，脈弦緩或弦滑。

〔**加減**〕口乾咽燥加玄參、麥冬各 10g；泛酸加吳茱萸 6g，川連 3g；噯氣噁心加柴胡、白芍各 10g，製南星 9g；胸悶、脅痛加香附 10g，製延胡索 15g；咽癢咳嗽加桔梗 10g，射干 5g。

5. 四磨湯（《重訂嚴氏濟生方》）

〔**組成**〕人參 6g，檳榔 9g，沉香 6g，天臺烏藥 6g。

〔**用法**〕上四味，各濃磨水，取 300ml，煎三五沸，放溫服，或下養正丹尤佳。

〔**功用**〕破滯降逆，補氣扶正。

〔**主治**〕七情傷感，上氣喘息，胸膈滿悶，不思飲食。

〔**加減**〕胃痛隱隱、綿綿不休、喜溫喜按、空腹痛甚、得食則緩、勞累或食冷或受涼後疼痛發作或加重，泛吐清水、食少、神疲乏力、手足不溫、大便溏薄者加黨參 10g，黃耆 12g，白朮 9g；脘脅脹悶疼痛、噯氣、嘈雜吞酸、急躁易怒、舌紅苔薄黃者加川楝子、佛手片各 10g；身痛、煩渴、小便短赤者加製香附、丹參、蒲公英各 10g，黃連 3g；口燥咽乾、胃中嘈雜、似饑而不欲食、舌紅少津者加玉竹、石斛、南沙參、麥冬各 10g。

辨證成藥

1. 舒肝丸

〔**用法**〕蜜丸：口服，1 次 4g，1 日 2～3 次。濃縮丸：口服，1 次 6 丸，1 日 2～3 次。

〔**功用**〕舒肝解鬱，和胃止痛。

〔**主治**〕由肝鬱不舒，脾胃不和引起胸悶不舒，兩脅脹滿，胃脘疼痛，嘔逆嘈雜，噯氣吞酸，飲食無味，周身竄痛，睡眠不安等症。

2. 越鞠丸

〔**用法**〕口服，1次6～9g，1日2次。

〔**功用**〕行氣開鬱，健胃消食。

〔**主治**〕由於氣、血、痰、濕、火、食諸鬱引起胸院痞滿，暖氣吞酸，不思飲食，腹部脹滿，嘈雜噁心等症。

3. 越鞠保和丸 (《沈氏尊生書》)

〔**用法**〕口服，1次6g，1日2次。

〔**功用**〕舒氣解鬱，和胃化滯。

〔**主治**〕由於脾胃氣滯引起胸隔痞悶，脫腹脹痛，嘔吐嘈雜，不思飲食，消化不良等症。

4. 木香分氣丸 (《太平惠民和劑局方》)

〔**用法**〕口服，1次6g，1日2次。

〔**功用**〕順氣止嘔，寬胸消脹。

〔**主治**〕肝鬱氣逆，脾胃不和引起胸隔痞滿，兩脅脹滿，胃院疼痛，倒飽嘈雜，嘔吐噁心，暖氣吞酸，胸脅竄痛。

5. 舒肝健胃丸

〔**用法**〕口服，1次3～6g，1日3次。

〔**功用**〕疏肝開鬱，導滯和中。

〔**主治**〕用於肝胃不和引起的胃院脹痛，胸脅滿悶，嘔吐吞酸，腹脹便秘。

6. 寬胸舒氣化滯丸

〔**用法**〕口服，1次1丸，1日2次。

〔**功用**〕舒氣寬中，消積化滯。

〔**主治**〕肝胃不和，氣鬱結滯引起兩脅脹滿，呃逆積滯。胃院服痛。積聚痞塊，大便秘結。

7. 中滿分消丸

〔**用法**〕口服，1 次 6g，1 日 2 次。

〔**功用**〕健脾行氣，利水消脹。

〔**主治**〕由於肝失疏洩，脾失健運，氣機阻滯引起胸脘痞悶，肚腹膨脹如鼓，日久不消，不思飲食，小便不利，膚色蒼黃，四肢消瘦等症。

辨證食療

1. 丹參蝦球

〔**原料**〕蝦仁 100g，丹參 15g，當歸 10g，陳皮 10g，花生油、雞蛋清、麵包渣、花椒、鹽、蔥米、薑米、香油、精鹽、味精、料酒各適量。

〔**製法**〕將丹參、陳皮、當歸洗淨，用水煮法提取濃縮汁約 30ml；將蝦仁擠淨水分，加蛋清、清湯、濃縮汁、精鹽、味精、料酒、香油、蔥、薑米攪成泥，做成直徑 2cm 大的球，滾上麵包渣。炒勺裏放花生油，油六成熱下勺炸至嫩熟呈金黃色，撈出瀝盡油，擺在盤內，外帶椒鹽即可食用。每週兩次，適量即可。

〔**功效**〕行氣，養血，活血。

〔**主治**〕胸中血瘀證。表現為心悸，心慌，胸悶，胸痛，唇色紫暗，舌青紫有瘀斑瘀點，脈弦澀。適用於冠心病術後患者食用。

2. 丹紅雞湯

〔**原料**〕雞肉 250g，紅花 15g，丹參 20g，蛋清 2 個，陳皮 10g，黨參 10g，火腿少許，清湯 1000g，蔥、薑、鹽、味精、料酒各適量。

〔**製法**〕丹參、陳皮、黨參放入紗布袋內紮口，放入鍋

內加水煮取藥汁約 30ml；雞肉洗淨切片，用刀背砸成泥，再挑淨白筋，用刀輕輕切細絲；火腿切成細末，蔥和薑洗淨切成細末，用料酒清水略泡片刻後，把汁瀝入雞泥內，加入雞蛋清、味精、鹽，調勻攪拌。

鍋內放入清湯、藥汁、火腿細末、紅花，燒沸，倒入雞泥，用文火煮開，調好口味，即可食用。

每日兩次，早晚熱飲，兩週為一個療程。

〔功效〕補氣養血，活血化瘀。

〔主治〕氣虛血瘀證。常見心悸，心慌，胸悶，胸痛，唇色紫暗，舌青紫有瘀斑瘀點，脈弦澀；或女子痛經，舌淡紫苔薄白，脈弦細；或見下肢青紫，疼痛，遇寒冷加重，乏力，屬血栓閉塞性脈管炎等。

3. 三七豬心

〔原料〕三七粉 4g，豬心 200g，水發木耳 2g，蛋清 50g。

〔製法〕將豬心切成薄片，用蛋清、精鹽、胡椒粉、澱粉上漿。再把三七粉、紹酒、醬油、白糖、味精、生薑末加水兌成滷汁。炒勺內放油適量，燒至四五成熱，把豬心片放油中滑開，倒入漏勺內，在原炒勺內放薑末少許，待炒出味後，把滑好的豬心片和木耳倒入，翻炒幾下，再加滷汁炒勻煮沸，淋入香油即成。

佐餐食用，可常食。

〔功效〕益氣養血，活血化瘀。

〔主治〕用於氣滯血瘀證。表現為心悸、怔忡、胸痛、胸悶，頭痛頭暈，食少體倦，氣短，脈細弱等症。如冠心病，心絞痛屬氣虛瘀阻型。

辨證針灸

〔**取穴**〕中脘，天樞，關元，足三里。

飲食停滯、肝鬱氣滯者調氣化滯，只針不灸，瀉法；寒邪內阻者溫中散寒，針灸並用，瀉法；脾陽不振者溫補脾陽，針灸並用，補法。

〔**加減**〕飲食停滯加里內庭消食導滯；肝鬱氣滯加太衝疏肝理氣；寒邪內阻加氣海溫中散寒；脾陽不振加脾俞健脾溫中。

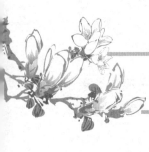

氣逆證

氣逆證是指氣機失調，氣上衝逆，以咳嗽喘促、呃逆、嘔吐等為主要表現的證候。

臨床證候

咳嗽頻作，呼吸喘促；呃逆、噯氣不止，或嘔吐、嘔血；頭痛、眩暈，甚至昏厥、咯血等。

發病原因

導致氣逆的原因，常由外邪侵襲、飲食失節、痰飲瘀血內停、寒熱刺激、情志過激等所致。

證候分析

由於氣逆證有肺氣上逆、胃氣上逆、肝氣上逆的不同，故可表現出不同的證候。肺氣失於肅降而上逆則咳嗽，喘促。胃氣失於和降而上逆，則出現呃逆，噯氣，噁心，嘔吐諸症。肝氣升發太過而上逆，氣血上衝，阻閉清竅，故輕則頭痛、眩暈，重則昏厥；血隨氣逆，並走於上，絡破血溢，則見嘔血。

辨證要點

咳喘，嘔吐呃逆，頭痛眩暈等，或與氣滯症狀共見。

辨證方劑

1. 蘇子降氣湯（《太平惠民和劑局方》）

〔組成〕紫蘇子 9g，半夏 9g，川當歸 6g，甘草 6g，前

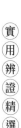

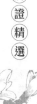

胡 6g，厚朴 6g，肉桂 3g，陳皮 3g。

〔**用法**〕湯劑，加生薑 2 片，棗子 1 枚，蘇葉 2g，水煎服，日 1 劑，分 2 次溫服。

〔**功用**〕降氣平喘，祛痰止咳。

〔**主治**〕上實下虛痰喘證。咳喘痰多，胸膈滿悶，咳喘短氣，呼多吸少，或腰疼腳弱，肢體倦怠，或肢體浮腫，舌苔白滑或白膩，脈弦滑。

〔**加減**〕脘腹等部位冷痛、痰、涎、涕清、小便清長者去黃芩；身熱煩躁、面目紅赤、唇紅而乾、咽燥口渴、喜冷飲者加石膏（先煎）10g，銀花 15g，連翹 10g；口渴唇乾咽燥、大便乾結者加北沙參、麥冬各 15g；頭重身重、睏倦乏力、胸悶、口不渴者加蒼朮 10g；咳嗽痰多者加陳皮 10g，茯苓 8g；聲嘶或失音者加膨大海 2 枚；素體虛弱，神疲乏力，少氣懶言加黨參 10g，黃耆 12g；五心煩熱，咽乾額紅，舌紅少苔者加熟地 15g；怕冷、發熱、頭痛、身痛、鼻塞、無汗者加羌活 12g，獨活 10g；咳嗽已久，乾咳少痰而無表證者加罌粟殼 4g，五味子 10g。

2. 定喘湯（《攝生眾妙方》）

〔**組成**〕白果 9g，麻黃 6g，蘇子 6g，甘草 3g，款冬花 9g，杏仁 6g，桑白皮 9g，黃芩 6g，法半夏 9g。

〔**用法**〕水煎服，日 1 劑，不拘時，溫服。

〔**功用**〕宣肺降氣，清熱化痰。

〔**主治**〕風寒外束，痰熱內蘊證。咳喘痰多氣急，質稠色黃，或微惡風寒，舌苔黃膩，脈滑數者。

〔**加減**〕發熱、有感染者加蒲公英、魚腥草各 6g，石膏（先煎）5g；痰稠而咯吐不利者去白果，加瓜蔞仁、桔梗各

6g；胸悶者加桔梗 6g；食少，納呆者加神麴 6g，萊菔子（包煎）5g；發熱、腹脹、大便乾結者加大黃、芒硝各 2g；痰多者加細辛 2g；舌有瘀斑者加丹參 5g。

3. 小半夏湯（《金匱要略》）

〔**組成**〕半夏 20g，生薑 10g。

〔**用法**〕水煎服，日 1 劑，分溫再服。

〔**功用**〕化痰散飲，和胃降逆。

〔**主治**〕痰飲嘔吐。嘔吐痰涎，口不渴，或乾嘔呃逆，穀不得下，小便自利，舌苔白滑。

〔**加減**〕發熱者加石膏（先煎）15g；身體虛弱、四肢乏力、語聲低微甚者減麻黃加太子參（另煎兌服）15g；痰少口乾者加麥冬 15g，沙參 12g；若咯吐白色泡沫痰，減黃芩加桔梗 12g，白前 15g。

4. 旋覆代赭湯（《傷寒論》）

〔**組成**〕旋覆花、半夏（洗）、甘草（炙）各 9g，人參、代赭石各 6g，生薑 15g，大棗（擘）4 枚。

〔**用法**〕以水一斗，煮取六升，去滓再煎，取三升，溫服一升，日三服。

現代用法：水煎服。

〔**功用**〕降逆化痰，益氣和胃。

〔**主治**〕胃虛痰阻氣逆證。胃脘痞悶或脹滿，按之不痛，頻頻噯氣，或見納差、呃逆、噁心，甚或嘔吐，舌苔白膩，脈緩或滑。

〔**加減**〕若胃氣不虛者，可去人參、大棗，加重代赭石用量，以增重鎮降逆之效；痰多者，可加茯苓、陳皮助化痰和胃之力。

5. 橘皮竹茹湯（《金匱要略》）

〔**組成**〕橘皮、竹茹各 15g，大棗 5 枚，生薑 9g，甘草 6g，人參 3g。

〔**用法**〕上六味，以水一斗，煮取三升，溫服一升，日 3 服。

〔**功用**〕降逆止呃，益氣清熱。

〔**主治**〕胃虛有熱之呃逆。呃逆或乾嘔，虛煩少氣，口乾，舌紅嫩，脈虛數。

〔**加減**〕若胃熱嘔逆兼氣陰兩傷者，可加麥冬、茯苓、半夏、枇杷葉以養陰和胃；兼胃陰不足者，可加麥冬、石斛等養胃陰；胃熱呃逆，氣不虛者，可去人參、甘草、大棗，加柿蒂降逆止呃。

6. 丁香柿蒂湯（《症因脈治》）

〔**組成**〕丁香 6g、生薑、柿蒂各 9g、人參 3g。

〔**用法**〕水煎服。

〔**功用**〕溫中益氣，降逆止呃。

〔**主治**〕胃氣虛寒證。呃逆不已，胸痞脈遲者。

〔**加減**〕胃氣不虛者，可去人參，名柿蒂湯（《濟生方》）；兼氣滯痰阻者，可加半夏、陳皮以理氣化痰。

辨證成藥

1. 解鬱和肝丸

〔**用法**〕口服，1 次 6g，1 日 2 次。

〔**功用**〕疏肝解鬱，順氣消脹。

〔**主治**〕由肝鬱不舒，氣鬱結滯引起胸院腹脹，胃脘作痛，兩脅脹滿，不思飲食，倒飽吞酸等症。

氣逆證

2. 快胃舒肝丸

〔用法〕口服，1次40粒，1日2次。

〔功用〕疏肝解鬱，降氣止痛。

〔主治〕肝鬱氣滯，宿食不消引起兩脅肋脹，胸院脹滿，胃痛、暖氣吞酸，嘔吐噁心。飲食無味，身體倦怠等症。

3. 沉香舒氣丸

〔用法〕口服，1次2丸，1日2～3次。

〔功用〕疏肝解鬱，和胃止痛。

〔主治〕肝鬱氣滯，肝胃不和引起的胃院脹痛，兩脅脹滿疼痛或刺痛，煩躁易怒，飲食無味，倒飽嘈雜，嘔吐吞酸，周身竄痛等症。

4. 舒鬱九寶丸

〔用法〕口服，1次2丸，1日2次。

〔功用〕舒氣寬胸，和胃止痛。

〔主治〕氣鬱不舒，肝胃不和所致的胸隔滿悶，倒飽嘈雜，嘔吐噁心，院腹脹痛等症。

5. 茴香橘核丸

〔用法〕薑湯或淡鹽湯送服，1次9g，1日2～3次。

〔功用〕行氣散寒，軟堅止痛。

〔主治〕由厥陰寒濕，氣血凝滯引起小腸疝氣，少腹抽痛，肇丸偏墜、堅硬腫脹、抽墜作痛等症。

6. 三層茴香丸

〔用法〕口服，1次9g，1日2次，飯前服用。

〔功用〕理氣止痛，溫腎散寒。

〔主治〕寒病腹痛，偏墜痛氣，肇丸腫大、堅硬冷痛等症。

實用辨證精選

7. 偏墜疝氣丸

〔**用法**〕口服，1 次 12g，1 日 2 次。

〔**功用**〕溫腎散寒，消腫止痛。

〔**主治**〕腎寒引起小腸疝氣，睪丸偏墜，少腹抽痛，腰痠腹脹等症。

辨證食療

1. 羊腎苦瓜粥

〔**原料**〕羊腎 1 個，羊肉、苦瓜各 100g，枸杞子 30g，大棗 50g，調味品適量。

〔**製法**〕將羊腎去筋膜，洗淨切絲，羊肉洗淨切碎。將苦瓜、枸杞子水煎去渣取汁；加大棗、羊肉、羊腎同煮為粥；待熟時調入蔥、薑、味精服食，每日 1 劑。

〔**功效**〕滋陰降火、平肝潛陽。

〔**主治**〕適用陰虛火旺之陽痿，或慾念一動即遺精等。

2. 白蘿蔔煲羊腩湯

〔**原料**〕蘿蔔一個，羊腩 500g，生薑 3 片，食鹽少許。

〔**製法**〕選優質大白蘿蔔一個，與生薑分別用清水洗乾淨，分別去皮。白蘿蔔切成塊狀，生薑切成三片，備用。羊腩用清水洗乾淨，切成塊狀備用。瓦煲內加入適量清水，先用猛火煲至水開，然後放入以上全部材料，改用中火繼續煲 3 小時左右，加入少許食鹽調味，即可食用。

〔**功效**〕補中益氣，健脾消積食。

〔**主治**〕可預防皮膚乾燥、皸裂、生凍瘡等。

3. 蘿蔔酸梅湯

〔**原料**〕鮮蘿蔔 250g，酸梅 2 枚，食鹽少許調味。

〔**製法**〕鮮蘿蔔切成薄片，加酸梅，加清水 3 碗煎至一

碗半，用食鹽少許調味，去渣飲用。

〔功效〕下氣寬中，消食化痰。

〔主治〕適用於飲食積滯或進食過飽引起的胸悶、燒心、腹脹、脅痛、煩躁氣逆等症。

4. 燒萵苣條

〔原料〕萵苣 500g，腐乳 40g，食鹽 2g，味精 1g，白糖 5g，植物油 30ml，鮮湯 100g，澱粉 15g。

〔製法〕將萵苣去皮，擇洗乾淨，切成條，用沸水焯一下；腐乳加水調成汁；油六成熱時放入萵苣翻炒，加入調料和鮮湯燒沸，倒入腐乳，至熟用澱粉勾芡即可。

〔功效〕補血降壓、促進消化。

〔主治〕對貧血、高血壓、食慾不振、便秘、消化不良、尿血等病症有防治作用。

5. 綠豆南瓜湯

〔原料〕綠豆 50g，老南瓜 500g，食鹽適量。

〔製法〕將南瓜去皮、去瓤，洗淨後切塊備用；先取綠豆煮至開花，下南瓜，煮至爛熟後食鹽調味服食。

〔功用〕清熱解暑、利尿通淋。

〔主治〕適用於夏日中暑煩渴、身熱尿赤、心悸、胸悶等，是夏日糖尿病人的理想飲料。

辨證針灸

〔取穴〕膈俞、膻中、內關、足三里、中脘。

針刺得氣後施以撚轉瀉法，脾腎陽虛型用補法，留針 20～30 分鐘，間歇行針 2～3 次，每日一次。

〔加減〕胃寒加灸梁門；胃熱加陷谷；肝氣橫逆加太衝、期門；脾腎陽虛加脾俞、腎俞、氣海。

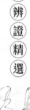

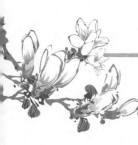

血虛證

　　血虛證是指血液虧虛，不能濡養臟腑、經絡、組織，以面、瞼、唇、舌色白，脈細為主要表現的虛弱證候。

臨床證候

　　面色淡白或萎黃，眼瞼、口唇、舌質、爪甲的顏色淡白，頭暈，或見眼花、兩目乾澀，心悸，多夢，健忘，神疲，手足發麻，或婦女月經量少、色淡、延期甚或經閉，脈細無力等。

發病原因

　　導致血虛的原因，主要有兩個方面：

　　一是血液耗損過多，新血未能及時補充，主要見於各種出血之後，或久病、大病之後，或勞神太過，陰血暗耗，或因蟲積腸道，耗吸營血等；

　　二是血液生化不足，可見於脾胃運化機能減退，或進食不足，或因其他臟腑功能減退不能化生血液，或瘀血阻滯脈絡，使局部血運障礙，影響新血化生，即所謂「瘀血不去新血不生」等。

證候分析

　　血液虧虛，脈絡空虛，形體組織缺乏濡養榮潤，則見顏面、眼瞼、口唇、舌質、爪甲的顏色淡白，脈細無力；血虛而臟器、組織得不到足夠的營養，則見頭暈，眼花，兩目乾

澀，心悸，手足發麻，婦女月經量少、色淡；血虛失養而心神不寧，故症見多夢，健忘，神疲等。

辨證要點

病體虛弱，以肌膚黏膜的顏色淡白、脈細為要點。

辨證方劑

1. 四物湯（《仙授理傷續斷秘方》）

〔組成〕熟地 12g，當歸 10g，白芍 12g，川芎 8g。

〔用法〕上為粗末。每服 9g，用水 220ml，煎至 150ml，空腹時熱服（現代用法：作湯劑，水煎服）。

〔功用〕補血和血，調經化瘀。

〔主治〕營血虛滯證。心悸失眠，頭暈目眩，面色無華，婦人月經不調，經量少或閉經，表現為舌淡，脈細弦或細澀。

〔加減〕若痛經，可加香附 12g、延胡索 10g；兼有氣虛者，加入黨參 18g、黃耆 18g；若血虛有寒者，則加肉桂粉 4g、炮薑 4 片；若出現崩漏，則加入茜草根 8g、艾葉 10g、阿膠 10g。

2. 當歸補血湯（《內外傷辨惑論》）

〔組成〕黃耆 30g，當歸 6g。

〔用法〕水煎服。每日 1 劑，分 2 次煎煮取汁溫熱服。小兒用量酌減。

〔功用〕補氣生血。

〔主治〕血虛陽浮發熱證。肌熱面赤，煩渴欲飲，脈洪大而虛，重按無力，亦治婦人經期產後血虛發熱頭痛，或瘡瘍潰後，久不癒合者。

〔加減〕見神疲食少、面色少華氣血雙虛者加黨參

實用辨證精選

20g、熟地黃 30g；見咽乾口燥、舌質紅少苔、脈細數肝腎陰虛者加枸杞子 10g、女貞子 10g；見腰膝冷痛腎陽虛者加肉蓯蓉 15g、杜仲 15g；見心煩不寐心腎不交者加丹參 10g、酸棗仁 20g、黃柏 10g。

3. 歸脾湯（《正體類要》）

〔**組成**〕白朮 6g，當歸 3g，黃耆 10g，遠志 3g，人參 6g，生薑 3g，茯苓 9g，炙甘草 3g，酸棗仁 6g，木香 2g，龍眼肉 5g，大棗 5g。

〔**用法**〕① 水煎服。每日 1 劑，分 2 次煎煮取汁溫熱服。② 小兒用量酌減。

〔**功用**〕益氣補血，健脾養心。

〔**主治**〕心脾氣血兩虛證。

① 脾不統血證：心悸怔忡，健忘失眠，盜汗，體倦食少，面色萎黃，舌淡，苔薄白，脈細弱。

② 便血，皮下紫癜，婦女崩漏，月經超前，量多色淡，或淋漓不止，舌淡，脈細弱。

〔**加減**〕心悸明顯心血不足甚者，加熟地 30g、白芍 12g、阿膠 10g；不寐重者，加五味子 6g、合歡皮 12g、柏子仁 10g；頭暈加鉤藤 12g、天麻 10g；急躁易怒者加夏枯草 15g、梔子 10g；口乾者加石斛 10g、玉竹 10g。

4. 人參養榮湯（《三因極一病證方論》）

〔**組成**〕白芍藥 90g，當歸 30g，陳皮 30g，黃耆 30g，桂心（去粗皮）30g，人參 30g，白朮（煨）30g，（炙）30g，熟地黃（製）9g，五味子 4g，茯苓 4g，遠志（炒，去心）15g。

〔**用法**〕上銼為散，每服四大錢（12g），用水一盞半，

加生薑三片，大棗二枚，煎至七分，去滓，空腹服。（亦可作湯劑，水煎服，用量酌減。）

〔功用〕益氣養血，養心安神。

〔主治〕治脾肺氣虛，榮血不足，驚悸健忘，寢汗發熱，食少無味，身倦肌瘦，色枯氣短，毛髮脫落，小便赤澀。亦治發汗過多，身振振搖，筋惕肉瞤。

〔加減〕出血暗淡偏寒者加艾葉 10g、炮薑 5g；出血色紅血熱者加旱蓮草、黃芩各 10g；出血量多氣虛者重用黃耆至 60g、黨參 15g；腰膝痠痛腎虛者加枸杞子、杜仲、川斷、菟絲子各 10g；經血瘀塊瘀血明顯者加益母草、桃仁各 10g、紅花 4g。

5. 泰山磐石散（《古今醫統大全》）

〔組成〕人參 3g，黃芩 3g，當歸 3g，續斷 3g，黃芩 9g，川芎 2.4g，白芍 2.4g，熟地 2.4g，白朮 1.5g，炙甘草 1.5g，砂仁 1.5g，糯米一撮。

〔用法〕水煎服。每日 1 劑，分 2～3 次煎煮取汁，飯後溫熱服，用量依情按比例調整。散劑。上藥研細末，每日 2 次，每次沖服 6～10g。

〔功用〕益氣健脾，養血安胎。

〔主治〕氣血虛弱，胎元失養證。胎動不安，墮胎、滑胎，面色淡白，倦怠乏力，不思飲食，舌淡苔薄白，脈滑無力。

〔加減〕納差者，加焦三仙各 15g；腹脹拒按者，加大黃 5g、枳實易枳殼；腹脹喜按者，白朮加至 20g；體胖者，加茯苓 12g、石菖蒲 10g；眠差者，加柏子仁 20g、炒酸棗仁 20g；情緒抑鬱者，加柴胡 10g、佛手 10g。

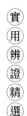

辨證成藥

1. 益氣止血顆粒

〔**用法**〕口服，1 次 20g，1 日 3～4 次，兒童用量酌減。

〔**功用**〕益氣止血，固表。

〔**主治**〕用於氣不攝血。症見體倦乏力，咯血，吐血等；尚可用於預防感冒。

2. 生血丸

〔**用法**〕口服，1 次 5g，1 日 3 次，小兒酌減。

〔**功用**〕補腎健脾，補血益精。

〔**主治**〕用於血虛證。症見面色萎黃，頭暈，唇淡，爪甲不榮，潮熱，脈細。亦可用於放化療後血細胞減少及再生障礙性貧血見有上述證候者。

3. 阿膠補血膏

〔**用法**〕煎膏劑：口服，1 次 20g，早晚各 1 次。口服液：口服，1 次 20ml，1 日 3 次，2 個月為一療程。

〔**功用**〕滋陰補血，健脾益氣。

〔**主治**〕用於久病體弱血虛。症見面色萎黃，頭暈目昏，舌淡，脈細等。

4. 健脾生血顆粒

〔**用法**〕飯後用開水沖服。1 歲以內 1 次 3.5g；1～3 歲 1 次 7g；3～5 歲 1 次 10.5g；5～12 歲 1 次 14g；成人 1 次 21g，1 日 3 次。

〔**功用**〕益氣養血，健脾和胃。

〔**主治**〕用於心脾兩虛型缺鐵性貧血，以及小兒脾胃虛弱。症見倦怠乏力，面色萎黃或白，食少納呆，腹脹院悶，煩躁多汗，舌淡苔白，脈細弱等。

5. 益血生膠囊

〔**用法**〕口服，1次4粒，1日3次，兒童酌減。

〔**功用**〕養血安神，健脾和胃。

〔**主治**〕用於血虛型各類貧血及血小板減少症。對慢性再生障礙性貧血也有較好療效。症見頭暈，面色不華，爪甲不榮，舌淡，脈細等。

6. 複方阿膠漿

〔**用法**〕口服液：口服，1次20ml，1日3次。

〔**功用**〕補氣養血，滋陰填精。

〔**主治**〕用於氣血兩虛證。症見面色萎黃、唇甲色淡，頭髮乾枯少光澤，頭暈耳鳴，心悸氣短，失眠健忘，月經量少或量多，舌淡苔白，脈沉細弱等。

7. 養血飲口服液

〔**用法**〕口服。1次1支，1日2次。

〔**功用**〕補氣養血。

〔**主治**〕用於氣血兩虛。症見身倦乏力，面色不華，崩漏下血，舌淡脈細無力；以及血小板減少症。亦可用於貧血和放療、化療後屬於氣血兩虛者。

辨證食療

1. 蓮藕豬蹄湯

〔**原料**〕蓮藕750g（大條），豬蹄肉500g，紅豆100g，紅棗6粒，陳皮一小塊、鹽適量。

〔**製法**〕蓮藕洗淨去皮，削去藕蒂，切片塊備用，豬蹄去毛洗淨，過水後備用，起煲3小時，香味四溢，即可食用。

〔**功效**〕益氣養血。

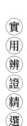

〔**主治**〕凡是血氣虛弱、常感頭暈、消瘦體弱需增肥的人，此湯正適合。且此湯補而不燥，可多飲用幾次。

2. 燒萵苣條

〔**原料**〕萵苣 500g，腐乳 40g，食鹽 2g，味精 1g，白糖 5g，植物油 30ml，鮮湯 100g，澱粉 15g。

〔**製法**〕將萵苣去皮，擇洗乾淨，切成條，用沸水焯一下；腐乳加水調成汁；油六成熱時放入萵苣翻炒，加入調料和鮮湯燒沸，倒入腐乳，至熟用澱粉勾芡即可。

〔**功效**〕補血降壓、促進消化。

〔**主治**〕對貧血、高血壓、食慾不振、便秘、消化不良、尿血等病症有防治作用。

3. 牛骨枸杞胡蘿蔔湯

〔**原料**〕牛骨頭 250g，枸杞子 50g，胡蘿蔔 150g。

〔**製法**〕將牛骨頭砸碎，胡蘿蔔洗淨切塊，枸杞子洗淨，同置鍋中加水適量，文火煮，使骨髓充分溶解於湯中；酌加少許薑、魚露、味精，調味即可。飲湯吃枸杞子、胡蘿蔔。

〔**功效**〕填精益髓，養血榮發。

〔**主治**〕用於精血虧虛所致的頭髮易裂易斷易脫。

4. 十全大補湯

〔**原料**〕黨參 10g，炙黃耆 10g，肉桂 3g，熟地黃 15g，炒白朮 10g，炒川芎 6g，當歸 15g，酒白芍 10g，茯苓 10g，炙甘草 6g，墨魚 50g，豬肉 500g，豬肚 50g，生薑 30g，豬雜骨、蔥、料酒、食鹽、花椒、味精各適量。

〔**製法**〕將以上中藥裝入潔淨的紗布袋內，紮口備用。豬肉、墨魚、豬肚洗淨，豬雜骨洗淨捶碎，生薑拍碎後與中

藥袋一起放入鋁鍋內，加水適量，放入花椒、料酒、食鹽，置武火上燒沸後改用文火煨燉，待豬肉熟爛時，撈起切條，再放入湯中，撈出藥袋不用。食肉喝湯，早晚各服 1 次。

〔**功效**〕氣血雙補。

〔**主治**〕氣血俱虛或久病體弱，面色萎黃，精神倦怠，腰膝乏力等。

辨證針灸

〔**取穴**〕常用腧穴有氣海、關元、神闕、百會、大推、足三里、三陰交、血海、太谿以及特定穴中的原穴、背俞穴等。

〔**針刺法**〕針灸並用，補法。針刺以上穴位，留針 15～20 分鐘，每日 1 次；亦可採用溫針灸，即針刺與艾灸相結合的一種方法。即在留針過程中，將艾絨搓團撚裹於針柄上點燃，通過針體將熱力傳入穴位。

〔**艾灸**〕主灸關元、神闕、氣海、三陰交，取溫和灸，即將艾條燃著的一端與施灸部位的皮膚保持一寸左右距離，自我感覺有溫熱而無灼痛即可。每穴灸 10～15 分鐘。

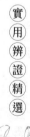

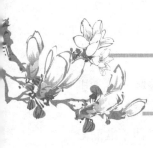

血瘀證

血瘀證是指瘀血內阻，血行不暢，以固定刺痛、腫塊、出血、瘀血色脈徵為主要表現的證候。

臨床證候

有疼痛、腫塊、出血、瘀血色脈徵等方面的證候。其疼痛特點為刺痛、痛處拒按、固定不移、常在夜間痛甚；腫塊的性狀是在體表者包塊色青紫，腹內者觸及質硬而推之不移；出血的特徵是色紫暗或夾血塊，或大便色黑如柏油狀，或婦女血崩、漏血；瘀血色脈徵主要有面色黧黑，或唇甲青紫，或皮下紫斑，或肌膚甲錯，或腹露青筋，或皮膚出現絲狀紅縷，或舌有紫色斑點、舌下絡脈曲張，脈多細澀或結、代、無脈等。

發病原因

產生瘀血的原因可能有多個方面：

一是外傷、跌仆及其他原因造成的體內出血，離經之血未能及時排出或消散，瘀積於內；

二是氣滯而血行不暢，以致血脈瘀滯；

三是血寒而使血脈凝滯，或血熱而使血行壅聚或血受煎熬，血液濃縮黏滯，致使脈道瘀塞；

四是濕熱、痰濁、砂石等有形實邪壓迫、阻塞脈絡，以致血運受阻；

五是氣虛、陽虛而運血無力，血行遲緩。

證候分析

血瘀證的機理主要為瘀血內積，氣血運行受阻，不通則痛，故有刺痛、固定、拒按等特點；夜間陽氣內藏，陰氣用事，血行較緩，瘀滯益甚，故夜間痛增；血液淤積不散而凝結成塊，則見腫塊紫暗、出血紫暗成塊；血不循經而溢出脈外，則見各種出血；血行障礙，氣血不能濡養肌膚，則見皮膚乾澀、肌膚甲錯；血行瘀滯，則血色變紫變黑，故見面色黧黑、唇甲青紫；脈絡瘀阻，則見絡脈顯露、絲狀紅縷、舌現斑點、脈澀等症。

辨證要點

以固定刺痛、腫塊、出血與膚色、舌色青紫為要點。

辨證方劑

1. 血府逐瘀湯（《醫林改錯》）

〔**組成**〕桃仁 12g，紅花 9g，當歸 9g，生地黃 9g，川芎 5g，赤芍 6g，牛膝 9g，桔梗 9g，柴胡 9g，枳殼 9g，甘草 6g。

〔**用法**〕水煎服，日 1 劑，分 2 次飯後服。

〔**功用**〕活血祛瘀，行氣止痛。

〔**主治**〕胸中血瘀證。胸痛，頭痛，日久不癒，痛如針刺而有定處，或呃逆日久不止，或內熱煩悶，或心悸失眠，急躁易怒，入暮潮熱，唇暗或兩目暗黑，舌黯紅或有瘀斑，脈澀或弦緊。

〔**加減**〕脹滿疼痛、脅痛易怒、痰多喘咳者加木香、鬱金各 10g；疼痛如刺、痛處不移、拒按、舌淡暗或有紫斑者加丹皮、丹參各 10g；痛處不移、拒按、舌淡暗或有紫斑、

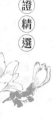

兼有發熱者加用黃芩 10g；咳嗽明顯者加浙貝、薑半夏各 10g。

2. 補陽還五湯（《醫林改錯》）

〔**組成**〕黃耆 30g（最大量 60～120g），當歸尾 12g，赤芍 10g，地龍 10g，川芎 10g，紅花 10g，桃仁 10g。

〔**用法**〕湯劑，水煎服，日 1 劑，早晚溫服。

〔**功用**〕補氣，活血，通絡。

〔**主治**〕中風之氣虛血瘀證。半身不遂，口眼喎斜，語言謇澀，口角流涎，小便頻數或遺尿失禁，舌暗淡，苔白，脈緩無力。

〔**加減**〕上肢偏廢者加桑枝 15g，桂枝、薑黃各 10g；下肢癱軟無力者加川續斷、桑寄生各 15g，木瓜 10g；口眼喎斜者加牽正散（白附子、白殭蠶、全蠍各 3g）；言語謇澀者加膽南星、石菖蒲、遠志各 10g；血壓高者加夏枯草 15g，鉤藤（後下）12g，杜仲 15g；大便秘結者加火麻仁 15g，鬱李仁 12g，苦杏仁 10g；偏癱日久者，加全蠍 5g，烏梢蛇 10g。

3. 桃紅四物湯（《玉機微義》）

〔**組成**〕當歸 10g，川芎 8g，白芍 12g，熟地 12g，桃仁 12g，紅花 9g。

〔**用法**〕水煎服，每日 2 次。

〔**功用**〕養血活血。

〔**主治**〕血虛兼血瘀證。婦女經期超前，血多有塊，色紫稠黏，腹痛等。

〔**加減**〕惡寒盛者加桂枝 10g，細辛 3g；痰多者加全瓜蔞 15g，法半夏、石菖蒲各 10g；五心煩熱或午後潮熱、顴

紅、消瘦、舌紅少苔者加麥冬 15g，生地黃、五味子各 10g；畏寒肢冷、面色蒼白、大便溏薄、小便清長者加紅參（另煎兌服）、製附片、桂枝各 10g。

4. 復元活血湯（《醫學發明》）

〔**組成**〕柴胡 15g，瓜蔞根、當歸各 9g，紅花、甘草、穿山甲（炮）各 6g，大黃（酒浸）30g，桃仁（酒浸，去皮尖，研如泥）15g。

〔**用法**〕除桃仁外，剉如麻豆大，每服一兩，水一盞半，酒半盞，同煎至七分，去滓，大溫服之，食前。以利為度，得利痛減，不盡服。現代用法：共為粗末，每服 30g，加黃酒 30ml，水煎服。

〔**功用**〕活血祛瘀，疏肝通絡。

〔**主治**〕跌打損傷，瘀血阻滯證。脅肋瘀腫，痛不可忍。

〔**加減**〕瘀重而痛甚者，加三七或酌加乳香、沒藥、元胡等增強活血祛瘀，消腫止痛之功；氣滯重而痛甚者，可加川芎；香附、鬱金、青皮等以增強行氣止痛之力。

5. 七釐散（《同壽錄》）

〔**組成**〕上硃砂（水飛淨）3.6g，真麝香、梅花冰片各 0.36g，淨乳香、紅花、明沒藥各 4.5g，爪兒血竭 30g，粉口兒茶 7.2g。

〔**用法**〕上為極細末，瓷瓶收貯，黃蠟封口，貯久更妙。治外傷，先以藥七釐（0.5～1g），燒酒沖服，復用藥以燒酒調敷傷處。如金刃傷重，急用此藥乾摻。

〔**功用**〕散瘀消腫，定痛止血。

〔**主治**〕跌打損傷，筋斷骨折之瘀血腫痛，或刀傷出

血。並治無名腫毒，燒傷燙傷等。傷輕者不必服，只用敷。

〔**加減**〕食慾不振者加焦山楂 10g，神麴 9g，炒麥芽 12g，雞內金 10g；心煩易怒者加丹皮 15g，梔子 10g；小便短少者加茯苓 15g，澤瀉 10g，大便秘結者加當歸 10g；夜眠多夢者加炒棗仁 15g，夜交藤 10g；兼腹水者加大腹皮 15g，茯苓 12g；兼噁心者加半夏、生薑各 10g。

6. 桃核承氣湯（《傷寒論》）

〔**組成**〕桃仁（去皮尖）、大黃、甘草（炙）各 12g，桂枝（去皮）、芒硝各 6g。

〔**用法**〕上四味，以水七升，煮取二升半，去滓，內芒硝，更上火，微沸，下火，先食，溫服五合，日三服，當微利。

現代用法：作湯劑，水煎前 4 味，芒硝沖服。

〔**功用**〕逐瘀瀉熱。

〔**主治**〕下焦蓄血證。少腹急結，小便自利，神志如狂，甚則煩躁譫語，至夜發熱；以及血瘀經閉，痛經，脈沉實而澀者。

〔**加減**〕對於婦人血瘀經閉、痛經以及惡露不下等症，常配合四物湯同用；如兼氣滯者，酌加香附、烏藥、枳實、青皮、木香等以理氣止痛。對跌打損傷，瘀血停留，疼痛不已者，加赤芍、當歸尾、紅花、蘇木、三七等以活血祛瘀止痛。對於火旺而血鬱於上之吐血、衄血，可以本方釜底抽薪，引血下行，並可酌加生地、丹皮、梔子等以清熱涼血。

7. 大黃䗪蟲丸（《金匱要略》）

〔**組成**〕大黃（蒸）75g，甘草 90g，黃芩、桃仁、杏仁、水蛭、虻蟲、蠐螬各 60g，芍藥 120g，乾地黃 300g，乾

漆、䗪蟲各 30g。

〔用法〕上十二味，末之，煉蜜和丸小豆大，酒飲服
3g，日 3 服。

現代用法：將蟅蟲另串；桃仁、杏仁另研成泥。其餘 9
味共研為細粉，過羅，與桃仁等混合均勻，共為細粉。煉蜜
為丸，每粒 3g，蠟皮封固。每服 1 丸，溫開水或酒送服。

〔功用〕祛瘀生新。

〔主治〕五勞虛極，乾血內停證。形體消瘦，少腹攣
急，腹痛拒按，或按之不減，腹滿食少，肌膚甲錯，兩目無
神，目眶暗黑，舌有瘀斑，脈沉澀或弦。

〔加減〕若伴神疲乏力、食少納呆者加黨參 10g，白朮
12g、山藥 15g；若胸悶較甚者加瓜蔞、薤白各 10g；若伴血
瘀經閉者加香附 15g，益母草 10g；若心悸、自汗明顯者加
生牡蠣（先煎）、生龍骨（先煎）各 10g；若心煩失眠較甚
者加酸棗仁 15g，柏子仁 10g。

辨證成藥

1. 精製冠心片

〔用法〕口服，1 次 6～8 片，1 日 3 次。

〔功用〕活血化瘀，行氣止痛。

〔主治〕用於氣滯血瘀型冠心病，心絞痛。症見胸悶，
胸痛，心悸，氣短，脈澀等。

2. 複方丹參滴丸

〔用法〕口服或舌下含服，1 次 10 粒，1 日 3 次。

〔功用〕活血化瘀，開竅止痛。

〔主治〕用於治療氣滯血瘀，心脈癖阻所致的脚痺。症
見胸痛胸悶，心悸氣短，面色蒼白，四肢厥冷，唇舌青紫暗

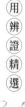

紅，脈澀或結代等。

3. 銀杏葉口服液

〔**用法**〕口服。1次1支，1日3次或遵醫囑。

〔**功用**〕活血化瘀，通脈舒絡。

〔**主治**〕用於血瘀引起的胸痹及中風。症見胸悶心悸，舌強語賽，半身不遂等。

4. 丹七片

〔**用法**〕口服，1次3～5片，1日3次。

〔**功用**〕活血化瘀，通絡止痛。

〔**主治**〕用於血瘀所致的諸般疼痛，如胸痛，頭痛，月經不調及產後瘀阻的少腹疼痛等。

5. 黃楊寧片

〔**用法**〕口服，1次1～2片，1日2～3次。

〔**功用**〕活血行氣，通絡止痛。

〔**主治**〕用於血瘀氣滯所致胸痹。

症見胸痛，胸悶，氣促，心悸，脈結代以及冠心病，心律失常見有上述證候者。

6. 樂脈顆粒

〔**用法**〕溫開水沖服，1次1～2包，1日3次。

〔**功用**〕行氣活血，解鬱化瘀，養血通脈。

〔**主治**〕氣滯血瘀引起的頭痛，胸痛，心悸，動脈硬化，心腦血管疾病等。

7. 血府逐瘀丸

〔**用法**〕蜜丸：空腹，用紅糖水送服，1次1～2丸，1日2次。

〔**功用**〕活血化瘀，行氣止痛。

〔主治〕用於瘀血內阻之胸痛。症見胸痛或頭痛，內熱警悶，失眠，多夢，心悸怔忡，急躁善怒，舌暗紅或有瘀斑，脈澀或弦緊等。

辨證食療

1. 三七豬心

〔原料〕三七粉 4g，豬心 200g，水發木耳 2g，蛋清 50g。

〔製法〕將豬心切成薄片，用蛋清、精鹽、胡椒粉、澱粉上漿。再把三七粉、紹酒、醬油、白糖、味精、生薑末加水兌成滷汁。炒勺內放油適量，燒至四五成熱，把豬心片放油中滑開，倒入漏勺內，在原炒勺內放薑末少許，待炒出味後，把滑好的豬心片和木耳倒入，翻炒幾下，再加滷汁炒勻煮沸，淋入香油即成。

佐餐食用，可常食。

〔功效〕益氣養血，活血化瘀。

〔主治〕用於氣滯血瘀證。表現為心悸、怔忡，胸痛、胸悶，頭痛頭暈，食少體倦，氣短，脈細弱等症。如冠心病，心絞痛屬氣虛瘀阻型。

2. 丹紅雞湯

〔原料〕雞肉 250g，紅花 15g，丹參 20g，蛋清 2 個，陳皮 10g，黨參 10g，火腿少許，清湯 1000g，蔥、薑、鹽、味精、料酒各適量。

〔製法〕丹參、陳皮、黨參放入紗布袋內紮口，放入鍋內加水煮取藥汁約 30ml；雞肉洗淨切片，用刀背砸成泥，再挑淨白筋，用刀輕輕切細絲；火腿切成細末，蔥和薑洗淨切成細末，用料酒清水略泡片刻後，把汁瀝入雞泥內，加入

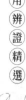

雞蛋清、味精、鹽，調勻攪拌。

　　鍋內放入清湯、藥汁、火腿細末、紅花，燒沸，倒入雞泥，用文火煮開，調好口味，即可食用。

　　每日兩次，早晚熱飲，兩週為一個療程。

　　〔功效〕補氣養血，活血化瘀。

　　〔主治〕氣虛血瘀證。常見心悸，心慌，胸悶，胸痛，唇色紫暗，舌青紫有瘀斑瘀點，脈弦澀；或女子痛經，舌淡紫苔薄白，脈弦細；或見下肢青紫，疼痛，遇寒冷加重，乏力，屬血栓閉塞性脈管炎等。

3. 丹參蝦球

　　〔原料〕蝦仁 100g，丹參 15g，當歸 10g，陳皮 10g，花生油、雞蛋清、麵包渣、花椒、鹽、蔥米、薑米、香油、精鹽、味精、料酒各適量。

　　〔製法〕將丹參、陳皮、當歸洗淨，用水煮法提取濃縮汁約 30ml；將蝦仁擠淨水分，加蛋清、清湯、濃縮汁、精鹽、味精、料酒、香油、蔥、薑米攪成泥，做成直徑 2cm大的球，滾上麵包渣。

　　炒勺裏放花生油，油六成熱下勺炸至嫩熟呈金黃色，撈出瀝盡油，擺在盤內，外帶椒鹽即可食用。每週兩次，適量即可。

　　〔功效〕行氣，養血，活血。

　　〔主治〕胸中血瘀證。表現為心悸，心慌，胸悶，胸痛，唇色紫暗，舌青紫有瘀斑瘀點，脈弦澀。適用於冠心病術後患者食用。

4. 丹參黃豆湯

　　〔原料〕丹參 500g，黃豆 1000g，蜂蜜 250g，冰糖 30g。

〔製法〕黃豆用冷水浸泡 1 小時後撈出，倒入大鍋內，加水適量。先用旺火燒開，加黃酒 1 匙，再改用小火煮，至黃豆爛熟，汁濃時離火，將豆汁濾出。丹參倒入大瓦罐中，用冷水浸泡 1 小時，浸沒為度，用中火燒沸後，改用小火煎半小時許，濾出頭汁，再加水適量煎半小時許，約剩下半大碗藥液時，濾出二汁，棄渣。

將黃豆汁、丹參汁一起倒入瓷盆內，加蜂蜜、冰糖，瓷盆加蓋，隔水蒸 2 小時，離火，冷卻，裝瓶，蓋緊。餘下的熟黃豆可再做成菜。每日 2 次，每次 1 匙，飯後 1 小時開水沖服或米湯送下。

〔功效〕通血脈，破瘀血，健脾胃，補心血。

〔主治〕用於心血瘀阻證。症見胸悶胸痛，心悸心慌，失眠多夢，神疲體倦等症候。常用於冠心病心絞痛，心肌梗塞後遺症。

辨證針灸

〔取穴〕神門，通里，內關，膻中，心俞，厥陰俞，足三里，陰郄，郄門，巨闕，膈俞。

〔針刺法〕治宜活血化瘀，通絡止痛。用瀉法。針刺以上穴位，留針 15～20 分鐘，每日 1 次。不宜灸法。

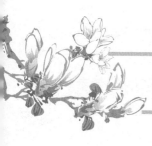

血熱證

血熱證是指火熱內熾，熱入血分，以身熱口渴、斑疹吐衄、煩躁譫語、舌絳、脈數等為主要表現的實熱證候。即血分的熱證。

臨床證候

身熱夜甚，或潮熱，口渴，面赤，心煩，失眠，躁擾不寧，甚或狂亂、神昏譫語，或見各種出血色深紅，或斑疹顯露，或為瘡癰，舌絳，脈數疾等。

發病原因

導致血熱的原因，主要有：一是外感熱邪，或感受他邪化熱，傳入血分；二是情志過激，氣鬱化火，或過食辛辣燥熱之品，火熱內生，侵擾血分。

證候分析

熱在血分，血行加速，脈道擴張，則見面紅目赤，舌絳，脈數疾；血熱迫血妄行，可見各種出血；血熱內擾心神，而見心煩，失眠，躁擾不寧，甚則狂亂、神昏譫語；熱邪內犯營血，灼肉腐血，可為瘡癰膿瘍；身熱夜甚，口渴，為熱邪升騰，耗傷津液之象。

辨證要點

以身熱口渴、斑疹吐衄、煩躁譫語、舌絳、脈數等為要點。

辨證方劑

1. 清營湯（《溫病條辨》）

〔組成〕犀角（水牛角代替）30g，生地黃15g，元參9g，竹葉心3g，麥冬9g，丹參6g，黃連5g，銀花9g，連翹6g。

〔用法〕上藥，水八杯，煮取三杯，每日3服。

現代用法：作湯劑，水牛角鎊片先煎，後下餘藥。

〔功用〕清營解毒，透熱養陰。

〔主治〕熱入營分證。身熱夜甚，神煩少寐，時有譫語，目常喜開或喜閉，口渴或不渴，斑疹隱隱，脈細數，舌絳而乾。

〔加減〕若寸脈大，舌乾較甚者，可去黃連，以免苦燥傷陰；若熱陷心包而竅閉神昏者，可與安宮牛黃丸或至寶丹合用以清心開竅；若營熱動風而見痙厥抽搐者，可配用紫雪，或酌加羚羊角、鉤藤、地龍以熄風止痙；若兼熱痰，可加竹瀝、天竺黃、川貝母之屬，清熱滌痰；營熱多係由氣分傳入，如氣分熱邪猶盛，可重用銀花、連翹、黃連，或更加石膏、知母，及大青葉、板藍根、貫眾之屬，增強清熱解毒之力。

2. 清宮湯（《溫病條辨》）

〔組成〕元參心9g，蓮子心2g，竹葉捲心6g，連翹心6g，犀角（水牛角代）30g，連心麥冬9g。

〔用法〕水煎服。

〔功用〕清心解毒，養陰生津。

〔主治〕溫病液傷，邪陷心包證。發熱，神昏譫語。

〔加減〕痰熱盛，加竹瀝、梨汁各25ml；咯痰不清，加

實用辨證精選

瓜蔞皮 4.5g；熱毒盛，加金汁、入中黃；漸欲神昏，加銀花 9g，荷葉 6g，石菖蒲 3g。

3. 犀角地黃湯（《外台秘要》）

〔**組成**〕犀角（水牛角代替）30g，生地 24g，芍藥 12g，丹皮 9g。

〔**用法**〕作湯劑，水煎服，水牛角鎊片先煎，餘藥後下。以水九升，煮取三升，分三服。

〔**功用**〕清熱解毒，涼血散瘀。

〔**主治**〕熱入血分證。① 熱擾心神，身熱譫語，舌絳起刺，脈細數。② 熱傷血絡，斑色紫黑、吐血、衄血、便血、尿血等，舌絳紅，脈數。③ 蓄血瘀熱，喜忘如狂，漱水不欲咽，大便色黑易解等。

〔**加減**〕若見蓄血，喜忘如狂者，邪熱與血瘀互結，加大黃、黃芩，以清熱逐瘀，涼血散瘀；鬱怒而加肝火者，加柴胡、黃芩、梔子以清瀉肝火；熱傷血絡，破血忘行之出血，加白茅根、側柏炭、小薊以涼血止血。

4. 神犀丹（《溫熱經緯》）

〔**組成**〕犀角（水牛角代）1800g，石菖蒲 180g，黃芩 180g，真懷生地（絞汁）500g，銀花 500g，金汁 300g，連翹 300g，板藍根 270g，香豉 240g，元參 210g，花粉 120g，紫草 120g。

〔**用法**〕各生曬研細，以水牛角、地黃汁、金汁和搗為丸，每重（3g），涼開水化服，日二次，小兒減半。

〔**功用**〕清熱開竅，涼血解毒。

〔**主治**〕溫熱暑疫，邪入營血證。高熱昏譫，斑疹色紫，口咽糜爛，目赤煩躁，舌紫絳等。

〔**加減**〕暫無。

5. 化斑湯（《溫病條辨》）

〔**組成**〕石膏 30g，知母 12g，生甘草 10g，玄參 10g，犀角（水牛角代）60g，白粳米 9g。

〔**用法**〕水八杯，煮取三杯，日三服。滓再煮一盅，夜一服。

〔**功用**〕清氣涼血。

〔**主治**〕氣血兩潘之發斑。發熱，或身熱夜甚，外透斑疹，色赤，口渴或不渴，脈數等。

〔**加減**〕暫無。

辨證成藥

1. 安宮牛黃丸

〔**用法**〕蜜丸：口服，1 次 1 丸，1 日 1 次；小兒 3 歲以內 1 次 1/4 丸，4～6 歲 1 次 1/2 丸。

〔**功用**〕清熱開竅，鎮心安神。

〔**主治**〕由熱邪內陷，傳入心包引起高熱不退，煩躁不安，神昏譫語，濁痰湧盛，以及小兒急熱驚風，或中風痰熱內閉等證。

2. 紫雪丹

〔**用法**〕口服，1 次 1.5～3g，1 日 2 次；週歲小兒 1 次 0.3g，5 歲以內小兒每增 1 歲，遞增 0.3g，1 日 1 次；5 歲以上小兒酌情服用。

〔**功用**〕開竅解痙，清熱解毒。

〔**主治**〕溫熱病邪熱內陷，傳於心包所引起高熱煩躁，神昏譫語，抽搐痙厥，口渴喜飲，唇焦舌乾，尿赤便秘，以及小兒痙厥屬於熱盛者。

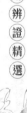

3. 新雪顆粒

〔用法〕顆粒劑：口服，1次1瓶，1日2次。

〔功用〕清熱解毒，涼血鎮驚。

〔主治〕用於各種熱性病之發熱，如感冒扁桃體炎、上呼吸道感染、氣管炎引起的高熱以及溫熱病之煩熱不解。

4. 神犀丹

〔用法〕口服，1次12g，1日2次，小兒酌減。

〔功用〕清熱，涼血，解毒。

〔主治〕由溫疫熱邪引起高熱不退，痙厥神昏，譫語發狂，門糜咽爛，舌色紫絳，及斑疹毒盛等證。

5. 醒腦靜注射液

〔用法〕肌內注射，1次2～4ml，1日1～2次，或1日20～40ml，以5%～10%葡萄糖注射液或生理鹽水注射液200～250ml稀釋後靜脈滴注，或遵醫囑。

〔功用〕清熱瀉火。涼血解毒，開竅醒腦。

〔主治〕用於流行性日本腦炎，肝昏迷，屬熱入營血，內陷心包證，見高熱煩躁，神昏譫語，舌絳脈數。

6. 萬氏牛黃清心丸

〔用法〕濃縮丸：口服，1次4丸，1日2～3次。

〔功用〕清熱解毒。開竅安神。

〔主治〕用於邪熱內陷，熱入心包，神昏譫語，小兒高熱驚風，以及中風竅閉。

7. 羚羊角口服液

〔用法〕口服，1次5ml，1日2次。

〔功用〕平肝熄風，涼血鎮驚，解毒。

〔主治〕高熱神昏，驚痛抽搐，以及流行性感冒，上呼

吸道感染，扁桃體炎，麻疹，小兒肺炎及不明原因的高熱等。

辨證食療

1. 香菇冬瓜湯

〔**原料**〕香菇 100g，冬瓜 500g，料酒、精鹽、味精、澱粉、豆芽湯適量。

〔**製法**〕將冬瓜洗淨，去皮、瓤，煮熟，撈出切塊，香菇切片。鍋內放豆油燒熱，放入豆芽湯、香菇、冬瓜塊、料酒、精鹽，武火燒沸後，改為文火燒至香菇、冬瓜入味，加入味精，用濕澱粉勾芡，即可。

〔**功效**〕利水清痰、涼血解毒。

〔**主治**〕適用於肥胖症、浮腫、小便不暢、高血壓、糖尿病，癌症患者也可輔助治療。

2. 白菜燉豆腐

〔**原料**〕白菜 200g，豆腐 50g，醬油 15g，食油 10g，鹽、薑各 2g。

〔**製法**〕白菜洗淨切段，豆腐成塊。油鍋熱後先煸薑，放入白菜略炒並加入醬油，再放豆腐，加水沒過菜加鹽熬熟即成。

〔**功效**〕生津潤燥，解熱除煩、通利腸胃、益氣和中。

〔**主治**〕老年人，孕婦，乳母，兒童，青少年，高血壓病、冠心病、肥胖症、腦血管病、腎炎、術後恢復期、乾眼病、夜盲症、壞血病、牙齦出血、結核病等患者均可食用。

3. 苦瓜青果燉豬肚

〔**原料**〕苦瓜 150g，青果 50g，豬肚 1 個，生薑 9g，調味品適量。

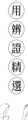

〔製法〕將豬肚洗淨切絲；苦瓜切段，後用鹽醃片刻。加水煮豬肚，待熟時，下苦瓜、青果、生薑等，煮至豬肚熟後，去青果，放調料調味，食豬肚飲湯。

〔功效〕養陰清熱、益胃止痛。

〔主治〕適用於胃脘灼熱疼痛，口苦咽乾、心煩易怒等。

4. 冬瓜粥

〔原料〕鮮冬瓜（連皮）100g，或冬瓜子 15g，大米 100g。

〔製法〕將冬瓜連皮洗淨，切塊；大米淘淨，同放入鍋中，加水適量煮粥服食，或將冬瓜子水煎取汁，加大米煮為稀粥服食，每日 1 劑，連續 10～15 天。

〔功效〕清熱解毒，利濕消腫。

〔主治〕適用於水腫脹滿，小便不利，暑熱煩渴，消渴等。

辨證針灸

〔取穴〕陰部，少府，大陵，勞宮，內關，郄門，太谿，照海等。

〔針刺法〕治宜瀉熱降火，涼血除煩。用瀉法。針刺以上穴位，留針 15～20 分鐘，每日 1 次。不宜灸法。

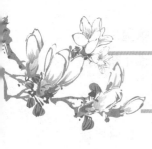

血寒證

血寒證是指寒邪客於血脈，凝滯氣機，血行不暢，以患處冷痛拘急、惡寒、唇舌青紫，婦女月經後期、經色紫暗夾塊等為主要表現的實寒證候。

即血分的寒證。

臨床證候

惡寒，手足或少腹等患處冷痛拘急、得溫痛減，膚色紫暗發涼，或為痛經、月經衍期、經色紫暗、夾有血塊，唇舌青紫，苔白滑，脈沉遲弦澀等。

發病原因

導致血寒的原因，主要因寒邪侵犯血脈，或陰寒內盛，凝滯脈絡而成。

證候分析

寒凝脈絡，氣血運行不暢，陽氣不得流通，組織失於溫養，故常表現為患處的寒冷、疼痛，寒性凝滯收引，故其痛具有拘急冷痛、得溫痛減的特點。膚色紫暗，月經衍期、經色紫暗、夾有血塊，唇舌青紫，脈沉遲弦澀等，均為血行不暢之瘀血徵象。

辨證要點

以患處冷痛拘急、惡寒、唇舌青紫，婦女月經後期、經色紫暗夾塊等為要點。

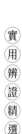

實用辨證精選

辨證方劑

1. 溫經湯（《金匱要略》）

〔組成〕吳茱萸 9g，當歸 6g，芍藥 6g，川芎 6g，人參 6g，桂枝 6g，阿膠（烊沖）6g，牡丹皮 6g，炮薑 6g，甘草 3g，半夏 6g，麥冬 9g。

〔用法〕湯劑，水煎服，人參另煎兌服，阿膠烊化沖服，日 1 劑，分 2 次溫服。

〔功用〕溫經散寒，養血祛瘀。

〔主治〕衝任虛寒、瘀血阻滯證。① 漏下不止，血色暗而有塊，淋漓不暢，或月經超前或延後，或逾期不止，或一月再行，或經停不至，而見少腹裏急，腹滿，傍晚發熱，手心煩熱，唇口乾燥，舌質暗紅，脈細而澀；② 亦治婦人宮冷，久不受孕。

〔加減〕畏寒肢冷者加烏藥、小茴香、附片各 10g；大便溏稀、納少腹脹、腹痛綿綿、四肢不溫者加山藥、茯苓各 10g；腰骶不適者加續斷、杜仲各 10g；血塊多者加桃仁、紅花各 10g。

2. 生化湯（《傅青主女科》）

〔組成〕全當歸 20g，川芎 9g，桃仁 6g，乾薑 2g，甘草 2g。

〔用法〕湯劑，黃酒、童便各半煎服，日 1 劑，分 2 次溫服。

〔功用〕養血祛瘀，溫經止痛。

〔主治〕血虛寒凝，瘀血阻滯證。產後惡露不行，小腹冷痛。

〔加減〕腹痛不甚減桃仁；瘀塊留滯、腹痛甚者加蒲

黃、五靈脂各 10g；小腹冷痛甚者加肉桂 10g。

3. **膠艾湯**（《金匱要略》）

〔**組成**〕川芎、阿膠、甘草各 6g，艾葉、當歸各 9g，芍藥 12g，乾地黃 18g。

〔**用法**〕上七味，除阿膠外，以水 1 升、清酒 600ml 合煮，取 600ml，去滓，入阿膠溶化，每服 200ml，每日 3 服；不癒更作。

〔**功用**〕養血止血，調經安胎。

〔**主治**〕婦人衝任虛損，崩漏下血，月經過多，淋漓不止；產後或流產損傷衝任，下血不絕；或妊娠胞阻，胎漏下血，腹中疼痛。

現用於功能性子宮出血、先兆流產、不全流產、產後子宮復舊不全等出血屬於血虛者。

〔**加減**〕血色淡紅、神疲倦怠、小腹下墜者加黃耆 15g，炒白朮 10g；惡露臭穢、紫黯有塊、小腹疼痛不適者加紅藤、敗醬草、蒲公英各 10g。

4. **桂枝茯苓丸**（《金匱要略》）

〔**組成**〕桂枝 100g，茯苓 100g，牡丹皮 100g，赤芍 100g，桃仁 100g。

〔**用法**〕上藥五味，研末，煉蜜為丸，如兔屎大。

現代用法：按比例減量，水煎服。

〔**功用**〕活血化瘀，緩消症塊。

〔**主治**〕治婦人宿有症病，經斷未及 3 月，而得漏下不止，胎動在臍上；月經困難；經停腹脹痛；難產；胎死腹中；胞衣不下；產後惡露不盡而腹痛拒按者。

〔**加減**〕兼面色蒼白、四肢乏力、動則汗出、語聲低微

者加黃芩、黨參、淮山各 9g；兼面、唇、爪甲紫紺、舌質紫暗者加炒蒲黃、益母草、香附各 6g；衄血、便血、尿血者去炮薑，加黃芩、地榆、蒲公英各 6g；腰痛者，加杜仲、續斷各 6g。

5. 當歸四逆湯（《傷寒論》）

〔**組成**〕當歸 12g，桂枝 9g，芍藥 9g，細辛 3g，通草 6g，大棗 8 枚，炙甘草 6g。

〔**用法**〕上七味，以水八升，煮取三升，去滓。溫服一升，每日 3 服。

現代用法：水煎服。

〔**功用**〕溫經散寒，養血通脈。

〔**主治**〕血虛寒厥證。手足厥寒，或腰、股、腿、足、肩臂疼痛，口不渴，舌淡苔白，脈沉細或細而欲絕。

〔**加減**〕腰、股、腿、足疼痛屬血虛寒凝者，加川斷、牛膝、雞血藤、木瓜等以活血祛瘀；若兼有水飲嘔逆者，加吳茱萸、生薑；若婦女經期腹痛，及男子寒疝、睪丸掣痛、牽引少腹冷痛、肢冷脈弦者，可加烏藥、茴香、良薑、香附等以理氣止痛。

6. 黃耆桂枝五物湯（《金匱要略》）

〔**組成**〕黃耆 15g，桂枝 12g，芍藥 12g，生薑 25g，大棗 4 枚。

〔**用法**〕水煎分三次溫服（成人常用劑量：3 劑）

〔**功用**〕益氣溫經，和營通痺。

〔**主治**〕營衛虛弱之血痺。肌膚麻木不仁，或肢節疼痛，或汗出惡風，舌淡苔白，脈微澀而緊。

〔**加減**〕若風邪偏重者，加防風、防己以祛風通絡；兼

血瘀者，可加桃仁、紅花以活血通絡；用於產後或月經之後，可加當歸、川芎、雞血藤以養血通絡，肝腎不足而筋骨痿軟者，可加杜仲、牛膝；兼陽虛畏寒者，可加附子。

7. 陽和湯（《外科證治全生集》）

〔組成〕熟地 30g，肉桂（去皮，研粉）3g，麻黃 2g，鹿角膠 9g，白芥子 6g，薑炭 2g，生甘草 3g。

〔用法〕水煎服。

〔功用〕溫陽補血，散寒通滯。

〔主治〕陰疽。漫腫無頭，皮色不變，痠痛無熱，口中不渴，舌淡苔白，脈沉細或遲細。或貼骨疽、脫疽、流注、痰核、鶴膝風等屬於陰寒證者。

〔加減〕若兼氣虛不足者，加黨參、黃耆等甘溫補氣；若陰寒重者，加附子溫陽散寒；肉桂亦可改桂枝，加強溫通血脈、和營通滯的功效。

辨證成藥

1. 人參鹿茸丸

〔用法〕口服，1 次 1 丸，1 日 2 次。

〔功用〕滋腎生精。益氣補血。

〔主治〕腎精不足，氣血兩虧。症見目暗耳聾，遺精盜汗，腰腿痠軟，子宮寒冷。

2. 全鹿丸

〔用法〕口服，1 次 1 丸，1 日 2 次。

〔功用〕溫腎助陽，補精益氣。

〔主治〕用子腎陽衰弱，精血不足，症見精神衰憊，面色萎黃，腰膝無力，頭暈耳鳴，陽痿遺精，以及婦女血虧血寒引起的經期不準，腹痛，崩漏等。

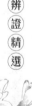

3. 桂枝茯苓丸

〔**用法**〕口服，一次 9 丸，一日 1～2 次。

〔**功用**〕活血，化瘀，消癥。

〔**主治**〕用於婦人宿有癥塊，或血瘀經閉，行經腹痛，產後惡露不盡。

4. 生力雄丸

〔**用法**〕口服，1 次 3～5 粒，1 日 3 次。

〔**功用**〕補血壯陽，填精益能。

〔**主治**〕用於腎虛精虧。症見陽痿早洩，尿頻，畏寒肢冷，腰膝疫軟，脫髮等。

5. 海龍蛤蚧口服液

〔**用法**〕口服，1 次 10ml，1 日 2 次。

〔**功用**〕溫腎壯陽，補益精血。

〔**主治**〕用於腎精虧損。症見眩暈健忘，神疲乏力，腰膝疲軟，遺精耳鳴，舌淡，脈沉細或沉遲等。

6. 龜鹿補腎丸

〔**用法**〕口服，1 次 6～12g，1 日 2 次。

〔**功用**〕補腎壯陽，益精健骨。

〔**主治**〕用於腎陽不足，筋骨不健。症見身體虛弱，精神疲乏，腰腿痠軟，頭暈目眩，情冷，性慾減退，夜尿增多，健忘失眠。

7. 參附註射液

〔**用法**〕肌內注射，1 次 2～4ml，1 日 2 次；靜脈滴注，1 次 20～100ml（用 5%～10%葡萄糖注射液 250～500ml 稀釋後使用）。

〔**功用**〕回陽救逆，益氣固脫。

血寒證

〔**主治**〕用於陽氣暴脫之厥脫證（感染性、低血容量性休克）；一也可用於陽虛（氣虛）所致的驚悸，怔忡，咳喘，胃疼，泄瀉，痹病。

辨證食療

1. 當歸羊肉湯

〔**組成**〕當歸 6g，熟羊肉 100g，薑、蔥各 10g，料酒10ml，鹽 3g，味精 2g，羊肉湯、香菜各適量。

〔**製法**〕將熟羊肉切成 4 公分見方的塊；當歸洗淨切片；薑洗淨切片。把羊肉、薑、當歸、料酒、蔥同放燉鍋內，加入羊肉湯；用武火燒沸，再用文火煮 50 分鐘調入鹽、味精、撒入香菜即成。每日一次，適量食用。

〔**功效**〕祛寒宣痹，滋補氣血。

〔**主治**〕氣血虧虛型疼痛。症見腹痛，頭痛，肋痛，胃痛伴有畏寒，怕冷，綿綿作痛，以及女子痛經，面色蒼白等。

2. 雀兒藥粥

〔**原料**〕麻雀 5 隻，菟絲子 30～45g，覆盆子 10～15g，枸杞子 20～30g，粳米 60g，細鹽少許，蔥白 2 莖，生薑 3片。

〔**製法**〕先把菟絲子、覆盆子、枸杞子一同放入沙鍋內煎取藥汁，去掉藥渣，再將麻雀去毛及腸雜，洗淨用酒炒，然後與粳米、藥汁加水適量一併煮粥，欲熟時，放入細鹽、蔥白、生薑，煮成稀粥。空腹食之，早晚各 1 次。

〔**功效**〕壯陽氣，補精血，益肝腎。

〔**主治**〕腎氣不足所致的陽痿，遺精，早洩，頭暈眼花，視物不清，耳鳴耳聾，遺尿，婦女帶下等。老年人經常

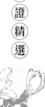

實用辨證精選

服食可健身益壽。

3. 壯陽狗肉湯

〔**原料**〕狗肉 500g，附片 10g，菟絲子 10g，食鹽，味精，生薑，蔥各適量。

〔**製法**〕狗肉洗淨，整塊放入開水鍋內汆透，撈入涼水內洗淨血沫，切成 1 寸長的方塊，薑、蔥切好備用。

將狗肉放入鋁鍋內，同薑片煸炒，加入料酒後倒入砂鍋內，同時將菟絲子，附片用紗布袋裝好紮緊，與食鹽，蔥一起放入砂鍋內，加清湯適量，用武火燒沸，文火煨燉，待肉熟爛後即成。

服時加味精，吃肉喝湯，可作佐餐食用。

〔**功效**〕溫腎助陽，補益精髓。

〔**主治**〕腎陽不足證。表現為陽痿，遺精，早洩，女子不孕，腰膝冷痛，尿頻，夜尿頻多，畏寒怕冷，四肢欠溫，腰膝痠軟，以及脾胃虛寒等。

4. 當歸蓯蓉豬血湯

〔**原料**〕當歸 15g，肉蓯蓉 15g，白芍花 10g，冬葵菜 250g，豬血 200g，雞湯 400g，黃酒、細蔥、生薑、味精、精鹽、豬油、麻油各適量。

〔**製法**〕將當歸、肉蓯蓉洗淨，裝入紗布藥袋紮口。白芍花取花瓣、花蕊漂洗淨。冬葵菜去雜物，洗淨切段。豬血劃成小段。將藥袋放入鍋內，加清水燒沸，轉用文火煮 20 分鐘，去藥袋留藥汁，倒入冬葵菜待煮熟時，加入蔥段、生薑、黃酒、雞清湯、精鹽、味精、豬油、豬血塊，用文火燒沸，放入白芍花，稍燜，淋入芝麻油即可食用。每日食豬血 50g，飲湯適量。

〔功效〕滋陰補腎、潤腸通便。

〔主治〕腎虛便秘證。表現為大便乾結，畏寒怕冷，夜尿多。

5. 蓯蓉羊肉粥

〔原料〕肉蓯蓉 10～15g，精羊肉 60g，粳米 60g，細鹽少許，蔥白 2 莖，生薑 3 片。

〔製法〕分別將肉蓯蓉、精羊肉洗淨後切細，先用砂鍋煎肉蓯蓉，取汁去渣，入羊肉、粳米同煮，待煮沸後，加入細鹽、蔥白、生薑，煮為稀粥。早晚各食 1 次。

〔功效〕補腎助陽，健脾養胃，潤腸通便。

〔主治〕腎陽虛衰所致的陽痿遺精，早洩，女子不孕，腰膝冷痛，小便頻數，夜間多尿以及平素體質羸弱，勞倦內傷，惡寒怕冷，四肢欠溫，脾胃虛寒及老人陽虛便秘。

辨證針灸

〔取穴〕足三里、下巨虛、天樞、中脘、關元、脾俞、胃俞、小腸俞，血海，郄門，太谿，照海等。

〔針刺法〕治宜溫經散寒，理氣止痛。針灸並用，平補平瀉。針刺以上穴位，留針 15～20 分鐘，每日 1 次。不宜灸法。

〔艾灸〕主灸關元、神闕，火柱艾灸，並配合刺關元、氣海、足三里行補法，留針 10 分鐘。

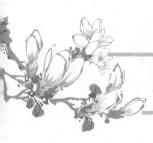

氣滯血瘀證

指的是因為體內氣機運行不暢，導致血液瘀滯，或由於血瘀導致氣機運行阻滯，出現氣滯、血瘀同時存在並兼有兩者臨床表現的證。

臨床證候

臨床上表現為局部悶脹不適、疼痛，甚者或感刺痛，疼痛部位固定，按之加重或拒按；或可見局部腫塊，質地堅硬，色青紫，甚或腫脹；患者可有情志方面的改變，如情志抑鬱，或急躁易怒；面色晦暗或紫暗，皮膚青筋暴露、突起；女性可伴有月經不調，經行不暢，顏色紫暗，可見血塊，甚或經閉、痛經；舌質紫暗或有紫斑、紫點，脈弦澀。

發病原因

多由於情志不遂；或因痰濕、陰寒內阻，寒濕凝滯，使氣機運行減慢、停滯，進而引起氣滯血瘀證；或因跌挫損傷，使氣機阻滯，氣血運行不暢而致本證。

證候分析

氣是人體內活力很強、運行不息的極精微物質，推動和調控著人體的生命進程。

人體之氣運行不暢，可導致脹痛、竄痛；瘀血內停局部，則致刺痛，同時疼痛固定、拒按也是瘀血內停致痛的特點；瘀血內阻，積滯成塊，可見腫塊堅硬，局部青紫腫脹；

情志不遂，肝失條達之性，則見情志抑鬱，急躁易怒；氣血運行不暢，脈絡阻滯，瘀血之色顯見，則面色紫暗，皮膚青筋暴露；瘀血阻滯胞脈，血行不暢，則痛經，經色紫暗或夾血塊；經血不行則經行不暢，或閉經；舌質紫暗或有紫斑、紫點，脈弦澀均為氣滯血瘀之象。

辨證要點

見脅痛，抑鬱，煩躁等肝鬱氣滯之症，並有脅下痞塊或婦女閉經、痛經等，即氣滯證與血瘀證的症狀共見。

辨證方劑

1. 桃核承氣湯（《傷寒論》）

〔組成〕桃仁 12g，大黃 12g，桂枝 6g，甘草 6g，芒硝 6g。

〔用法〕水煎上藥前 4 味，去滓，納芒硝沖服。

〔功用〕逐瘀瀉熱。

〔主治〕下焦蓄血證。少腹急結，小便自利，神智如狂，甚則煩躁譫妄，至夜發熱；以及血瘀經閉，痛經，脈沉實而澀者。

〔加減〕對於婦人血瘀經閉、痛經以及惡露不下等症，常配合四物湯同用；若氣短心悸，加生黃耆；納少腹脹，加黨參、白朮、焦山楂、麥芽、神麴；有瘀斑，舌質絳者，加石見穿、蒲公英；肝脾腫大不消，加王不留行、生牡蠣、地龍；肝痛不止，加沒藥、五靈脂。

2. 延胡索湯（《濟生方》）

〔組成〕當歸 15g，延胡索 15g，蒲黃 15g，赤芍 15g，官桂 15g，片子薑黃 90g，乳香 90g，沒藥 90g，木香 90g，甘草 7.5g。

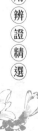

實用辨證精選

〔**用法**〕上藥切碎，每服 12g，加生薑 7 片，煎至 7 分去滓，食前溫服。

〔**功用**〕行氣活血，調經止痛。

〔**主治**〕婦人室女，七情傷感，遂使氣與血併，心腹作痛，或連腰脅，或連背膂，上下攻刺，經候不調，一切血氣疼痛，並可服之。

〔**加減**〕臨床如見血瘀明顯，加桃仁、紅花；吐逆加半夏、橘紅；經候不調、伴小腹空墜者，加黨參、黃耆；瘀久化熱，惡露臭穢者加蚤休、蒲公英。

3. **血府逐瘀湯**（《醫林改錯》）

〔**組成**〕桃仁 12g，紅花、當歸、生地黃、牛膝各 9g，川芎、桔梗各 4.5g，赤芍、枳殼、甘草各 6g，柴胡 3g。

〔**用法**〕水煎服。

〔**功用**〕活血化瘀，行氣止痛。

〔**主治**〕胸中血瘀證。胸痛，頭痛，日久不癒，痛如針刺而有定處，或呃逆日久不止，或飲水即嗆，乾嘔，或內熱瞀悶，或心悸怔忡，失眠多夢，急躁易怒，入暮潮熱，唇暗或兩目暗黑，舌質暗紅，或舌有瘀斑、瘀點，脈澀或弦緊。

〔**加減**〕若瘀痛入絡，可加全蠍、穿山甲、地龍、三棱、莪朮等以破血通絡止痛；氣機鬱滯較重，加川楝子、香附、青皮等以疏肝理氣止痛；血瘀經閉、痛經者，可用本方去桔梗，加香附、益母草、澤蘭等以活血調經止痛；脅下有痞塊，屬血瘀者，可酌加丹參、鬱金、䗪蟲、水蛭等以活血破瘀，消症化滯。

4. **少腹逐瘀湯**（《醫林改錯》）

〔**組成**〕小茴香 1.5g，乾薑 3g，延胡索 3g，沒藥 6g，當

歸 9g，川芎 6g，官桂 3g，赤芍 6g，蒲黃 9g，五靈脂 6g。

〔用法〕每日 1 劑，水煎，分 2～3 次服。

〔功用〕活血袪瘀，溫經止痛。

〔主治〕寒凝血瘀證。少腹瘀血積塊，疼痛或不痛，或痛而無積塊，或少腹脹滿，或經期腰痠、小腹脹，或月經一月見三五次，接連不斷，斷而又來，其色或紫或黑，或有血塊，或崩或漏，兼少腹疼痛，或粉紅兼白帶者、或瘀血阻滯，久不受孕等證。

5. 大黃䗪蟲丸（《金匱要略》）

〔組成〕熟大黃 75g，黃芩 60g，䗪蟲 30g，水蛭 60g，蝱蟲 60g，蠐螬 60g，乾漆 30g，桃仁 60g，苦杏仁 60g，乾地黃 300g，白芍 120g，甘草 90g。

〔用法〕上 12 味共研為末，煉蜜和丸為小豆大，每服 5 丸（3g），日 3 服，

以溫開水或酒送服。

〔功用〕袪瘀生新。

〔主治〕五勞虛極，乾血內停證。形體羸瘦，少腹攣急，腹痛拒按，或按之不減，腹滿少食，肌膚甲錯，兩目無神，目眶暗黑，舌有瘀斑，脈沉澀或弦。

辨證成藥

1. 複方丹參滴丸（《天津天士力製藥股份有限公司》）

〔用法〕口服或舌下含服，一次 10 丸，一日 3 次，4 週為一個療程；或遵醫囑。

〔功用〕活血化瘀，理氣止痛。

〔主治〕用於氣滯血瘀所致的胸痹，症見胸悶、心前區刺痛；冠心病心絞痛見上述證候者。

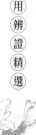

2. 血府逐瘀丸（《醫林改錯》）

〔用法〕口服，每次 1～2 丸，每日 2 次，空腹用紅糖水送服。

〔功用〕活血化瘀，行氣止痛。

〔主治〕胸中血瘀證。胸痛，頭痛，日久不癒，痛如針刺而有定處，或呃逆日久不止，或飲水即嗆，乾嘔，或內熱瞀悶，或心悸怔忡，失眠多夢，急躁易怒，入暮潮熱，唇暗或兩目暗黑，舌質暗紅，或舌有瘀斑、瘀點，脈澀或弦緊。

3. 大黃䗪蟲丸（《金匱要略》）

〔用法〕以上十二味，粉碎成細粉，加煉蜜與適量水，泛丸，乾燥，每服 3g，日 3 服，以溫開水或酒送服。

〔功用〕祛瘀生新。

〔主治〕五勞虛極，乾血內停證。形體羸瘦，少腹攣急，腹痛拒按，或按之不減，腹滿少食，肌膚甲錯，兩目無神，目眶暗黑，舌有瘀斑，脈沉澀或弦。

4. 七釐散（《同壽錄》）

〔用法〕內服，一次 0.5～1g，一日 1～3 次；外用，調敷患處。

〔功用〕化瘀消腫，止痛止血。

〔主治〕用於跌撲損傷，血瘀疼痛，外傷出血。

5. 失笑散（《太平惠民和劑局方》）

〔用法〕藥物研末，每服 6g，先用釀醋調 30ml，熬成藥膏，以水 150ml，煎至 100ml，熱服。

〔功用〕活血祛瘀，散結止痛。

〔主治〕瘀血停滯證。心腹刺痛，或產後惡露不行，或月經不調，少腹急痛等。

辨證食療

1. 川芎煮雞蛋

〔原料〕川芎 8g，雞蛋 2 個，紅糖適量。

〔製法〕將川芎和雞蛋加冷水同煮，雞蛋熟後去殼再煮片刻，除去藥渣，取藥汁和雞蛋加入紅糖調味即可。

〔功效〕活血行氣調經。

〔主治〕適用於氣血淤滯型閉經。

2. 黑豆川芎粥

〔原料〕黑豆 25g，川芎 10g，粳米 50g，紅糖 20g。

〔製法〕川芎水煎去渣，先加黑豆煮熟，再入粳米同煮為粥，放入紅糖即成。

〔功效〕活血化瘀，行氣止痛。

〔主治〕適用於氣滯血瘀型膽囊炎。

3. 仙人掌燉肉

〔原料〕仙人掌 30～60g，精肉適量。

〔製法〕仙人掌去外面針刺，切細，牛肉切塊，二者加水同燉至肉爛服用。

〔功效〕行氣活血。

〔主治〕適用於氣滯血瘀，痞塊腹痛等症。

4. 玫瑰糕

〔原料〕玫瑰醬 100g，大米粉、糯米粉各 250g，白糖 100g。

〔製法〕大米粉、糯米粉拌勻，白糖用水化開，調入玫瑰醬，糖水徐徐拌入粉內，兩手迅速攪拌，使粉均勻受潮，並泛出半透明色、成糕粉。

糕粉的濕度為：手捏一把成團，放開一揉則散開。糕粉

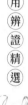

實用辨證精選

篩過後放入糕模內，用武火蒸 12～15 分鐘。

〔功效〕理氣活血開鬱。

〔主治〕適用於肝氣鬱結、情志不舒、胸中鬱悶、脹滿腹痛等症。

辨證針灸

〔取穴〕曲池、合谷、委中、期門、三陰交、太衝、膈俞。

〔針刺法〕本證以針刺為主，瀉法，針刺以上穴位，並施行三菱針點刺出血或刺血拔罐術。

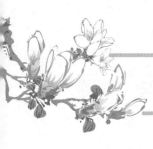

氣虛血瘀證

　　指由於正氣虧虛，運血無力，而致血行不暢，瘀滯局部，以氣虛和血瘀症狀相兼為主要表現的證。

臨床證候

　　面色淡白或面色暗滯，倦怠乏力，少氣懶言，或伴有自汗，胸脅或其他部位疼痛固定不移，痛如針刺、拒按，舌淡暗或有紫斑、紫點，脈澀或沉澀無力。

發病原因

　　多由氣虛發展而來。可因素體氣虛；或病久氣虛；或年高臟氣虧虛，無力推動運血脈運行，以致血行不暢而瘀阻、停滯，進而導致氣虛血瘀互見。

證候分析

　　氣既是構成人體的基本物質之一，又是推動和調控臟腑機能活動的動力，對人體有著推動、調控、溫煦、固攝、營養的作用，由於各種原因導致氣虛，臟腑功能減退，故見倦怠乏力，少氣懶言。

　　氣虛無力推動血行，血不上榮於面，而見面色淡白；血行遲緩，瘀阻脈絡，故見面色暗滯；血行瘀阻，不通則痛，故疼痛如刺，痛處固定不移、拒按。

　　本證臨床多見心肝病變，故疼痛常見於胸脅。舌淡暗或有紫斑、紫點，脈澀為氣虛血瘀之象。

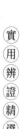

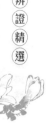

辨證要點

氣虛證與血瘀證的症狀共見，即既有體虛、神疲乏力、面舌色淡、脈虛等氣虛徵象，又有脅下痞塊、胸脅刺痛等血瘀之症。

辨證方劑

1. 補陽還五湯（《醫林改錯》）

〔組成〕生黃耆 120g，當歸尾 6g，赤芍 5g，地龍 3g，川芎 3g，紅花 3g，桃仁 3g。

〔用法〕水煎服。

〔功用〕補氣，活血，通絡。

〔主治〕中風之氣虛血瘀證。主治半身不遂，語言謇澀，口眼喎斜，口角流涎，小便頻數或遺尿失禁，舌暗淡，苔白，脈緩無力。

〔加減〕本方生黃耆用量獨重，但一般開始先用小量，效果不明顯時，再逐漸增加。

若語言不利者，加石菖蒲、鬱金、遠志等以化痰開竅；口眼喎斜者，可合用牽正散以化痰通絡；半身不遂以上肢為主者，可加桑枝、桂枝以引藥上行，溫經通絡；下肢為主者，加牛膝、杜仲以引藥下行，補益肝腎；日久效果不顯著者，加水蛭、虻蟲以破瘀通絡；痰多者，加製半夏、天竺黃以化痰；偏寒者，加熟附子以溫陽散寒；脾胃虛弱者，加黨參、白朮以補氣健脾。

2. 溫經湯（《金匱要略》）

〔組成〕吳茱萸 9g，麥冬 9g，當歸 6g，芍藥 6g，川芎 6g，人參 6g，桂枝 6g，阿膠 6g，牡丹皮 6g，生薑 6g，甘草 6g，半夏 6g。

〔**用法**〕水煎服，阿膠烊沖。

〔**功用**〕溫經散寒，養血祛瘀。

〔**主治**〕衝任虛寒、瘀血阻滯證。漏下不止，血色暗而有塊，淋漓不暢，或月經超前或延後，或逾期不止，或一月再行，或經停不至，而見少腹裏急，腹滿，傍晚發熱，手心煩熱，唇口乾燥，舌質暗紅，脈細而澀。亦治婦人宮冷，久不受孕。

〔**加減**〕小腹冷痛甚者，去丹皮、麥冬，加艾葉、小茴香，或桂枝易為肉桂，以增強散寒止痛之力；寒凝氣滯者，加香附、烏藥以理氣止痛；漏下不止而血色暗淡者，去丹皮，加炮薑、艾葉以溫經止血；氣虛甚者，加黃耆、白朮以益氣健脾；傍晚發熱甚者，加銀柴胡、地骨皮以清虛熱。

3. 四物湯（《仙授理傷續斷秘方》）

〔**組成**〕熟地 12g，當歸 10g，白芍 12g，川芎 8g。

〔**用法**〕水煎服。

〔**功用**〕補血和血，調經化瘀。

〔**主治**〕衝任虛損，營血虛滯證。主要用於治療月經不調，臍腹空痛，崩中漏下，血瘕塊硬，時發疼痛；妊娠將理失宜，胎動不安，腹痛血下；及產後惡露不下，結生瘕聚，少腹堅痛，時作寒熱；跌打損傷，腹內積有瘀血。

〔**加減**〕兼氣虛者，加人參、黃耆；以血滯為主者，加桃仁、紅花，白芍改赤芍，加強活血祛瘀之力；血虛有寒者，加肉桂、炮薑、吳茱萸；血虛有熱者，加黃芩、丹皮，熟地改生地，以清熱涼血；妊娠胎漏者，加阿膠、艾葉。

4. 當歸補血湯（《內外傷辨惑論》）

〔**組成**〕黃耆 30g，當歸 6g。

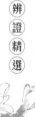

實用辨證精選

〔用法〕以水二盞，煎至一盞，去滓，空腹時溫服。

〔功用〕補氣生血。

〔主治〕血虛陽浮發熱證。面赤肌熱，煩渴欲飲，脈洪大而虛，重按無力。亦治婦人經期、產後血虛發熱頭痛；或瘡瘍潰後，久不癒合者。

〔加減〕婦女經期或產後感冒發熱頭痛者，加蔥白、豆豉、生薑、大棗；若瘡瘍久潰不癒，氣血兩虛而又餘毒未盡者，可加金銀花、甘草；若血虛氣弱出血不止者，可加煆龍骨、阿膠、山茱萸。

5. 桃紅四物湯（《醫壘元戎》）

〔組成〕熟地 12g，當歸 10g，白芍 12g，川芎 8g。桃仁 9g、紅花 6g。

〔用法〕水煎服。

〔功用〕養血活血。

〔主治〕血虛兼血瘀證。婦女經期超前，血多有塊，色紫黏稠，腹痛等。

辨證成藥

1. 行氣活血顆粒（《太極集團四川綿陽製藥有限公司》）

〔用法〕開水沖服，一次 1 袋，一日 3 次。

〔功用〕行氣活血，益氣化痰。

〔主治〕適用於氣虛血瘀型高血脂症的輔助治療。

2. 新補陽還五口服液（《醫林改錯》）

〔用法〕每次 1 支（10ml），日服 3 次。

〔功用〕補氣、活血、通絡。

〔主治〕適用於中風後，半身不遂、口眼歪斜、語言蹇

澀、口角流涎、大便乾燥、小便頻數、遺尿不禁、苔白、脈緩等症。

3. 偏癱復原丸（《北京同仁堂股份有限公司同仁堂製藥廠》）

〔**用法**〕用溫開水或溫黃酒送服。一次 1 丸，一日 2 次。

〔**功用**〕補氣活血，祛風化痰。

〔**主治**〕用於氣虛血瘀，風痰阻絡引起的中風癱瘓，半身不遂，口眼歪斜，痰盛氣虧，言語不清，足膝浮腫，行步艱難，筋骨疼痛，手足拘攣。

4. 中風回春丸（《廣州敬修堂藥業股份有限公司》）

〔**用法**〕用溫開水送服。一次 1.2～1.8g，一日 3 次，或遵醫囑。

〔**功用**〕活血化瘀，舒筋通絡。

〔**主治**〕用於痰瘀阻絡所致的中風，症見半身不遂、肢體麻木、言語謇澀、口舌歪斜。

辨證食療

1. 佛手薏米煲

〔**原料**〕水發黑木耳 15g，豬瘦肉 250g，薏米 150g，佛手 30g。

〔**製法**〕佛手、薏米洗淨，放清水裏浸泡；豬肉洗淨後切段，瀝乾水分，加少許鹽、黃酒抓勻，將木耳、佛手、薏米、豬肉、清水倒入砂鍋裏，旺火煮沸，撈去浮沫，改用小火煲到豬肉酥爛，再開旺火，加鹽調味，撒上五香粉即可。

〔**功效**〕行氣活血，補虛、化痰。

〔**主治**〕氣虛血虛型冠心病患者適宜食用，痰火食滯、

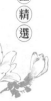

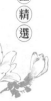實用辨證精選

外感發熱者不宜食用。

2. 黃芪兔肉煲

〔**原料**〕黑木耳適量，枸杞子 10g，淨兔肉 500g，川芎 15g，黃耆 50g。

〔**製法**〕木耳、枸杞子、川芎、黃耆洗淨，兔肉洗淨後切塊，放沸水鍋裏燙洗；將兔肉、八角、川芎、黃耆、清湯倒入砂鍋裏，加入薑片和黃酒，旺火燒開，撇去浮沫後放入木耳和枸杞，然後用小火燉上 2 小時，最後加鹽調味即可。

〔**功效**〕活血、補氣。

〔**主治**〕氣血虧虛，經脈不通證。可疏通經絡，健身，陰虛陽亢者、高血壓患者忌用。

3. 北耆燉南蛇肉

〔**原料**〕黃耆 60g，南蛇肉 200g，生薑 3 片。

〔**製法**〕蛇肉洗淨，與黃耆、生薑共燉東加油鹽調味，飲湯食肉。

〔**功效**〕益氣通絡。

〔**主治**〕適用於氣虛血瘀，脈絡痹阻，口眼歪斜，口角流涎，語言不利，半身不遂，肢體麻木等症。

4. 地龍桃花餅

〔**原料**〕乾地龍 30g，紅花、赤芍、桃仁各 20g，當歸 50g，黃耆 100g，川芎 10g，玉米麵 400g，麵粉 100g，白糖適量。

〔**製法**〕乾地龍以酒浸去其腥味，烘乾研粉。紅花、赤芍、當歸、黃耆、川芎水煎 2 次，取汁；玉米粉、麵粉、地龍粉、白糖混勻，用藥汁調，製餅 20 個；桃仁去皮尖，打碎，略炒，勻放於餅上，入籠蒸熟。

〔**功效**〕益氣活血，化瘀通絡。

〔**主治**〕適用於中風後遺症，氣虛血瘀，脈絡瘀阻而建偏枯不用，肢體萎軟無力，舌質紫暗，或有瘀斑，脈細而澀等症。

辨證針灸

〔**取穴**〕氣海，膻中，足三里，合谷，脾俞，胃俞，膈俞，阿是穴。

〔**針刺法**〕針刺以上穴位，平補平瀉，留針 20 分鐘，每日 1 次；可施行皮膚針局部叩刺出血。

〔**灸法**〕取溫和灸，即將艾條燃著的一端與施灸部位的皮膚保持一寸左右距離，自我感覺有溫熱而無灼痛即可。每穴灸 10～15 分鐘。

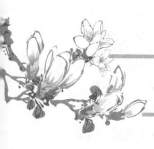

氣不攝血證

指脾氣虛弱，不能統攝血行，以各種慢性出血為主要表現的虛弱證候。又名脾不攝血證。

臨床證候

各種慢性出血，如便血、尿血、吐血、肌衄、鼻衄、紫斑，婦女月經過多、崩漏，並見食少，便溏，神疲乏力，氣短懶言，面色萎黃、淡白或蒼白，舌質淡白，脈弱或細而無力等症。

發病原因

由於久病、勞倦等致脾氣虧虛，脾氣不能統攝血液的運行，同時運血乏力，血溢脈外，而見各種慢性出血症狀。

證候分析

氣為血帥，氣能統攝血液，約束它、使它正常地循行於經脈之中，而不至於溢出脈外。

在出現症狀出現之前或同時就有氣短、倦怠、神疲乏力等氣虛的表現，從而可知氣機約束功能下降，血液運行失去了正常氣機的統攝，血從胃腸外溢，則見吐血或便血；血從膀胱外溢，則見尿血；血從肌膚外滲，則表現為紫斑；血從鼻外滲，則為鼻衄；衝任不固，則婦女月經過多，甚或崩漏。

脾氣虛弱，運化失職，故食少便溏；化源虧少，氣血不

足，頭面失於滋養，機能衰減，故見面色萎黃，神疲乏力，氣短懶言；舌淡苔白，脈細無力，為脾氣虛弱，氣血兩虛之象。

辨證要點

本證以各種慢性出血與氣血兩虛證為要點，有體弱、神疲、面舌色淡、脈虛等氣虛的症狀，並見吐血、衄血、便血、崩漏等出血症狀。

辨證方劑

1. 聖癒湯（《醫宗金鑑》）

〔組成〕熟地 20g，白芍 15g，川芎 8g，人參 20g，當歸 15g，黃耆 18g。

〔用法〕水煎，去滓，稍熱，不拘時服。

〔功用〕補氣，補血，攝血。

〔主治〕氣血虛弱，氣不攝血證。諸惡瘡血出過多，心煩不安，不得睡眠，一切失血或血虛，煩渴燥熱，睡臥不寧；瘡證膿水出多，五心煩熱，口渴；婦女月經超前，量多色淡，其質清稀，少腹有空墜感，心慌氣促，倦怠肢軟，納穀不香，舌質淡，苔薄潤，脈細軟。

〔加減〕若氣虛失於統攝，衝任不固，便溏者重用人參、黃耆，去丹皮，加蒲黃炭、白朮；脾虛氣滯，加砂仁、木香；陽氣虛者，加補骨脂、仙靈脾；若婦女月經量多伴貧血者加阿膠、薑炭；若陰虛內熱，熱擾衝任，加地骨皮、女貞子、炙龜板、焦柏、茜草。

2. 歸脾湯（《正體類要》）

〔組成〕白朮 3g，人參 6g，黃耆 3g，當歸 3g，甘草 1g，茯苓 3g，遠志 3g，酸棗仁 3g，木香 1.5g，龍眼肉 3g。

〔用法〕加生薑、大棗，水煎服。

〔功用〕益氣補血，健脾養心。

〔主治〕心脾氣血兩虛證及脾不統血證。心悸怔忡，健忘失眠，盜汗，體倦食少，面色萎黃，舌淡，苔薄白，脈細弱；便血，皮下紫癜，婦女崩漏，月經超前，量多色淡，或淋漓不止，舌淡，脈細弱。

〔加減〕崩漏下血偏寒者，可加艾葉炭、炮薑炭，以溫經止血；偏熱者，加生地炭、阿膠珠、棕櫚炭，以清熱止血。

3. 固本止崩湯（《傅青主女科》）

〔組成〕熟地（酒蒸）30g，白朮（土炒焦）30g，黃耆（生用）9g，當歸（酒洗）15g，黑薑6g，人參9g。

〔用法〕水煎服。

〔功用〕補氣攝血，固衝止崩。

〔主治〕婦人虛火血崩，兩目黑昏，不省人事。

4. 舉元煎（《景岳全書》）

〔組成〕人參 10～20g，黃耆 10～20g，炙甘草 3～6g，升麻 4g，白朮 3～6g。

〔用法〕水一盅，煎七八分，溫服。

〔功用〕益氣升提。

〔主治〕氣虛下陷，血崩血脫，亡陽垂危等症。

辨證成藥

1. 補中益氣丸（《內外傷辨惑論》）

〔用法〕口服，一次 8～10 丸，一日 3 次。

〔功用〕補中益氣。

〔主治〕用於體倦乏力，內臟下垂。

2. **歸脾丸**（《正體類要》）

〔**用法**〕用溫開水或生薑湯送服。一次 9g，一日 3 次。

〔**功用**〕益氣健脾，養血安神。

〔**主治**〕用於心脾兩虛，氣短心悸，失眠多夢，頭昏頭暈，肢倦乏力，食慾不振。

3. **人參歸脾丸**（《北京同仁堂股份有限公司同仁堂製藥廠》）

〔**用法**〕口服。一次 1 丸，一日 2 次。

〔**功用**〕益氣補血，健脾養心。

〔**主治**〕用於氣血不足，心悸，失眠，食少乏力，面色萎黃，月經量少，色淡。

辨證食療

1. **人參升麻粥**

〔**原料**〕人參 5～10g，升麻 3g，粳米 30g。

〔**製法**〕前 2 藥水煎取汁與粳米同煮粥，每日一劑，連服一週。

〔**功效**〕補氣攝血，升陽舉陷。

〔**主治**〕適用於氣虛月經過多，過期不止，色淡質清稀如水，面色㿠白，氣短懶言，心悸，肢軟無力等症。

2. **大棗湯**

〔**原料**〕大棗 15 個。

〔**製法**〕大棗洗淨，浸泡 1 小時，用文火燉爛。每服一劑，日三次，7 天為一療程。

〔**功效**〕健脾益氣止血。

〔**主治**〕適用於脾氣虛弱，食慾不振；氣血兩虛；脾虛不能攝血之發斑。現多用於過敏性紫癜。

3. 大米人參薑汁粥

〔原料〕大米 50g，人參末、薑汁各 10g。

〔製法〕將大米依常法煮粥，加入人參末、薑汁，攪拌均勻，早晚餐服食。

〔功效〕益氣補血。

〔主治〕適用於血虛氣脫所致的產後出血。

4. 歸耆蒸雞

〔原料〕當歸 20g，炙黃耆 100g，子母雞 1 隻。

〔製法〕將子母雞洗淨，用開水漂去血水，涼水沖洗乾淨，將黃耆、當歸裝入雞腹中，放入盆中，加蔥、薑及各種調料、清湯，蓋好盆蓋，上籠蒸 2 小時後取出即可。

〔功效〕益氣健脾攝血。

〔主治〕神疲倦怠，心悸氣短，面色蒼白，食慾不振，頭暈目眩，皮膚、黏膜有散在紫斑，色淡暗，時起時消，反覆發作，舌淡，苔白，脈細。

辨證針灸

〔取穴〕氣海，關元，膻中，足三里，隱白，孔最，肺俞，脾俞，腎俞。

〔針刺法〕針刺以上穴位，以補為主，留針 20 分鐘，每日 1 次。

〔灸法〕取溫和灸，即將艾條燃著的一端與施灸部位的皮膚保持一寸左右距離，自我感覺有溫熱而無灼痛即可。每穴灸 10～15 分鐘。

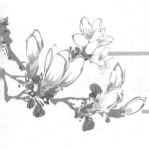

氣血兩虛證

指氣血不能互相化生，以氣虛和血虛症狀相兼、同時存在為主要表現的證。

臨床證候

神疲乏力，少氣懶言，或伴有自汗，面色淡白或萎黃，口唇、眼瞼、爪甲顏色淡白，頭暈目眩，心悸失眠，形體消瘦，肢體麻木，月經量少色淡，愆期甚或閉經，舌質淡白，脈細無力。

發病原因

多由素體虛弱，或久病不癒，耗傷氣血；或先有氣虛，氣不生血，或因血虛，化氣乏源，氣隨之不足；或失血，氣隨血耗等原因，導致氣血兩虛證的發生。多見於慢性久病，純屬虛證。

證候分析

人體之氣分為元氣、宗氣、營氣、衛氣等，其中營氣是指行於脈中而具有營養作用的氣，注於脈中，化為血液，《靈樞·邪客》有云：「營氣者，泌其津液，注之於脈，化以為血。」營氣與津液調和，共注脈中，化成血液，並保持了血液量的基本恆定。而在此證中，氣血虛損，不能互相化生。

氣虛，臟腑機能減退，則見神疲乏力，少氣懶言；氣

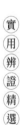

虛，衛外不固，則見自汗；氣血雙虧，腦竅失養，故見頭暈目眩；氣血不足，不能上榮，則面色淡白無華或萎黃，口唇及眼瞼顏色淡白；血液虧虛，衝任失養，則見月經量少色淡，愆期甚或閉經；血虛，血不養心，神不守舍，故心悸失眠；血虧，不能滋養形體、筋脈、爪甲，故見形體消瘦、肢體麻木、爪甲淡白；舌質淡白，脈細無力均為氣血兩虛之徵象。

辨證要點

氣虛證與血虛證的症狀共見，即體弱、神疲、面舌色淡、脈虛等氣虛之症，同時並見色淡、頭暈、脈細等血虛症狀。

辨證方劑

1. 八珍湯（《瑞竹堂經驗方》）

〔組成〕人參、白朮、白茯苓、當歸、川芎、白芍藥、熟地黃、甘草各 30g。

〔用法〕上㕮咀，每服 9g，水一盞半，加生薑五片，大棗一枚，煎至七分，去滓，不拘時候，通口服。

〔功用〕益氣補血。

〔主治〕氣血兩虛證。面色蒼白或萎黃，頭暈耳眩，四肢倦怠，氣短懶言，心悸怔忡，飲食減少，舌淡苔薄白，脈細弱或虛大無力。

〔加減〕若以血虛為主，眩暈心悸明顯者，可加大地、芍用量；以氣虛為主，氣短乏力明顯者，可加大參、朮用量；兼見不寐者，可加酸棗仁、五味子。

2. 歸脾湯（《正體類要》）

〔組成〕白朮 3g，人參 6g，黃耆 3g，當歸 3g，甘草

1g，茯苓 3g，遠志 3g，酸棗仁 3g，木香 1.5g，龍眼肉 3g。

〔用法〕加生薑、大棗，水煎服。

〔功用〕益氣補血，健脾養心。

〔主治〕心脾氣血兩虛證及脾不統血證。心悸怔忡，健忘失眠，盜汗，體倦食少，面色萎黃，舌淡，苔薄白，脈細弱；便血，皮下紫癜，婦女崩漏，月經超前，量多色淡，或淋漓不止，舌淡，脈細弱。

〔加減〕崩漏下血偏寒者，可加艾葉炭、炮薑炭，以溫經止血；偏熱者，加生地炭、阿膠珠、棕櫚炭，以清熱止血。

3. 加味四君子湯（《奇效良方》）

〔組成〕人參、茯苓、白朮、炙甘草、黃耆、白扁豆各 9g。

〔用法〕上為細末，水煎服。

〔功用〕健脾益氣養血。

〔主治〕治痔血已久，脾胃氣虛，面色萎黃，心悸耳鳴，腳弱氣乏，口淡，食不知味。

〔加減〕若食慾不振，納食少，加麥芽、神麴、山楂；腹脹甚者，加萊菔子、大腹皮、厚朴；便溏形寒者，加肉桂、附子；若脾氣不運，水濕泛溢肌膚，加澤瀉、豬苓；若脾不統血而致出血，加熟地、阿膠、仙鶴草。

4. 十全大補湯（《太平惠民和劑局方》）

〔組成〕人參 6g，肉桂（去皮）3g，川芎 6g，乾熟地 12g，茯苓 9g，白朮 9g，炙甘草 3g，黃耆 12g，當歸 9g，白芍藥 9g。

〔用法〕上為細末，每服 9g，以水一盞，加生薑 3 片、

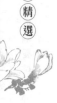

棗 2 枚，同煎至 7 分，不拘時溫服。

〔功用〕溫補氣血。

〔主治〕氣血兩虛證。治療氣血不足，面色萎黃，倦怠少食，頭暈目眩，神疲氣短，舌淡，脈細弱；以及虛勞咳嗽，瘡瘍不斂，崩漏不止等病。

5. 固衝湯（《醫學衷中參西錄》）

〔組成〕白朮 30g，龍骨 24g，牡蠣 24g，山萸肉 24g，生黃耆 18g，生杭芍 12g，海螵蛸 12g，茜草 9g，棕邊炭 6g，五倍子 1.5g。

〔用法〕水煎服。

〔功用〕固衝攝血，益氣健脾。

〔主治〕脾腎虧虛，衝脈不固證。猝然血崩或月經過多，或漏下不止，色淡質稀，頭暈肢冷，心悸氣短，神疲乏力，腰膝痠軟，舌淡，脈微弱。

辨證成藥

1. 十全大補丸（《太平惠民和劑局方》）

〔用法〕口服。水蜜丸一次 6g，一日 2～3 次。

〔功用〕溫補氣血。

〔主治〕用於氣血兩虛，面色蒼白，氣短心悸，頭暈自汗，體倦乏力，四肢不溫，月經量多。

2. 生脈飲（《醫學啟源》）

〔用法〕口服。一次 1 支，一日 3 次。

〔功用〕益氣複脈，養陰生津。

〔主治〕用於氣陰兩虧，肢體倦怠，氣短懶言，口乾作渴，心悸氣短，脈微自汗，汗多脈虛。

3. **黃耆精口服液**（《揚子江藥業集團有限公司》）

〔**用法**〕口服，一次 1 支，一日 2 次，早晚服用。

〔**功用**〕補血養氣，固本止汗。

〔**主治**〕用於氣虛血虧，表虛自汗，四肢乏力，精氣不足或久病衰弱，脾胃虛弱。

4. **歸脾丸**（《正體類要》）

〔**用法**〕用溫開水或生薑湯送服。一次 9g，一日 3 次。

〔**功用**〕益氣健脾，養血安神。

〔**主治**〕用於心脾兩虛，氣短心悸，失眠多夢，頭昏頭暈，肢倦乏力，食慾不振。

辨證食療

1. **十全大補酒**

〔**原料**〕當歸、白芍、熟地、黨參、白朮、川芎、茯苓、黃耆各 60g，甘草、肉桂各 30g，白酒 1500ml。

〔**製法**〕將上藥浸於酒中，7 天後過濾飲用，每次 10ml，早晚各 1 次。

〔**功效**〕溫補氣血。

〔**主治**〕適用於氣血兩虛而偏於陽虛有寒的多種病症，如氣血虛弱所致的食少乏力，頭暈，心悸，婦女崩漏，瘡瘍潰而不斂，膿水清稀等症。

2. **龍眼蓮子粥**

〔**原料**〕龍眼肉 15g，蓮子 15g，紅棗 20 個，糯米 50g，白糖適量。

〔**製法**〕蓮子去心，紅棗去核，洗淨糯米；糯米放入鍋內，加清水用微火煮；粥快熟時，將龍眼肉、蓮子、紅棗放入，煮沸加糖即成。

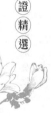

〔功效〕益氣養血，補心安神。

〔主治〕適用於心血虧虛，脾氣虛弱，心悸、怔忡、健忘、少氣，面黃肌瘦等。

3. 小米人參粥

〔原料〕人參 5～20g，山藥 50g，大棗 10 枚，豬瘦肉 50g，小米 50g。

〔製法〕將豬瘦肉切片，與山藥、大棗及米共煮粥，粥熟，另煎人參水兌入，口服食。

〔功效〕益氣養血。

〔主治〕適用於脾氣虛弱，元氣不足，症見神疲乏力，面黃肌瘦，自汗泄瀉。

4. 八寶雞湯

〔原料〕黨參、茯苓、白朮、白芍各 5g，熟地、當歸各 7.5g，川芎 3g，炙甘草 2.5g，豬肉、豬雜骨各 750g，母雞 2500g，調料適量。

〔製法〕將上八味藥物用紗布袋裝好紮緊用水清一下備用，雞宰殺後洗淨去雜，薑洗淨拍破，蔥洗淨拴成結，將紗布袋、雞肉、豬肉、調料共同加入砂鍋中一次性加足水，置於大火至沸去浮沫，改用小火加熱，直至肉爛，食肉喝湯。

〔功效〕調補氣血，健脾益胃。

〔主治〕適用於氣血兩虛，面色萎黃、食慾不振，四肢乏力等症。

5. 三七燉雞

〔原料〕三七 10～15g，淨雞 1 隻。

〔製法〕三七用雞油、麻油或菜油炸黃（勿焦枯），砸碎，與雞同燉，早晚餐食肉喝湯。

〔**功效**〕調補氣血。

〔**主治**〕適用於氣血不足、少氣乏力、面色無華等症。

辨證針灸

〔**取穴**〕血海，氣海，膻中，關元，三陰交，足三里，膈腧。

〔**針刺法**〕針刺以上穴位，均用補法，留針 20 分鐘，每日 1 次；亦可採用穴位注射法，取上穴位中 3～4 個，用當歸注射液或黃耆注射液，每穴注射 0.5ml，或維生素 B_{12} 注射液，每穴注射 100ug，每日一次。

〔**灸法**〕取懸起灸，即將艾條燃著的一端與施灸部位的皮膚保持一寸左右距離薰烤，自我感覺有溫熱而無灼痛即可。每穴灸 10～15 分鐘。

實用辨證精選

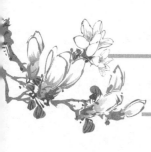

心血虛證

　　心血虛證是指血液虧虛，心與心神失於濡養，以心悸、失眠、多夢及血虛症狀為主要表現的虛弱證候。

臨床證候

　　心悸，頭暈眼花，失眠，多夢，健忘，面色淡白或萎黃，唇、舌色淡，脈細無力。

發病原因

　　導致心血虛的原因，主要有：勞神過度而耗血，或失血過多，或久病傷及營血等引起；也可因脾失健運或腎精虧損，生血之源不足而導致。

證候分析

　　血液不足，心失所養，故見心悸；血虛心神失養，神不守舍，則見失眠、多夢；血虛不能上榮於頭、面，故見頭暈眼花、健忘、面色淡白或萎黃，唇、舌色淡；血少脈道失充，故脈細無力。

辨證要點

　　本證多有久病、失血等病史，以心悸、失眠、多夢與血虛症狀共見為要點。

辨證方劑

1. 人參養榮湯（《太平惠民和劑局方》）

〔組成〕白芍 90g，當歸 30g，桂心 30g，炙甘草 30g，

橘皮 30g，人參 30g，炒白朮 30g，黃耆 30g，熟地 9g，五味子、茯苓各 4g，炒遠志 15g。

〔**用法**〕上剉為散，每服 12g，用水一盞半，加生薑 3 片，大棗 2 枚，煎至 7 分，去滓，空腹服。

〔**功用**〕益氣補血，養心安神。

〔**主治**〕心脾氣血兩虛證。

氣血不足致病，驚悸健忘，身熱自汗，咽乾唇燥，飲食無味，體倦肌瘦，毛髮脫落，氣短，腰背痠痛，小便赤澀等征，沒有熱者，有良效。

〔**加減**〕如血虛陰虧、潮熱盜汗，加女貞子、墨旱蓮、何首烏；血虛甚者，重用黃耆，加阿膠、紫河車粉；兼遺精、泄瀉者，可加煆龍骨、煆牡蠣。

2. **四物湯**（《仙授理傷續斷秘方》）

〔**組成**〕當歸 9g，川芎 6g，白芍 9g，熟乾地黃 12g。

〔**用法**〕上為粗末，每服 15g，水煎服。

〔**功用**〕補血調血。

〔**主治**〕營血虛滯證。

心悸失眠，頭暈目眩，面色無華，婦人月經不調，經量少或閉經，臍腹作痛，甚或瘕塊硬結，表現為舌淡，脈細弦或細澀。

〔**加減**〕兼有氣虛者，加入黨參、黃耆；血滯為主，加桃仁、紅花，白芍易為赤芍；血虛有寒者，則加肉桂粉、炮薑；血虛有熱者，加黃芩、丹皮，熟地易為生地；若痛經，可加香附、延胡索；若崩漏，則加茜草根、艾葉、阿膠。

3. **養心湯**（《古今醫統》）

〔**組成**〕當歸身、生地、熟地、茯神各 9g，人參、麥

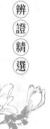

冬、酸棗仁各 12g，柏子仁、五味子各 6g，炙甘草 3g。

〔用法〕加燈芯草、蓮子，水煎服。

〔功用〕養心安神。

〔主治〕適用於心血虧虛所致的心神不寧證。體質素弱，或思慮過度，心虛驚悸不眠。

〔加減〕若心悸易驚更甚者，加琥珀、龍齒，以加強鎮心安神之功；若需增強安眠作用，加夜交藤、遠志等藥。

4. 酸棗仁湯（《金匱要略》）

〔組成〕酸棗仁（炒）15g，甘草 3g，知母、茯苓、川芎各 6g。

〔用法〕水煎，分 3 次溫服。

〔功用〕養血安神，清熱除煩。

〔主治〕心肝血虛，虛熱內擾證。

虛煩失眠，心悸不安，頭目眩暈，咽乾口燥，舌紅，脈弦細。

〔加減〕血虛甚而頭目眩暈重者，加當歸；白芍、枸杞子增強養血補肝之功；虛火重而咽乾口燥甚者，加麥冬、生地黃以養陰清熱；若寐而易驚，加龍齒、珍珠母鎮驚安神；兼見盜汗，加五味子、牡蠣安神斂汗。

5. 柏子養心丸（《體仁彙編》）

〔組成〕柏子仁 120g，麥門冬 30g，枸杞子 90g，當歸 30g，茯神 30g，石菖蒲 30g，玄參 60g，熟地 60g，甘草 15g。

〔用法〕蜜丸，梧桐子大，每服 9g。

〔功用〕養心安神，滋陰補腎。

〔主治〕陰血虧虛，心腎失調之症。

用於精神恍惚，心悸易驚，失眠多夢，健忘，舌紅少苔，脈細而數。

辨證成藥

1. 人參歸脾丸（《北京同仁堂股份有限公司同仁堂製藥廠》）

〔**用法**〕口服。一次1丸，一日2次。

〔**功用**〕益氣補血，健脾養心。

〔**主治**〕用於氣血不足，心悸，失眠，食少乏力，面色萎黃，月經量少，色淡。

2. 人參養榮丸

〔**用法**〕口服。水蜜丸：一次60粒，一日1～2次。大蜜丸：一次1丸，一日1～2次。

〔**功用**〕溫補氣血。

〔**主治**〕用於心脾不足，氣血兩虧，形瘦神疲，食少便溏，病後虛弱。

3. 柏子養心丸（《體仁彙編》）

〔**用法**〕蜜丸，梧桐子大，每服9g。

〔**功用**〕養心安神，滋陰補腎。

〔**主治**〕用於精神恍惚，心悸易驚，失眠多夢，健忘，舌紅少苔，脈細而數。

4. 四物湯（《仙授理傷續斷秘方》）

〔**用法**〕每服9g，用水，220ml，煎至150ml，空腹時熱服。

〔**功用**〕補血和血，調經化滯。

〔**主治**〕主治衝任虛損，月經不調，胎動不安，腹痛下血等症。

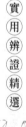

辨證食療

1. 阿膠酒

〔原料〕阿膠 400g，白酒 1500ml。

〔製法〕以酒 1500ml 在慢火上煮阿膠，令化淨，再煮至 1000ml，取下候服，分 4 服，不拘時服。

〔功效〕養陰止血。

〔主治〕適用於陰虛咳嗽，眩暈，心悸，虛勞咳血，吐血，崩漏等症。

2. 參麥茶

〔原料〕太子參 9g，浮小麥 15g。

〔製法〕上 2 藥放於保溫杯內，用沸水沖泡 20 分鐘，代茶飲，日一劑。

〔功效〕補氣養血。

〔主治〕適用於氣血不足，病後虧虛，倦怠乏力，自汗不已，納穀不香，心悸口乾等症。

3. 木耳紅棗醬

〔原料〕紅棗 50 枚，黑木耳 10g，白糖適量。

〔製法〕將黑木耳泡發、洗淨，乾燥、粉碎；紅棗煮爛，去皮去核，木耳粉、紅棗、白糖共煮，收膏。

〔功效〕補血。

〔主治〕適用於貧血諸症，皮膚黏膜蒼白，勞動後心悸氣促，注意力或記憶力減低等症。

4. 桂圓紅棗蓮子湯

〔原料〕桂圓 8 顆，紅棗 10 顆，蓮子 20 顆，銀耳 3 朵，紅糖 15g，清水 1000ml。

〔製法〕銀耳泡發，去除黃根，蓮子泡發，將桂圓肉，

紅棗，蓮子，銀耳用清水洗淨，一起放入鍋中，倒入 1000ml 的清水，大火煮開後調成小火，繼續燉煮 20 分鐘，煮好後，趁熱加入紅糖攪勻即可食用。

〔功效〕補益心脾。

〔主治〕主治脾虛泄瀉、虛腫，失眠、健忘、驚悸等症。

辨證針灸

〔取穴〕神門，通里，內關，膻中，心俞，脾俞，膈俞，厥陰俞，足三里，三陰交，太谿。

〔針刺法〕針刺以上穴位，均用補法，留針 15～20 分鐘，每日 1 次。

〔灸法〕取溫和灸，即將艾條燃著的一端與施灸部位的皮膚保持一寸左右距離，自我感覺有溫熱而無灼痛即可。每穴灸 10～15 分鐘。

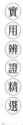

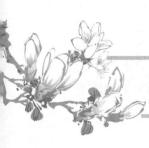

心陰虛證

　　心陰虛證是指陰液虧損，心與心神失養，虛熱內擾，以心煩、心悸、失眠及陰虛症狀為主要表現的虛熱證候。

臨床證候

　　心煩，心悸，失眠，多夢，口燥咽乾，形體消瘦，或見手足心熱，潮熱盜汗，兩顴潮紅，舌紅少苔乏津，脈細數。

發病原因

　　導致心陰虛的原因，多因思慮勞神太過，暗耗心陰；或因溫熱火邪，灼傷心陰；或因肝腎等臟陰虧，累及於心所致。

證候分析

　　陰液虧少，心失濡養，故見心悸；心神失養，虛火擾神，則見心煩不寧、失眠、多夢；陰虛失潤，不能制陽，故口燥咽乾，形體消瘦；手足心熱，午後潮熱，盜汗，顴紅，舌紅少津，脈細數等，均為陰虛內熱之象。

辨證要點

　　本證以心煩、心悸、失眠與陰虛症狀共見為要點。

辨證方劑

1. 天王補心丹（《校注婦人良方》）

　　〔組成〕人參（去蘆）、茯苓、玄參、丹參、桔梗、遠志各 15g，當歸（酒浸）、五味子、麥門冬（去心）、天門

冬、柏子仁、酸棗仁（炒）各 30g，生地黃 120g。

〔用法〕上藥共為細末，煉蜜為小丸，用硃砂水飛 9～15g 為衣，每服 6～9g，溫開水送下，或用桂圓肉煎湯送服；亦可改為湯劑，用量按原方比例酌減。

〔功用〕補腎寧心，益智安神。

〔主治〕陰虛血少，神志不安證。心悸怔忡，虛煩失眠，神疲健忘，或夢遺，手足心熱，口舌生瘡，大便乾結，舌紅少苔，脈細數。

〔加減〕失眠重者，酌加龍骨、磁石；心悸怔忡甚者，可加龍眼肉、夜交藤；遺精者，加金櫻子、煅牡蠣。

2. 生脈散（《醫學啟源》）

〔組成〕人參 9g，麥冬 9g，五味子 6g。

用法：長流水煎，不拘時服。

〔功用〕益氣生津，斂陰止汗。

〔主治〕汗多神疲，體倦乏力，氣短懶言，咽乾口渴，舌幹紅少苔，脈虛數。

〔加減〕方中人參性味甘溫，若屬陰虛有熱者，可用西洋參代替；病情急重者全方用量宜加重。

3. 柏子養心丸（《體仁彙編》）

〔組成〕柏子仁 120g，麥門冬 30g，枸杞子 90g，當歸 30g，茯神 30g，石菖蒲 30g，玄參 60g，熟地 60g，甘草 15g。

〔用法〕蜜丸，梧桐子大，每服 9g。

〔功用〕養心安神，滋陰補腎。

〔主治〕陰血虧虛，心腎失調之症。用於精神恍惚，心悸易驚，失眠多夢，健忘，舌紅少苔，脈細而數。

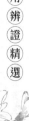

4. 交泰丸（《萬病回春》）

〔組成〕黃連 30g，枳實 30g，白朮 30g，吳茱萸 60g，當歸尾 30g，大黃 120g。

〔用法〕上為細末，薑汁打神麴糊為丸，如綠豆大。每服 70-90 丸，不拘時，白滾水送下。

〔功用〕交通心腎。

〔主治〕胸中痞悶嘈雜，大便稀則胸中頗快，大便堅則痞悶難當，不思飲食。

5. 黃連阿膠湯（《傷寒論》）

〔組成〕黃連 12g，黃芩 6g，芍藥 6g，雞子黃 2 枚，阿膠 9g。

〔用法〕上五味，以水 1.2L，先煎三物，取 600ml，去滓，入阿膠烊盡，稍冷，入雞子黃，攪勻，每次溫服 200ml，每日三服。

〔功用〕養陰瀉火，益腎寧心。

〔主治〕滋陰降火安神，用於心腎不足，陰虛火旺較重的心煩失眠，舌紅苔燥，脈細數者。

辨證成藥

1. **天王補心丹**（《校注婦人良方》）

〔用法〕口服。一次 1 丸，一日 2 次。

〔功用〕補腎寧心，益智安神。

〔主治〕心腎陰虧而致健忘失眠，心神不安，或頭目眩暈，舌紅苔薄白，脈細弦。

2. **神經衰弱丸**（《北京同仁堂》）

〔用法〕口服：每次 6g，每日 2 次。

〔功用〕滋陰補血，養血安神。

〔主治〕用於由心腎不交引起的神經衰弱，心悸失眠，頭暈耳鳴，體倦無力等症。

3. 安神補心膠囊（《聚協昌北京藥業有限公司》）

〔用法〕口服。一次 4 粒，一日 3 次。或遵醫囑。

〔功用〕養心安神。

〔主治〕用於心悸失眠，頭暈耳鳴。

4. 硃砂安神丸（《內外傷辨惑論》）

〔用法〕一次 9g，一日 1～2 次。

〔功用〕鎮心安神，清熱養血。

〔主治〕用於胸中煩熱，心悸不寧，失眠多夢。

辨證食療

1. 參麥金龜

〔原料〕五味子、人參各 10g，麥冬 12g，金龜 1 隻（約 300g），雞湯 300ml，料酒、醬油各 10ml，蔥 10g，薑、鹽各 5g。

〔製法〕人參洗淨，切片，麥冬洗淨去心，五味子洗淨去雜質，蔥切段，薑切片；金龜宰殺後，去頭、尾、爪，洗淨，把龜板留下，龜肉切成 8 塊，抹上料酒、醬油、鹽，放入人參、麥冬、五味子，蓋上龜板。龜的周圍放上薑、蔥，放入雞湯 300ml；龜盆置蒸籠內，武火蒸 40 分鐘即成，每日 1 次，每次吃龜肉 50g，吃人參、麥冬。

〔功效〕滋陰補腎，益氣填精。

〔主治〕心悸怔忡、煩躁少寐、口舌咽乾、五心煩熱、盜汗、眩暈耳鳴、腰痛遺精、舌紅少津、脈細不整等症。

2. 二冬炒花枝

〔原料〕天冬、麥冬各 12g，花枝（鮮墨魚）、西芹各

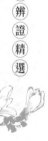

100g，冬菇 50g，料酒、醬油各 10ml，蔥 10g，鹽、薑各 5g，雞湯 300ml，植物油 50ml。

〔製法〕天冬、麥冬洗淨切片，花枝、西芹、冬菇洗淨切塊，薑切片；天冬、麥冬放入蒸盆內，放入 100ml 雞湯，上籠蒸熟，待用；炒鍋放植物油武火燒至六成熱，放入薑、蔥爆香，放入花枝滑透，再放入冬菇、西芹、天冬、麥冬，放入醬油、雞湯、料酒、鹽，炒熱即成。

〔功效〕滋補心腎，補益氣血。

〔主治〕心律失常屬心腎陰虛之心悸患者食用。

3. 洋參麥冬飲

〔原料〕西洋參、麥冬各 10g，五味子 9g，白糖 6g。

〔製法〕西洋參切片，麥冬洗淨去心，五味子洗淨，放入燉鍋內，加 200ml 水，武火燒沸，文火燉煮 15 分鐘，放入白糖拌勻即可。

〔功效〕補氣血，益心腎。

〔主治〕心腎陰虛之心律失常患者可用。

4. 五味枸杞飲

〔原料〕五味子、枸杞子、冰糖各 50g。

〔製法〕五味子置紗布袋內，與枸杞子加水 1000ml，煮取 800ml，加入冰糖，代茶飲。

〔功效〕養陰生津。

〔主治〕適用於「夏虛」之症，是養生補益的有效之劑。

辨證針灸

〔取穴〕神門，通里，內關，膻中，心俞，厥陰俞，三陰交，太谿。

〔**針刺法**〕針刺以上穴位，均用補法，留針 15-20 分鐘，每日 1 次；亦可採用皮膚針，中度刺激以上穴位至局部出現紅暈略有出血為度。

〔**灸法**〕取懸起灸，即將艾條懸起，燃著的一端與施灸部位的皮膚保持一寸左右距離薰烤，自我感覺有溫熱而無灼痛即可。每穴灸 10-15 分鐘。

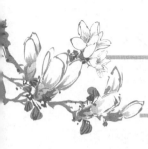

心氣虛證

　　心氣虛證是指心氣不足，鼓動無力，以心悸、神疲及氣虛症狀為主要表現的虛弱證候。

臨床證候

　　心悸，胸悶，氣短，精神疲倦，或有自汗，活動後諸症加重，面色淡白，舌質淡，脈虛。

發病原因

　　導致心氣虛的原因，主要由於素體虛弱，或久病失養，或勞倦過度，或先天不足，或年高氣衰等原因導致。

證候分析

　　心氣虛弱，鼓動無力，故見心悸、胸悶；氣虛衛外不固，故自汗；機能活動衰減，故氣短、神疲；動則氣耗，故活動勞累後諸症加劇；氣虛運血無力，氣血不足，血失充榮，故面色淡白、舌淡、脈虛。

辨證要點

　　本證以心悸、神疲與氣虛症狀共見為要點。

辨證方劑

1. 甘麥大棗湯（《金匱要略》）

〔組成〕甘草 90g，小麥 30g，大棗十枚。

〔用法〕水煎服。

〔功用〕養心安神，和中緩急。

〔**主治**〕臟躁。症見精神恍惚，常悲傷欲哭，不能自主，心中煩亂，睡眠不安，甚則言行失常，呵欠頻作，舌淡紅苔少，脈細微數。

〔**加減**〕若見陣發性面赤身熱、汗出，可加麥冬；心煩不眠，可加百合、酸棗仁；呵欠頻作屬於心腎兩虛者，可加山萸肉、黨參。

2. **養心湯**（《古今醫統》）

〔**組成**〕當歸 9g，生地 9g，熟地 9g，茯神 9g，人參 12g，麥冬 12g，酸棗仁 12g，柏子仁 6g，五味子 6g，炙甘草 3g。

〔**用法**〕加燈芯草、蓮子，水煎服。

〔**功用**〕養心安神。

〔**主治**〕適用於心氣血虧虛所致的心神不寧證。體質素弱，或思慮過度，心虛驚悸不眠。

〔**加減**〕若心悸易驚更甚者，加琥珀、龍齒，以加強鎮心安神之功；若需增強安眠作用，加夜交藤、遠志等藥。

3. **七福飲**（《景岳全書》）

〔**組成**〕人參 6g，熟地 9g，當歸 9g，白朮（炒）5g，炙甘草 3g，棗仁 6g，遠志 5g。

〔**用法**〕上藥用水 400ml，煎取 280ml，空腹時溫服。

〔**功用**〕益氣養心。

〔**主治**〕氣血虛虧，心神不安。氣血俱虛，心脾為甚者。大恐大懼，損傷心脾腎氣，神消精竭，飲食減少。心氣虛而驚悸者。

〔**加減**〕若心腎氣虛，動則短氣喘促，加紫石英、重用五味子。

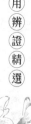

實用辨證精選

4. 宅中湯（《醫醇賸義》）

〔組成〕炙黃耆 15g，炙黨參 12g，朱茯神 10g，遠志
10g，當歸 10g，白芍 10g，丹參 6g，柏子仁 10g，酸棗仁
10g，炙甘草 6g。

〔用法〕水煎服。

〔功用〕補益心氣。

〔主治〕適用於心氣虛，無寒、熱象症狀者。

5. 柏子養心丸（《體仁彙編》）

〔組成〕柏子仁 120g，枸杞子 90g，玄參 60g，熟地 60g，
麥門冬 30g，當歸 30g，茯神 30g，石菖蒲 30g，甘草 15g。

〔用法〕蜜丸，梧桐子大，每服 9g。

〔功用〕養心安神，滋陰補腎。

〔主治〕陰血虧虛，心腎失調之症。用於精神恍惚，心
悸易驚，失眠多夢，健忘，舌紅少苔，脈細而數。

辨證成藥

1. 安神養心丸（《哈藥集團世一堂製藥廠》）

〔用法〕口服，1 次 1 丸，1 日 2 次。

〔功用〕補養氣血，安神定志。

〔主治〕用於機體衰弱，健忘失眠，心悸不安。

2. 柏子養心丸（《體仁彙編》）

〔用法〕蜜丸，梧桐子大，每服 9g。

〔功用〕養心安神，滋陰補腎。

〔主治〕陰血虧虛，心腎失調之症。用於精神恍惚，心
悸易驚，失眠多夢等症。

3. 四君子丸（《廣州白雲山製藥股份有限公司廣州白雲
山製藥總廠》）

〔**用法**〕口服。一次 3～6g，一日 3 次。

〔**功用**〕益氣健脾。

〔**主治**〕用於脾胃氣虛，胃納不佳，食少便溏。

4. 生脈飲（《北京同仁堂科技發展股份有限公司製藥廠》）

〔**用法**〕口服，1 次 10ml，1 日 3 次。

〔**功用**〕益氣、養陰、生津。

〔**主治**〕本品用於氣陰兩虧，心悸氣短，自汗。

辨證食療

1. 十全大補酒

〔**原料**〕黨參、白朮（炒）、茯苓、當歸、川芎、白芍（炒）、熟地黃、黃耆（蜜炙）各 60g，甘草、肉桂各 30g，白酒 1500ml。

〔**製法**〕將上藥浸於酒中，7 天後過濾飲用，每次 10ml，早晚各 1 次。

〔**功效**〕溫補氣血。

〔**主治**〕用於氣血兩虛，面色蒼白，氣短心悸，頭暈自汗，體倦乏力，四肢不溫，月經量多。

2. 人參菠餃

〔**原料**〕人參 5g，豬瘦肉 500g，菠菜 750g，麵粉 3000g，生薑、蔥、胡椒粉、醬油、香油、食鹽各適量。

〔**製法**〕菠菜洗淨，去莖留葉，在瓢中搗為菜泥，加入適量清水攪勻，用紗布包好擠出綠色菜汁，待用；人參研成細末，過篩待用；將豬肉用清水洗淨，剁成茸，加食鹽、醬油、胡椒粉、生薑末拌勻，加適量水攪拌成糊狀，再放入蔥花、人參粉、香油拌勻成餡；將麵粉用菠菜汁和均，然後加肉餡做成餃子；待鍋內水燒開後，將餃子下鍋煮熟後即可。

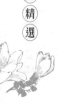

〔功效〕補氣養神。

〔主治〕適用於氣虛神衰、四肢無力、心悸、怔忡等症。

3. 山雞粥

〔原料〕山雞 1 隻，大米適量，鹽少許。

〔製法〕山雞去毛及內臟（雞肝留用），洗淨，切塊煮熟，取汁，再用雞汁和雞肝、大米同煮粥，調入食鹽。

〔功效〕滋養氣血，強筋健骨。

〔主治〕可溫補強身健力。

4. 甘麥大棗茶

〔原料〕小麥 30g，大棗 10 枚，甘草 6g，綠茶 6g。

〔製法〕甘草和小麥 2 味研成粗末，每日用 30～50g，加大棗 10 枚（去核），放入保溫杯中，沖入沸水，蓋悶 10～15 分鐘後不拘時飲用。

〔功效〕補益心脾。

〔主治〕主治臟躁證（癔症），神經衰弱見失眠心悸，多汗等症。

辨證針灸

〔取穴〕心俞，厥陰俞，膻中，內關，足三里。

〔針刺法〕進針得氣後，留針 15 分到 20 分鐘，留針期間，間斷撚轉提插，加強針感。或取 0.5 公分長的皮內針，刺入厥陰俞、心俞穴位後，用小塊膠布固定，持續留針 5～7 天再取出。亦可取圖釘或耳撳針，用血管鉗將針夾緊刺入穴位，然後用膠布固定，留針 5～7 天。

〔灸法〕取溫和灸，即將艾條燃著的一端與施灸部位的皮膚保持一寸左右距離，自我感覺有溫熱而無灼痛即可。每穴灸 10～15 分鐘。

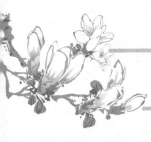

心陽虛證

心陽虛證是指心陽虛衰，溫運失司，鼓動無力，虛寒內生，以心悸怔忡、心胸憋悶及陽虛症狀為主要表現的虛寒證候。

臨床證候

心悸怔忡，心胸憋悶或痛，氣短，自汗，畏冷肢涼，神疲乏力，面色㿠白，或面唇青紫，舌質淡胖或紫暗，苔白滑，脈弱或結或代。

發病原因

導致心陽虛的原因，常由心氣虛進一步發展，或尤其他臟腑病證波及心陽而成。心陽虛衰則推動無力，陽失溫煦則虛寒內生。

證候分析

心陽虛衰，心動失常，故輕則見心悸，重則為怔忡；心陽虛弱，胸陽不展，故心胸憋悶，氣短；

溫運血行無力，心脈不通，則見心胸疼痛；陽虛而陰寒內生，溫煦失職，故見畏寒肢冷；

陽虛衛外不固，則可見自汗；溫運乏力，血脈失充，寒凝而血行不暢，故見面色㿠白或面唇青紫，舌質紫暗，脈或結或代而弱；舌質淡胖，苔白滑，為陽虛寒盛，水濕不化之象。

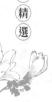

辨證要點

本證以心悸怔忡、心胸憋悶與陽虛症狀為要點。

辨證方劑

1. 枳實薤白桂枝湯（《金匱要略》）

〔組成〕枳實 12g，厚朴 12g，薤白 9g，桂枝 6g，瓜蔞 12g。

〔用法〕水煎服。

〔功用〕通陽散結，祛痰下氣。

〔主治〕胸陽不振痰氣互結之胸痹。胸滿而痛，甚或胸痛徹背，喘息咳唾，短氣，氣從脅下衝逆，上攻心胸，舌苔白膩，脈沉弦或緊。

〔加減〕若寒重，可酌加乾薑、附子；氣滯重，加厚朴、枳實；痰濁重，加半夏、茯苓。

2. 桂枝龍骨牡蠣湯（《傷寒雜病論》）

〔組成〕桂枝 3g，龍骨 6g，牡蠣 6g，炙甘草 6g。

〔用法〕水煎 2 次，溫服。

〔功用〕補益心陽，潛鎮固攝。

〔主治〕適用於心陽虛驚狂證。心悸易驚，煩躁，手足不溫，舌淡苔薄脈若。

〔加減〕失眠多夢者，加酸棗仁、夜交藤；動則心慌汗出，加人參、五味子、寸冬。

3. 保元湯（《博愛心鑑》）

〔組成〕人參 3g，黃耆 9g，甘草 2g，肉桂 2g。

〔用法〕上藥用水 300ml，加生薑 1 片，煎至 150ml，不拘時服。

〔功用〕補氣溫陽，滋養益氣。

〔**主治**〕適用於元氣虛弱，精神倦怠，肌肉柔慢，飲食少進，面色㿠白，睡臥寧靜，痘頂不起，氣血不足，嬰兒怯弱，面色蒼白，氣陷久瀉，肢體無力，肺脾虛弱，惡寒自汗。

4. 桂枝甘草湯（《傷寒論》）

〔**組成**〕桂枝 12g，炙甘草 6g。

〔**用法**〕水煎分三次溫服。

〔**功用**〕補心氣，溫心陽。

〔**主治**〕適用於發汗過多，其人叉手自冒，心下悸，欲得按者。

4. 參附湯（《正體類要》）

〔**組成**〕人參 12g，附子 9g。

〔**用法**〕水煎服，陽氣脫陷者，倍用之。

〔**功用**〕益氣回陽固脫。

〔**主治**〕陽氣暴脫證。四肢厥逆，冷汗淋漓，呼吸微弱，脈微欲絕。

辨證成藥

1. 桂枝甘草湯（《傷寒論》）

〔**用法**〕水煎分三次溫服。

〔**功用**〕補心氣，溫心陽。

〔**主治**〕治發汗過多，其人叉手自冒，心下悸，欲得按者。

2. 參附強心丸（《天津中新藥業集團股份有限公司達仁堂製藥廠》）

〔**用法**〕口服，一次 2 丸，一日 2～3 次。

〔**功用**〕益氣助陽，強心利水。

〔**主治**〕用於慢性心力衰竭而引起的心悸、氣短、胸悶喘促、面肢浮腫等症,屬於心腎陽衰者。

3. **參附注射液**(《雅安三九藥業有限公司》)

〔**用法**〕肌內注射一次 2～4ml,一日 1～2 次。靜脈滴注一次 20～100ml。

〔**功用**〕回陽救逆,益氣固脫。

〔**主治**〕主要用於陽氣暴脫的厥脫症;也可用於陽虛(氣虛)所致的驚悸、怔忡、喘咳、胃疼、泄瀉、痺症等。

辨證食療

1. 蓮子酒

〔**原料**〕蓮子 360g,益智仁 70g,甘草 30g,茯苓 70g,米酒或高粱酒 300ml。

〔**製法**〕將切細的蓮子及各藥同放在大口瓶內,密封 2 個月,每日睡前飲一小杯。

〔**功效**〕補益心脾。

〔**主治**〕心脾氣血虧虛,陽氣不固等症。

2. 參茸補血酒

〔**原料**〕黨參 240g,熟地 240g,白朮 160g,當歸 160g,白芍 160g,川芎 80g,肉桂 80g,黃耆 240g,甘草 80g,人參 16g,鹿茸 16g,三七 8g,白酒 16L。

〔**製法**〕上 12 味藥浸於白酒中,每服 10ml,每日 2 次。

〔**功效**〕益腎壯陽,強筋健骨。

〔**主治**〕心腎陽虛,氣血兩虧,腰背痠軟,精神疲憊,盜汗遺精等症。

3. 龍眼洋參飲

〔**原料**〕龍眼肉 30g,西洋參 6g,白糖少許。

〔製法〕三者同置搪瓷盆內，加清水少許，隔水燉 40～50 分鐘，每日睡前服 10～20ml。

〔功效〕養心寧神。

〔主治〕適用於心神失養，心悸氣短，失眠健忘等症。

4. 五味子酒

〔原料〕五味子 50g，白酒 500ml。

〔製法〕五味子洗淨，裝玻璃瓶中，加酒密封，浸泡期內，每日振搖 1 次，浸足半個月後飲，每次 30ml，每日 3 次。

〔功效〕益智安神。

〔主治〕適用於神經衰弱，失眠、頭暈，心悸、健忘，煩躁等症。

辨證針灸

〔取穴〕內關，郄門，陰郄，巨闕，膻中，心俞，厥陰俞。

〔針刺法〕針刺以上穴位，均用補法，留針 15～20 分鐘，每日 1 次；亦可採用穴位敷貼法，取七釐散少許，撒於麝香虎骨膏上，敷貼於膻中、巨闕、心俞、厥陰俞等穴，2 日 1 次。

〔灸法〕取溫和灸，即將艾條燃著的一端與施灸部位的皮膚保持一寸左右距離，自我感覺有溫熱而無灼痛即可。每穴灸 10～15 分鐘。

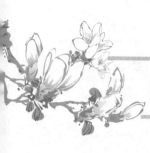

心火亢盛證

　　心火亢盛證是指火熱內熾，擾亂心神，迫血妄行，上炎口舌，熱邪下移，以發熱、心煩、吐衄、舌赤生瘡、尿赤澀灼痛等為主要表現的實熱證候。

臨床證候

　　發熱，口渴，心煩，失眠，便秘，尿黃，面紅，舌尖紅絳，苔黃，脈數有力。甚或口舌生瘡、潰爛疼痛；或見小便短赤、灼熱澀痛；或見吐血、衄血；或見狂躁譫語、神識不清。

發病原因

　　導致心火亢盛的原因，主要有：情志抑鬱化火，或火熱之邪內侵；或過食辛辣刺激、溫補之品，久蘊化火，內熾於心所致。

證候分析

　　心火熾盛，內擾於心，則為發熱，心煩，失眠；火邪傷津，故口渴，便秘，尿黃；火熱炎上，則面赤，舌尖紅絳；氣血運行加速，則脈數有力。

　　若以口舌生瘡，稱為心火上炎證。

　　若兼小便赤、澀、灼、痛者，稱為心火下移證。

　　若吐血、衄血表現突出者，稱為心火迫血妄行證。

　　若以狂躁譫語，神識不清為主症者，稱為熱擾心神證或熱閉心神證。

辨證要點

本證以發熱、心煩、吐衄、舌赤生瘡、尿赤澀灼痛等症為辨證的主要依據。

辨證方劑

1. 導赤散（《小兒藥證直訣》）

〔**組成**〕生地黃、木通、生甘草梢、竹葉各 6g。

〔**用法**〕水煎服，用量按原方比例酌情增減。

〔**功用**〕清心養陰，利水通淋。

〔**主治**〕心經火熱證。心胸煩熱，口渴面赤，意欲冷飲，以及口舌生瘡；或心熱移於小腸，小便赤澀刺痛，舌紅，脈數。

〔**加減**〕若心神不安、心悸甚者，加珍珠母、龍齒；心熱移於小腸，小便不通，可加車前子、赤茯苓；陰虛甚者，加麥冬、沙參；小便淋澀明顯，加瞿麥、滑石。

2. 硃砂安神丸（《內外傷辨惑論》）

〔**組成**〕硃砂 15g，黃連 18g，炙甘草 16.5g，生地黃 4.5g，當歸 7.5g。

〔**用法**〕上藥研末，煉蜜為丸，每次 6～9g，臨睡前溫開水送服；亦可作湯劑，用量按原方比例酌減，硃砂研細末水飛，以藥湯送服。

〔**功用**〕鎮心安神，清熱養血。

〔**主治**〕心火亢盛，陰血不足證。失眠多夢，驚悸怔忡，心煩神亂；或胸中懊憹，舌尖紅，脈細數。

〔**加減**〕若胸中煩熱較甚，加山梔仁、蓮子心；兼驚恐，宜加生龍骨、生牡蠣；失眠多夢者，可加酸棗仁、柏子仁。

3. 黃連溫膽湯（《六因條辨》）

〔**組成**〕川連 6g，竹茹 12g，枳實 6g，半夏 6g，橘紅 6g，甘草 3g，生薑 6g，茯苓 10g。

〔**用法**〕水煎服。

〔**功用**〕清熱化痰，開竅醒神。

〔**主治**〕適用於邪熱內蘊，裏熱蒸騰上炎，面紅目赤，呼吸聲粗，痰火擾亂或蒙蔽心神而見煩躁不寧，神昏譫語等症。

〔**加減**〕若痰熱互結，大便閉結，加生大黃；心悸重，加珍珠母、石決明、磁石；火鬱傷陰，加麥冬、玉竹、天冬、生地。

4. 安宮牛黃丸（《內外傷辨惑論》）

〔**組成**〕牛黃 30g，鬱金 30g，犀角 30g，黃連 30g，硃砂 30g，山梔 30g，雄黃 30g，黃芩 30g，梅片 7.5g，麝香 7.5g，真珠 15g。

〔**用法**〕以水牛角濃縮粉 50g 代替犀角，以上 11 味，粉碎為細粉，共研，過濾，混勻，加適量煉蜜製成大蜜丸，每服 1 丸，每日 1 次。

〔**功用**〕清熱解毒，鎮驚開竅。

〔**主治**〕用於熱病，邪入心包，高熱驚厥，神昏譫語；中風昏迷及腦炎、腦膜炎、中毒性腦病、腦出血、敗血症見上述證候者。

辨證成藥

1. 牛黃清心丸（《北京同仁堂》）

〔**用法**〕口服。一次 1 丸，一日 1 次。

〔**功用**〕清心化痰，鎮驚祛風。

〔**主治**〕用於頭暈目眩，痰涎壅盛，神志混亂，言語不

清及驚風抽搐、癲癇。

2. 導赤丸（《北京同仁堂》）

〔用法〕口服。一次 1 丸，一日 2 次，週歲以內小兒酌減。

〔功用〕清熱瀉火，利尿通便。

〔主治〕本品用於火熱內盛所致的口舌生瘡、咽喉疼痛、心胸煩熱、小便短赤、大便秘結。

3. 安宮牛黃丸（《內外傷辨惑論》）

〔用法〕口服。一次 1 丸，一日 1 次；小兒三歲以內一次 1/4 丸，四歲至六歲一次 1/2 丸，一日 1 次；或遵醫囑。

〔功用〕清熱解毒，鎮驚開竅。

〔主治〕用於熱病，邪入心包，高熱驚厥，神昏譫語；中風昏迷，腦出血、敗血症等。

4. 硃砂安神丸（《內外傷辨惑論》）

〔用法〕一次 9g，一日 1～2 次。

〔功用〕鎮心安神，清熱養血。

〔主治〕用於胸中煩熱，心悸不寧，失眠多夢。

辨證食療

1. 蓮子甘草茶

〔原料〕蓮子 15g，甘草 2g，綠茶葉 5g。

〔製法〕將上物一併放入茶杯內，沖入開水浸泡。

〔功效〕清心洩熱。

〔主治〕適用於口乾心煩，舌尖紅，口腔潰瘍灼熱疼痛等症。

2. 二冬麥仁粥

〔原料〕天冬、麥冬（連心）、棗仁各 10g，粳米 100g，

實
用
辨
證
精
選

白蜜適量。

〔製法〕棗仁微炒，同二冬水煎取汁，與粳米煮粥，熟後調入白蜜即可。分 2 次 1 日內服完。

〔功效〕滋陰清熱，養心安神。

〔主治〕適用於陰虛火旺之心悸不寧，頭暈目眩，煩熱少寐，手足心熱。

3. 山梔粥

〔原料〕山梔 30g，雞骨草 30g，田基黃 30g，粳米 50g。

〔製法〕先煎以上前三味藥，去渣取汁，入粳米煮粥。

〔功效〕清熱利濕。

〔主治〕適用於濕熱黃疸，發熱，小便不利，不思飲食者。

4. 木通粥

〔原料〕木通 15g，生地黃 30g，粳米 100g。

〔製法〕先將木通和生地黃用水煎取藥汁，去渣，入粳米煮成粥。

〔功效〕清心利尿。

〔主治〕適用於血淋、小便赤澀疼痛，亦可治心火口瘡、煩熱不寐、口舌乾燥等症。

辨證針灸

〔取穴〕陰郄，少府，大陵，勞宮，內關，郄門，太谿，照海。

〔針刺法〕針刺以上穴位，均用瀉法，留針 15～20 分鐘，每日 1 次；或耳針取耳尖、神門、皮質下，毫針淺刺，強刺激，留針 20-30 分鐘，耳尖點刺出血。

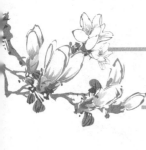

心脈痺阻證

心脈痺阻證是指瘀血、痰濁、陰寒、氣滯等因素阻痺心脈，以心悸怔忡、胸悶、心痛為主要表現的證候。又名心血（脈）瘀阻證。

臨床證候

心悸怔忡，心胸憋悶疼痛，痛引肩背內臂，時作時止。或以刺痛為主，舌質晦暗或有青紫斑點，脈細、澀、結、代；或以心胸憋悶為主，體胖痰多，身重睏倦，舌苔白膩，脈沉滑或沉澀；或以遇寒痛劇為主，得溫痛減，畏寒肢冷，舌淡苔白，脈沉遲或沉緊；或以脹痛為主，與情志變化有關，喜太息，舌淡紅，脈弦。

發病原因

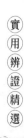

導致心脈痺阻的原因，多因正氣先虛，心陽不振，運血無力，而致氣滯、血瘀、痰濁、陰寒等邪氣痺阻，心脈瘀阻，故其性質多屬本虛標實。

證候分析

心陽不振，失於溫運，或瘀血內阻，心臟搏動失常，故見心悸怔忡。

陽氣不宣，血行無力，心脈阻滯不通，故心胸憋悶疼痛。手少陰心經之脈橫出腋下，循肩背、內臂後緣，故痛引肩背內臂。

辨證要點

本證以心悸怔忡，心胸憋悶疼痛與瘀血症狀為要點。

辨證方劑

1. 血府逐瘀湯（《醫林改錯》）

〔組成〕桃仁 12g，紅花、當歸、生地黃、牛膝各 9g，川芎、桔梗各 4.5g，赤芍、枳殼、甘草各 6g，柴胡 3g。

〔用法〕水煎服。

〔功用〕活血化瘀，行氣止痛。

〔主治〕胸中血瘀證。胸痛，頭痛，日久不癒，痛如針刺而有定處，或呃逆不止，乾嘔，或內熱瞀悶，或心悸怔忡，失眠多夢，急躁易怒，入暮潮熱，唇暗或兩目暗黑，舌質暗紅，或舌有瘀斑、瘀點，脈澀或弦緊。

〔加減〕若瘀痛入絡，可加全蠍、穿山甲、地龍、三棱、莪朮等；氣機鬱滯較重，加川楝子、香附、青皮；血瘀經閉、痛經者，去桔梗，加香附、益母草、澤蘭；脅下有痞塊，屬血瘀者，可酌加丹參、鬱金、䗪蟲、水蛭等。

2. 瓜蔞薤白白酒湯（《金匱要略》）

〔組成〕瓜蔞實、薤白各 12g，白酒適量。

〔用法〕3 味同煮，分溫再服。

〔功用〕通陽散結，行氣祛痰。

〔主治〕胸痹。胸部悶痛，甚至胸痛徹背，喘息咳唾，短氣，舌苔白膩，脈沉弦或緊。

〔加減〕若痰濁較甚者，酌加半夏、菖蒲、厚朴等；陽虛寒阻，可加乾薑、肉桂、附子；氣滯較著，見胸滿而脹，或兼逆氣上衝者，加厚朴、枳實、桂枝；兼血瘀，見舌質暗紅或有瘀斑者，加丹參、紅花、赤芍、川芎。

3. 栝蔞薤白半夏湯（《金匱要略》）

〔組成〕瓜蔞實一枚 24g，薤白三兩 9g，半夏半斤 12g，白酒適量。

〔用法〕四味同煮，取四升，溫服一升，日三服。

〔功用〕通陽散結，祛痰寬胸。

〔主治〕胸痺。胸中滿痛徹背，背痛徹胸，不能安臥者。

〔加減〕苔黃膩者，加鬱金、太子參；苔白膩者，加桂枝、黨參。

4. 丹參飲（《時方歌括》）

〔組成〕丹參 30g，檀香 4.5g，砂仁 4.5g。

〔用法〕以水一杯，煎七分服。

〔功用〕活血祛瘀，行氣止痛。

〔主治〕適用於血瘀氣滯，心胃諸痛等症。

5. 枳實薤白桂枝湯（《金匱要略》）

〔組成〕枳實 12g，厚朴 12g，薤白 9g，桂枝 6g，瓜蔞 12g。

〔用法〕水煎服。

〔功用〕通陽散結，祛痰下氣。

〔主治〕胸陽不振痰氣互結之胸痺。胸滿而痛，甚或胸痛徹背，喘息咳唾，短氣，氣從脅下衝逆，上攻心胸，舌苔白膩，脈沉弦或緊。

辨證成藥

1. 血府逐瘀口服液（《吉林敖東延邊藥業股份有限公司》）

〔用法〕口服，一次 1 支，一日 3 次，或遵醫囑。

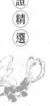

〔功用〕活血化瘀、行氣止痛。

〔主治〕適用於瘀血內阻，頭痛或胸痛，內熱瞀悶，失眠多夢，心悸怔忡，急躁善怒等症。

2. **銀杏葉膠囊**（《杭州康恩貝製藥有限公司》）

〔用法〕口服，一次1粒，一日3次。

〔功用〕活血化瘀，通脈舒絡。

〔主治〕適用於血瘀證引起的胸痹、中風，症見胸悶、心悸、舌強語謇、半身不遂等。

3. **丹參注射液**（《必康製藥江蘇有限公司》）

〔用法〕肌內注射，一次2～4ml，一日1～2次；靜脈注射，一次4ml用50%葡萄糖注射液20ml稀釋後使用，一日1～2次；靜脈滴注，一次10～20ml用5%葡萄糖注射液100～500ml稀釋後使用，一日1次。或遵醫囑。

〔功用〕活血化瘀，通脈養心。

〔主治〕適用於冠心病胸悶，心絞痛。

4. **丹參滴丸**（《天津天士力製藥股份有限公司》）

〔用法〕口服或舌下含服，一次10丸，一日3次，4週為一個療程。

〔功用〕活血化瘀，理氣止痛。

〔主治〕用於氣滯血瘀所致的胸痹，症見胸悶、心前區刺痛；冠心病心絞痛見上述證候者。

辨證食療

1. 桃仁紅花羹

〔原料〕桃仁15g，紅花10g，藕粉100g。

〔製法〕煎桃仁、紅花藥液200ml，再入藕粉攪拌即成。

〔功效〕溫通心陽。

〔主治〕適用於胸陽不振者。

2. 薤白粥

〔原料〕薤白 10～15g（鮮者 30～50g），粳米 100g。

〔製法〕取薤白同粳米煮粥。

〔功效〕寬胸，行氣，止痛。

〔主治〕適用於老人慢性腸炎、菌痢以及冠心病胸悶不適或心絞痛。

3. 人參粥

〔原料〕人參 5g，大米 100g，白糖少許。

〔製法〕將人參擇淨，切為薄片，用冷水浸半小時，水煎取汁，共煎 2 次，2 液合併，分為 2 份，每取 1 份同大米煮粥，待熟時調入白糖，再煮一、二沸即成，每日 2 次，早晚各服 1 次。

或將人參研為細末，待熟時調入粥中服食。

〔功效〕大補元氣，生津止渴。

〔主治〕適用於氣虛欲脫，面色蒼白，氣短汗出，肢冷，脈微欲絕，及脾肺虧虛，津傷口渴，失眠多夢，心悸怔忡等。

4. 黨參紅茶飲

〔原料〕黨參 15～30g，紅棗 5～10 枚。

〔製法〕水煎取汁，代茶飲。

〔功效〕溫補心脾。

〔主治〕適用於形寒肢冷，心胸憋悶，面色蒼白，舌淡或紫暗，脈細弱或結代。

辨證針灸

〔取穴〕內關，郄門，巨闕，膻中，心俞，厥陰俞，氣

海，血海，足三里。

〔**針刺法**〕只針不灸，針刺以上穴位，均用瀉法，留針15～20分鐘，每日1次或隔日一次；亦可採用耳針，取心、神門、交感、皮質下、內分泌，每次選3～4穴，強刺激，動留針30～60分鐘；還可採用穴位注射，取郄門、心俞、厥陰俞、足三里等穴，每次選2穴，用複方丹參注射液或川芎嗪、東莨菪鹼（654～2）注射液，每穴2ml，每日1次。

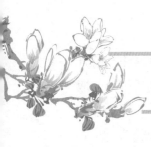

痰火擾神證（痰火擾心證）

　　痰火擾神證是指火熱痰濁交結，擾閉心神，以狂躁、神昏及痰熱症狀為主要表現的證候。又名痰火擾心（閉竅）證。

臨床證候

　　發熱，口渴，胸悶，氣粗，咯吐黃痰，喉間痰鳴，心煩，失眠，甚則神昏譫語，或狂躁妄動，打人毀物，不避親疏，胡言亂語，哭笑無常，面赤，舌質紅，苔黃膩，脈滑數。

發病原因

　　導致痰火擾神的原因，多因精神刺激，思慮動怒，氣鬱化火，煉液為痰，痰火內盛；或外感溫熱、濕熱之邪，熱邪煎熬，灼津為痰，痰火內擾所致。

證候分析

　　本證既可見於外感熱病，又可見於內傷雜病。外感熱病中，由於邪熱內蘊，裏熱蒸騰上炎，則見發熱，面紅目赤，呼吸氣粗；熱灼津傷，故便秘尿黃；痰火擾亂或蒙閉心神，可見煩躁不寧，神昏譫語。

　　內傷雜病中，由於精神刺激，痰火內盛，閉擾心神，輕則心煩失眠，重則神志狂亂而見胡言亂語，哭笑無常，狂躁妄動，打人毀物。

實用辨證精選

痰火內盛，故有吐痰黃稠，或喉間痰鳴；痰阻氣機，則胸悶不舒；舌紅，苔黃膩，脈滑數，均為痰火內盛之象。

辨證要點

本證以神志狂躁、神昏譫語與痰熱症狀。若但見火熱而無痰的證候者，則為熱閉（擾）心神證為要點。

辨證方劑

1. 生鐵落飲（《醫學心悟》卷四）

〔組成〕天冬（去心）、麥冬（去心）、貝母各 9g，膽星、橘紅、遠志肉、石菖蒲、連翹、茯苓、茯神各 3g，元參、鉤藤、丹參各 4.5g，辰砂 0.9g。

〔用法〕生鐵落煎熬三小時，取此水煎藥服。服後安神靜睡，不可驚駭叫醒，犯之則病復作，難乎為力。

〔功用〕鎮心安神，清熱化痰。

〔主治〕治癲、狂、癇。

2. 瀉心湯（《金匱要略》卷中）

〔組成〕大黃 10g，黃連、黃芩各 5g。

〔用法〕上藥三味，以水 800ml，煮取 250ml，頓服之。

〔功用〕瀉火解毒，燥濕洩熱。

〔主治〕治邪火內熾，迫血妄行，吐血，衄血，便秘溲赤；三焦積熱，眼目赤腫，口舌生瘡，外證瘡瘍，心胸煩悶，大便秘緒；濕熱黃疸，胸中煩熱痞滿，舌苔黃膩，脈數實者。

3. 礞石滾痰丸（《中國藥典》）

〔組成〕金礞石（煅）40g，沉香 20g，黃芩 320g，熟大黃 320g。

〔用法〕口服，一次 6～12g，一日 1 次。

〔功用〕降火逐痰。

〔主治〕用於實熱頑痰，發為癲狂驚悸，或咳喘痰稠，大便秘結。

4. 溫膽湯（《三因極一病證方論》卷八）

〔組成〕半夏湯洗七次、竹茹、枳實（麩炒，去瓤）各二兩（各 60g），陳皮三兩（90g），甘草一兩（30g），炙茯苓一兩半（45g）

〔用法〕上剉為散。每服四大錢（12g），水一盞半，加生薑五片，大棗一枚，煎七分，去滓，食前服。

現代用法：加生薑 5 片，大棗 1 枚，水煎服，用量按原方比例酌減。

〔功用〕降火逐痰。

〔主治〕膽怯易驚，頭眩心悸，心煩不眠，夜多異夢；或嘔惡呃逆，眩暈，癲癇。苔白膩，脈弦滑。

辨證成藥

1. 礞石滾痰丸（《玉機微論》）

〔用法〕每次 1～3g，每日 2 次。

〔功用〕瀉火逐痰。

〔主治〕痰濁壅盛，上擾心神證。

2. 安神溫膽丸（《吉林金泉寶山藥業集團股份有限公司》）

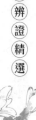

〔用法〕每次 1 丸，一日 2 次，溫開水送服。

〔功用〕和胃化痰，安神定志。

〔主治〕適用於心膽虛怯，觸事易驚，心悸不安，虛煩不寐。

3. 清心滾痰丸（《北京同仁堂》）

〔用法〕口服。一次 1～2 丸，一日 1 次。

〔功用〕清心滌痰，瀉火通便。

〔主治〕頑痰蒙蔽心竅引起：神志錯亂，語無倫次，哭笑無常，瘋狂打鬧，羊癲瘋症。

辨證食療

1. 硃砂煮豬心

〔原料〕豬心 1 個，硃砂 1g。

〔製法〕將豬心剖開，將硃砂塞入心腔內，外用細線紮好，放入足量清水熬煮，直至豬心煮熟為止。最後加細鹽，小蔥即成。

〔功效〕養心、安神、鎮驚。

〔主治〕心火亢盛、心陰不足引起的失眠，心慌，驚悸，神智不寧等症。

2. 磁石粥

〔原料〕磁石 30g，粳米 100g，生薑大蔥各適量。

〔製法〕將磁石搗碎，煎煮 1 小時，去渣留汁，再入粳米，生薑，大蔥，同煮為粥。

〔功效〕重鎮安神。

〔主治〕適用於心神不安引起的失眠，心慌，驚悸，神志不寧，頭暈頭痛等。

3. 安神茶

〔原料〕龍齒 9g，石菖蒲 3g。

〔製法〕將龍齒煅過，並研碎，石菖蒲切碎，水煎，代茶飲用。

〔功效〕鎮靜安神。

〔**主治**〕睡臥不寧，心悸怔忡，失眠多夢，頭昏目眩。

辨證針灸

〔**取穴**〕水溝、長強、筋縮、鳩尾、豐隆、陽陵泉。

〔**針刺法**〕針刺以上穴位，均用瀉法，每日一次；亦可採用三棱針點刺出血，選穴為：大椎、水溝、百會、十宣或十二井；耳針：取心、皮質下、腎、枕、神門。每次 3～4 穴，強刺激，留針 30 分鐘。

〔**灸法**〕此證只針不灸。

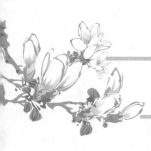

瘀阻腦絡證

指瘀血犯頭，阻滯腦絡，以頭痛、頭暈及血瘀症狀為主要表現的證。

臨床證候

頭暈不已，頭痛如刺，痛處固定不移，疼痛性質多如針刺，經久不癒，多伴有健忘、失眠、心悸，或頭部外傷後昏不知人，面色晦暗，舌質紫暗或有紫斑、紫點，脈細澀。

發病原因

多因頭部外傷，瘀血停積腦絡；或久痛入絡，瘀血內停，阻塞腦絡而成。

證候分析

腦，又名髓海，深藏於頭部，居顱腔之中，其外為頭面，內為腦髓，是精髓和神明彙集發出之處，又稱為元神之府。《素問‧五藏生成》說：「諸髓者，皆屬於腦。」《靈樞‧海論》說：「腦為髓之海。」腦屬於中醫認識人體中的奇恆之腑，為貯藏精氣的臟器，似臟非臟，似腑非腑，腦髓充則神明，神明則氣行，氣行則有生機、感覺和運動，瘀血阻滯腦絡，則頭痛如刺，痛處固定，經久不癒；腦絡不通，腦竅失於氣血榮養，則頭暈不已；瘀血不去，新血不生，心神失養，故健忘，失眠，心悸；外傷嚴重，元神無主，故昏不知人；面色晦暗，舌質紫暗或有紫點紫斑，脈細澀，為瘀血內

阻之證。

辨證要點

頭痛、頭暈與血瘀症狀共見為辨證要點。

辨證方劑

1. 川芎茶調散（《太平惠民和劑局方》卷二）

〔組成〕川芎（去梗）120g，荊芥（去梗）120g，白芷60g，羌活60g，炙甘草60g，細辛30g，防風45g，薄荷葉（不見火）240g。

〔用法〕共為細末，每服6g，清茶調下。亦作湯劑，用量按原方比例酌定。

〔功用〕疏風止痛。

〔主治〕外感風邪頭痛。偏頭痛或巔頂作痛，惡寒發熱，目眩鼻塞，舌苔薄白，脈浮。

〔加減〕若屬外感風寒頭痛，宜減薄荷用量，酌加蘇葉、生薑以加強祛風散寒之功；外感風熱頭痛，加菊花、殭蠶、蔓荊子以疏散風熱；外感風濕頭痛，加蒼朮、藁本以散風祛濕；頭風頭痛，宜重用川芎，並酌加桃仁、紅花、全蠍、地龍等以活血祛瘀、搜風通絡。

2. 通竅活血湯（《弘醫林改錯》卷上）

〔組成〕赤芍3g，川芎3g，桃仁9g（研泥），紅棗7個（去核），紅花9g，老蔥3根（切碎），鮮薑9g（切碎），麝香0.15g（絹包）。

〔用法〕用黃酒250ml，將前七味煎至150ml，去渣滓，將麝香入酒內，再煎二沸，臨臥服。

〔功用〕活血化瘀，通竅活絡。

〔主治〕偏頭痛，日久不癒，頭面瘀血，頭髮脫落，眼

疼白珠紅，酒渣鼻，久聾，紫白癜風，牙疳，婦女乾血勞，小兒疳證等。

〔**加減**〕若見氣虛者，加黃耆 60g；陰虛者，加玄參 20g，生地 30g；肝陽上亢者，加羚羊角粉 0.3g，石決明 30g；風盛者，加殭蠶 9g，天南星 9g；兼腑實者，加小承氣湯。

3. 血府逐瘀湯（《醫林改錯》卷上）

〔**組成**〕當歸 9g，生地 9g，桃仁 12g，紅花 9g，枳殼 6g，赤芍 6g，柴胡 3g，甘草 3g，桔梗 4.5g，川芎 4.5g，牛膝 10g。

〔**用法**〕水煎服。

〔**功用**〕活血祛瘀，行氣止痛。

〔**主治**〕上焦瘀血，頭痛胸痛，胸悶呃逆，失眠不寐，心悸怔忡，瘀血發熱，舌質暗紅，邊有瘀斑或瘀點，唇暗或兩目暗黑，脈澀或弦緊，婦人血瘀經閉不行，痛經，肌膚甲錯，日晡潮熱；以及脫疽，眼科雲霧移睛、青盲等目疾。

〔**加減**〕頭面部加白芷 9g；上肢加羌活 9g；下半身去桔梗；瘀血明顯加製乳香 6g，製沒藥 6g；偏寒加細辛 3g，桂枝 9g；濕重去生地黃、生黃耆、生甘草，加蒼朮 9g，米仁 9g。

4. 補陽還五湯（《醫林改錯》）

〔**組成**〕黃耆 120g（生），歸尾 6g，赤芍 4.5g，地龍 3g（去土），川芎 3g，桃仁 3g，紅花 3g。

〔**用法**〕水煎服。

〔**功用**〕補氣活血通絡。

〔**主治**〕中風及中風後遺症。半身不遂，口眼喎斜，語

言蹇澀，口角流涎，小便頻數或遺尿不禁，舌黯淡，苔白，脈緩。

〔加減〕初得半身不遂，依本方加防風 3g，服四五劑後去之；如已病三兩個月，前醫囑古方用寒涼藥過多，加附子 12～15g；如用散風藥過多，加黨參 10～15g。溫熱偏重加蒲公英、忍冬藤；寒溫偏重加附子、肉桂；氣滯血瘀加柴胡、木香。

辨證成藥

1. 血府逐瘀顆粒（《北京同仁堂》）

〔用法〕開水沖服，一次 1 袋，一日 3 次。

〔功用〕活血化瘀，理氣止痛。

〔主治〕用於瘀血內阻，頭痛或胸痛，內熱瞀悶，失眠多夢，心悸怔忡，急躁善怒。

2. 通心絡膠囊（《中國藥典》）

〔用法〕口服。一次 2～4 粒，一日 3 次。

〔功用〕益氣活血、通絡止痛。

〔主治〕用於冠心病心絞痛屬心氣虛乏、血瘀絡阻證，症見胸部憋悶，刺痛、絞痛、固定不移，心悸自汗，氣短乏力，舌質紫暗或有瘀斑，脈細澀或結代。亦用於氣虛血瘀絡阻型中風病，症見半身不遂或偏身麻木，口舌歪斜，言語不利。

3. 步長腦心通（咸陽步長製藥有限公司）

〔用法〕口服，一日 3 次，每次 2～4 粒，或遵醫囑。

〔功用〕益氣活血、化瘀通絡。

〔主治〕用於氣虛血滯，脈絡瘀阻所致中風中經絡，半身不遂、肢體麻木、口眼喎斜、舌強語謇及胸痺心痛、胸

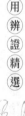

悶、心悸、氣短等；腦梗塞、冠心病心絞痛屬上述證候者。

4. 參七顆粒（《煙臺中醫醫院製劑室》）

〔用法〕口服，一次 1 袋，一日 3 次；或遵醫囑。

〔功用〕活血化瘀，通絡止痛。

〔主治〕血管性痴呆瘀阻腦絡證。

5. 心血寧片（《鞍山製藥有限公司》）

〔用法〕口服，一次 4 片，一日 3 次；或遵醫囑。

〔功用〕活血化瘀，通絡止痛。

〔主治〕用於心血瘀阻、瘀阻腦絡引起的胸痹，眩暈，以及冠心病、高血壓、心絞痛、高血脂症等見上述症候者。

6. 天保寧片（《浙江康恩貝製藥股份有限公司》）

〔用法〕口服，一次 2 片，一日 3 次；或遵醫囑。

〔功用〕活血化瘀通絡。

〔主治〕用於瘀血阻絡引起的胸痹、心痛、中風、半身不遂、舌強語塞；冠心病穩定型心絞痛、腦梗塞見上述證候者。

辨證食療

1. 三七雞骨湯

〔原料〕三七粉 10g，雞腿骨帶肉 20 根。

〔製法〕將雞腿骨砸碎和三七粉熬湯。

〔功效〕活血化瘀通絡。

〔主治〕跌打損傷、骨折、瘀阻腦絡。

2. 地龍桃花餅

〔原料〕乾地龍 30g，紅花 20g，赤芍 20g，當歸 50g，川芎 10g，黃耆 100g，玉米麵 400g，小麥麵 100g，桃仁、白糖各適量。

〔製法〕將乾地龍以酒浸泡去其氣味，然後烘乾研為細

瘀阻腦絡證

末，餘藥物入砂鍋煎成濃汁，再將地龍粉、玉米麵、小麥麵、白糖倒入藥汁中混勻，做圓餅 20 個，將桃仁去皮尖略炒，勻布餅上，入烤爐烤熟即可。每次食用 1～2 個，每日 2 次。

〔功效〕益氣，活血，通絡。

〔主治〕中風後遺症之半身不遂、口眼喎斜、語言謇澀，口角流涎，肢體萎廢等。

3. 靈芝田七酒

〔原料〕田七 10～20g，靈芝 50g，丹參 10g，白酒 750g。

〔製法〕將所有中藥材一起敲碎，成粗末後放入容器內，加入白酒，密封，每天攪拌一次，浸泡兩週即可。

〔功效〕補氣活血、安神。

〔主治〕適用於血絡瘀阻，胸痺心痛、胸悶、心悸、氣短等。

辨證針灸

〔取穴〕太陽、印堂、阿是穴。

〔針刺法〕選取以上穴位，叩刺出血，加拔火罐。適用於肝陽上亢及瘀阻腦絡型。亦可選耳針，選枕、額、腦、神門、肝，每次酌選 3～5 穴，毫針淺刺，或耳穴貼壓；刺血療法：淺刺隨即退針，輕輕擠壓針孔，使其少量出血。一日一次。

〔灸法〕取穴：神闕，雙側足三里。採用溫和灸。即將艾條燃著的一端與施灸部位的皮膚保持一寸左右距離，自我感覺有溫熱而無灼痛即可。每穴灸 10～15 分鐘。

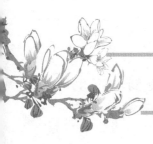

小腸實熱證

指心火下移小腸，熱迫膀胱，氣化失司，以小便赤澀疼痛、心煩、舌瘡及實熱症狀為主要表現的證。

臨床證候

小便短赤、灼熱澀痛，尿血，心煩口渴，口舌生瘡，臍腹脹痛，舌紅，苔黃，脈數。

發病原因

多因心經有熱，下移小腸而成。

證候分析

心與小腸之間有經絡相連，《靈樞·經脈》曰：「心手少陰之脈……出屬心系，下膈絡小腸。」而「小腸手太陽之脈……入缺盆，絡心……下膈，抵胃屬小腸。」二者相互絡屬，便構成了表裏關係，故稱「心與小腸相表裏」。心與小腸的內在聯繫，表現在病理上較為明顯，小腸實熱證又可稱「心移熱於小腸」、「心與小腸俱實證」。心火內熾，循經下移小腸，致使小腸裏熱實盛，熱迫膀胱，氣化失司，故小便短赤、灼熱澀痛；熱傷血絡，故尿血；邪熱擾心，故心煩；火熱傷津，故口渴；火熱上炎舌竅，故口舌生瘡；小腸氣機失調，故臍腹脹痛；舌紅苔黃，脈數，均為實熱之證。

辨證要點

小便赤澀疼痛、心煩、舌瘡與實熱症狀共見。

辨證方劑

1. 小薊飲子（《玉機微義》）

〔**組成**〕小薊 12g，生地 15g，丹皮 10g，藕節 10g，生蒲黃 10g，梔子 10g，竹葉 10g，木通 10g，滑石 12g，鮮白茅根 30g，生甘草 6g。

〔**用法**〕以上方藥，水煎取汁 300ml，每日 1 劑，溫服，1 日 3 次。

〔**功用**〕涼血止血，利水通淋。

〔**主治**〕熱結下焦之血淋、尿血。小便頻數，赤澀熱痛，尿中見血，或尿血，舌紅苔黃，脈數等心火下移小腸，以血尿為主者。

〔**加減**〕若熱甚淋重，加萹蓄、瞿麥以助清利通淋之效；血量較多，加大薊、白茅根以增強涼血止血；若瘀阻尿道痛甚，加少量琥珀、牛膝以化瘀止痛；若有結石而見本方者，可加金錢草、海金沙、石韋，以化石通淋；若兼尿有膏脂，加萆薢以分清別濁。

2. 導赤散（《小兒藥證直訣》）

〔**組成**〕生地黃 6g，木通 6g，生甘草梢 6g，竹葉 6g。

〔**用法**〕上藥為末，每次服 9g，飯後溫服。

〔**功用**〕清心利水養陰。

〔**主治**〕心胸煩熱，口渴面赤，意欲飲冷，以及口舌生瘡；或小便赤澀刺痛，舌紅，脈數等心經火熱證者或心熱移於小腸者。

〔**加減**〕若心火較盛，可加黃連以清心瀉火；心熱移於小腸，小便不通，可加車前子、赤茯苓以增強清熱利水之功；陰虛較甚，加麥冬增強清心養陰之力；小便淋澀明顯，

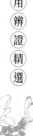

加萹蓄、瞿麥、滑石之屬，增強利尿通淋之效；出現血淋，可加白茅根、小薊、旱蓮草涼血止血。

3. 涼膈散（《太平惠民和劑局方》）

〔**組成**〕川大黃 600g，朴硝 600g，甘草 600g，山梔子仁 300g，薄荷葉（去梗）300g，黃芩 300g，連翹 1200g。

〔**用法**〕上研為粗末。每次服 6g，水 300ml，入竹葉 7 片，蜜少許，煎至 210ml。

〔**功用**〕涼膈瀉熱。

〔**主治**〕煩躁多渴，面熱頭昏、唇焦咽燥，舌腫喉閉，目赤鼻衄，頷頰結硬，口舌生瘡，涕唾稠黏，睡臥不寧，譫語狂妄，大便秘結，小便熱赤，舌紅苔黃，脈滑數等上、中二焦積熱者。

〔**加減**〕心煩口渴者，加天花粉、麥冬；口舌生瘡者，加玄參、金銀花、青黛；咽喉腫痛甚，加玄參、山豆根、射干、蟬蛻；驚厥者，加入鉤藤、羚羊角、天麻。

4. 八正散（《太平惠民和劑局方》）

〔**組成**〕車前子、瞿麥、萹蓄、滑石、山梔子仁、甘草炙、木通、大黃各 500g。

〔**用法**〕用水 400ml，煎至 250ml，空腹溫服。

〔**功用**〕清熱瀉火，利水通淋。

〔**主治**〕尿頻尿急，溺時澀痛，淋漓不暢，尿色渾赤，甚則癃閉不通，小腹急滿，口燥咽乾，舌苔黃膩，脈滑數等濕熱淋證者。

〔**加減**〕血尿者，加小薊、白茅根以涼血止血；石淋澀痛，加海金沙、金錢草以通淋化石；小編混濁較甚，加萆薢、石菖蒲。

5. **瀉心湯**（《金匱要略》）

〔組成〕大黃 10g，黃連 5g，黃芩 5g。

〔用法〕上三味藥，以水 800ml，煮取 250ml，頓服。

〔功用〕瀉火解毒，燥濕洩熱。

〔主治〕邪火內熾，迫血妄行，吐血，衄血，便秘溲赤者；或三焦積熱，眼目赤腫，口舌生瘡，外證瘡瘍，心胸煩悶，大便秘結者。

〔加減〕熱象盛者，加牡丹皮、梔子清熱涼血；出血者，加白芨、茜草、側柏炭、仙鶴草、地榆炭、紫珠草涼血化瘀止血。

6. **犀角地黃湯**（《外台秘要》）

〔組成〕犀角（水牛角代）30g，生地黃 24g，芍藥 12g，牡丹皮 9g。

〔用法〕用水 400ml，煎至 250ml，空腹溫服。

〔功用〕清熱解毒，涼血散瘀。

〔主治〕熱擾心神，身熱譫語，舌絳起刺，脈細數者；或熱傷血絡，斑色紫黑、吐血、衄血、便血、尿血等，舌紅絳，脈數者。

〔加減〕蓄血、喜忘如狂者，加大黃、黃芩以清熱逐瘀與涼血散瘀同用；鬱怒而夾肝火者，加柴胡、黃芩梔子以清瀉肝火；出血者，加白茅根、側柏炭、小薊增強涼血止血之功。

辨證成藥

1. **導赤丸**（《小兒藥證直訣》）

〔用法〕口服。一次 1 丸，一日 2 次；週歲以內小兒酌減。

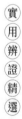

〔功用〕清熱瀉火，利尿通便。

〔主治〕火熱內盛所致的口舌生瘡、咽喉疼痛、心胸煩熱、小便短赤、大便秘結者。

2. 黃連上清片（《海虹製藥集團》）

〔用法〕口服，一次 6 片，一日 2 次。

〔功用〕清熱通便，散風止痛。

〔主治〕用於頭暈目眩，暴發火眼，牙齒疼痛，口舌生瘡，咽喉腫痛，耳痛耳鳴，大便秘結，小便短赤者。

3. 三黃片（《海虹製藥集團》）

〔用法〕口服。一次 4 片，一日 2 次，小兒酌減。

〔功用〕清熱解毒，瀉火通便。

〔主治〕用於三焦熱盛所致的目赤腫痛、口鼻生瘡、咽喉腫痛、牙齦腫痛、心煩口渴、尿黃便秘者。

辨證食療

1. 豬小肚燈芯草湯

〔原料〕豬小肚（即豬膀胱）2 個，燈芯草 5 扎，薏米 30g，蜜棗 2 個。

〔製法〕以上原料煮湯，喝湯吃豬小肚。

〔功效〕清熱瀉火通淋。

〔主治〕：淋病、水腫、小便不利、濕熱黃疸、心煩不寐、小兒夜啼喉痺、創傷。

2. 二苓湯

〔原料〕豬茯苓 15g，茯苓 15g，木棉花 15g，蜜棗 2 個。

〔製法〕以上原料煮茶。

〔功效〕清熱利尿通淋。

〔主治〕心腎俱虛，神志不定，小便淋瀝不盡。

3. 燈心竹葉湯

〔原料〕燈心 15g，竹葉 10g

〔製法〕水煎取汁，代茶飲用。

〔功效〕清心除煩，利尿降火。

〔主治〕小兒夜啼，成人心煩兼見小便赤澀熱痛。

辨證針灸

〔取穴〕大鐘穴。

〔針刺法〕直刺 0.5～0.8 寸，瀉法，以局部酸脹為度，每日 1 次。亦可使用溫針灸，即在留針過程中，將艾絨搓團撚裹於針柄上點燃，透過針體將熱力傳入穴位。每次 3～5 壯，每日 1 次。

〔灸法〕取溫和灸，即將艾條燃著的一端與施灸部位的皮膚保持一寸左右距離，自我感覺有溫熱而無灼痛即可。每次 5～10 分鐘，每日 1 次。

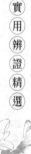
實用辨證精選

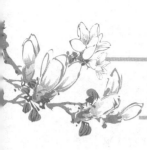

肺氣虛證

　　肺氣虛證是指肺氣虛弱，呼吸無力，衛外不固，以咳嗽無力、氣短而喘、自汗等為主要表現的虛弱證候。

臨床證候

　　咳嗽無力，氣短而喘，動則尤甚，咳痰清稀，聲低懶言，或有自汗、畏風，易於感冒，神疲體倦，面色淡白，舌淡苔白，脈弱。

發病原因

　　導致肺氣虛的原因，多由久病咳喘，耗傷肺氣；或因脾虛失運，生化不足，肺失充養所致。

證候分析

　　由於肺氣虧虛，呼吸功能減弱，宣降無權，氣逆於上，加之宗氣生成不足，所以咳嗽無力，氣短而喘；動則耗氣，肺氣更虛，則咳喘加重；肺氣虛，宗氣衰少，發聲無力，則聲低懶言。肺虛，津液不得布散，聚而為痰，故吐痰清稀。

　　肺氣虧虛，不能宣發衛氣於膚表，腠理失密，衛表不固，故見自汗、畏風，且易受外邪侵襲而反覆感冒。面色淡白，神疲體倦，舌淡苔白，脈弱，均為氣虛不能推動氣血，機能衰減之象。

辨證要點

　　本證多有久病咳喘、體弱等病史，以咳嗽無力、氣短而

喘、自汗與氣虛症狀為要點。

辨證方劑

1. 補肺湯（《備急千金要方》）

〔組成〕黃耆 30g，甘草 12g，鐘乳 12g，人參 12g，茯苓 90g，桂心 15g，乾地黃 15g，茯苓 15g，白石英 15g，厚朴 15g，桑白皮 15g，乾薑 15g，紫菀 15g，橘皮 15g，當歸 15g，五味子 15g，遠志 15g，麥門冬 15g，大棗 20 枚。

〔用法〕上十八味，以水 1.5L，煮取 500ml，分 4 次服，日 3 夜 1 服。

〔功用〕補肺益腎，清火化痰。

〔主治〕主肺氣不足，逆滿上氣，咽中悶塞，短氣，寒從背起，口中如含霜雪，言語失聲，甚則吐血者；主勞嗽，肺腎兩虛，日晡發熱，自汗盜汗，痰多喘逆；主虛勞短氣自汗，時寒時熱，易於感冒，舌色淡，脈軟無力者；肺氣不足，心腹支滿，咳嗽喘逆上氣，唾膿血，胸背痛，手足煩熱，惕然自驚皮毛起，或哭或歌或怒，乾嘔心煩，耳中聞風雨聲，面色白。

〔加減〕若寒痰內盛，加鐘乳石、蘇子、款冬花溫肺化痰定喘；若食少便溏，腹中氣墜，肺脾同病，加黃耆、白朮；若伴咳嗆痰少質黏，煩熱口乾，面色潮紅，舌紅苔剝，脈細數，為氣陰兩虛，可加沙參、玉竹、百合等益氣養陰；痰黏難出，加貝母、瓜蔞潤肺化痰。

2. 玉屏風散（《醫方類聚》）

〔組成〕防風 30g，黃耆 60g，白朮 60g。

〔用法〕每服 9g，用水一盞半，加大棗 1 枚，煎至七分，去滓，食後熱服。

現代用法為研末，每日 2 次，每次 6～9g，大棗煎湯送服；亦可作湯劑，水煎服，用量按原方比例酌減。

〔**功用**〕益氣固表止汗。

〔**主治**〕表虛自汗，惡風，面色㿠白，舌淡苔薄白，脈浮虛；亦治虛人腠理不固，易感風邪。

〔**加減**〕若咳嗽有痰可加用枳殼 10g、茯苓 24g、陳皮10g、甘草 6g；若怕冷畏風明顯，加桂枝 6g、白芍 10g、生薑 3 片；

若伴惡寒發熱，咳嗽無汗，可加用蘇葉 6g、葛根 10g、生薑 3 片；若見自汗出，可加浮小麥 15g、大棗 5 枚、龍骨24g、牡蠣 30g；若肺虛有寒怕冷，舌淡加肉桂 10g、乾薑6g、鐘乳石 15g；

若見大便臨廁努掙乏力，掙則汗出短氣，加陳皮 10g、火麻仁 10g、白蜜 10g；若氣虛下陷，肛門墜脹可加陳皮10g、升麻 6g、白朮 30g、柴胡 6g。

3. 保元湯（《古今名醫方論》）

〔**組成**〕人參 5g，黃耆 15g，甘草 6g，肉桂 3.5g。

〔**用法**〕上藥用水 300ml，加生薑 1 片，煎至 150ml，不拘時服。

〔**功用**〕補氣溫陽，滋養益氣，扶弱補虛。

〔**主治**〕主元氣虛弱，精神倦怠，肌肉柔慢，飲食少進，面青㿠白，睡臥寧靜，痘頂不起，漿不足，及有雜證；氣血不足，嬰兒怯弱，痘毒內陷，面色蒼白，氣陷久瀉，肢體無力，肺脾虛弱，惡寒自汗。

〔**加減**〕氣鬱，加山楂、木香；熱甚加薄荷、乾葛；如痘毒壅塞不行，加桂，取其味辛能發；如痘順加當歸枸杞，

如逆則加川芎桂各三分；

如渴加麥門冬、天花粉；胃弱加山楂；額上不起加川芎，面上不起加升麻，腹上不起加桔梗，腰腿不起加牛膝，手上不起加桂枝，厥逆加附子，泄瀉加赤茯白芍，冷洩加炒乾薑；痘痛加赤芍、黃連、黃芩、梔子。

4. 參耆補肺湯（《濟生方》）

〔組成〕黃耆 15g，黨參 15g，冬花 10g，丹參 30g，杏仁 10g，蘇子 10g，炙草 4g，海藻 12g，牡蠣 30g，蛤殼 15g。

〔用法〕水煎服，一日 1 劑。

〔功用〕益氣補肺，活血化瘀，軟堅散結。

〔主治〕咳嗽胸疼，咯痰，漸進性胸悶氣急，兼有盜汗乏力，心悸易感，脈多遲細或虛而無力，舌苔白，舌質淡。

5. 補氣活血方

〔組成〕人參 10g，黃耆 20g，熟地 10g，五味子 9g，紫苑 10g，桑白皮 15g，地龍 6g，桃仁 10g，丹參 20g。

〔用法〕上九味，以水 1.5L，煮取 500ml，分 3 次服。

〔功用〕大補元氣，補脾益肺，生津益血。

〔主治〕勞傷虛損，食少倦怠，虛咳喘促，久虛不復，氣虛津少。

主用於肺氣虧虛出現呼吸短促，行動乏力，動輒氣喘，脈虛自汗等症。

辨證成藥

1. 玉屏風散（《《醫方考》》）

〔用法〕大蜜丸：每丸 9g；顆粒劑：每袋 6g。口服，成人每次 6～9g，每日 3 次，兒童每次可服 2～4g。

〔功用〕益氣固表止汗。

〔主治〕表虛自汗。汗出惡風，面色㿠白，舌淡苔薄白，脈浮虛。亦治虛人腠理不固，易感風邪。

2. 復耆止汗顆粒（上海雷允上藥業）

〔組成〕黃耆、黨參、麻黃根、白朮麩炒、牡蠣煅、五味子製。

〔用法〕開水沖服，五歲以下一次 20g，一日 2 次；五歲至十二歲一次 20g，一日 3 次；成人一次 40g，一日 2次。每袋裝 20g。

〔功用〕補益肺氣，固表斂汗。

〔主治〕對於肺氣虛弱不能衛表而致多汗症者尤佳。

3. 參蘇丸（太極集團）

〔組成〕黨參、紫蘇葉、葛根、前胡、茯苓、半夏製、陳皮、枳殼炒、桔梗、木香、甘草。

〔用法〕口服，一次 6～9g，一日 2～3 次。每 10 丸重0.8g。

〔功用〕益氣解表，疏風散寒，祛痰止咳。

〔主治〕用於身體虛弱、感受風寒所致感冒，症見惡寒發熱、頭痛鼻塞、咳嗽痰多、胸悶嘔逆、乏力氣短。

4. 人參保肺丸（同仁堂）

〔組成〕人參、罌粟殼、五味子（醋炙）、川貝母、陳皮、砂仁、枳實、麻黃、苦杏仁（去皮炒）、石膏、甘草、玄參。

〔用法〕水蜜丸，口服。一次 2 丸，一日 2～3 次。。

〔功用〕益氣補肺，止嗽定喘。

〔主治〕肺氣虛弱，津液虧損引起的虛勞久嗽，氣短喘

促等症。

辨證食療

1. 黑豆柿餅粥

〔原料〕黑皮青豆 25g，大黑棗 5 個，柿餅 1 個，糯米 30g。

〔製法〕黑皮青豆慢火炒至黑皮裂開，黑棗去核，柿餅切片，糯米洗淨。先將黑豆、黑棗、柿餅同放入鍋內，加適量開水，慢火煎 30 分鐘，然後將糯米煲粥。粥成後便可食用。

〔功效〕益肺補脾。

〔主治〕肺虛久咳，面黃肌瘦，飲食減少，語聲低微，氣短乏力，咳嗽聲低無力，痰多清稀，神疲，畏風，自汗，易於感冒，苔薄白質淡，脈弱。

2. 無花果蓮子百合豬腱湯

〔原料〕無糖無花果 30g，蓮子肉 25g，百合 25g，豬腱肉 200g。

〔製法〕豬腱肉飛水去肉腥味，上料一同放入鍋內，加適量清水，武火煮沸，轉文火煲 1～2 小時，以少許食鹽調味，便可食用。

〔功效〕益氣健脾，潤肺止咳。

〔主治〕動則氣促、咳嗽、痰白清稀、疲倦乏力、自汗等。

3. 黃耳腰果瘦肉湯

〔原料〕黃耳（金耳）10g，腰果 15g，百合 20g，蓮子肉 20g，核桃 20g，無花果 6 粒（糖製無花果 2 粒），豬瘦肉 150g。

〔製法〕黃耳用清水浸泡 10～12 小時，切去硬實蒂部撕成小朵，瘦肉切兩塊飛水去肉腥味，上料一同放入鍋內，加適量清水，武火煮沸，轉文火煲 1～2 小時，以少許食鹽調味，便可食用。

〔功效〕補益肺氣，潤肺化痰，滋養強壯。

〔主治〕中老年人肺虛體弱者，臟腑虛損，精神萎靡，體倦乏力者。

4. 黃耆燉母雞

〔原料〕生黃耆 120g、母雞 1 隻、佐料適量。

〔製法〕將母雞殺後洗淨去內臟將黃耆放入母雞腹中縫好，置鍋中加水及佐料燉熟即成，吃肉喝湯，每週 2 次可常服。

〔功效〕補益肺氣，強體。

〔主治〕適用於肺虛體弱，肺氣不足所出現的體弱易感，畏寒多汗，氣短乏力者。

5. 代茶飲

保元湯或參胡桃東加五味子：人參 9g、黃耆 15g、生薑 3g、五味子 6g、炙甘草 3g 或人參 9g、胡桃仁 30g、生薑 3g、五味子 6g，加水煎煮，取汁，一日分 2～3 次服；或用開水浸泡，代茶飲。

〔功效〕補益肺氣。

〔主治〕適用於肺臟虛損、肺氣不足，症見氣短喘促，或咳嗽，聲音低微，神疲乏力，血壓偏低，面色淡白或自汗，舌淡苔白、脈虛無力者。

玉屏風散加紫蘇：黃耆 15g、白朮 15g、防風 12g、生薑 6g、紫蘇 10g。加水煎煮取汁，1 日分 3 次服。

〔功效〕益肺氣固表。

〔主治〕適用於易患風寒感冒，症見鼻塞、頭昏頭痛、惡風寒、疲倦乏力、舌苔薄白、脈浮無力者。

辨證針灸

〔取穴〕肺俞、風門、列缺、天突、足三里、豐隆、尺澤、孔最。

〔針刺法〕咳嗽：取穴肺俞、風門、列缺、天突，痰多配足三里、豐隆，氣急配定喘，咳血配尺澤、孔最。用補法，留針 15～20 分鐘，每日 1 次。哮喘：針刺取穴天突、定喘、內關、列缺、肺俞、腎俞、關元，痰多配豐隆、足三里，胸悶配膻中、氣海，一般用補法，留針 15～20 分鐘，每日 1 次。

〔灸法〕取溫和灸，取肺俞、腎俞、關元三穴。灸三壯。取穴：腎俞，命門，關元，氣海，太谿，足三里。每穴灸 10～15 分鐘。

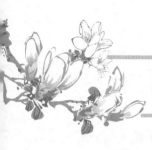

肺陰虛證

肺陰虛證是指肺陰虧虛，虛熱內擾，以乾咳少痰、潮熱、盜汗等為主要表現的虛熱證候。

又名肺虛熱證。

臨床證候

乾咳無痰，或痰少而黏、不易咯出，或痰中帶血，聲音嘶啞，口燥咽乾，形體消瘦，五心煩熱，潮熱盜汗，兩顴潮紅，舌紅少苔乏津，脈細數。

發病原因

導致肺陰虛的原因，主要有：燥熱傷肺，或癆蟲蝕肺，或汗出傷津，或素嗜菸酒、辛辣燥熱之品，或久病咳喘，老年體弱，漸致肺陰虧虛而成。

證候分析

肺陰不足，失於滋潤，肺中乏津，或虛火灼肺，以致肺熱葉焦，失於清肅，氣逆於上，故乾咳無痰，或痰少而黏、難以咯出；甚則虛火灼傷肺絡，絡傷血溢，則痰中帶血。

肺陰不足，咽喉失潤，且為虛火所蒸，以致聲音嘶啞。陰虛陽無所制，虛熱內熾，故見午後潮熱，五心煩熱；熱擾營陰則盜汗；虛火上炎，故兩顴發紅；陰液不足，失於滋養，則口燥咽乾，形體消瘦；舌紅少苔乏津，脈細數，為陰虛內熱之象。

辨證要點

本證以乾咳、痰少難咯、潮熱、盜汗為要點。

辨證方劑

1. 沙參麥冬湯（《溫病條辨》）

〔組成〕沙參 9g，玉竹 6g，生甘草 3g，冬桑葉 4.5g，麥冬 9g，生扁豆 4.5g，花粉 4.5g。

〔用法〕用水 1000ml，煮取 400ml，日服 2 次。

〔功用〕清養肺胃，生津潤燥。

〔主治〕治燥傷肺胃陰分，津液虧損，咽乾口渴，乾咳痰少而黏，或發熱，脈細數，舌紅少苔者。

〔加減〕久熱久咳者，加地骨皮 9g；兼灼熱嘈雜反酸者，加黃連 6g，少佐吳茱萸 3g，以疏洩肝熱；胃火甚者，加生石膏 25g，生大黃 10g，以清胃瀉火；大便燥加大黃 3-6g，熱甚加青蒿、野菊花各 9～12g；舌質紅少苔者加知母、石斛各 9g；營養不良去大青葉，加太子參 9～12g。

2. 百合固金湯（《慎齋遺書》）

〔組成〕熟地、生地、當歸身各 9g，白芍、甘草各 3g，桔梗、元參各 3g，貝母 6g，麥冬 9g，百合 12g。

〔用法〕用水 400ml，煎至 250ml，空腹溫服。

〔功用〕滋養肺腎，止咳化痰。

〔主治〕肺腎陰虧，虛火上炎證。治腎水不足，虛火刑金，咳嗽氣喘，痰中帶血，咽喉燥痛，頭暈目眩，午後潮熱，舌紅少苔，脈細數。現用於肺結核、氣管炎、支氣管擴張、肺炎中後期、肺癌、咽炎等屬肺腎陰虛者。

〔加減〕若痰多而色黃者，加膽南星、黃芩、瓜蔞皮以清肺化痰；若咳喘甚者，可加杏仁、五味子、款冬花以止咳

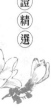

實用辨證精選

平喘；若咳血重者，可去桔梗之升提，加白芨、白茅根、仙鶴草以止血。

3. 養陰清肺湯（《溫病條辨》）

〔組成〕生地 6g，麥冬、玄參各 9g，生甘草、薄荷 3g，貝母（去心）、丹皮、白芍（炒）各 5g。

〔用法〕水煎服。一般日服 1 劑，重症可日服 2 劑。

〔功用〕養陰清肺，解毒利咽。

〔主治〕陰虛燥熱之白喉。喉間起白如腐，不易拭去，並逐漸擴展，病變甚速，咽喉腫痛，初起或發熱或不發熱，鼻乾唇燥，或咳或不咳，呼吸有聲，似喘非喘，脈數無力或細數。

〔加減〕若陰虛甚者，加熟地滋陰補腎；熱毒甚者，加銀花、連翹以清熱解毒；燥熱甚者，加天冬、鮮石斛以養陰潤燥。並可配合應用《重樓玉鑰》之吹藥方：青果炭 6g，黃柏、川貝母、兒茶、薄荷各 3g，冰片、鳳凰衣各 1.5g。各研細末，再入乳鉢內和勻，加冰片研細，瓶裝備用。

4. 補肺阿膠湯（《醫方集解》）

〔組成〕阿膠（麩炒）15g，牛蒡子 6g，炙甘草 3g，馬兜鈴 12g，杏仁 12g，糯米 12g。

〔用法〕用水 400ml，煎至 250ml，空腹溫服。

〔功用〕養陰補肺，清熱止血。

〔主治〕肺陰不足，陰虛有熱之證。咳嗽氣喘，咽喉乾燥，咯痰不多，或痰中帶血，舌紅少苔，脈細數。

5. 麥門冬湯（《金匱要略》）

〔組成〕麥門冬 42g，半夏、甘草各 6g，人參 9g，粳米 3g，大棗 4 枚。

〔**用法**〕上六味，以水一斗二升，煮取六升，溫服一升，日三夜一服。現代用法：水煎服。

〔**功用**〕清養肺胃，降逆下氣。

〔**主治**〕虛熱肺痿。咳嗽氣喘，咽喉不利，咯痰不爽，或咳唾涎沫，口乾咽燥，手足心熱，舌紅少苔，脈虛數；胃陰不足證。嘔吐，納少，呃逆，口渴咽乾，舌紅少苔，脈虛數。

〔**加減**〕若津傷甚者，可加沙參、玉竹以養陰液；若陰虛胃痛、脘腹灼熱者，可加石斛、白芍以增加養陰益胃止痛之功。

6. 百合地黃湯（《金匱要略》）

〔**組成**〕百合 7 枚，生地黃汁 200ml。

〔**用法**〕以水浸洗百合一宿，去其水；再以泉水 400ml，煎取 200ml，去滓；入地黃汁，煎取 300ml，分溫再服。

〔**功用**〕滋陰清熱。

〔**主治**〕治百合病，陰虛內熱，神志恍惚，沉默寡言，如寒無寒，如熱無熱，時而欲食，時而惡食，口苦，小便赤。

辨證成藥

1. 二冬膏（《中國藥典》）

〔**用法**〕天冬、麥加水煎煮三次，合併煎液，濾過，濾液濃縮成相對密度為 1.21～1.25（80℃）的清膏。每 100g 清膏加煉蜜 50g，混勻。口服，一次 9～15g，一日 2 次。

〔**功用**〕養陰潤肺。

〔**主治**〕用於肺陰不足引起的燥咳痰少，痰中帶血，鼻

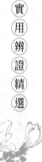

乾咽痛。

2. 百合固金丸（廣州白雲山敬修堂）

〔用法〕口服。水蜜丸一次 6g，一日 2 次。

〔功用〕養陰潤肺，化痰止咳。

〔主治〕用於肺腎陰虛，燥咳少痰，咽乾喉痛。

3. 秋梨潤肺膏（同仁堂）

〔用法〕口服，一次 10～20g，一日 2 次。

〔功用〕潤肺止咳，生津利咽。

〔主治〕用於久咳，痰少質黏，口燥咽乾。

4. 養陰清肺膏

〔用法〕口服，一次 10～20ml，一日 2～3 次。

〔功用〕養陰潤燥，清肺利咽。

〔主治〕用於陰虛肺燥，咽喉乾痛，乾咳少痰或痰中帶血。

5. 金水寶膠囊

〔用法〕口服。一次 3 粒，一日 3 次。

〔功用〕補益肺腎、秘精益氣。

〔主治〕用於肺腎兩虛，精氣不足，久咳虛喘，神疲乏力，不寐健忘，腰膝痠軟，月經不調，陽痿早洩。

辨證食療

1. 沙參麥冬燉雞湯

〔原料〕母雞半隻，北沙參 4 根，麥冬 25g，生薑 4 片，鹽適量。

〔製法〕砂鍋注入冷水，倒入洗淨的雞塊，麥冬生薑切片沙參切好備用，生薑放入鍋內，倒入沙參和麥冬，再倒入料酒開大火待湯汁開後轉小火慢煲 80 分鐘，起鍋前倒入適

量的鹽巴。

〔**功用**〕清養肺胃，生津潤燥。

〔**主治**〕治燥傷肺胃陰分，津液虧損，咽乾口渴，乾咳痰少而黏，或發熱，脈細數，舌紅少苔者。

2. 貝母蒸甲魚

〔**原料**〕川貝母 5g，甲魚 1 隻（約 500g），雞清湯 1 公斤，蔥、薑、花椒、料酒、鹽各適量。

〔**製法**〕將甲魚宰殺，去頭及內臟，切塊備用。將甲魚塊放蒸盆內，加入貝母、鹽、料酒、花椒、蔥、薑，上籠蒸 1 小時許，趁熱服食。

〔**功效**〕滋陰清熱，潤肺止咳。

〔**主治**〕治陰虛咳喘，低熱，盜汗等。

3. 沙參百合鴨湯

〔**原料**〕北沙參、百合各 30g，肥鴨肉 150g，白糖、鹽、黃酒適量。

〔**製法**〕將北沙參、百合、鴨肉分別洗淨，一同入鍋，加水適量，先用武火燒沸，再用文火燉至鴨肉熟爛加入調料即成。飲湯吃鴨肉。

〔**功效**〕養陰潤肺，清熱化痰。

〔**主治**〕適用於肺熱陰虛所致的咳嗽咯痰、口燥咽乾、結核咳嗽等。

4. 川貝燉雪梨

〔**原料**〕雪梨 1 個，川貝母 6g。

〔**製法**〕將雪梨挖去核，川貝納入梨中，蓋好孔，用白線紮好，放鍋內水燉，約 1 小時左右，梨熟爛，飲湯食用，每日 1 次，連服 3～5 天。

〔**功效**〕滋陰潤肺，清熱化痰。

〔**主治**〕用於肺腎陰虛感冒之發熱、咳嗽等者。

5. 桑菊薄荷飲

〔**原料**〕潔淨的桑葉、菊花各 5g，苦竹葉、白茅根各 30g，薄荷 3g。

〔**製法**〕上五味一併放入茶壺內，用沸水溫浸 10 分鐘，頻飲，也可放涼後飲用。

〔**功效**〕滋陰清熱，潤肺止咳。

〔**主治**〕治陰虛咳喘，低熱等。

6. 補肺阿膠粥

〔**原料**〕糯米 30g，杏仁 10g，阿膠 15g，馬兜鈴 10g。

〔**製法**〕用水適量先煎杏仁、馬兜鈴，去渣職藥汁，同糯米煮成粥；阿膠烊化為汁，兌入糯米粥，加冰糖服。

〔**功用**〕養陰補肺，清熱止血。

〔**主治**〕肺陰不足，陰虛有熱之證。咳嗽氣喘，咽喉乾燥，咯痰不多，或痰中帶血，舌紅少苔，脈細數。

辨證針灸

咳嗽取穴肺俞、風門、列缺、天突；咳血配尺澤、孔最；哮喘取穴天突、定喘、內關、列缺、肺俞、腎俞、關元。

〔**針刺法**〕針刺以上穴位，一般用補法，留針 15～20 分鐘，每日 1 次；亦可採用溫針灸，即在留針過程中，將艾絨搓團撚裹於針柄上點燃，透過針體將熱力傳入穴位。每次燃燒棗核大艾團 1～3 團。具有溫陽通脈、行氣活血的作用。

〔**灸法**〕取溫和灸。每穴灸 10～15 分鐘。

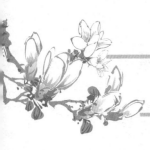

風寒犯肺證

風寒犯肺證是指風寒侵襲，肺衛失宣，以咳嗽、咳稀白痰、惡風寒等為主要表現的證候。

臨床證候

咳嗽，咯少量稀白痰，氣喘，微有惡寒發熱，鼻塞，流清涕，喉癢，或見身痛無汗，舌苔薄白，脈浮緊。

發病原因

導致風寒犯肺的原因，多由風寒外邪，侵襲肺衛，致使肺衛失宣所致。

證候分析

肺司呼吸，外合皮毛，風寒外感，最易襲表犯肺，肺氣被束，失於宣降而上逆，則為咳嗽、氣喘；肺津不布，聚成痰飲，隨肺氣逆於上，故咳痰色白質稀；鼻為肺竅，肺氣失宣，鼻咽不利，則鼻塞、流清涕、喉癢。

風寒襲表，衛陽被遏，不能溫煦肌表，故見微惡風寒；衛陽抗邪，陽氣浮鬱在表，故見發熱；風寒犯表，凝滯經絡，經氣不利，故頭身疼痛；寒性收引，腠理閉塞，故見無汗；舌苔薄白，脈浮緊，為感受風寒之證。

辨證要點

本證多有外感風寒的病史，以咳嗽、咯稀白痰與風寒表證為要點。

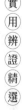

辨證方劑

1. 荊防敗毒散（《攝生眾妙方》）

〔組成〕荊芥、防風、茯苓、獨活、柴胡各 10g，前胡、川芎、枳殼、羌活、桔梗、薄荷各 6g，甘草 3g。

〔用法〕上共研為極細末。每服 5 分至 1 錢，白開水送下。

〔功用〕宣表疏風，透疹解毒，解肌清熱。

〔主治〕主四時感冒，頭痛身熱，噁心嘔穢，傷風流涕，目赤流淚，乾咳噴嚏，痛疹麻疹，周身疼痛；瘡腫初起，見表寒證者。

〔加減〕治小兒痘疹初出不快，加紫草、紫蘇、僵蠶、蔥白；泄瀉、加豬苓、澤瀉，去紫草；熱勝譫語，煩渴，加辰砂六一散調服。

瘟疫內熱，加黃芩；口渴，加天花粉。治療癰腫，病在頭，加白芷、升麻；上身，備加桔梗；手疹，加薄桂；腰疹，加杜仲；腿足疹，加牛膝、木瓜。

2. 麻黃湯（《傷寒論》）

〔組成〕麻黃（去節）9g，桂枝（去皮）6g，杏仁（去皮尖）6g，炙甘草 3g。

〔用法〕上四味，以水 9L，先煮麻黃，減 2L，去上沫，內諸藥，煮取 2.5L，去滓，溫服八合。覆取微似汗，不須啜粥。

現代用法：水煎服，溫覆取微汗。

〔功用〕發汗解表，宣肺平喘。

〔主治〕外感風寒表實證。惡寒發熱，頭身疼痛，無汗而喘，舌苔薄白，脈浮緊。

〔**加減**〕若喘急胸悶、咳嗽痰多、表證不甚者，去桂枝，加蘇子、半夏以化痰止咳平喘；若鼻塞流涕重者，加蒼耳子、辛夷以宣通鼻竅；若夾濕邪而兼見骨節痠痛，加蒼朮、薏苡仁以祛風除濕；兼裏熱之煩躁、口乾，酌加石膏、黃芩以清瀉鬱熱。

3. **桂枝湯**（《傷寒論》）

〔**組成**〕桂枝（去皮）9g，芍藥 9g，炙甘草 9g，生薑 9g，大棗 3 枚。

〔**用法**〕上五味，以水七升，微火煮取三升，適寒溫，服一升。服已須臾，啜熱稀粥一升餘，以助藥力。溫覆令一時許，遍身微似有汗者益佳，不可令如水流漓，病必不除。若一服汗出病瘥，停後服，不必盡劑；若不汗，更服，依前法；又不汗，後服小促其間，半日許令三服盡。

現代用法：水煎服，溫覆取微汗。

〔**功用**〕解肌發表，調和營衛。

〔**主治**〕外感風寒表虛證。惡風發熱，汗出頭痛，鼻鳴乾嘔，苔白不渴，脈浮緩或浮弱。

〔**加減**〕惡風寒較甚者，宜加防風、荊芥、淡豆豉疏散風寒；體質素虛者，可加黃耆益氣，以扶正祛邪；兼見咳喘者，宜加杏仁、蘇子、桔梗宣肺止咳平喘。

4. **小青龍湯**（《傷寒論》）

〔**組成**〕麻黃（去節）9g，芍藥 9g，細辛 6g，乾薑 6g，炙甘草 6g，桂枝（去皮）9g，五味子 6g，半夏 9g。

〔**用法**〕上八味，以水一斗，先煮麻黃，減二升，去上沫，內諸藥，煮取三升，去滓，溫服一升。

現代用法：水煎溫服。

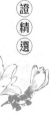

〔功用〕解表散寒，溫肺化飲。

〔主治〕外寒裏飲證。惡寒發熱，頭身疼痛，無汗，喘咳，痰涎清稀而量多，胸痞，或乾嘔，或痰飲喘咳，不得平臥，或身體疼重，頭面四肢浮腫，舌苔白滑，脈浮。

〔加減〕若外寒證輕者，可去桂枝，麻黃改用炙麻黃；兼有熱象而出現煩躁者，加生石膏、黃芩以清鬱熱；兼喉中痰鳴，加杏仁、射干、款冬花以化痰降氣平喘；若鼻塞，清涕多者，加辛夷、蒼耳子以宣通鼻竅；兼水腫者，加茯苓、豬苓以利水消腫。

5. 羌活勝濕湯（《脾胃論》）

〔組成〕羌活、獨活各 6g，藁本、防風、炙甘草各 3g，蔓荊子 2g，川芎 1.5g。

〔用法〕都作一服；水二盞，煎至一盞，去滓，食後溫服。

現代用法：作湯劑，水煎服。

〔功用〕祛風勝濕止痛。

〔主治〕風寒夾濕，身熱不揚，身重苔膩，脈濡者；風濕在表之痺證，肩背痛不可回顧，頭痛身重，或腰脊疼痛，難以轉側，苔白，脈浮。

〔加減〕若濕邪較重，肢體酸楚甚者，可加蒼朮、細辛以助祛濕通絡；鬱久化熱者，宜加黃芩、黃柏、知母等清裏熱。

6. 香蘇散（《太平惠民和劑局方》）

〔組成〕香附子、紫蘇葉各 120g，甘草（炙）30g，陳皮 60g。

〔用法〕每服 9g，用水 150ml，煎 100ml，去滓熱服，

不拘時候，日三服，若作細末，只服 6g，入鹽點服。

〔**功用**〕理氣解表。

〔**主治**〕治外感風寒，內有氣滯，形寒身熱，頭痛無汗，胸脘痞悶，不思飲食，舌苔薄白。

7. 雙解湯（《張皆春眼科證治》）

〔**組成**〕薄荷 6g，荊芥 3g，桑皮 9g，銀花 18g，酒黃芩 12g，石膏 12g，酒大黃 6g，赤芍 9g，牡丹皮 6g。

〔**用法**〕上藥微煎，取汁 300ml，分 2 次溫服，每日 1～2 劑。

〔**功用**〕解表清裏。

〔**主治**〕表寒兼裏熱，又稱「寒包火」，發熱惡寒，鼻塞聲重，周身痠痛，無汗口渴，咽痛，咳嗽氣急，痰黃黏稠，或尿赤便秘，舌苔黃白相兼，脈浮數。

辨證成藥

1. 荊防敗毒散（《攝生眾妙方》）

〔**用法**〕上共研為極細末。每服 5 分至 1 錢，白開水送下。

〔**功用**〕宣表疏風，透疹解毒，解肌清熱。

〔**主治**〕主四時感冒，頭痛身熱，噁心嘔穢，傷風流涕，目赤流淚，乾咳噴嚏，痛疹麻疹，周身疼痛；瘡腫初起，見表寒證者。

2. 香蘇散（《太平惠民和劑局方》）

〔**用法**〕每服三錢，水一盞，煎七分，去滓，熱服，不拘時候，每日 3 服。若作細末，只服二錢，入鹽點服。

〔**功用**〕理氣解表。

〔**主治**〕治外感風寒，內有氣滯，形寒身熱，頭痛無

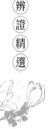

汗，胸脘痞悶，不思飲食，舌苔薄白。

3. 午時茶（《中華人民共和國藥典》）

〔用法〕每袋裝 6g，用開水泡服，一次 6g，一日 1～2
次。

〔功用〕祛風解表，化濕和中。

〔主治〕用於外感風寒、內傷食積證，症見惡寒發熱、
頭痛身楚、胸脘滿悶、噁心嘔吐、腹痛腹瀉。

4. 通宣理肺丸（《中華人民共和國藥典》）

〔用法〕每丸重 6g，口服。一次 2 丸，一日 2～3 次。

〔功用〕解表散寒，宣肺止嗽。

〔主治〕用於風寒束表、肺氣不宣所致的感冒咳嗽，症
見發熱、惡寒、咳嗽、鼻塞流涕、頭痛、無汗、肢體痠痛。

5. 止嗽散（《醫學心悟》）

〔用法〕每服三錢（9g），食後、臨臥開水調下；初感
風寒，生薑湯調下。

現代用法：共為末，每服 6～9g，溫開水或薑湯送下。
亦可作湯劑，水煎服，用量按原方比例酌減。

〔功用〕宣利肺氣，疏風止咳。

〔主治〕風邪犯肺證。咳嗽咽癢，咯痰不爽，或微有惡
風發熱，舌苔薄白，脈浮緩。

辨證食療

1. 神仙粥

〔原料〕糯米 100g，蔥白、生薑各 20g，食醋 30ml。

〔製法〕先將糯米煮成粥，再把蔥薑搗爛下粥內沸後煮
5 分鐘，然後倒入醋，立即起鍋。趁熱服下，上床覆被以助
藥力，15 分鐘後便覺得胃中熱氣升騰，體微熱而出小汗，

每日早晚各 1 次，連服 4 次即癒。

〔**功效**〕發表解表，祛風散寒。

〔**主治**〕治外感初起周身疼痛，惡寒怕冷無汗，脈緊，其效甚佳。

2. 當歸生薑羊肉湯

〔**原料**〕精羊肉 100～200g、生薑 60g、蔥白 10g、當歸 15g。

〔**製法**〕先將羊肉切片，素油炒過，兌湯兩碗（約 1000ml），加其他味料，煮 30 分鐘，加食鹽適量，然後吃肉喝湯，取微汗。食後避風 2～4 小時。

〔**功效**〕發表解表，祛風散寒。

〔**主治**〕宜身體素虛，經常感冒的患者，婦女產後感冒風寒亦宜。

3. 薑糖飲

〔**原料**〕生薑片 15g，蔥白長 3cm，3 段。

〔**製法**〕生薑片，蔥白，加水 500ml，煮沸加紅糖 20g，趁熱一次服下，蓋被取微汗。

〔**功效**〕發汗解表。

〔**主治**〕風寒初起無汗者宜用。

4. 花椒冰糖梨

〔**原料**〕梨 1 個，花椒 20 顆，冰糖 2 顆。

〔**製法**〕梨洗淨，橫斷切開挖去中間核後，放入花椒，冰糖，再把梨對拼好放入碗中，上鍋蒸半小時左右即可，一個梨可分兩次吃完。

〔**功效**〕宣肺止咳。

〔**主治**〕適用於素虛體弱，外感風寒咳嗽。

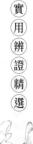

辨證針灸

〔取穴〕列缺，迎香，支正，風門，風池，合谷。

〔針刺法〕取手太陰、陽明和足太陽經穴為主，毫針淺刺用瀉法；體虛者平補平瀉，並可用灸。

亦可採用溫針灸。

〔灸法〕取溫和灸，即將艾條燃著的一端與施灸部位的皮膚保持一寸左右距離，自我感覺有溫熱而無灼痛即可。每穴灸 10～15 分鐘。

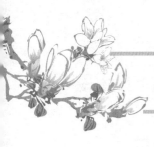

風熱犯肺證

風熱犯肺證是指風熱侵襲，肺衛失宣，以咳嗽、發熱惡風等為主要表現的證候。本證在三焦辨證中屬上焦病證，在衛氣營血辨證中屬衛分證。

臨床證候

咳嗽，痰少而黃，氣喘，鼻塞，流濁涕，咽喉腫痛，發熱，微惡風寒，口微渴，舌尖紅，苔薄黃，脈浮數。

發病原因

導致風熱犯肺的原因，主要由於風熱外邪，侵襲肺衛，致使肺衛失宣而成。

證候分析

風熱襲肺，肺失清肅，肺氣上逆，故咳嗽；風熱薰蒸，津氣敷布失常，故咯少量黃痰；肺氣失宣，鼻竅不利，津液為熱邪所灼，故鼻塞流濁涕；風熱上擾，咽喉不利，故咽喉腫痛。

風熱襲表，衛氣抗邪，陽氣浮鬱於表，故有發熱；衛氣被遏，肌表失於溫煦，故微惡風寒；熱傷津液，則口微渴；舌尖紅，苔薄黃，脈浮數，為風熱襲表犯肺之證。

辨證要點

本證多有感受風熱的病史，以咳嗽、痰少色黃與風熱表證為要點。

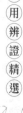

辨證方劑

1. 銀翹散（《溫病條辨》）

〔**組成**〕連翹 30g，銀花 30g，苦桔梗 18g，薄荷 18g，竹葉 12g，生甘草 15g，芥穗 12g，淡豆豉 15g，牛蒡子 18g。

〔**用法**〕上杵為散，每服 18g，鮮葦根湯煎，香氣大出，即取服，勿過煎。病重者，約二時一服，每日三服，夜一服；輕者，三時一服，日二服，夜一服；病不解者，作再服。

現代用法：作湯劑，水煎服，用量按原方比例酌減。

〔**功用**〕辛涼透表，清熱解毒。

〔**主治**〕風熱感冒，症見發熱，微惡風寒，或有汗，鼻塞噴嚏，流稠涕，頭痛，咽喉疼痛，咳嗽痰稠，舌苔薄黃，脈浮數。

〔**加減**〕渴甚者，為傷津較甚，加天花粉生津止渴；項腫咽痛者，係熱毒較甚，加馬勃、玄參清熱解毒，利咽消腫；衄者，由熱傷血絡，去荊芥穗、淡豆豉之辛溫，加白茅根、側柏炭、梔子炭涼血止血；咳者，是肺氣不利，加杏仁苦降肅肺以加強止咳之功；胸膈悶者，乃夾濕邪穢濁之氣，加藿香、鬱金芳香化濕，辟穢祛濁。

2. 桑菊飲（《溫病條辨》）

〔**組成**〕杏仁 6g，連翹 4.5g，薄荷 2.4g，桑葉 7.5g，菊花 3g，苦梗 6g，甘草 2.4g，葦根 6g。

〔**用法**〕水二杯，煮取一杯，日二服。

現代用法：水煎溫服。

〔**功用**〕疏風清熱，宣肺止咳。

〔**主治**〕治風溫初起，咳嗽，身熱不甚，口微渴，苔薄

白，脈浮數者。常用於外感風熱、咳嗽初起之證。

〔**加減**〕若二三日後，氣粗似喘，是氣分熱勢漸盛，加石膏、知母以清解氣分之熱；若咳嗽較頻，是肺熱甚，可加黃芩清肺熱；若咳痰黃稠，咯吐不爽，加瓜蔞、黃芩、桑白皮、貝母以清熱化痰；咳嗽咯血者，可加白茅根、茜草根、丹皮涼血止血；若口渴甚者，加天花粉生津止渴；兼咽喉紅腫疼痛，加玄參、板藍根清熱利咽。

3. 柴葛解肌湯（《傷寒六書》）

〔**組成**〕柴胡 6g，乾葛 9g，甘草 3g，黃芩 6g，羌活 3g，白芷 3g，芍藥 6g，桔梗 3g。

〔**用法**〕水二盅，加生薑三片，大棗二枚，槌法加石膏末 3g，煎之熱服。

現代用法：加生薑 3 片，大棗 2 枚，石膏 12g，水煎溫服。

〔**功用**〕解肌清熱。

〔**主治**〕外感風寒，鬱而化熱證。惡寒漸輕，身熱增盛，無汗頭痛，目疼鼻乾，心煩不眠，咽乾耳聾，眼眶痛，舌苔薄黃，脈浮微洪。

〔**加減**〕若無汗而惡寒甚者，可去黃芩，加麻黃增強發散表寒之力，值夏秋可以蘇葉代之；熱邪傷津而見口渴者，宜加天花粉、知母以清熱生津；惡寒不明顯而裏熱較甚，見發熱重、煩躁、舌質偏紅者，宜加銀花、連翹，並重用石膏以加強清熱之功。

4. 麻黃杏仁甘草石膏湯（《傷寒論》）

〔**組成**〕麻黃 9g，杏仁 9g，炙甘草 6g，石膏碎 18g。

〔**用法**〕上四味，以水七升，煮麻黃，減二升，去上

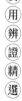

沫，內諸藥，煮取二升，去滓。溫服一升。

現代用法：水煎溫服。

〔功用〕辛涼疏表，清肺平喘。

〔主治〕外感風邪，邪熱壅肺證。身熱不解，咳逆氣急，甚則鼻煽，口渴，有汗或無汗，舌苔薄白或黃，脈浮而數者。

〔加減〕如肺熱甚，壯熱汗出者，宜加重石膏用量，並酌加桑白皮、黃芩、知母以清洩肺熱；表邪偏重，無汗而惡寒，石膏用量宜減輕，酌加薄荷、蘇葉、桑葉等以助解表宣肺之力；痰多氣急，可加葶藶子、枇杷葉以降氣化痰；痰黃稠而胸悶者，宜加瓜蔞、貝母、黃芩、桔梗以清熱化痰，寬胸利膈。

辨證成藥

1. 銀翹解毒片

〔用法〕口服。一次 4 片，一日 2～3 次。

〔功用〕疏風解表，清熱解毒。

〔主治〕用於風熱感冒，症見發熱頭痛、咳嗽口乾、咽喉疼痛。

2. 防風通聖丸

〔用法〕每 20 丸重 1g，口服。一次 1 袋（6g），一日 2 次。

〔功用〕解表通裏，清熱解毒。

〔主治〕用於外寒內熱，表裏俱實，惡寒壯熱，頭痛咽幹，小便短赤，大便秘結，風疹濕瘡。

3. 桑菊銀翹散

〔用法〕口服，一次 10g，一日 2～3 次。

〔功用〕辛涼透表，宣肺止咳，清熱解毒。

〔主治〕用於外感風熱，發熱惡寒，頭痛咳嗽，咽喉腫痛。

4. 熱毒清片

〔用法〕口服，一次 3～4 片，一日 3 次。

〔功用〕清熱解毒，消腫散結。

〔主治〕用於上呼吸道感染引起的咽喉發炎。

5. 桑菊感冒片

〔用法〕口服。一次 4～8 片，一日 2～3 次。

〔功用〕疏風清熱，宣肺止咳。

〔主治〕用於風熱感冒初起，頭痛，咳嗽，口乾，咽痛。

6. 抗病毒口服液

〔用法〕口服。一次 10ml，一日 2～3 次（早飯前和午、晚飯後各服一次）。

〔主治〕身體虛弱，精神不振，腰腿痠軟，頭暈目眩，性慾減退，夜尿頻多，健忘失眠等腎陽虛者。

〔功用〕清熱祛濕，涼血解毒。

〔主治〕用於風熱感冒，流感。

7. 羚羊感冒片

〔用法〕口服。一次 4～6 片，一日 2 次。

〔功用〕清熱解表。

〔主治〕身體虛弱，精神不振，腰腿痠軟，頭暈目眩，性慾減退，夜尿頻多，健忘失眠等腎陽虛者。

實用辨證精選

辨證食療

1. 桑菊飲

〔**原料**〕菊花、桑葉各 6g，白糖 30g。

〔**製法**〕將桑葉、菊花挑選乾淨，洗淨，除去雜質；將桑葉、菊花放入大杯內，加入白糖和沸水，浸泡 3～5 分鐘即成。代茶飲用。

〔**功效**〕疏風清熱，清肝明目。

〔**主治**〕適用於風熱感冒，咳嗽，頭暈，頭痛，目赤，視物昏花等症。

2. 桑菊枸杞子飲

〔**原料**〕決明子 6g，桑葉、枸杞子、菊花各 9g，白糖 30g。

〔**製法**〕① 將桑葉、枸杞子、決明子、菊花洗淨，放入鋁鍋內加水適量；

② 將鋁鍋置中火上，燒沸 10～15 分鐘，潷出汁液，另加水適量，再煮 10～15 分鐘，合成兩次煎液，加入白糖，再燒沸即成。

代茶飲用。

〔**功效**〕疏風清熱、平肝明目。

〔**主治**〕適用於風熱感冒、咳嗽、頭暈、頭痛、目赤、高血壓等症。

3. 竹心飲

〔**原料**〕竹心 10g，白糖 30g。

〔**製法**〕① 將竹心洗淨，放入鋁鍋內，加水適量；

② 用武火燒開後，將鋁鍋置文火煎熬 10 分鐘，放入白糖即成。

代茶飲用。

〔**功效**〕辛涼解表。

〔**主治**〕適用於風熱感冒、發熱、頭痛、目赤、喉痛、舌紅苔黃等症。

4. 葛根紅棗粥

〔**原料**〕葛根 30g，紅棗 6 顆，粳米 150g。

〔**製法**〕① 將葛根去皮，洗淨、剁成 3 公分的段，搗取汁液。

② 將紅棗、粳米洗淨，放入鍋內加葛根汁和水，煮 30 分鐘即可。

每日 1 次。

〔**功效**〕解肌退熱，升陽透疹，生津止渴。

〔**主治**〕適用於外感發熱無汗，項背強痛，麻疹初起，瀉痢，熱病煩悶等。

5. 葛根蒸鴨梨

〔**原料**〕葛根 30g，鴨梨 2 個，冰糖 30g。

〔**製法**〕將葛根洗淨，用水浸泡、撈出、潤透、切片。鴨梨去皮核洗淨，切成 2 公分見方的塊；片和鴨梨拌在一起，加入冰糖，然後放入蒸籠內，武火蒸 25 分鐘即可。

〔**功效**〕解肌退熱。升陽透疹，生津止渴。

〔**主治**〕適用於風熱感冒及發熱、無汗，項背強痛，熱病煩悶等。

6. 薄荷杏仁粥

〔**原料**〕杏仁 10g，薄荷 15g，粳米 150g。

〔**製法**〕① 將薄荷加水適量，煎煮 10 分鐘，停火、過濾、去渣、留汁液。

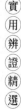

② 將杏仁、粳米洗淨放入鍋內，加薄荷液，加水後煮25 分鐘即可。

每日 1 次。

〔功效〕散風清熱，清利頭目，利咽。

〔主治〕適用於感冒發熱及頭痛鼻塞，咽喉腫痛等。

辨證針灸

〔取穴〕處方：大椎、曲池、合谷、魚際、內關。

① 針刺法：取手太陰、陽明、少陽經穴為主。毫針淺刺用瀉法。

② 梅花針療法：取穴：風池、大椎、合谷、曲池，以及胸背部、後頸部。頭痛加太陽；鼻塞加迎香；咳嗽加太淵、頜下。

手法：用梅花針中度或較重刺激，一日治療 2～3 次。

③ 指針療法：取穴：太陽、攢竹、風池、風府、肺俞。

手法：平補平瀉，即用拇指尖點動 5 次，揉動 5 次，再點動 5 次，再揉動 5 次。各穴均用此法。

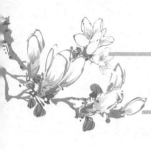

燥邪犯肺證

燥邪犯肺證是指外感燥邪，肺失宣降，以乾咳痰少、鼻咽口舌乾燥等為主要表現的證候。

臨床證候

乾咳無痰，或痰少而黏、不易咯出，甚則胸痛，痰中帶血，或見鼻衄，口、唇、鼻、咽、皮膚乾燥，尿少，大便乾結，舌苔薄而乾燥少津。或微有發熱惡風寒，無汗或少汗，脈浮數或浮緊。

發病原因

導致燥邪犯肺的原因，多由於時處秋令，或乾燥少雨之地，感受燥邪，耗傷肺津，肺衛失和，或因風溫之邪化燥傷津及肺所致。

證候分析

燥邪犯肺，肺津耗損，肺失滋潤，清肅失職，故乾咳無痰，或痰少而黏、難以咯出，咳甚損傷血絡，而見胸痛、咯血、鼻衄。燥邪傷津，清竅、皮膚失於滋潤，則為口、唇、鼻、咽、皮膚乾燥，苔薄而乾燥少津；腸道失潤，則大便乾燥；津傷液虧，則小便短少。燥襲衛表，衛氣失和，故微有發熱惡風寒。

辨證要點

本證與氣候乾燥有關，以乾咳痰少、鼻咽口舌乾燥等為

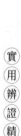

辨證的主要依據。

辨證方劑

1. 桑杏湯（《溫病條辨》）

〔組成〕桑葉、象貝、香豉、梔皮、梨皮各 3g，杏仁 4.5g，沙參 6g。

〔用法〕水二杯，煮取一杯，頓服之，重者再作服。

現代用法：水煎服。

〔功用〕清宣溫燥，潤肺止咳。

〔主治〕外感溫燥證。身熱不甚，口渴，咽乾鼻燥，乾咳無痰或痰少而黏，舌紅，苔薄白而乾，脈浮數而右脈大者。

〔加減〕治療因外感風熱引起的上呼吸道感染、咳嗽，舌紅口乾者，可加麥冬、石斛；痰黃稠難咯者，加紫菀、款冬、橘紅；咯血者，加白芨、藕節、仙鶴草；治療肺結核久咳咯血，顴紅盜汗者，加白薇、糯稻根、乾百合；咯血者，加側柏葉炭、地榆炭、仙鶴草等；乏力者，酌加黨參、黃耆；如見溫燥傷肺、表熱不甚者，去豆豉、山梔，加玉竹、天花粉以養陰生津；熱傷肺絡而咯血者，去豆豉，加白茅根、茜草炭、白芨等止血藥。

2. 杏蘇散（《溫病條辨》）

〔組成〕蘇葉、半夏、茯苓、前胡、杏仁各 9g，苦桔梗、枳殼、橘皮各 6g，甘草 3g，大棗 3 枚。

〔用法〕水煎溫服。一日一劑，分兩次服。

〔功用〕輕宣涼燥，理肺化痰。

〔主治〕外感涼燥證。惡寒無汗，頭微痛，咳嗽痰稀，鼻塞咽乾，苔白脈弦。

〔**加減**〕治療因外感風寒引起的急性支氣管炎，如見無汗、脈弦甚或脈緊者，可加羌活；汗後咳不止者，去蘇葉，加蘇梗；治療外感涼燥引起的肺氣腫咳嗽不止，久病體虛者，可加生黃耆、太子參；咳喘氣促者，加麻黃、桂枝。

臨床如見無汗、脈弦甚或緊者，加羌活，使汗微透為度，兼泄瀉腹滿者，加蒼朮、厚朴；頭痛兼眉棱骨痛者，加白芷；熱甚者，加黃芩。

3. 麥門冬湯（《金匱要略》）

〔**組成**〕麥門冬 42g，半夏 6g，人參 9g，甘草 3g，粳米 3g，大棗 4 枚。

〔**用法**〕上 6 味，以水 1200ml，煮取 600ml，溫服 100ml，日 3 次夜 1 次。

現代用法：水煎服。

〔**功用**〕清養肺胃，降逆下氣。

〔**主治**〕虛熱肺痿。咳嗽氣喘，咽喉不利，咯痰不爽，或咳唾涎沫，口乾咽燥，手足心熱舌紅少苔，脈虛數。胃陰不足證。嘔吐，納少，呃逆，口渴咽乾，舌紅少苔，脈虛數。

〔**加減**〕本方證如津傷甚者，可酌加沙參、肥玉竹、枸杞子以養肺胃之陰；如有潮熱，則酌加銀柴胡、地骨皮、白薇以清虛熱。

熱病餘熱未盡，口乾者，加石斛；大便乾者，加火麻仁；低熱者，加白薇；咳嗽重者，加川貝、栝蔞仁；乾咳勞嗽者，加竹茹、枇杷葉、橘葉之類。

4. 清燥救肺湯（《醫門法律》）

〔**組成**〕桑葉 9g，石膏 8g，人參 2g，甘草 3g，胡麻仁

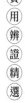

3g，阿膠 3g，麥門冬 3g，杏仁 2g，枇杷葉 3g。

〔**用法**〕上以水一碗，煎六分，頻頻二三次滾熱服。

〔**功用**〕清燥潤肺。

〔**主治**〕頭痛身熱，氣逆而喘，咽喉乾燥，鼻燥，胸滿脅痛，心煩口渴，舌乾無苔，脈虛大而數。

〔**加減**〕如見痰多難咯，加貝母、瓜蔞；身熱較甚，加梔子等；口乾欲飲，加沙參、玉竹；大便秘結，加玄參等；胸悶不暢，加桔梗、枳殼；咳血，加側柏葉、仙鶴草。

5. 百合固金湯（《慎齋遺書》）

〔**組成**〕熟地、生地、歸身各 9g，白芍 6g，甘草 3g，桔梗 6g，玄參 3g，貝母 6g，麥冬 9g，百合 12g。

〔**用法**〕上以水一碗，煎六分，頻頻二三次滾熱服。

〔**功用**〕滋養肺腎，止咳化痰。

〔**主治**〕肺腎陰虧，虛火上炎證。咳嗽氣喘，痰中帶血，咽喉燥痛，頭暈目眩，午後潮熱，舌紅少苔，脈細數。

〔**加減**〕若痰多而色黃者，加膽南星、黃芩、瓜蔞皮以清肺化痰；癌本方可加魚腥草、半枝蓮、白花蛇舌草、丹參、三棱、莪朮、牡蠣、海藻等；若咳喘甚者，可加杏仁、五味子、款冬花以止咳平喘；若咳血重者，可去桔梗之升提，加白芨、白茅根、仙鶴草以止血。

6. 增液湯（《溫病條辨》）

〔**組成**〕玄參 30g，麥冬、連心 24g，細生地 24g。

〔**用法**〕水八杯，煮取三杯，口乾則與飲令盡；不便，再作服。

現代用法：水煎服。

〔**功用**〕增液潤燥。

〔**主治**〕陽明溫病，津虧便秘證。大便秘結，口渴，舌乾紅，脈細數或沉而無力。

辨證成藥

1. 杏蘇二陳丸

〔**用法**〕口服，一次 6～9g，一日 1～2 次。

〔**功用**〕疏風解表，化痰止咳，理氣舒鬱。

〔**主治**〕用於風寒感冒，鼻塞頭痛及外感風寒引起的咳嗽。

2. 百合固金口服液

〔**用法**〕口服，一次 2 支，一日 3 次。療程二週。

〔**功用**〕養陰潤肺，化痰止咳。

〔**主治**〕用於肺腎陰虛，乾咳少痰，咽乾喉痛。

3. 養陰清肺糖漿

〔**用法**〕口服，一次 20ml，一日 2 次。

〔**主治**〕養陰潤肺，清熱利咽。

〔**功用**〕用於咽喉乾燥疼痛，乾咳、少痰或無痰。

4. 羚羊清肺丸

〔**用法**〕每丸重 6g，口服，一次 1 丸，一日 3 次。

〔**主治**〕清肺利咽，清瘟止嗽。

〔**功用**〕用於肺胃熱盛，感受時邪，身熱頭暈，四肢酸懶，咳嗽痰盛，咽喉腫痛，鼻衄咳血，口乾舌燥。

辨證食療

1. 潤肺湯

〔**原料**〕燕窩 3g，冰糖 30g。

〔**製法**〕燕窩以溫水浸泡至鬆軟，瀝乾撕條；冰糖以沸水溶化，濾取糖液。將燕窩與糖液混合，以文火燒沸即成。

〔功效〕補中益氣，養陰潤燥。

〔主治〕治療肺陰虛，此湯常食能增強肺臟的抗病能力。

2. 鴿蛋銀耳湯

〔原料〕乾品銀耳 50g，冰糖 250g。

〔製法〕乾品銀耳以清水泡後清理乾淨，撕成小朵，入盛有清水鍋內，以武火燒沸，隨改文火煨至酥爛。投入冰糖 250g，續煨至糖化，撇去浮沫。最後將煮熟的 20 隻鴿蛋剝殼，倒入鍋內煮沸後起鍋。

〔功效〕補氣養肺，滋陰潤燥。

〔主治〕燥邪傷肺，肺氣虛證。

3. 雙耳湯

〔原料〕白木耳、黑木耳各 10g，冰糖 30g。

〔製法〕白木耳、黑木耳，以溫水泡發後，摘掉蒂柄，洗清雜質，放碗內加冰糖，以水燉至木耳酥爛，吃木耳喝湯，日服 2 次。

〔功效〕補虛養血，滋陰潤肺。

〔主治〕氣血虧虛，燥邪傷肺之證。

4. 沙參豬肺湯

〔原料〕沙參 15g，玉竹 15g，豬肺 1 副，蔥、鹽各適量。

〔製法〕沙參、玉竹用清水漂淨，放入紗布袋內；豬肺擠盡血污，沖洗乾淨。將沙參、玉竹、豬肺、蔥，一起放入沙鍋內，加清水用大火燒開後，轉用小火燉 1.5 小時，至豬肺熟透時，加鹽即成。

〔功效〕補虛養血，滋陰潤肺。

〔主治〕燥邪傷肺，肺陰虛證。

5. 保肺防喘湯

〔原料〕豬肺 1 副，冬蟲夏草 10g，黃耆 12g，紅棗 10g。

〔製法〕豬肺洗淨切塊，與蟲草、黃耆、紅棗同放鍋裏，加清水煮爛，吃豬肺喝湯。

〔功效〕保肺益氣防喘。

〔主治〕適用於肺氣虛弱，氣喘咳嗽，對支氣管哮喘日久者尤益。

6. 藥茶飲

〔原料〕麥冬、生地、玄參各 30g、羅漢果 1 個、加冰糖 2 小塊。

〔製法〕煎水 500ml，代茶飲，每天一劑。

〔功效〕滋陰潤肺，止咳平喘。

〔主治〕肺陰虛所致的喘咳。

辨證針灸

1. 梅花針療法

〔取穴〕風池、大椎、合谷、曲池，以及胸背部、後頸部。頭痛加太陽；鼻塞加迎香；咳嗽加太淵、頜下。

〔手法〕用梅花針中度或較重刺激，一日治療 2～3 次。

2. 艾灸

〔取穴〕主穴：太陽、印堂、大杼、合谷。

配穴：發熱加大椎，流涕加鼻通、頭痛加攢竹、咳嗽加肺俞。

〔治法〕主穴均取，配穴據症而加。以拇、食指持藥線一端，露出線頭 1 公分～2 公分，點燃。

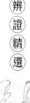

注意：線頭只需有火星即可。用腕及拇指關節動作，敏捷地將火星線頭直接按壓在穴區，一次火滅即為一壯。每日1次，不計療程。

3. 體針

〔**取穴**〕主穴：脾俞、肺俞、足三里。

配穴：發熱加大椎；咳嗽加天突、列缺。

〔**治法**〕主穴均取，配穴據症酌取。用半刺法。半刺法，首見於《內經》，因淺刺速出，似僅刺入穴位深度之一半的特點而命名。

具體治法為：取經消毒的 28 號 1 寸毫針 1 支，左手中食指分開，置於所選穴位兩側，右手持針在每一穴區點刺 3 針，以不出血為度。每日 1 次，不計療程。

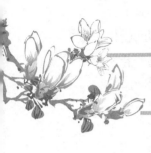

肺熱熾盛證

　　肺熱熾盛證是指火熱熾盛，壅積於肺，肺失清肅，以咳喘氣粗、鼻翼煽動等為主要表現的實熱證候。

臨床證候
　　發熱，口渴，咳嗽，氣粗而喘，甚則鼻翼煽動，鼻息灼熱，胸痛，或有咽喉紅腫疼痛，小便短黃，大便秘結，舌紅苔黃，脈洪數。

發病原因
　　導致肺熱熾盛的原因，多由於風熱之邪入裏，或風寒之邪入裏化熱，蘊結於肺所致。

證候分析
　　肺熱熾盛，肺失清肅，氣逆於上，故見咳嗽，氣喘，甚則鼻翼煽動，氣粗息灼；

　　邪氣鬱於胸中，阻礙氣機，則胸痛；肺熱上薰於咽喉，氣血壅滯，故咽喉紅腫疼痛。

　　裏熱蒸騰，向外升散，則發熱較甚；熱盛傷津，則口渴欲飲，大便秘結，小便短黃；

　　舌紅苔黃，脈洪數，為邪熱內盛之證。

辨證要點
　　本證以新病勢急，咳喘氣粗、鼻翼煽動與火熱症狀為要點。

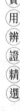

辨證方劑

1. 瀉白散（《小兒藥證直訣》）

〔**組成**〕地骨皮，桑白皮各 30g，炙甘草 3g。

〔**用法**〕上藥剉散，入粳米一撮，水二小盞，煎七分，食前服。

現代用法：水煎服。

〔**功用**〕清瀉肺熱，止咳平喘。

〔**主治**〕肺熱喘咳證。氣喘咳嗽，皮膚蒸熱，日晡尤甚，舌紅苔黃，脈細數。

〔**加減**〕肺經熱重者，可加黃芩、知母等以增強清洩肺熱之效；燥熱咳嗽者，可加瓜蔞皮、川貝母等潤肺止咳；陰虛潮熱者，加銀柴胡、鱉甲滋陰退熱；熱傷陰津，煩熱口渴者，加花粉、蘆根清熱生津。

2. 麻杏石甘湯（《傷寒雜病論》）

〔**組成**〕麻黃 9g，杏仁 9g，石膏 18g，生甘草 6g。

〔**用法**〕上四味，以水 7L，煮麻黃，減 2L，去上沫，內諸藥，煮取 2L，去滓。溫服 1L。

現代用法：水煎溫服。

〔**功用**〕辛涼疏表，清肺平喘。

〔**主治**〕外感風邪，邪熱壅肺證。身熱不解，咳逆氣急，甚則鼻煽，口渴，有汗或無汗，舌苔薄白或黃，脈浮而數者。

〔**加減**〕如肺熱甚，壯熱汗出者，宜加重石膏用量，並酌加桑白皮、黃芩、知母以清洩肺熱；表邪偏重，無汗而惡寒，石膏用量宜減輕，酌加薄荷、蘇葉、桑葉等以助解表宣肺之力；痰多氣急，可加葶藶子、枇杷葉以降氣化痰；痰黃

稠而胸悶者，宜加瓜蔞、貝母、黃芩、桔梗以清熱化痰，寬胸利膈；口乾鼻燥加沙參、麥冬；急性蕁麻疹以麻杏石甘湯加浮萍、烏梢蛇、烏梅為基本方，隨證加減；治鼻淵本方加地龍。

3. 清肺湯（《醫宗金鑑》）

〔**組成**〕冬花 10g，杏仁 10g，百部 10g，甘草 10g，麥冬 10g，紫苑 10g，桔梗 10g，地龍 12g，黃芩 15g，丹參 12g，赤芍 12g，蒲公英 15g，知母 15g，瓜蔞 20g。

〔**用法**〕用水 230ml，雞子白皮 1 片，煎至 160ml，去滓，食後服。

〔**功用**〕清肺化痰，止咳平喘。

〔**主治**〕咳嗽氣喘、聲高息誦，痰液濃稠或黃，發熱面赤，煩躁口渴，大便或乾或秘，小便短赤，舌苔中心黃膩，脈滑數。

〔**加減**〕如發熱輕、微惡風寒、有汗，加薄荷、蟬衣、芥穗，疏風解表；如發熱較重，少汗、口苦，加柴胡、葛根，發表解肌；如連日陰雨，天氣潮濕，表為濕鬱，熱雖不甚，但肢體酸困拘急，加浮萍、桑枝，解表祛濕；

邪入氣分後，高熱汗出而熱不解，加生石膏、知母、銀花，清氣透熱；熱痰壅肺、高熱喘促，加生石膏、麻黃，清熱宣肺平喘；如病人汗多或平素肝陽上亢不宜使用麻黃，加地龍、桑白皮，瀉肺平喘；

熱邪灼液痰稠不易咯出，加桔梗、海浮石祛痰軟堅；熱邪傷津，口乾欲飲，加花粉、麥冬生津潤肺；如肺移熱於大腸，腸腑熱結，大便數日不通，加大黃、元明粉、瓜蔞，瀉熱通便。

4. 白虎湯（《傷寒論》）

〔組成〕石膏（碎）50g，知母 18g，炙甘草 6g，粳米 9g。

〔用法〕上四味，以水一斗，煮米熟湯成，去滓，溫服一升，日三服。

〔功用〕清熱生津。

〔主治〕氣分熱盛證。壯熱面赤，煩渴引飲，汗出惡熱，脈洪大有力。

〔加減〕若氣血兩燔，引動肝風，見神昏譫語、抽搐者，加羚羊角、水牛角以涼肝熄風；若兼陽明腑實，見神昏譫語、大便秘結、小便赤澀者，加大黃、芒硝以瀉熱攻積；消渴病而見煩渴引飲，屬胃熱者，可加天花粉、蘆根、麥門冬等以增強清熱生津之力。

5. 涼膈散（《太平惠民和劑局方》）

〔組成〕芒硝、大黃、炙甘草各 20g，黃芩、薄荷、梔子各 10g，連翹 40g。

〔用法〕上藥為粗末。每服二錢（6g），水一盞，入竹葉 7 片，蜜少許，煎至七分，去渣，食後溫服。小兒服半錢，更隨歲數加減服之。

〔功用〕瀉火通便，清上瀉下。

〔主治〕上中二焦熱邪熾盛。症見煩躁口渴，面赤唇焦，口舌生瘡，胸膈煩熱，咽痛吐衄，便秘溲赤，舌邊紅，苔黃，脈數；及小兒急驚，痘瘡黑陷等。

〔加減〕上焦熱重，心胸煩熱口渴者，重用梔子，加天花粉，以清熱生津；心經熱盛，口舌生瘡者，加黃連、地骨皮以清心熱；咽喉紅腫痛甚，壯熱，煩渴欲飲，大便不燥

者，可去硝、黃，加石膏、桔梗、山豆根、板藍根以清熱利咽；吐衄不止，加鮮茅根、鮮藕節涼血止血。

6. 葦莖湯（《外台秘要》）

〔組成〕葦莖（切）二升，以水二斗，煮取五升（去滓60g），薏苡仁 30g，瓜瓣 24g，桃仁 9g。

〔用法〕內葦汁中，煮取二升，服一升，再服，當吐如膿。

現代用法：水煎服。

〔功用〕清肺化痰，逐瘀排膿。

〔主治〕肺癰，熱毒壅滯，痰瘀互結證。身有微熱，咳嗽痰多，甚則咳吐腥臭膿血，胸中隱隱作痛，舌紅苔黃膩，脈滑數。

辨證成藥

1. 清肺化痰丸（《昆明中藥》）

〔用法〕口服，一次 1 袋（6g），一日 2 次。

〔功用〕降氣化痰，止咳平喘。

〔主治〕用於肺熱咳嗽，痰多氣喘，痰涎壅盛，肺氣不暢者。

2. 羚羊清肺丸（《同仁堂》）

〔用法〕口服。一次 1 丸，一日 3 次。

〔功用〕清肺利咽，清瘟止嗽。

〔主治〕用於肺胃熱盛，感受時邪，身熱頭暈，四肢酸懶，咳嗽痰盛，咽喉腫痛，鼻衄咳血，口乾舌燥。

3. 清肺抑火片（《修正》）

〔用法〕口服，一次 4 片，一日 2 次。

〔功用〕清肺止嗽，降火生津。

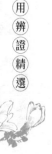

〔主治〕用於肺熱咳嗽，痰涎壅盛，咽喉腫痛，口鼻生瘡，牙齒疼痛，牙根出血，大便乾燥，小便赤黃者。

4. 滌痰丸（《中新藥業》）

〔用法〕口服，一次 6g，一日 1 次。

〔功用〕清熱化痰，開鬱化痞。

〔主治〕用於痰火鬱結，氣急瘋癲，濕熱咳嗽，胸滿作喘，痰涎壅盛，大便燥結。

5. 養陰清肺丸（《昆明中藥》）

〔用法〕口服，一次 6g，一日 2 次。

〔功用〕養陰清肺，清熱利咽。

〔主治〕用於咽喉乾燥疼痛，乾咳少痰。

辨證食療

1. 梨粥

〔原料〕粳米 50g，生梨 2～3 個。

〔製法〕粳米淘淨入水煮沸，生梨削皮去核切成小塊，投入粥鍋，加冰糖適量，煮稀粥食用。

〔功效〕生津潤燥，清熱止咳。

〔主治〕肺熱喘咳證。氣喘咳嗽，皮膚蒸熱，日晡尤甚，舌紅苔黃，脈細數。

2. 豬肺粥

〔原料〕豬肺 500g，粳米 100g，薏苡仁 50g，黃酒、蔥、薑、鹽、味精各適量。

〔製法〕豬肺洗淨，加水煮至七成熟，撈出切成丁，同洗淨的粳米、薏苡仁一起入鍋內煮粥，加佐料調味。

〔功效〕補肺益肺，養津滋陰。

〔主治〕氣分熱盛證。壯熱面赤，煩渴引飲，汗出惡

熱，脈洪大有力。

3. 白果粥

〔*原料*〕白果仁 6g，粳米 150g，冰糖適量。

〔*製法*〕白果仁加清水小火煮熟，撈出瀝乾；粳米淘洗乾淨，下鍋加水上火燒開；加入白果仁、冰糖煮成粥。

〔*功效*〕補肺益肺。

〔*主治*〕特別適用於有支氣管哮喘病史者。

4. 胡桃粥

〔*原料*〕胡桃肉 30～50g，粳米 50～100g。

〔*製法*〕將胡桃肉搗碎，粳米淘洗乾淨；把粳米、胡桃肉放入鍋內，加水適量，用武火煮沸後，轉用文火熬至粥稠、表面有粥油即可。溫熱服食。

〔*功效*〕益肺定喘咳。

〔*主治*〕適用於肺腎兩虛。

5. 蘿蔔粥

〔*原料*〕鮮蘿蔔 250g，粳米 100g。

〔*製法*〕鮮蘿蔔洗淨切碎，搗爛取汁。粳米淘淨放鍋內加水煮粥，待粥將熟時，倒入蘿蔔汁，煮至粥稠即成。早晚作主食服用。

〔*功效*〕消食補肺，化痰止咳。

〔*主治*〕適用於老年慢性支氣管炎，肺氣腫，咳嗽多痰蔔。

辨證針灸

1. 針刺

〔*方法*〕取定喘、太淵，一般以右側為主。用直徑0.26～0.32 毫米不銹鋼毫針為宜，針尖向脊柱下斜刺深 1 寸

左右，太淵穴直刺深 5 分左右，針感放射至胸部則療效顯著。每次針刺得氣後，留針 15～20 分鐘，每隔 5 分鐘撚動一次，兩穴均以瀉法。

每日 1 次，連續 10 次為一療程。

2. 挑四縫

〔*方法*〕在患者雙手內側面第二指關節縫正中（除拇指外）消毒，8～12 號注射針頭或三棱針、大號縫衣針 1 支，直刺指縫正中間，以刺到骨為限度（深約 0.8 公分）。針拔後即有白色或淡黃色黏稠液體溢出，需加以擠出，擠出血也無防，然後用酒精棉球擦乾。

隔 3 天～1 週 1 次，挑後手不下冷水，防止感染。

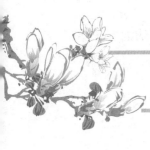

痰熱壅肺證

痰熱壅肺證是指痰熱交結，壅滯於肺，肺失清肅，以發熱，咳喘，痰多黃稠等為主要表現的證候。

臨床證候

咳嗽，咳痰黃稠而量多，胸悶，氣喘息粗，甚則鼻翼煽動，喉中痰鳴，或咳吐膿血腥臭痰，胸痛，發熱口渴，煩躁不安，小便短黃，大便秘結，舌紅苔黃膩，脈滑數。

發病原因

導致痰熱壅肺的原因，多由於邪熱犯肺，肺熱熾盛，灼傷肺津，煉液成痰；或宿痰內盛，鬱而化熱，痰熱互結，壅阻於肺所致。

證候分析

痰壅熱蒸，肺失清肅，氣逆上衝，故咳嗽氣喘，氣粗息湧，甚則鼻翼煽動；痰熱互結，隨肺氣上逆，故咯痰黃稠而量多，或喉中痰鳴；若痰熱阻滯肺絡，氣滯血壅，肉腐血敗，則見咳吐膿血腥臭痰；痰熱內盛，壅塞肺氣，則胸悶胸痛。裏熱熾盛，蒸達於外，故見發熱；熱擾心神，則煩躁不安；熱灼津傷，則口渴，小便黃赤，大便秘結；舌紅苔黃膩，脈滑數，為典型的痰熱內盛之證。

辨證要點

本證以發熱、咳喘、痰多黃稠等，為辨證的主要依據為

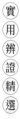
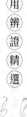
實用辨證精選

要點。

辨證方劑

1. 清氣化痰丸（《醫方考》）

〔**組成**〕陳皮、杏仁、枳實、黃芩、瓜蔞仁、茯苓各30g，膽南星、半夏（製）各45g。

〔**用法**〕薑汁為丸。每服6g，溫開水送下。

現代用法：以上8味，除瓜蔞仁霜外，其餘黃芩等7味藥粉碎成細粉，與瓜蔞仁霜混勻，過篩。另取生薑100g，搗碎加水適量，壓搾取汁，與上述粉末泛丸，乾燥即得。每服6～9g，1日2次，小兒酌減；亦可作湯劑，加生薑水煎服，用量按原方比例酌減。

〔**功用**〕清熱化痰，理氣止咳。

〔**主治**〕痰熱咳嗽。咳嗽氣喘，咯痰黃稠，胸膈痞悶，甚則氣急嘔惡，煩躁不寧，舌質紅，苔黃膩，脈滑數。

〔**加減**〕若痰多氣急者，可加魚腥草、桑白皮；痰稠膠黏難咯者，可減半夏用量，加青黛、蛤粉；噁心嘔吐明顯者，加竹茹；煩躁不眠者，可去黃芩，加清熱除煩之黃連、山梔，並酌加琥珀粉、遠志等寧心安神之品。

2. 桑白皮湯

〔**組成**〕桑白皮、半夏、蘇子、杏仁、貝母、山梔、黃芩、黃連各2.4g。

〔**用法**〕上藥用水400ml，加生薑3片，煎至320ml，通口服。

〔**功用**〕清洩痰熱。

〔**主治**〕喘病痰熱遏肺，症見喘咳氣湧，胸部脹痛，痰多黏稠色黃，或夾血色，伴胸中煩熱，面紅身熱，汗出口渴

喜冷飲，咽乾，尿赤，或大便秘結，苔黃或膩，脈滑數。

〔**加減**〕若痰多黏稠，加瓜蔞，海蛤粉清化痰熱；喘不得臥，痰湧便秘，加葶藶子、大黃滌痰通腑；痰有腥味，配魚腥草、金蕎麥根、蒲公英、冬瓜子等清熱解毒，化痰洩濁；身熱甚者，加生石膏、知母、銀花等以清熱。

3. 清金化痰湯

〔**組成**〕黃芩、梔子各 4.5g，桔梗 6g，麥門冬（去心）、貝母、橘紅、茯苓各 9g，桑皮、知母、瓜蔞仁（炒）各 3g，甘草 1.2g。

〔**用法**〕用水 400ml，煎至 320ml，食後服。

〔**功用**〕清熱肅肺，化痰止咳。

〔**主治**〕咳嗽痰熱鬱肺，症見咳嗽氣息急促，或喉中有痰聲，痰多稠黏或為黃痰，咳吐不爽，或痰有熱腥味，或咳吐血痰，胸脅脹滿，或咳引胸痛，面赤，或有身熱，口乾欲飲，舌苔薄黃膩，舌質紅，脈滑數。

〔**加減**〕若痰熱鬱蒸，痰黃如膿或有熱腥味，加魚腥草、金蕎麥根、象貝母、冬瓜仁等清化痰熱；胸滿咳逆，痰湧，便秘者，加葶藶子、風化硝瀉肺通腑化痰；痰熱傷津，咳痰不爽，加北沙參、麥冬、天花粉養陰生津。

3. 小陷胸湯（《傷寒論》）

〔**組成**〕黃連 6g，半夏 12g，瓜蔞 20g。

〔**用法**〕上三味，以水 6L，先煮瓜蔞，取 3L，去滓，內諸藥，煮取 2L，去滓，分溫三服。

現代用法：先煮瓜蔞，後納他藥，水煎溫服。

〔**功用**〕清熱化痰，寬胸散結。

〔**主治**〕痰熱互結之結胸證。胸脘痞悶，按之則痛，或

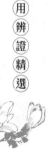

心胸悶痛，或咳痰黃稠，舌紅苔黃膩，脈滑數。

〔**加減**〕方中加入破氣除痞之枳實，可提高療效。若心胸悶痛者，加柴胡、桔梗、鬱金、赤芍等以行氣活血止痛；咳痰黃稠難咯者，可減半夏用量，加膽南星、杏仁、貝母等以清潤化痰。柴胡、苦桔梗各 3g，薑半夏 9g，小川連 2.5g，黃芩、小枳實各 4.5g，瓜蔞仁（杵）15g，生薑汁（四滴，分沖），名為柴胡陷胸湯。

4. 麻杏石甘湯（《傷寒雜病論》）

〔**組成**〕麻黃 9g，杏仁 9g，石膏 18g，生甘草 6g。

〔**用法**〕上四味，以水 7L，煮麻黃，減 2L，去上沫，內諸藥，煮取 2L，去滓。溫服 1L。

現代用法：水煎溫服。

〔**功用**〕辛涼疏表，清肺平喘。

〔**主治**〕外感風邪，邪熱壅肺證。身熱不解，咳逆氣急，甚則鼻煽，口渴，有汗或無汗，舌苔薄白或黃，脈浮而數者。

〔**加減**〕如肺熱甚，壯熱汗出者，宜加重石膏用量，並酌加桑白皮、黃芩、知母以清洩肺熱；表邪偏重，無汗而惡寒，石膏用量宜減輕，酌加薄荷、蘇葉、桑葉等以助解表宣肺之力；痰多氣急，可加葶藶子、枇杷葉以降氣化痰；痰黃稠而胸悶者，宜加瓜蔞、貝母、黃芩、桔梗以清熱化痰，寬胸利膈；口乾鼻燥加沙參、麥冬；急性蕁麻疹以麻杏石甘東加浮萍、烏梢蛇、烏梅為基本方，隨證加減；治鼻淵本方加地龍。

5. 越婢加半夏湯（《金匱要略》）

〔**組成**〕麻黃 10g，石膏 30g，生薑 6g，甘草 6g，大棗

12g，半夏 15g。

〔**用法**〕上藥六味，以水 1.2L，先煮麻黃，去上沫，納諸藥，煮取 600ml，分三次溫服。

〔**功用**〕清肺洩熱，降逆平喘。

〔**主治**〕咳逆喘息氣粗，痰黃或白，黏稠難咯，胸滿煩躁，目脹睛突，或發熱汗出，或微惡寒，溲黃便乾，口渴欲飲，舌質暗紅，苔黃或黃膩，脈滑數。

〔**加減**〕痰熱內盛，膠黏不易咳吐者，加魚腥草、瓜蔞皮、海蛤粉、海浮石、風化硝，以清熱化痰利肺；痰鳴喘息，不得平臥，加射干、葶藶子，以瀉肺平喘；痰熱壅結，腹滿便秘者，加大黃洩熱通便，以降肺氣，但不可過量，以免傷正；痰熱傷津，口舌乾燥，加天花粉、知母、蘆根，以生津潤燥；陰傷而痰量已少者，酌減苦寒藥物，加沙參、麥門冬等，以滋養陰液。

本方治療百日咳：以方中含麻黃 2～5g，生石膏工 5～30g，製半夏 5～8g，甘草、生薑各 5g，大棗 5 枚。痰黏稠或色黃加黃芩、赤芍、鮮竹瀝（沖服）；咳嗽甚加前胡、杏仁、僵蠶。

每日 1～1.5 劑，水煎服。

6. 貝母瓜蔞散（《醫學心悟》）

〔**組成**〕貝母 6g，瓜蔞 4g，花粉、茯苓、橘紅、桔梗各 3g。

〔**用法**〕共為細末，煉蜜為丸，空腹鹽湯送服。

〔**功用**〕潤肺清熱，理氣化痰。

〔**主治**〕燥痰咳嗽。咳嗽嗆急，咯痰不爽，澀而難出，咽喉乾燥哽痛，苔白而乾。

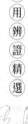

辨證成藥

1. 清氣化痰丸（《醫方考》）

〔*用法*〕薑汁為丸。每服 6g，溫開水送下。

〔*功用*〕清熱化痰，理氣止咳。

〔*主治*〕痰熱咳嗽。咳嗽氣喘，咯痰黃稠，胸膈痞悶，甚則氣急嘔惡，煩躁不寧，舌質紅，苔黃膩，脈滑數。

2. 養陰清肺丸（《同仁堂》）

〔*用法*〕口服。一次 1 丸，一日 2 次（每丸重 9g）。

〔*功用*〕養陰潤燥，清肺利咽。

〔*主治*〕陰虛肺燥，咽喉乾痛，乾咳少痰。

3. 清氣化痰丸（《同仁堂》）

〔*用法*〕口服。一次 6～9g，一日 2 次；小兒酌減。

〔*功用*〕清肺化痰。

〔*主治*〕用於痰熱阻肺所致的咳嗽痰多、痰黃稠黏、胸腹滿悶。

4. 清肺化痰丸（《昆明中藥》）

〔*用法*〕口服，一次 1 袋 6g，一日 2 次。

〔*功用*〕降氣化痰，止咳平喘。

〔*主治*〕用於肺熱咳嗽，痰多氣喘，痰涎壅盛，肺氣不暢。

辨證食療

1. 苡仁煮豬肺

〔*原料*〕苡仁 30g，豬肺 1 副（洗淨，顏色呈白色）。

〔*製法*〕苡仁，豬肺置鍋內，加水適量。先用大火煮沸，後以微火煮爛，即可食用。

〔*功用*〕降氣化痰，止咳平喘。

痰熱壅肺證

〔**主治**〕用於肺熱咳嗽，痰多氣喘，痰涎壅盛，肺氣不暢。

2. 荸薺海蜇飲

〔**原料**〕荸薺 200g，海蜇皮 100g。

〔**製法**〕荸薺，海蜇皮加水同煎，代茶飲。

〔**功用**〕降氣化痰，止咳平喘。

〔**主治**〕用於肺熱咳嗽，痰多氣喘，痰涎壅盛，肺氣不暢。

3. 秋梨白藕汁：秋梨去皮、核、白藕去節，各等量，切碎，取汁，頻服。

4. 蘆根粥：鮮蘆根 150g，竹茹 15g，生薑 3g，粳米 50g。先煎前二味藥取汁，入米煮粥，待熟時加生薑，稍煮即可。

5. 杏仁糖：帶皮苦杏仁、冰糖各等份，研碎混合，刺成杏仁糖，早服各沖服 3g。

6. 核桃冰糖山楂水：核桃仁 150g，冰糖 200g，山楂 50g。先將核桃仁水浸糜成漿，再將山楂熬成汁，去滓，入冰糖及核桃漿同煮熟。隨意食。

7. 冬瓜子紅糖水：冬瓜子 15g，加紅糖少許，搗爛後開水沖服，一日 2 次。

辨證針灸

〔**取穴**〕列缺、尺澤、膻中、肺俞、定喘、豐隆。

哮喘針刺天突、定喘、內關、列缺，咳嗽加孔最，痰多加豐隆、足三里，胸悶加膻中、氣海，多用瀉法。

實用辨證精選

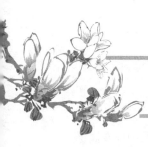

寒痰阻肺證

寒痰阻肺證是指寒飲或痰濁停聚於肺，肺失宣降，以咳喘、痰白量多易咯等為主要表現的證候。又名寒飲停肺證、痰濁阻肺證。

臨床證候

咳嗽，痰多、色白、質稠或清稀、易咯，胸悶，氣喘，或喉間有哮鳴聲，惡寒，肢冷，舌質淡，苔白膩或白滑，脈弦或滑。

發病原因

導致寒痰阻肺的原因，多由於素有痰疾，罹感寒邪，內客於肺；或因外感寒濕，侵襲於肺，轉化為痰；或因脾陽不足，寒從內生，聚濕成痰，上干於肺所致。

證候分析

痰濁（寒痰）阻肺，肺失宣降，肺氣上逆，則咳嗽，呼吸喘促，咯痰色白而黏稠、量多易咯；寒飲停肺，肺氣上逆，則痰色白而清稀、量多易咯；痰氣搏結，上湧氣道，故喉中痰鳴，時發喘哮；痰濁或寒飲凝閉於肺，肺氣不利，故胸部滿悶。

寒性凝滯，陽氣被鬱而不能外達，形體四肢失於溫煦，故惡寒、肢冷。舌淡，苔白膩或白滑，脈弦或滑，為寒飲痰濁內停之象。

辨證要點

本證以咳喘，痰白量多易咯等為辨證的主要依據。

辨證方劑

1. 射干麻黃湯（《傷寒論》）

〔**組成**〕射干 10g，麻黃 10g，細辛 3g，紫菀 10g，款冬花 10g，法夏 10g，乾薑 6g，大棗 5g，五味子 6g，茯苓 24g，陳皮 10g。

〔**用法**〕上藥水煎，取汁 300ml，分 2 次溫服，日 1 劑。

〔**功用**〕溫肺散寒，燥濕化痰，止咳平喘。

〔**主治**〕本方適用於寒痰阻肺之哮證、喘證、咳嗽、肺脹諸病。

〔**加減**〕如痰湧喘逆不得臥，加葶藶子 10g；如哮證劇甚者，可服用紫金丹，每服米粒大 5～10 丸（不超過 150mg），臨臥冷茶下，忌飲酒，連服 5～7 日，服藥期間應該加密切觀察有無反應，如需續服，宜停藥數日後再用；著咳嗽痰多黏膩色白，喘而胸滿，以痰濕蘊肺為主，去五味子、大棗，加蒼朮 6g，厚朴 10g，萊菔子 10g，白芥子 10g；若久病脾虛，神倦加黨參 10g，白朮 10g，甘草 6g；若痰濁壅塞，胸陽不展，表現胸悶如室而痛，氣短喘促，痰多，去麻黃、細辛、射干，加薤白 10g，栝蔞 10g，枳實 10g。

2. 二陳湯（《太平惠民和劑局方》）

〔**組成**〕半夏、橘紅各 15g，白茯苓 9g，炙甘草 6g。

〔**用法**〕每服四錢（12g），用水一盞，生薑七片，烏梅一個，同煎六分，去滓，熱服，不拘時候。

現代用法：加生薑 7 片，烏梅 1 個，水煎溫服。

〔**功用**〕燥濕化痰，理氣和中。

實用辨證精選

〔主治〕濕痰證。咳嗽痰多，色白易咯，噁心嘔吐，胸膈痞悶，肢體困重，或頭眩心悸，舌苔白滑或膩，脈滑。

〔加減〕本方加減化裁，可用於多種痰證。治濕痰，可加蒼朮、厚朴以增燥濕化痰之力；治熱痰，可加膽星、瓜蔞以清熱化痰；治寒痰，可加乾薑、細辛以溫化寒痰；治風痰眩暈，可加天麻、殭蠶以化痰熄風；治食痰，可加萊菔子、麥芽以消食化痰；治鬱痰，可加香附、青皮、鬱金以解鬱化痰；治痰流經絡之瘰癧、痰核，可加海藻、昆布、牡蠣以軟堅化痰。

3. 苓甘五味薑辛湯（《金匱要略》）

〔組成〕茯苓 12g，甘草 9g，乾薑 9g，細辛 5g，五味子 5g。

〔用法〕上五味，以水 8L，煮取 3L，去滓，溫服半升，每日三服（現代用法：水煎溫服）。

〔功用〕溫肺化飲。

〔主治〕寒飲咳嗽。咳痰量多，清稀色白，或喜唾涎沫，胸滿不舒，舌苔白滑，脈弦滑。

〔加減〕若痰多欲嘔者，加半夏以溫化寒痰，降逆止嘔；咳甚喘急者，加杏仁、厚朴以降氣止咳；脾虛食少者，可加人參、白朮、陳皮等以益氣健脾。

4. 小青龍湯（《傷寒論》）

〔組成〕芍藥 9g，生薑 6g，甘草 6g，細辛 6g，五味子 6g，麻黃 9g，半夏 9g，桂枝 9g。

〔用法〕上八味，以水一斗，先煮麻黃，減 2L，去上沫，內諸藥，煮取 3L，去滓，溫服 1L。

〔功用〕解表散寒，溫肺化飲。

寒痰阻肺證

〔**主治**〕外寒裏飲證，惡寒發熱，頭身疼痛，無汗，喘咳，痰涎清稀而量多，胸痞，或乾嘔，或痰飲喘咳，不得平臥，或身體疼重，頭臉四肢浮腫，舌苔白滑，脈浮。

〔**加減**〕若外寒輕證者，可去桂枝，麻黃改為灸麻黃；若兼有熱象而出現煩躁者，加生石膏黃芩以清鬱熱；兼喉中痰鳴，加杏仁，射干，款冬花以化痰降氣平喘；若鼻塞，清涕多者，加辛夷，蒼耳子以宣通鼻竅；兼水腫者，加茯苓，豬苓以利水消腫。

5. 三子養親湯（《壽世保元》）

〔**組成**〕紫蘇子、白芥子、萊菔子各 9g。

〔**用法**〕上三味，各洗淨，微炒，擊碎，用生絹小袋盛之，煮作湯飲，代茶啜用，不宜煎熬太過。

〔**功用**〕溫肺化痰，降氣消食。

〔**主治**〕痰壅氣滯證，症見咳嗽喘逆，痰多胸痞，食少難消，舌苔白膩，脈滑。

〔**加減**〕若大便素實者，臨服加熟蜜少許；若冬寒，加生薑三片。

辨證成藥

1. 定喘膏（《攝生眾妙方》）

〔**用法**〕外用，每次 1 張，敷貼肺俞。

〔**功用**〕宣肺降氣，祛痰平喘。

〔**主治**〕風寒外束。痰熱內蘊。痰多氣急，痰稠色黃，哮喘咳嗽，舌苔黃膩，脈滑數者。

辨證食療

1. 茯苓薏米粥：薏米 60g、茯苓粉 15g，加水適量煮粥食用。老年脾虛濕盛者最宜。

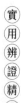

2. 蘇子粥：蘇子 20g，搗碎如泥，加水煎成濃汁去渣，加粳米 100g、冰糖適量煮為稀粥，趁熱服用，早晚各 1 次。

3. 紫蘇粥：先以粳米 500g，煮稀粥，粥成入紫蘇葉 10～15g，稍煮即可，每日服 2 次。

4. 生薑粥：鮮生薑 9g，切為薑米，大棗 2 枚，糯米 150g，同煮為粥食用。

辨證針灸

哮喘針刺天突、定喘、內關、列缺，咳嗽加孔最，痰多加豐隆，足三里，胸悶加膻中、氣海，多用瀉法。徐徐出針，每日 1 次；亦可採用溫針灸。即在留針過程中，將艾絨搓團撚裹於針柄上點燃，由針體將熱力傳入穴位。每次燃燒棗核大艾團 1～3 團。

具有溫陽通脈、行氣活血的作用。

〔**灸法**〕白芥子灸：用白芥子、玄胡索各 20g，甘遂、細辛各 10g，共為末，加麝香 0.6g 和勻，在夏季三伏中，分 3 次用薑汁調敷肺俞、百勞等穴，約 1～2 小時去之。每 10 日敷 1 次。

生薑灸：輕粉 20g、蟬蛻 30g、馬兜鈴 30g、生五靈脂 15g、生雌黃 15g、杏仁 15g、生白砒 15g、淡豆豉 30g、葶藶子 20g、生薑自然汁適量。先將輕粉、生白砒分別研細，再將餘藥粉碎為末過篩，然後共同混合研勻，以生薑自然汁適量和藥末調如膏狀，取藥膏如蠶豆大一粒，捏成圓餅形。每穴貼一個，蓋以紗布，膠布固定，兩天換藥一次。

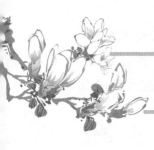

飲停胸脅證

飲停胸脅證是指水飲停於胸腔，阻礙氣機，以胸廓飽滿、胸脅脹悶或痛等為主要表現的證候。

臨床證候

胸廓飽滿，胸脅部脹悶或痛，咳嗽，氣喘，呼吸、咳嗽或身體轉側時牽引脅痛，或有頭目暈眩，舌苔白滑，脈沉弦。

發病原因

導致飲停胸脅的原因，多由於中陽素虛，氣不化水，水停為飲；或因外邪侵襲，肺失通調，水液輸布障礙，停聚為飲，流注胸腔而成。

證候分析

飲停胸脅，氣機受阻，升降失司，絡脈不利，故胸脅飽脹疼痛，氣短息促；水飲停於胸腔，上迫於肺，肺失宣降，胸脅氣機不利，故咳嗽、呼吸及身體轉側時牽引作痛。飲邪遏阻，清陽不升，故頭目暈眩；水飲內停，故可見脈沉弦，苔白滑。

辨證要點

本證以胸廓飽滿、胸脅脹悶或痛等為辨證的主要依據。

辨證方劑

1. 十棗湯（《傷寒論》）

〔組成〕芫花 1.5g，大戟 1.5g，甘遂 1.5g，大棗 10 枚。

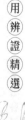

〔**用法**〕上藥個別搗為散，強人每服 1g，羸人 0.5g。用水 300ml，先煮肥大棗 10 枚，取 240ml，去滓，納入藥末，平旦溫服；若下少病不除者，明日更服，加 0.5g，得快下利後，可進米粥，護養胃氣。

〔**功用**〕攻逐水飲。

〔**主治**〕懸飲，咳唾胸脅引痛，心下痞硬，乾嘔短氣，頭痛目眩，胸背掣痛不得息，舌苔白滑，脈沉弦；水腫，一身悉腫，尤以身半以下腫甚，腹脹喘滿，二便不利。

〔**加減**〕黑丑 90g（生熟各半），枳實 45g，橘紅 45g，白芥子 30g，朴硝 15g，生礬 12.5g，熟礬 12.5g，牙皂 7.5g，名為控涎丹，治人痰涎在胸膈上下，忽患胸背手足腰項筋骨牽引釣痛，走易不定；或手足冷痹，氣脈不通；甘遂（去心）紫大戟（去皮）白芥子（真者）各等分，名為子龍丸，治痰涎在胸膈上，頸項、胸脅、背、腰、筋骨牽引鉤痛，流走不定，手足冷木，氣脈不通。

2. 小陷胸湯（《傷寒論》）

〔**組成**〕黃連 6g，半夏（洗）12g，瓜蔞（實大者）20g。

〔**用法**〕上三味，以水 6L，先煮瓜蔞，取 3L，去滓，內諸藥，煮取 2L，去滓，分溫三服。

現代用法：先煮瓜蔞，後納他藥，水煎溫服。

〔**功用**〕清熱化痰，寬胸散結。

〔**主治**〕痰熱互結之結胸證。胸脘痞悶，按之則痛，或心胸悶痛，或咳痰黃稠，舌紅苔黃膩，脈滑數。

〔**加減**〕方中加入破氣除痞之枳實，可提高療效。若心胸悶痛者，加柴胡、桔梗、鬱金、赤芍等以行氣活血止痛；咳痰黃稠難咯者，可減半夏用量，加膽南星、杏仁、貝母等

以清潤化痰。柴胡、苦桔梗各 3g，薑半夏 9g，小川連 2.5g，黃芩、小枳實各 4.5g，瓜蔞仁（杵）15g，生薑汁（四滴，分沖），名為柴胡陷胸湯。

3. 大陷胸湯（《傷寒論》）

〔**組成**〕大黃（去皮）10g，芒硝 10g，甘遂 1g。

〔**用法**〕上三味，以水 6L，先煮大黃，取 2L，去滓，內芒硝，煮一二沸，內甘遂末，溫服 1L。得快利，止後服。

現代用法：水煎，溶芒硝，沖甘遂末服。

〔**功用**〕瀉熱逐水。

〔**主治**〕水熱互結之結胸證。心下疼痛，拒按，按之硬，或從心下至少腹硬滿疼痛，手不可近。伴見短氣煩躁，大便秘結，舌上燥而渴，日晡小有潮熱，舌紅，苔黃膩或兼水滑，脈沉緊或沉遲有力。

〔**加減**〕大便秘結嚴重者，生大黃粉 9～15g，明粉 15～30g，兩藥粉共沖水 200ml，6 小時內兩次分服；若 6 小時後無腹瀉，再用上述藥量沖水 200ml，其 100ml 口服，另 100ml 做保留灌腸。以得瀉為度。腹瀉後，各種急性症狀已明顯減輕，再以辨證施治。

4. 瓜蔞薤白半夏湯（《金匱要略》）

〔**組成**〕栝蔞實 12g，薤白、半夏各 9g，白酒 70ml（非現代之白酒，實為黃酒，或用醪糟代之亦可）。

〔**用法**〕水煎分三次溫服（成人常用劑量：5 劑）。

〔**功用**〕行氣解鬱，通陽散結，祛痰寬胸。

〔**主治**〕痰盛瘀阻胸痺證。症見胸中滿痛徹背，背痛徹胸，不能安臥者，短氣，或痰多黏而白，舌質紫暗或有暗點，苔白或膩，脈遲。

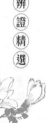

〔**加減**〕本方現代可用於治療冠心病心絞痛、風濕性心臟病、室性心動過速、肋間神經痛、乳腺增生、慢性阻塞性肺病、創傷性氣胸、老年咳喘、慢性支氣管肺炎、慢性膽囊炎等屬上述證機者。冠心病可予本方加丹參、三七、檀香等；乳腺增生加浙貝母、芥子、乳香、沒藥；老年咳喘加紫菀、款冬花等；慢性支氣管炎加杏仁、石菖蒲、射干、紫菀等；慢性膽囊炎加枳殼、大腹皮、葛根、丹參等。

5. 清氣化痰丸（《醫方考》）

〔**組成**〕陳皮（去白）、杏仁（去皮尖）、枳實（麩炒）、黃芩（酒炒）、瓜蔞仁（去油）、茯苓各 30g，膽南星、製半夏各 45g。

〔**用法**〕薑汁為丸。每服 6g，溫開水送下。

現代用法：以上 8 味，除瓜蔞仁霜外，其餘黃芩等 7 味藥粉碎成細粉，與瓜蔞仁霜混勻，過篩。另取生薑 100g，搗碎加水適量，壓榨取汁，與上述粉末泛丸，乾燥即得。每服 6～9g，1 日 2 次，小兒酌減；亦可作湯劑，加生薑水煎服，用量按原方比例酌減。

〔**功用**〕清熱化痰，理氣止咳。

〔**主治**〕痰熱咳嗽。咳嗽氣喘，咯痰黃稠，胸膈痞悶，甚則氣急嘔惡，煩躁不寧，舌質紅，苔黃膩，脈滑數。

〔**加減**〕若痰多氣急者，可加魚腥草、桑白皮；痰稠膠黏難咯者，可減半夏用量，加青黛、蛤粉；噁心嘔吐明顯者，加竹茹；煩躁不眠者，可去黃芩，加清熱除煩之黃連、山梔，並酌加琥珀粉、遠志等寧心安神之品。

6. 苓甘五味薑辛湯（《金匱要略》）

〔**組成**〕茯苓 12g，甘草 9g，乾薑 9g，細辛 5g，五味子

5g。

〔**用法**〕上五味，以水八升，煮取 3L，去滓，溫服半升，每日三服。

現代用法：水煎溫服。

〔**功用**〕溫肺化飲。

〔**主治**〕寒飲咳嗽。咳痰量多，清稀色白，或喜唾涎沫，胸滿不舒，舌苔白滑，脈弦滑。

〔**加減**〕若痰多欲嘔者，加半夏以溫化寒痰，降逆止嘔；咳甚喘急者，加杏仁、厚朴以降氣止咳；脾虛食少者，可加人參、白朮、陳皮等以益氣健脾。。

辨證成藥

1. 控涎丹（《活人方》）

〔**用法**〕為末糊丸。臨臥薑湯服五至十丸。

〔**功用**〕滌除痰癖伏飲。

〔**主治**〕男婦素有停痰積飲，隱伏於兩脅之下，腰腎腸胃之間，遠年則隨氣走注，為痛屈伸不得，而精神元氣猶旺者。

2. 子龍丸（《外科壘生集》）

〔**用法**〕甘遂，紫大戟，白芥子各等分為細末，煮糊為丸，如梧桐子大，曬乾。食後及臨臥時用薑湯成熟水送下 5～10 丸。如疾猛氣實，酌加用量。

〔**功用**〕攻逐痰飲。

〔**主治**〕治痰涎內伏，胸背、手腳、頸項、腰胯突然痛不可忍，內連筋骨，牽引釣痛，坐臥不寧，走易不定，或頭痛不可舉，昏倦多睡，飲食無味，痰唾稠黏，夜間喉中多有鋸聲，及手腳沉重，腿冷痺麻，氣脈不通等。

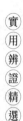

3. 玉案

〔**用法**〕大戟、白芥子、瓜蔞麴、薄桂、全蠍、雄黃、硃砂為末，粉糊為丸，如梧桐子大。每服六七丸漸加至十丸，臨臥薑湯送下。

〔**功用**〕攻逐痰飲。

〔**主治**〕一切痰飲症，或漉漉有聲，或手足冷痺，氣脈不通者。

4. 半夏天麻白朮湯（《醫學心悟》）

〔**用法**〕散劑一次一小包（6g），每日三次，熱水沖服。

〔**功用**〕化痰熄風，健脾袪濕。

〔**主治**〕風痰上擾證。眩暈，頭痛，胸膈痞悶，噁心嘔吐，舌苔白膩，脈弦滑。

辨證食療

1. 茯苓大棗粥

〔**原料**〕茯苓粉 90g，紅棗 10 枚，粳米 150g，精鹽、味精、胡椒粉各適量。

〔**製法**〕將粳米、大棗淘洗乾淨，與茯苓粉一同放入砂鍋內加水適量，大火燒沸，改用文火煮至粥熟，調入精鹽、味精、胡椒粉即成。每日 1 劑，2 次分服。

〔**功效**〕補中益氣，健脾化飲。

〔**主治**〕咳嗽氣短、腰痠耳鳴症狀的肺腎兩虛型哮喘症。

2. 杏仁粥

〔**原料**〕杏仁 10g，粳米 50g，冰糖適量。

〔**製法**〕杏仁去皮研細，水煎去渣留汁，加粳米，冰糖適量，加水煮粥。每日兩次溫熱食。

〔**功效**〕宣肺化痰、止咳定喘。

〔主治〕咳唾胸脅引痛，心下痞硬，乾嘔短氣，頭痛目眩，胸背掣痛不得息，舌苔白滑，脈沉弦。

3. 蜜餞雙仁

〔原料〕甜杏仁、核桃仁各 250g。

〔製法〕先將甜杏仁炒熟，之後水煮 1 小時，加核桃仁收汁，將乾鍋時，加蜂蜜 500g，攪勻煮沸即可。

〔功效〕補腎益肺、止咳平喘潤燥。

〔主治〕咳嗽，哮喘，對於氣虛飲停胸脅有一定治療效果，能宣肺化痰、止咳定喘，是治咳喘的良藥。

4. 核桃仁

〔原料〕核桃仁 1000g，補骨脂 500g，蜂蜜適量。

〔製法〕核桃仁研細，補骨脂 500g 為末，蜜調如飴，晨起用溫開水調服一大匙，服用過程中忌食羊肉。

〔功效〕補腎益肺、止咳平喘。

〔主治〕適用於肺虛久嗽、氣喘、便秘、病後虛弱等症。

辨證針灸

〔取穴〕肺腧、膏肓、腎俞、定喘、太淵、太谿、足三里。

〔針刺法〕定喘用針絡拔罐，餘穴用毫針補法，留針 15～20 分鐘，每日 1 次；亦可採用溫針灸，即針刺與艾灸相結合的一種方法。即在留針過程中，將艾絨搓團撚裹於針柄上點燃，由針體將熱力傳入穴位。每次燃燒棗核大艾團 1～3 團。具有溫陽通脈、行氣活血的作用。

〔灸法〕取溫和灸，即將艾條燃著的一端與施灸部位的皮膚保持一寸左右距離，自我感覺有溫熱而無灼痛即可。每穴灸 10～15 分鐘。

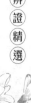

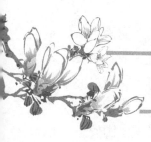

風水搏肺證

指風邪外襲，肺衛失宣，不能通調水道，水濕泛溢肌膚，以突起頭面浮腫及衛表症狀為主要表現的證候，屬「陽水」範疇。

臨床證候

眼瞼頭面先腫，繼而遍及全身，上半身腫甚，來勢迅速，皮膚薄而發亮，小便短少，或見惡寒重發熱輕，無汗，舌苔薄白，脈浮緊。或見發熱重惡寒輕，咽喉腫痛，舌苔薄黃，脈浮數。

發病原因

本證多因風邪外感，肺衛受病，宣降失常，通調失職，風遏水阻，風水相搏，泛溢肌膚而成。

證候分析

肺的主要生理機能是主氣司呼吸，主行水，朝百脈，主治節，肺氣以宣發肅降為基本運行形式。肺氣的宣發肅降運動推動和調節全身水液的輸布和排泄。《素問・經脈別論》稱作「通調水道」。肺氣的宣發將脾氣轉輸至肺的水液和水穀之精中的較為輕清的部分，向上向外布散，上至頭面諸竅，外達全身皮毛肌腠以濡潤之；輸送到皮毛肌腠的水液在衛氣的推動作用下化為汗液，並在衛氣的調節作用下有節制地排出體外；而肺氣的肅降將脾氣轉輸至肺的水液和水穀精

微中較為稠厚的部分，向內向下輸送到其他臟腑以濡潤之，並將臟腑代謝所產生的濁液向下輸送至腎或膀胱，成為尿液生成之源。所以風為陽邪，上先受之，肺居上焦，為水之上源，風邪犯肺，宣發肅降失職，不能通調水道，風水相搏，水氣泛溢，故水腫起於眼瞼頭面，上半身水腫較重；由於是外邪新感，所以發病較快，水腫迅速，皮膚發亮；上源不通，水液不能下輸膀胱，則見小便短少。

若伴見惡寒重，發熱輕，無汗，苔薄白，脈浮緊等症，為風水偏寒；若伴見發熱重，惡寒輕，咽喉腫痛，舌紅，脈浮數等症，為風水偏熱。

辨證要點

本證以突起頭面浮腫與衛表症狀為要點。

辨證方劑

1. 越婢加朮湯（《金匱要略》）

〔組成〕麻黃 12g，石膏 25g，生薑 9g，甘草 6g，白朮 12g，大棗 15 枚。

〔用法〕上藥六味，以水 1.2L，先煮麻黃，去上沫，納諸藥，煮取 600ml，分 3 次溫服。

〔功用〕疏風洩熱，發汗利水。

〔主治〕風水相搏之皮水，一身面目悉腫，發熱惡風，小便不利，苔白，脈沉者。

〔加減〕治療風濕熱痹，有發熱關節疼痛的症狀，伴有惡寒，疼痛波及肩、肘、腕、膝、踝、趾、指等關節，尤以膝、踝、腕關節疼痛者居多，並兼有心悸，以越婢加朮湯加減治之，隨其風、濕、熱之偏勝及所懼及之關節腫痛而加味，風濕偏勝者加防風、防己、薏苡仁、赤茯苓；濕熱偏盛

者佐赤芍、秦艽、虎杖、忍冬藤；上肢疼痛者加桑枝、桂枝；下肢疼痛者加牛膝、海桐皮；水腫者加車前子、茯苓、澤瀉。本方治泌尿系統疾病，見血尿者加白茅根、仙鶴草，腰痛者加杜仲，氣虛者加黃耆、黨參，陽虛水腫加製附子、豬苓。

2. 麻黃附子湯（《金匱要略》）

〔**組成**〕麻黃 4.5g，附子 9g，烏豆 30g，車前子 12g，甘草 5g。

〔**用法**〕水煎服，每日 1 劑，日服 3 次。

〔**功用**〕溫陽發汗，化氣行水。

〔**主治**〕風水一身悉腫，惡風寒，不發熱，身無汗，口不渴，舌苔白滑，脈沉小。

〔**加減**〕小便不利者，加桂枝、茯苓，以溫通利尿。水腫甚者，加白茅根、浮萍、防己，以消腫利水。本方加桂心、生薑，亦名麻黃湯。治風水身體面目盡浮腫，腰背牽引髀股，不能食者，名麻黃湯，麻黃、附子、人參、白朮、炙甘草、乾薑各等份，水煎服。治腎陽不足之中寒證，症見身體強直，口噤不語，四肢戰慄，突然眩暈，身無汗，脈沉細強緊澀者。

3. 麻黃連翹赤小豆湯（《傷寒論》）

〔**組成**〕麻黃 6g，連翹 9g，杏仁 9g，赤小豆 30g，大棗 12 枚，桑白皮 10g，生薑 6g，甘草 6g。

〔**用法**〕水煎服，每日 1 劑，日服 3 次。

〔**功用**〕健脾和中，解表發汗，清熱祛濕。

〔**主治**〕濕熱發黃證。用於治療急性腎炎，黃疸，肝功能異常，蕁麻疹，咳嗽，哮喘等。

〔**加減**〕皮疹瘙癢者，加白鮮皮 30g，地膚子 20g，天蟲 20g，蟬蛻 15g；治療藥疹，麻黃連翹赤小豆湯加銀花 30g，連翹 30g，赤芍 15g，丹皮 12g，紫草 20g；治療風水，加生石膏 30g，防風 12g，白朮 12g，益母草 30g，桑皮 20g。

4. 五皮飲（《傷寒論》）

〔**組成**〕五加皮 9g，地骨皮 8g，茯苓皮 24g，大腹皮 9g，生薑皮 6g。

〔**用法**〕水煎服，每日 1 劑，日服 3 次。

〔**功用**〕祛風除濕，利水消腫。

〔**主治**〕治水病腫滿，上氣喘急，或腰以下腫。

〔**加減**〕水迫心肺者，加防己 6g，茵陳 6g，桑枝 15g，蒼朮 4.5g，菖蒲 1.5g，雲苓皮 20g、陳皮 15g、大腹皮 12g、桑白皮 10g、生薑皮 6g、龍膽草 10g、浮萍草 15g。有熱者，加丹皮 10g、赤芍 9g；遇寒發作者，加桂枝 6g。水煎後空腹服，每日 1 劑。

5. 防己黃耆湯（《金匱要略》）

〔**組成**〕防己 12g，黃耆 15g，甘草（炒）6g，白朮 9g。

〔**用法**〕上銼麻豆大，每服 15g，生薑四片，大棗一枚，水盞半，煎八分，去滓溫服，良久再服，以被子繞腰以下，溫令微汗。

現代用法：作湯劑，加生薑、大棗，水煎服，用量按原方比例酌定。

〔**功用**〕益氣祛風，健脾利水。

〔**主治**〕表虛不固之風水或風濕證。汗出惡風，身重微腫，或肢節疼痛，小便不利，舌淡苔白，脈浮。

〔**加減**〕若兼喘者，加麻黃以宣肺平喘；腹痛肝脾不和

者，加芍藥以柔肝理脾；衝氣上逆者，加桂枝以平衝降逆；水濕偏盛，腰膝腫者，加茯苓、澤瀉以利水退腫。

6. **銀蒲玄麥甘橘湯**（《金匱要略》）

〔組成〕銀花 10g，菖蒲 20g，玄參 20g，麥冬 9g，甘草 6g，桔梗 10g。

〔用法〕水煎，每日 3 次，口服或代茶飲（兒童按年齡酌減）。

〔功用〕清熱解毒、滋陰清肺、祛痰排膿。

〔主治〕用於氣陰兩虛、虛火上炎。症見咽乾咽痛，口乾欲飲，或伴有咳嗽、鼻塞、頭痛，舌紅苔薄黃，脈象浮數。

〔加減〕兼風熱表症，加薄荷、桑葉祛風解表；熱毒加銀花、連翹、黃芩以加強清熱解毒；咽喉腫痛甚加山豆根、射干以增強清熱解毒止痛之效；兼氣陰兩虛，加藏青果、沙參、生黨參、雞蛋清（沖服），以加強補氣滋陰之力量；咽外傷或骨頭刺傷，上方沖蜜糖 100～150ml。

辨證成藥

1. **香薷丸**（《外台秘要》）

〔用法〕水蜜丸每次服 6g，小蜜丸每次服 9g，每日服 2～3 次。

〔功用〕辛散苦瀉，上下分消。

〔主治〕治大人小兒傷暑伏熱，煩渴瞀悶，頭目昏眩，胸膈煩滿，嘔噦噁心，口苦舌乾，肢體睏倦，不思飲食，或發霍亂，吐痢轉筋，並宜服之。

2. **五加皮散**（《太平惠民和劑局方》）

〔用法〕每次一袋（約 6g），每日 2 袋。

〔功用〕疏風，利筋脈。

〔主治〕妊娠腰疼痛，或連月不已；半身不遂，肌體煩痛，肢節無力。

3. 小薊飲子（《濟生方》）

〔用法〕每次服 15g，每日 2 次。

〔功用〕涼血止血，利水通淋。

〔主治〕熱結下焦之血淋、尿血。尿中帶血，小便頻數，赤澀熱痛，舌紅，脈數。

4. 麻黃湯（《傷寒論》）

〔用法〕每次一袋（8g），一次 1～2 袋，每日最多服 3 次。

〔功用〕發汗解表，宣肺平喘。

〔主治〕外感風寒。惡寒發熱，頭痛身疼，無汗而喘，舌苔薄白，脈浮緊。

辨證食療

1. 鯉魚冬瓜羹

〔原料〕鯉魚約 500g，冬瓜 500g，蔥白約 20g，水適量，少許鹽。

〔製法〕鯉魚去鰓、鱗和內臟，冬瓜切成小塊狀，蔥白洗淨，加水適量，煮至魚爛湯稠，加少許鹽，趁熱食。如市場缺乏鯉魚，可以鯽魚代之。

〔功效〕利水消腫。

〔主治〕肺脾氣虛，小便不利，周身浮腫。

2. 茯苓餅

〔原料〕茯苓、粳米粉、白糖適量。

〔製法〕茯苓磨成粉狀，加等量的粳米粉和白糖，用水

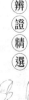
實用辨證精選

調稠糊狀，然後用文火煎烙成薄餅，作點心用。

〔**功效**〕利水滲濕，益氣健脾，寧心安神。

〔**主治**〕水腫、失眠、神經衰弱等病。

3. 牛肉羹

〔**原料**〕牛肉 500g，乾薑及醋各 30g，水適量。

〔**製法**〕將牛肉，乾薑、醋，水適量，同煮至牛肉爛熟，食肉飲湯。

〔**功效**〕溫肺化痰，補脾養氣血。

〔**主治**〕肺脾氣虛，少食、乏力、水腫。並可用於虛弱少氣、自汗乏力。

4. 田螺粥

〔**原料**〕田螺 10 隻，鮮玉米鬚 30g，粳米 30g。

〔**製法**〕田螺水養一夜，洗淨泥沙，入沸水燙熟，挑出田螺肉，用少許無鹽醬油、花椒粉浸漬待用。鮮玉米鬚、粳米，同煮為粥，隨意服，與田螺肉同食。

〔**功效**〕宣肺利水消腫。

〔**主治**〕浮腫以眼瞼、顏面為重，繼則全身浮腫、尿少，或伴有感冒症狀。

5. 紅豆薏仁湯

〔**原料**〕紅豆 80g，薏仁 80，冰糖 80g，廣陳皮 15g，大棗 10 顆、甘草 1 片。

〔**製法**〕準備同等分量的紅豆和薏米，洗乾淨後，紅豆泡兩至三個小時，薏米泡一個小時，大米洗乾淨後，泡半個小時，備用；在沸水中加入紅豆，煮開後，添一些涼水，再煮開後，再添涼水；等紅豆煮開花後，放入大米和藥材等配料，大火煮開後，轉小火煮至黏稠，就放冰糖調味即可。

〔**功效**〕健脾滲濕，舒筋除痺。

〔**主治**〕水腫，食慾不振，瘡毒，皮膚濕疹，筋骨濕痺。

6. 赤小豆煎樟柳根

〔**原料**〕赤小豆 100g，樟柳根 60g。

〔**製法**〕先煎樟柳根，取汁、去渣。以樟柳根汁煮赤小豆，將豆煮至爛熟，空腹吃，渴則飲汁，連服 3 天。

〔**功效**〕利尿消腫，疏風解毒。

〔**主治**〕適用於風水相搏所致的水腫。

7. 赤小豆鯽魚湯

〔**原料**〕鯽魚 240g，赤小豆 120g，商陸 3g。

做法：鯽魚去鱗、腸肚等，洗淨，與赤小豆、商陸同煮，至豆熟魚爛成濃湯，不拘時，代茶飲。

〔**功效**〕利尿消腫。

〔**主治**〕適用於風水相搏所致的水腫。

辨證針灸

〔**取穴**〕水分、偏歷、肺俞、陰陵泉、合谷、三焦俞、外關、列缺、委陽。

〔**針刺法**〕針刺以上穴位，均用補法，留針 15～20 分鐘，每日 1 次；亦可採用溫針灸，即針刺與艾灸相結合的一種方法。即在留針過程中，將艾絨搓團撚裹於針柄上點燃，通過針體將熱力傳入穴位。每次燃燒棗核大艾團 1～3 團。具有溫陽通脈、行氣活血的作用。

〔**灸法**〕取溫和灸，即將艾條燃著的一端與施灸部位的皮膚保持一寸左右距離，自我感覺有溫熱而無灼痛即可。每穴灸 10～15 分鐘。

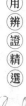

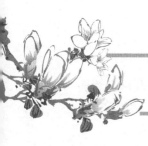

大腸濕熱證

指濕熱內蘊，阻滯腸道，以腹痛、暴瀉如水、下痢膿血、大便黃稠穢臭及濕熱症狀為主要表現的證候。又名腸道濕熱證證。

臨床證候

身熱口渴，腹痛腹脹，下痢膿血，裏急後重，或暴瀉如水，或腹瀉不爽、糞質黃稠穢臭，肛門灼熱，小便短黃，舌質紅，苔黃膩，脈滑數。

發病原因

本證多因夏秋之季，暑濕熱毒之邪侵犯腸道；或飲食不節，進食腐敗不潔之物，濕熱穢濁之邪蘊結腸道而成。

證候分析

濕熱之邪侵犯腸道，阻礙氣機，氣滯不通，則腹痛腹脹；濕熱侵襲腸道，氣機紊亂，清濁不別，水液下趨，則暴注下迫。

濕熱內蘊，損傷腸絡，瘀熱互結，則下痢膿血；火性急迫而濕性黏滯，濕熱疫毒侵犯，腸道氣機阻滯，則腹痛陣作而欲瀉，卻排便不爽，肛門滯重，呈裏急後重之象。

腸道濕熱不散，穢濁蘊結不洩，則腹瀉不爽而糞質黃稠、穢臭，排便時肛門有灼熱感。濕熱蒸達於外，則身熱；熱邪傷津，瀉下耗液，則口渴，尿短黃；舌質紅，苔黃膩，

脈滑數，為濕熱內蘊之象。

辨證要點

本證以腹痛、暴瀉如水、下痢膿血、大便黃稠穢臭等與濕熱症狀共見為要點。

辨證方劑

1. 葛根芩連湯（《傷寒論》）

〔組成〕葛根 15g，黃連 9g，黃芩 9g，炙甘草 6g。

〔用法〕先煮葛根，水煎服。

〔功用〕清洩裏熱，解肌散邪。

〔主治〕表證未解，邪熱入裏證，或邪熱下利證。症見身熱，下利臭穢，胸脘煩熱，口乾作渴，或喘而汗出，舌紅苔黃，脈數或促。

〔加減〕如腹痛較甚，加白芍；裏急後重者，加木香、檳榔；下利較甚，加白頭翁、馬齒莧、地錦草；兼嘔吐噁心者，加藿香、薑竹茹；夾食滯者，加焦山楂、焦神麴；惡寒發熱者，加麻黃、防風。

2. 芍藥湯（《素問病機氣宜保命集》）

〔組成〕芍藥 30g、當歸 15g、黃連 15g、檳榔 6g、木香 6g、甘草 6g、大黃 9g、黃芩 15g、官桂 5g。

〔用法〕上藥共研為末，每次服 15g。或作湯劑，用水 400ml，煮至 200ml，食後溫服。

〔功用〕清熱燥濕，調氣和血。

〔主治〕濕熱痢疾。腹痛，便膿血，赤白相兼，裏急後重，肛門灼熱，小便短赤，舌苔黃膩，脈滑數。

〔加減〕如熱盛傷津，胎黃而乾，加肉桂；積滯較重，瀉痢後重明顯，增大大黃用量；兼食滯，去甘草，加焦山

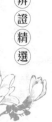

實用辨證精選

楂；氣滯較重，腹脹滿，加枳殼、萊菔子；瀉下赤多白少，加牡丹皮、地榆。

3. 白頭翁湯（《傷寒論》）

〔組成〕白頭翁 15g，黃柏 9g，黃連 9g，秦皮 9g。

〔用法〕用水 400ml，煮至 200ml，溫服。

〔功用〕清熱解毒，涼血止痢。

〔主治〕熱毒血痢。腹痛，裏急後重，肛門灼熱，下痢膿血，赤多白少，渴欲飲水，舌紅苔黃，脈弦數。

〔加減〕如兼惡寒發熱，表邪未解而裏熱熾盛，加葛根、金銀花、連翹；腹痛裏急明顯，加木香、檳郎、白芍；夾食滯，腹痛拒按，胎厚膩，加枳實、山楂；血分熱甚，見純下赤痢，加牡丹皮、赤芍、地榆。

4. 槐花散（《普濟本事方》）

〔組成〕槐花（炒），柏葉（爛杵，焙），荊芥穗、枳殼（去瓤，細切，麩炒黃）。

〔用法〕上藥經炮製後，各稱等分，研為細末，用清米飲調下 6g，空腹時服。

〔功用〕清腸止血，疏風下氣。

〔主治〕風熱濕毒壅遏大腸之便血。便前出血，或便後出血，或糞中帶血，血色鮮紅或晦暗污濁，舌紅苔黃或膩，脈數或滑。

〔加減〕如大腸熱盛而肛門灼熱，加黃連、黃柏；便血量多，加地榆。

辨證成藥

1. 解毒止瀉膠囊（《貴州家誠藥業有限責任公司》）

〔用法〕口服，1 次 1g，1 日 3 次。

〔功用〕清熱解毒，利濕止瀉。

〔主治〕用於胃腸濕熱所致的腹瀉、腹脹。

2. 莧菜黃連素膠囊（《福州海王金象中藥製藥有限公司》）

〔用法〕成人每次 1.6g，每天 3 次。小兒：3 月～6 月，每次 0.4g，每天 3 次。7 月～3 歲，每次 0.8g，每天 3 次。

〔功用〕清熱燥濕止瀉。

〔主治〕急性腹瀉屬濕熱證者。

3. 鹽酸黃連素片（《國家基本藥物目錄（2012）》）

〔用法〕口服。每次 0.1～0.3g，每日 3 次。

〔功用〕清熱燥濕止瀉。

〔主治〕腸道感染，腹瀉。

4. 四季三黃軟膠囊（《清太醫院配方》）

〔用法〕口服，每次 1.725g，每日 2 次。

〔功用〕清熱解毒，通便利水。

〔主治〕口鼻生瘡，咽疼齒痛，口乾舌燥，目眩頭暈，大便秘結，小便赤黃。

5. 腸炎寧糖漿（《部標十九冊》）

〔用法〕口服，一次 10ml，一日 3～4 次。

〔功用〕清熱利濕，行氣。

〔主治〕大腸濕熱所致的泄瀉，症見大便泄瀉、腹痛腹脹；腹瀉、小兒消化不良見上述證候者。

6. 葛根芩連片（《傷寒論》）

〔用法〕口服。每次 0.9～1.2g，每日 3 次。

〔功用〕解肌、清熱、止瀉。

〔主治〕泄瀉腹痛，便黃而黏，肛門灼熱。

7. **香連丸**（《聖濟總錄》卷七十五）

〔**用法**〕口服，每次 3～6g，每日 2～3 次。

〔**功用**〕清熱燥濕、行氣止痛。

〔**主治**〕泄瀉腹痛，便黃而黏。

8. **小兒功勞止瀉顆粒**（《貴州科頓製藥有限責任公司》）

〔**用法**〕開水沖服，5 週歲以下每次 2.5g，5 週以上每次 5g，每日 3 次。

〔**功用**〕清熱解毒、利濕止瀉。

〔**主治**〕大腸濕熱所致的小兒腹瀉。

辨證食療

2. **四神豬肚湯**

〔**原料**〕茯苓、淮山、芡實、蓮子、燉豬肚。

〔**製法**〕用紫砂鍋將上述原料隔水燉兩到三個小時，喝湯吃豬肚。

〔**功效**〕養心安神，健脾和胃止瀉。

〔**主治**〕用於虛勞羸弱、瀉洩、下痢、消渴、小便頻數、小兒疳積等症。

2. **素燒苦瓜**

〔**原料**〕新鮮苦瓜 200g。

〔**製法**〕新鮮苦瓜切絲，先用開水浸泡片刻以去苦味，再入油鍋燒炒至九成熟，出鍋，勾芡（含有鹽、味精）澆汁。

〔**功效**〕祛暑滌熱，明目解毒，補腎健脾。

〔**主治**〕痢疾，暑熱煩渴，消渴，赤眼疼痛，瘡癤腫毒等。

3. 赤小豆薏米飲

〔**原料**〕赤小豆 30g、薏米 30g。

〔**製法**〕赤小豆、薏米加清水文火燉煮 30 分鐘後取 100ml 汁液，再燉 30 分鐘後倒出剩下的 100ml 汁液，將兩次的汁液攪勻，溫飲或涼飲。

〔**功效**〕健脾養胃，清熱解毒消癰，利水消腫。

〔**主治**〕泄瀉，便血，水腫，瘡瘍腫毒。

4. 金針冬瓜湯

〔**原料**〕乾金針菜 20g，冬瓜 50g。

〔**製法**〕乾金針菜切段，開水浸泡 20 分鐘後與冬瓜絲入沸湯，片刻即好，加鹽、味精，點幾滴香油。

〔**功效**〕清熱利濕，寬胸解鬱，涼血解毒。

〔**主治**〕小便短赤，黃疸，胸悶心煩，少寐，痔瘡便血，瘡癰。

辨證針灸

〔**取穴**〕天樞、足三里、曲池、陰陵泉。

〔**針刺法**〕針刺以上穴位，瀉法，留針 15～20 分鐘，每日 1 次；亦可採用耳針法。

選穴：大腸、小腸、腹、胃、脾、神門。每次選穴 3～5 穴，毫針淺刺，亦可選王不留行籽貼壓。

〔**灸法**〕本證只針不灸。

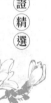

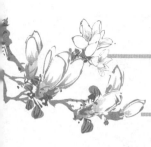

腸熱腑實證

指裏熱熾盛，腑氣不通，以發熱、大便秘結、腹滿硬痛為主要表現的實熱證候。又名大腸熱結證、大腸實熱證。六經辨證中稱為陽明腑證，衛氣營血辨證中屬氣分證，三焦辨證中屬中焦證。

臨床證候

高熱，或日晡潮熱，汗多，口渴，臍腹脹滿硬痛、拒按，大便秘結，或熱結旁流，大便惡臭，小便短黃，甚則神昏譫語、狂亂，舌質紅，苔黃厚而燥，或焦黑起刺，脈沉數（或遲）有力。

發病原因

本證多因邪熱熾盛，汗出過多，或誤用發汗，津液耗損，腸中乾燥，裏熱熾甚，燥屎內結而成。

證候分析

陽明經氣旺於日晡，四肢稟氣於陽明，腸腑實熱瀰漫，故日晡潮熱，手足漐然汗出；邪熱與糟粕結於腸中，腑氣不通，故臍腹脹滿而痛，大便秘結；邪熱上擾心神，則見神昏譫語，甚則狂躁不安；

苔黃燥有芒刺，或焦黑燥裂，為燥熱內結，津液被劫之故；邪熱亢盛，有形之邪阻滯，脈道壅滯，故脈沉而有力，若邪熱迫急則脈滑數。

辨證要點

本證以發熱、大便秘結、腹滿硬痛為辨證的主要依據。

辨證方劑

1. 大承氣湯（《傷寒論》）

〔組成〕大黃 12g，芒硝 6g，厚朴 24g，枳實 12g。

〔用法〕水煎服，大黃後下，芒硝溶服。注意先煮枳、朴，後下大黃，最後下芒硝，因為硝、黃煎煮時間短，可以增強瀉下作用。

〔功用〕峻下熱結。

〔主治〕

① 陽明腑實證（痞、滿、燥、實）。大便不通，頻轉矢氣，脘腹痞滿，腹痛拒按，按之則硬，日晡潮熱，神昏譫語，手足出汗，舌苔黃燥起刺或焦黑燥裂，脈沉實。

② 熱結旁流證。下利清水，色純青，其氣臭穢，其腹疼痛，按之堅硬有塊，口舌乾燥，脈滑數。

③ 熱厥、痙病、發狂屬裏熱實證者。

〔加減〕若兼氣虛者，宜加人參補氣，防瀉下氣脫；兼陰津不足者，加玄參、生地以滋陰潤燥。

2. 調胃承氣湯（《傷寒論》）

〔組成〕大黃 12g（去皮，清酒洗），甘草 6g（炙），芒硝 15g。

〔用法〕上三味，以水 600ml，先煮大黃，甘草，取 200ml，去滓，納芒硝，更上火微煮令沸。少少溫服之。

〔功用〕緩下熱結。

〔主治〕陽明病胃腸燥熱。蒸蒸發熱，口渴便秘，腹滿拒按，舌苔正黃，脈滑數；亦用於腸胃熱盛而見發斑吐衄，

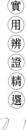

口齒咽喉腫痛，中消，瘡瘍等。

〔**加減**〕若心煩者，加黃連、竹葉，以清熱除煩；若腹脹者，加厚朴、枳實，以行氣消脹；若腹痛者，加白芍、鬱金，以活血緩急止痛等。

3. 小承氣湯（《傷寒論》）

〔**組成**〕大黃 12g（酒洗），厚朴 6g（炙，去皮），枳實 9g（大者，炙）。

〔**功用**〕輕下熱結，除滿消痞。

〔**主治**〕傷寒陽明腑實證。譫語潮熱，大便秘結，胸腹痞滿，舌苔黃，脈滑數，痢疾初起，腹中癘痛，或脘腹脹滿，裏急後重者。

〔**用法**〕上藥三味，以水 800ml，煮取 400ml，去滓，分 2 次溫服。

〔**加減**〕口渴甚加天花粉、生牡蠣；口舌生瘡、心胸煩熱，或齒、鼻出血，加黃芩、黃柏、梔子、蒲公英。

4. 加味大承氣湯（《醫統》）

〔**組成**〕大黃 6g，枳殼 6g，芒硝 3g，甘草 3g，陳皮 3g，紅花 3g，當歸 3g，蘇木 3g，木通 3g，厚朴 1.5g。

〔**功用**〕通下瘀血。

〔**主治**〕傷重在內，瘀血不散，腹脹，二便不通，心腹悶亂欲死者。

〔**用法**〕上㕮咀。作 2 服。每服水盞半，煎 5～7 沸，溫服，不拘時候。

〔**注意**〕服此藥俟大小便通，方服損藥。小兒孕婦勿服。

5. **大黃牡丹湯**（《金匱要略》）

〔**組成**〕大黃 12g，牡丹 3g，桃仁 9g，瓜子 12g，芒硝 9g。

〔**功用**〕瀉熱破瘀，散結消腫。

〔**主治**〕腸癰初起，右少腹疼痛拒按，甚則局部有痞塊，發熱惡寒，自汗出，或右足屈而不伸，苔黃膩，脈滑數者。

〔**用法**〕上五味，用水 600ml，煮取 200ml，去滓；納芒硝，再煎沸，頓服之，有膿當下，如無膿當下血。

6. **枳實導滯湯**（《重訂通俗傷寒論》）

〔**組成**〕枳實 6g，生大黃 4.5g（酒洗），淨楂肉 9g，尖檳榔 4.5g，川朴 4.5g 川連 1.8g，六和麴 9g，連翹 4.5g，紫草 9g，細木通 2.4g，生甘草 1.5g。

〔**功用**〕下滯通便。

〔**主治**〕溫病熱證而有裏滯者。

〔**用法**〕水煎服。

7. **大黃甘草湯**（《金匱要略》）

〔**組成**〕大黃 12g，甘草 3g。

〔**功用**〕通便止嘔。

〔**主治**〕胃腸積熱，濁腐之氣上逆，食已即吐，吐勢急迫，或大便秘結不通，苔黃，脈滑實者。

〔**用法**〕上二味，用水 600ml，煮取 200ml，分二次溫服。

辨證成藥

1. 麻子仁丸（《傷寒論》）

〔**用法**〕水蜜丸每服 10 丸，日三服，漸加，以知為度。

實用辨證精選

〔功用〕潤腸通便。

〔主治〕腸胃燥熱，津液不足，大便秘結，小便頻數。現用於習慣性便秘見有上述症狀者。

2. 番瀉葉（《單驗方》）

〔用法〕研細粉，裝入膠囊（每粒膠囊含生藥 0.5g）。每次服 2 粒（或每次服藥粉 1g），每天 3 次，溫開水送下。

〔功用〕瀉熱通便，消積導滯，止血。

〔主治〕熱結便秘，習慣性便秘，積滯腹脹，水腫臌脹，胃、十二指腸潰瘍出血。

3. 枳實導滯丸（《中國藥典》）

〔用法〕水泛丸口服，一次 6～9g，一日 2 次。

〔功用〕消積導滯，清利濕熱。

〔主治〕脘腹脹痛，不思飲食，大便秘結，痢疾裏急後重。

4. 五仁丸（《醫方類聚》）

〔用法〕水蜜丸每服 50 丸，空腹時用米飲吞下。

〔功用〕潤腸通便。

〔主治〕津液枯竭，大腸秘澀。

5. 木香檳榔丸（《儒門事親》）

〔用法〕水蜜丸每服 30 丸，食後生薑煎湯送下。

〔功用〕行氣導滯，攻積洩熱。

〔主治〕積滯內停，脘腹痞滿脹痛，大便秘結，以及赤白下痢，裏急後重等。

辨證食療

1. 二仁通幽茶

〔原料〕桃仁 9 粒，鬱李仁 8g，當歸 5g，小茴香 1g，

藏紅花 1.5g。

〔製法〕水煎數沸，代茶飲之。

〔功效〕潤湯通便，行氣滯消脹。

〔主治〕因血脈瘀阻、阻隔大腸，以至腹部脹滿、大小便不通等症。

2. 桃花粥

〔原料〕鮮桃花瓣 4g，粳米 100g。

〔製法〕分別洗淨，共煮稀粥。隔日服食一次，療程不限。

〔功效〕清熱潤腸。

〔主治〕適用於腸胃燥熱便秘。

辨證針灸

〔取穴〕取穴雙側足三里，陽陵穴，太衝穴。

〔針刺法〕用瀉法，撚針得氣後留針 20 分鐘。亦可選用耳針治療，取大腸、直腸下段、三焦、腹、肝、脾、腎。每次選 3 至 5 穴，毫針淺刺，或王不留行籽貼壓。

〔灸法〕本證只針不灸。

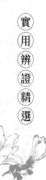

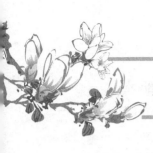

腸燥津虧證

　　指津液虧損，腸失濡潤，傳導失職，以大便燥結、排便困難及津虧症狀為主要表現的證候。

　　又名大腸津虧證。

臨床證候

　　大便乾燥如羊屎，艱澀難下，數日一行，腹脹作痛，或可於左少腹觸及包塊，口乾，或口臭，或頭暈，舌紅少津，苔黃燥，脈細澀。

發病原因

　　本證多因素體陰虧，年老陰津不足，嗜食辛辣燥烈食物，汗、吐、下、久病、溫熱病後期等耗傷陰液所致。

證候分析

　　各種原因損傷陰津，腸道失滋，大便失潤，傳導不行，則大便乾燥秘結，堅硬如羊屎，難以排出，甚或數日一行；大腸有燥屎，氣機阻滯，則腹脹作痛，或左下腹觸及包塊；腑氣不通，穢濁不能下排而上逆，則口中出氣穢臭，甚至干擾清陽而見頭暈；陰津虧損，不能上滋，則口乾咽燥，舌紅少津；陰液不能充盈濡潤脈道，則脈細澀。

辨證要點

　　本證多屬病久而勢緩，以大便燥結、排便困難與津虧症狀。

辨證方劑

1. 增液湯（《溫病條辨》卷二）

〔**組成**〕元參 30g，麥冬 24g（連心），細生地 24g。

〔**用法**〕上藥用水 1.6L，煮取 600ml，口乾則與飲令盡。不大便，再服。

〔**功用**〕增液潤燥。

〔**主治**〕陽明溫病，無上焦證，數日不大便，其陰素虛，不可用承氣湯者。

〔**加減**〕口乾唇燥，熱結陰虧，大便秘結較重者，加大黃，芒硝；治療放療所致口腔反應用本方，陰虛加銀花、花粉；鼻衄加黃芩、黃連；食少噁心加蘆根、蒼朮。

水煎服。

2. 麻子仁丸（《傷寒論》）

〔**組成**〕麻子仁 500g，芍藥 250g，枳實 250g（炙），大黃 500g（去皮），厚朴 250g（炙，去皮），杏仁 250g（去皮、尖，熬，別作脂）。

〔**用法**〕上六味，蜜和為丸，如梧桐子大。每服 10 丸，每日 3 服，漸加，以知為度，溫開水送服。亦可按原方用量比例酌減，改湯劑煎服。

〔**功用**〕潤腸瀉熱，行氣通便。

〔**主治**〕脾約證。腸胃燥熱，脾津不足，大便秘結，小便頻數。

〔**加減**〕痔瘡便秘者，可加桃仁、當歸以養血和血，潤腸通便；痔瘡出血屬胃腸燥熱者，可酌加槐花、地榆以涼血止血；燥熱傷津較甚者，可加生地、玄參、石斛以增液通便。

3. 五仁丸 (《世醫得效方》)

〔**組成**〕杏仁（酒浸，去皮、尖，麩炒令黃，取淨，細研）30g，鬱李仁（湯浸，去皮、尖，取淨，細研）30g，酸棗仁（湯浸，去皮，取淨，細研）30g，柏子仁（揀淨，細研）30g，大麻子仁（曬，焙令乾，用板子盛油，又用磚一片壓定，輕輕以手磨磚，則麻殼自脫，揀未脫者，再磨取淨，細研）30g。

〔**用法**〕上五味，再合研令極細，以水浸蒸餅為丸，如梧桐子大。每服 50 丸，空腹時用米飲吞下。

〔**功用**〕潤腸通便。

〔**主治**〕治津液枯竭，大腸秘澀。津枯便秘。大便乾燥，艱澀難出，以及年老或產後血虛便秘。

〔**加減**〕若津液虧損較甚者，加玄參、生地、麥冬。

4. 潤腸丸 (《校注婦人良方》卷八)

〔**組成**〕麻子仁 30g，桃仁（去皮、尖，另研）30g，羌活 15g，當歸尾 15g，大黃（煨）15g，皂角仁 15g，秦艽 15g。

〔**用法**〕上藥研為末，煉蜜丸，如梧桐子大。每服 50 丸，空腹時用白湯送下。

〔**功用**〕疏風瀉火，潤燥通便。

〔**主治**〕風火內伏，大腸乾燥，大便秘結者。

5. 蜜煎 (《傷寒論》)

〔**組成**〕食蜜 140ml。

〔**用法**〕上一味。置銅器內，微火煎，邊煎邊攪，不使焦糊，至可製丸時，趁熱以手撚做栓子狀，先端尖銳，如手指粗細，長 3cm左右。

用時塞入肛內。

〔功用〕潤腸導便。

〔主治〕治陽明發汗後，津液內竭，大便燥結。

辨證成藥

1. 增液口服液

〔用法〕口服溶液劑，每支 10ml，每瓶 60ml。口服，一次 20ml，一日 3 次，或遵醫囑。

〔功用〕養陰生津，增液潤燥。

〔主治〕用於高熱後，陰津虧損之便秘，兼見口渴咽乾、口唇乾燥、小便短赤、舌紅少津等功效。

2. 麻子仁丸

〔用法〕丸劑，每次 9g，1～2 次，溫開水送服。

〔功用〕潤腸洩熱，行氣通便。

〔主治〕腸胃燥熱，津液不足。大便乾結，小便頻數。（本方常用於虛人及老人腸燥便秘、習慣性便秘、產後便秘、咽炎、痔瘡術後便秘等屬胃腸燥熱者。）

3. 潤腸丸

〔用法〕口服。一次 4 丸，一日 3 次。宜空腹服。

〔功用〕潤腸通便。

〔主治〕用於實熱便秘。

4. 麻仁潤腸丸

〔用法〕每丸重 6g，口服，一次 1～2 丸，一日 2 次。

〔功用〕潤腸通便。

〔主治〕用於腸胃積熱，胸腹脹滿，大便秘結。

5. 五仁潤腸丸

〔用法〕丸劑（大蜜丸），每丸重 9g。口服，一次 1

丸，一日 2 次。

〔功用〕潤腸通便。

〔主治〕用於老年人體弱便秘。

6. 麻仁滋脾丸

〔用法〕丸劑，每丸重 9g。口服。一次 1 丸，一日 2 次。

〔功用〕潤腸通便，健胃消食。

〔主治〕用於胸腹脹滿，大便不通，飲食無味，煩躁不寧。

7. 麻仁軟膠囊

〔用法〕口服。一次 3～4 粒，一日 2 次。

〔功用〕潤腸通便。

〔主治〕用於腸燥便秘。

8. 開塞露

〔用法〕栓劑。將容器頂端刺破或剪開，塗以油脂少許，緩慢插入肛門，然後將藥液擠入直腸內，兒童一次 1 支。

〔功用〕便秘。

〔主治〕適用於小兒、老年體弱便秘者的治療。

辨證食療

1. 蕃薯粥

〔原料〕蕃薯 50g，小米 50g。

〔製法〕蕃薯洗淨去皮，切成小塊，與小米一起煮成粥。每日 1～2 次，作早、晚餐食用。

〔功效〕補中和血、益氣生津、寬腸胃、通便秘。

〔主治〕適用於熱秘、氣秘患者。

2. 芝麻粥

〔**原料**〕黑芝麻仁 6g，粳米 50g。

〔**製法**〕放芝麻入鍋，用中火炒熟。粳米淘淨，加清水適量，煮至米八成熟時，放入芝麻再煮一煮，放入蜂蜜拌勻。每日 1～2 次，可作早、晚餐食用。

〔**功效**〕補肝腎，潤五臟。

〔**主治**〕適用於各種證型的便秘。

3. 白蘿蔔蜂蜜汁

〔**原料**〕白蘿蔔 100g，蜂蜜適量。

〔**製法**〕先將白蘿蔔拍碎絞汁，以蜂蜜調服。每日 1 次，連服 2～3 天。

〔**功效**〕清熱通。

〔**主治**〕適用於熱秘。

4. 人參黑芝麻飲

〔**原料**〕人參 5～10g（體質偏寒者用紅參或高麗參，體質偏熱用西洋參），黑芝麻 15g，白糖適量。

〔**製法**〕黑芝麻搗爛備用。人參水煎去渣留汁，加入黑芝麻及適量白糖，煮沸即可。

可作早晚餐或點心食用。

〔**功效**〕益氣潤腸，滋養肝腎。

〔**主治**〕適用於氣虛便秘。

5. 杏仁當歸燉豬肺

〔**原料**〕杏仁 15g，當歸 15g，豬肺 250g。

〔**製法**〕將豬肺洗淨切片，在沸水中汆後撈起，與杏仁、當歸同放入砂鍋內煮湯，每日一次，吃豬肺飲湯，可連服數日。

〔功效〕溫通開秘。

〔主治〕適用於血虛便秘。

6. 蓯蓉羊腎湯

〔原料〕肉蓯蓉 30g，羊腎 1 對。

〔製法〕將羊腎剔去筋膜細切，用醬油、澱粉、黃酒拌勻稍醃漬。肉蓯蓉加水適量，煮 20 分鐘，去渣留汁。再入羊腎同煮至水沸，加蔥、薑、鹽、味精、香油調味即成。

〔功效〕溫腎補虛，壯陽暖脾。

〔主治〕適用於冷秘患者。

辨證針灸

〔取穴〕合谷，大腸俞，上巨虛，支溝，照海。

〔針刺法〕針刺以上穴位，補法或平補平瀉。留針 15 至 20 分鐘，每日 1 次。

〔灸法〕多針少灸。可選溫和灸，即將艾條燃著的一端與施灸部位的皮膚保持一寸左右距離，自我感覺有溫熱而無灼痛即可。每穴灸 10～15 分鐘。

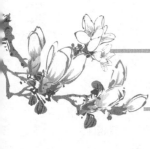

脾氣虛證

指脾氣不足，運化失職，以食少、腹脹、便溏及氣虛症狀為主要表現的虛弱證候。

臨床證候

不欲食，納少，脘腹脹滿，食後脹甚，或饑時飽脹，大便溏稀，肢體倦怠，神疲乏力，少氣懶言，形體消瘦，或肥胖、浮腫，面色淡黃或萎黃，舌淡苔白，脈緩或弱。

發病原因

本證多因寒濕侵襲，飲食不節，或勞倦過度，或憂思日久，吐瀉太過，損傷脾土，或稟賦不足，素體虛弱，或年老體衰，或大病初癒，調養失慎等所致。

證候分析

脾主運化，脾氣虛弱，健運失職，輸精、散精無力，水濕不運，故見食慾不振，進食量少，脘腹脹滿；食後脾氣愈困，故腹脹愈甚；饑餓之時，脾氣更乏，中虛氣滯，故饑餓時飽脹；脾虛失運，清濁不分，水濕下注腸道，則見大便稀溏；脾為氣血生化之源，脾虛化源不足，不能充達肢體、肌肉，故肢體倦怠，形體消瘦；氣血不能上榮於面，故面色淡黃或萎黃；脾氣虛，氣血化生不足，臟腑功能衰退，故神疲乏力，少氣懶言。

若脾氣虛弱，水濕不運，泛溢肌膚，則可見形體肥胖，

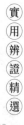

或肢體浮腫；舌淡苔白，脈緩或弱，為脾氣虛弱之證。

辨證要點

本證以食少，腹脹，便溏與氣虛症狀為要點。

辨證方劑

1. 四君子湯（《太平惠民和劑局方》）

〔組成〕人參、白朮、茯苓各 9g，甘草 6g。

〔用法〕上為細末。每服兩錢，水一盞，煎至七分，通口服，不拘時候；入鹽少許，白湯點亦得。

現代用法：水煎服。

〔功用〕益氣健脾。

〔主治〕面色萎黃，語聲低微，氣短乏力，食少便溏，舌淡苔白，脈虛弱。

〔加減〕若嘔吐，加半夏以降逆止嘔；胸膈痞滿者，加枳殼、陳皮以行氣寬胸；心悸失眠者，加酸棗仁以寧心安神；若畏寒肢冷，脘腹疼痛者，加乾薑、附子以溫中祛寒。

煩渴，加黃耆；胃冷，嘔吐涎味，加丁香；嘔逆，加藿香；脾胃不和，備加白朮、薑、棗；脾困，加人參、木香、縮砂仁；脾弱腹脹，不思飲食，加扁豆、粟米；傷食，加炒神麴；胸滿喘急，加白豆蔻。

2. 參苓白朮散（《太平惠民和劑局方》）

〔組成〕蓮子肉、薏苡仁、砂仁、桔梗各 500g，白扁豆750g，白茯苓、人參、甘草、白朮、山藥各 1000g。

〔用法〕上為細末。每服二錢（6g），棗湯調下。

現代用法：作湯劑，水煎服，用量按原方比例酌減。

〔功用〕益氣健脾，滲濕止瀉。

〔主治〕飲食不化，胸脘痞悶，腸鳴泄瀉，四肢乏力，

形體消瘦，面色萎黃，舌淡苔白膩，脈虛緩。

〔**加減**〕若兼裏寒而腹痛者，加乾薑、肉桂以溫中驅寒止痛。

3. 補中益氣湯（《內外傷辨惑論》）

〔**組成**〕黃耆 15g，人參（黨參）15g，白朮 10g，炙甘草 15g，當歸 10g，陳皮 6g，升麻 6g，柴胡 12g，生薑 9片，大棗 6枚。

〔**用法**〕上藥㕮咀，都作一服。用水 300ml，煎至 150ml，去滓，空腹時稍熱服。

〔**功用**〕補中益氣，升陽舉陷。

〔**主治**〕飲食減少，體倦肢軟，少氣懶言，面色萎黃，大便稀溏，舌淡，脈虛；以及脫肛、子宮脫垂、久瀉久痢、崩漏等；或身熱自汗，渴喜熱飲，氣短乏力，舌淡，脈虛大無力。

〔**加減**〕若兼腹中痛者，加白芍以柔肝止痛；頭痛者，加蔓荊子、川芎、藁本、細辛以疏風止痛；咳嗽者，加五味子、麥冬以斂肺止咳；兼氣滯者，加木香、枳殼以理氣解鬱。

4. 升陽益胃湯（《脾胃論》）

〔**組成**〕黃耆 30g，半夏 15g，人參 15g，炙甘草 15g，獨活 9g，防風 9g，白芍藥 9g，羌活 9g，橘皮 6g，茯苓 5g，柴胡 5g，澤瀉 5g，白朮 5g，黃連 1.5g。

〔**用法**〕上為粗末。每服 9g，加生薑 5 片，大棗 2 枚，用水 450ml，煎至 150ml，去滓，早飯、午飯之間溫服。

〔**功用**〕益氣健脾升陽，清熱除濕。

〔**主治**〕脾氣虛弱，濕熱滯留中焦，怠惰嗜臥，四肢不

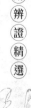

收，體重節腫，口苦舌乾，飲食無味，食不消化，大便不調，小便頻數；兼見肺病，灑淅惡寒，慘慘不樂，面色惡而不和者。

〔加減〕腹中痛，加白芍藥 9g，肉桂少許；如渴，加葛根 0.6g。

5. 異功散（《小兒藥證直訣》）

〔組成〕人參、炙甘草、茯苓、白朮、陳皮各等份（各 6g）。

〔用法〕上藥製為細末。每服 6g，用水 150ml，加生薑 5 片，大棗 2 個，同煎至 100ml，飯前溫服。亦可取飲片直接用水煎服。

〔功用〕補氣健脾，行氣化滯。

〔主治〕脾胃氣虛兼有氣滯的病證，見面色蒼白，四肢無力，胸脘脹悶不舒，飲食減少，腸鳴泄瀉，或兼有噯氣、嘔吐等表現。

現常用於小兒消化不良屬脾虛氣滯者。

〔加減〕脘腹脹悶，痛連兩脅，噯氣較甚者，加青皮、佛手；痛有定處，大便如柏油狀者，加蒲黃炭、大黃炭、三七粉；嘔吐酸水者，加左金丸；胃灼熱者，加黃連；頭暈眼花，面色萎黃者，加阿膠、黃耆。

6. 健脾丸（《證治準繩》）

〔組成〕白朮 75g，木香、黃連、甘草各 22g，白茯苓 60g，人參 45g，神麴、陳皮、砂仁、麥芽、山楂、山藥、肉豆蔻各 30g。

〔用法〕上為細末，蒸餅為丸，如綠豆大，每服五十丸，空心服，一日二次，陳米湯下。

現代用法：共為細末，糊丸或水泛小丸，每服 6～9g，溫開水送下，每日 2 次。

〔功用〕健脾益氣，和胃消食止瀉。

〔主治〕脾胃虛弱，脘腹脹滿，食少便溏，倦怠乏力，苔膩微黃者。

〔加減〕濕甚者加車前子、澤瀉以利水滲濕；兼寒者去黃連，加乾薑以溫中祛寒。

辨證成藥

1. **參苓白朮顆粒**（《太平惠民和劑局方》）

〔用法〕口服。一次 3g，一日 3 次。

〔功用〕補脾益氣。

〔主治〕脾胃虛弱，食少便溏，氣短咳嗽，肢倦乏力者。

2. **補中益氣顆粒**（《內外傷辨惑論》）

〔用法〕口服。一次 3g，一日 2～3 次。

〔功用〕補中益氣，升陽舉陷。

〔主治〕脾胃虛弱，中氣下陷，體倦乏力，食少腹脹，久瀉。

3. **香砂六君丸**（《古今名醫方論》）

〔用法〕口服，一次 12 丸，一日 3 次。

〔功用〕益氣健脾，和胃。

〔主治〕脾虛氣滯，消化不良，噯氣食少，脘腹脹滿，大便溏洩者。

4. **人參健脾丸**（《證治準繩》）

〔用法〕口服。一次 1 丸，一日 2 次；小兒酌減。

〔功用〕健脾益氣和胃。

〔主治〕脾胃虛弱，脘腹脹滿，食少便溏者。

辨證食療

1. 益脾餅

〔原料〕紅棗 500g，煮熟去皮核，取棗肉 250g，雞內金 60g，生白朮 120g，乾薑粉 60g。

〔製法〕將白朮、乾薑用紗布包成藥包，紮緊，放入鍋內，下紅棗，加水適量，先用武火燒沸，後用文火熬煮 1 小時左右，除去藥包和紅棗的核，把棗肉攪拌成棗泥待用。將雞內金粉碎成細末，與麵粉混和均勻，再將棗泥倒入，加鹽、適量，和成麵團。

將麵團分成若干個小團，做成薄餅，在鍋內放入菜油，用文火烙熟即成。

〔功效〕補脾溫中、健胃消食。

〔主治〕脾胃氣虛，食慾不振，大便溏薄，神疲乏力者。

2. 薏米蓮子粥

〔原料〕薏米 75g，粳米 75g，蓮子 25g，冰糖 50g。

〔製法〕將蓮子洗淨，泡開後剝皮去心，薏米，粳米均淘洗乾淨。將鍋內倒入水，放入薏米，粳米，燒沸後用小火煮至半熟，放入蓮子，待煮至薏米，粳米開花發黏，蓮子內熟時，加入冰糖攪勻，即可食用。

〔功效〕健脾益氣，解毒祛濕。

〔主治〕飲食不化，四肢倦怠乏力，面色萎黃，舌淡苔白膩，脈虛緩者。

3. 參苓粥

〔原料〕人參（或黨參），白茯苓，生薑，粳米適量。

〔製法〕先將人參（或黨參）、生薑切為薄片，把茯苓搗碎，浸泡半小時，煎取藥汁，後再煎取汁，將一、二煎藥汁合併，分早晚兩次同粳米煮粥服食。

〔功效〕益氣補虛，健脾養胃。

〔主治〕適用於氣虛體弱，脾胃不足，倦怠無力，面色蒼白，飲食減少，食慾不振，反胃嘔吐，大便稀薄等症。

辨證針灸

〔取穴〕內關、中脘、足三里、脾俞、胃俞、關元、建里。

〔針刺法〕每日或隔日針刺1次，用補法或平補平瀉法。輪流取穴。對小兒疳積，用三棱針點刺中指第一指節掌面，以稍出血或黃包黏液為宜。

4天1次，5次為1療程。

〔灸法〕取穴中脘、足三里、神闕、胃俞、脾俞等。用艾條或隔薑灸，日1次。

〔耳針〕取交感、神門、肺、胃配十二指腸等穴。每次選2～3穴，隔日1次。

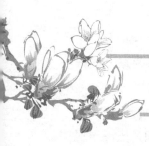

脾陽虛證

　　指脾陽虛衰，失於溫運，陰寒內生，以食少、腹脹腹痛、便溏等為主要表現的虛寒證候。又名脾虛寒證。

臨床證候

　　食少，腹脹，腹痛綿綿，喜溫喜按，畏寒怕冷，四肢不溫，面白少華或虛浮，口淡不渴，大便稀溏，甚至完穀不化，或肢體浮腫，小便短少，或白帶清稀量多，舌質淡胖或有齒痕，舌苔白滑，脈沉遲無力。

發病原因

　　本證多因脾氣虛進一步發展；或因過食生冷、外寒直中、過用苦寒，損傷脾陽；或腎陽不足，命門火衰，火不生土，以致脾陽虛衰，溫運失職，寒從內生，水穀失運，水濕不化。

證候分析

　　脾陽虛衰，運化失權，則為納呆腹脹，大便稀溏，甚至完穀不化；陽虛失運，寒從內生，寒凝氣滯，故脘腹隱痛、冷痛，喜溫喜按。脾陽虛衰，水濕不化，泛溢肌膚，則為肢體浮腫，小便短少；水濕下注，損傷帶脈，帶脈失約，則為白帶清稀量多。脾陽虛衰，溫煦失職，故畏寒怕冷，四肢不溫；陽虛氣血不榮，水氣上泛，故面白無華或虛浮，舌質淡胖、邊有齒痕，苔白滑；脈沉遲無力，為陽虛失運所致。

辨證要點

本證以食少、腹脹腹痛、便溏與虛寒症狀為要點。

1. 理中湯（《傷寒論》）

〔組成〕人參、乾薑、甘草（炙）、白朮各 9g。

〔用法〕上藥切碎。用水 1.6 升，煮取 600ml，去滓，每次溫服 200ml，每日 3 服。服湯後，如食頃，飲熱粥 200ml左右，微自溫，勿揭衣被。

〔功用〕溫中祛寒，補氣健脾。

〔主治〕自利不渴，嘔吐腹痛，腹滿不食及中寒霍亂，陽虛失血，如吐血、便血或崩漏，胸痹虛證，胸痛徹背，倦怠少氣，四肢不溫。現用於急、慢性胃炎，胃竇炎、潰瘍病、胃下垂、慢性肝炎等屬脾胃虛寒者。

〔加減〕若虛寒甚者，可加附子、肉桂以增強溫陽祛寒之力；嘔吐甚者，可加生薑、半夏降逆和胃止嘔；下利甚者，可加茯苓、白扁豆健脾滲濕止瀉；陽虛失血者，可將乾薑易為炮薑，加艾葉、灶心土溫澀止血；胸痹，可加薤白、桂枝、枳實振奮胸陽，舒暢氣機。

2. 桂枝人參湯（《傷寒論》）

〔組成〕桂枝 12g，黨參 15g，乾薑 9g，炙甘草 12g，白朮 9g。

〔用法〕上五味，以水九升，先煮四味，取五升，納桂更煮，取三升，去滓，溫服一升，日再，夜一服。

〔功用〕溫陽健脾，解表散寒。

〔主治〕惡寒發熱，頭身疼痛，腹痛，下利便溏，口不渴，舌淡苔白滑，脈浮虛者。

〔加減〕伴嘔惡泛酸者加半夏、白豆蔻仁；手足欠溫者

加製附子；納差甚者加山楂、雞內金。

3. 實脾飲（《濟生方》）

〔**組成**〕白朮 12g，厚朴 6g，木瓜 6g，木香 3g，草果 3g，檳榔 6g，茯苓 15g，乾薑 6g，製附子 6g，炙甘草 3g，生薑 3 片，大棗 3 枚。

〔**用法**〕煎至七分，去滓，溫服，不拘時候。

〔**功用**〕用於脾陽不足，水濕內停，而見尿少浮腫下半身尤著、腹瀉便溏、胸腹脹滿，或身重肢冷。舌苔白膩而潤，脈沉遲者。

本方與五苓散合用也可治療慢性腎炎水腫、心臟病水腫或肝硬變腹水之輕症而屬於脾陽虛者。

〔**主治**〕肢體浮腫，色悴聲短，口中不渴，身重納呆，便溏溲清，四肢不溫。舌苔厚膩而潤，脈象沉細者。

〔**加減**〕若氣短乏力，倦怠懶言者，可加黃耆補氣以助行水；小便不利，水腫甚者，可加豬苓、澤瀉以增利水消腫之功；大便秘結者，可加牽牛子以通利二便。

4. 苓桂朮甘湯（《金匱要略》）

〔**組成**〕茯苓 12g，桂枝（去皮）9g，白朮、甘草（炙）各 6g。

〔**用法**〕上四味，以水六升，煮取三升，去滓，分溫三服。現代用法：水煎服。

〔**功用**〕溫陽化飲，健脾利濕。

〔**主治**〕中陽不足之痰飲，胸脅支滿，目眩心悸，短氣而咳，舌苔白滑，脈弦滑或沉緊。

〔**加減**〕咳嗽痰多者，加半夏、陳皮以燥濕化痰；心下痞或腹中有水聲者，可加枳實、生薑以消痰散水。

5. 小建中湯（《傷寒論》）

〔**組成**〕桂枝 9g，甘草 6g，大棗 6 枚，芍藥 18g，生薑 9g，膠飴 30g。

〔**用法**〕上六味，以水七味，煮取三升，去滓，內飴，更上微火消解。溫服一升，日三服。現代用法：水煎取汁，兌入飴糖，文火加熱溶化，分兩次溫服。

〔**功用**〕溫中補虛，和裏緩急。

〔**主治**〕腹中拘急疼痛，喜溫喜按，神疲乏力，虛怯少氣；或心中悸動，虛煩不寧，面色無華；或伴四肢酸楚，手足煩熱，咽乾口燥。舌淡苔白，脈細弦。

〔**加減**〕若中焦寒重者，可加乾薑以增強溫中散寒之力；兼有氣滯者，可加木香行氣止痛；便溏者，可加白朮健脾燥濕止瀉；面色萎黃、短氣神疲者，可加人參、黃耆當歸以補養氣血。

辨證成藥

1. 理中丸（《傷寒論》）

〔**用法**〕口服，一次 8 丸，一日 3 次。

〔**功用**〕溫中散寒，健胃。

〔**主治**〕脾胃虛寒，嘔吐泄瀉，胸滿腹痛，及消化不良見上述證候者。

2. 附子理中丸（《奇效良方》）

〔**用法**〕口服。大蜜丸一次 1 丸，一日 2～3 次。

〔**功用**〕溫中健脾。

〔**主治**〕脾胃虛寒，脘腹冷痛，嘔吐泄瀉，手足不溫。

3. 固本益腸片

〔**用法**〕口服。一次 8 片，一日 3 次。

實用辨證精選

〔功用〕健脾溫腎，澀腸止瀉。

〔主治〕脾虛或脾腎陽虛所致慢性泄瀉，症見慢性腹痛腹瀉、大便清稀、食少腹脹、腰痠乏力、形寒肢冷。

4. 刺五加片

〔用法〕口服。一次 2～3 片，一日 2 次。

〔功用〕溫陽健脾，補腎安神。

〔主治〕脾腎陽虛，體虛乏力，食慾不振，腰膝痠痛，失眠多夢。

辨證食療

1. 胡椒豬肚湯

〔原料〕胡椒 12g，豬肚 1 個（約 600g），蜜棗 5 枚。

〔製法〕豬肚用生粉、鹽擦洗內外，洗淨。將胡椒放入豬肚內，用線縫合，與蜜棗一齊放入鍋內，加清水適量，武火煮沸後，文火煲 3 小時，調味後，飲湯吃豬肚、蜜棗。

〔功效〕溫中健脾、散寒止痛。

〔主治〕胃脘冷痛、喜溫喜按、腹脹欲嘔、四肢不溫、形寒怕冷者。

2. 生薑大棗粥

〔原料〕粳米 100g，生薑數片，大棗 5 枚。

〔製法〕將鮮薑切成薄片或切細粒，與粳米加上大棗合煮為粥。

〔功效〕溫中散寒，健脾止瀉。

〔主治〕脾胃虛寒型腹瀉。

3. 鯽魚羹

〔原料〕活鯽魚 1000g，砂仁、陳皮各 10g，大蒜兩頭，胡椒、泡辣椒各 10g，蔥、精鹽、醬油各適量。

〔製法〕將鯽魚去鱗、鰓和內臟後洗淨，把陳皮、砂仁、大蒜、胡椒、蔥、精鹽等裝入魚腹內，再將魚放入油鍋內煎熟，放適量水，燉煮成羹。

〔功效〕醒脾暖胃。

〔主治〕脾胃虛寒之慢性腹痛和腹瀉等。

4. 二薑豬肚湯

〔原料〕豬肚一副，乾薑 10g，良薑 10g，草果 3g。

〔製法〕豬肚一副醋泡去腥洗淨切絲、乾薑 10g、良薑 10g、草果 3g，以上四味，再加上蔥薑，一起放入罐內煮熟，放入食鹽 3～5g，空腹食用。

〔功效〕袪寒溫中，健脾和胃。

〔主治〕胃寒腹冷，寒從中生，脾胃虛弱，飲食不化，慢性泄瀉，面黃體瘦乏力等症狀的患者。

5. 紅糖薑肚煲

〔原料〕豬肚一副，生薑四兩，紅糖 2 兩。

〔製法〕將豬肚洗淨，生薑切成絲，與紅糖一起放入豬肚內，兩頭用棉線紮緊，加清水煮至肚爛，食肚喝湯。

〔功效〕溫中健脾。

〔主治〕脾陽虛怕冷、遇寒加重、口泛清水者。

辨證針灸

〔針刺〕用補法或平補平瀉法，每日或隔日一次，取脾俞、胃俞、內關、中脘、足三里等穴。

久病體虛加關元。

〔灸法〕取中脘、足三里、胃俞、脾俞，用艾條或隔薑灸，每日一次。

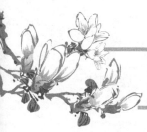

脾不統血證

指脾氣虛弱，不能統攝血行，以各種慢性出血為主要表現的虛弱證候。又名脾（氣）不攝血證。

臨床證候

各種慢性出血，如便血、尿血、吐血、鼻衄、紫斑，婦女月經過多、崩漏，食少，便溏，神疲乏力，氣短懶言，面色萎黃，舌淡，脈細無力。

發病原因

本證多由久病氣虛，或勞倦過度，損傷脾氣，以致統血無權所致。

證候分析

脾氣虧虛，運血乏力，統血無權，血溢脈外，而見各種慢性出血症狀。

血從胃腸外溢，則見吐血或便血；血從膀胱外溢，則見尿血；血從肌膚外滲，則表現為紫斑；血從鼻外滲，則為鼻衄；衝任不固，則婦女月經過多，甚或崩漏。脾氣虛弱，運化失職，故食少便溏；化源虧少，氣血不足，頭面失於滋養，機能衰減，故見面色萎黃，神疲乏力，氣短懶言；舌淡苔白，脈細無力，為脾氣虛弱，氣血兩虛之象。

辨證要點

本證以各種慢性出血與氣血兩虛證為要點。

辨證方劑

1. 歸脾湯（《正體類要》）

〔組成〕白朮、當歸、白茯苓、黃耆（炒）、龍眼肉、遠志、酸棗仁（炒）、人參各 3g，木香 1.5g，甘草（炙）1g。

〔用法〕加生薑、大棗，水煎服。

〔功用〕益氣補血，健脾養心。

〔主治〕便血，皮下紫癜，婦女崩漏，月經超前，量多色淡，或淋漓不止，舌淡，脈細弱。

〔加減〕崩漏下血偏寒者，可加艾葉炭、炮薑炭，以溫經止血；偏熱者，加生地炭、阿膠珠、棕櫚炭，以清熱止血。

2. 黃土湯（《金匱要略》）

〔組成〕甘草、乾地黃、白朮、附子（炮）、阿膠、黃芩各 9g、灶心黃土 30g。

〔用法〕上七味，以水八升，煮取三升，分溫二服。現代用法：先將灶心土水煎過濾取湯，再煎餘藥，阿膠烊化沖服。

〔主治〕溫陽健脾，養血止血。

〔加減〕出血多者，酌加三七、白芨等以止血；若氣虛甚者，可加人參以益氣攝血；胃納較差者，阿膠可改為阿膠珠，以減其滋膩之性。脾胃虛寒較甚者，可加炮薑炭以溫中止血。方中灶心黃土缺時，可以赤石脂代之。

3. 補中益氣湯（《內外傷辨惑論》）

〔組成〕黃耆 15g，人參（黨參）15g，白朮 10g，炙甘草 15g，當歸 10g，陳皮 6g，升麻 6g，柴胡 12g，生薑 9片，大棗 6 枚。

〔用法〕上藥咬咀，都作一服。用水 300ml，煎至 150ml，去滓，空腹時稍熱服。

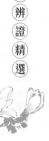

〔主治〕補中益氣攝血。

〔加減〕月經量過多，崩漏加阿膠、艾葉、炮薑、烏賊骨、血餘炭、茜草炭、仙鶴草、旱蓮草等固澀止血；鼻齒、肌出血加側柏葉、茅根、藕節；便血加炮薑、白芨粉；尿血加龍骨、牡蠣、金櫻子。

辨證成藥

1. 歸脾丸（《正體類要》）

〔用法〕用溫開水或生薑湯送服。一次 9g（約一瓶蓋），一日 3 次。

〔功用〕益氣健脾，養血安神。

〔主治〕以身體各部位出血為主，其中主要是便血、崩漏等下部出血，亦可見齒衄、或鼻衄、或肌衄、或尿血等。反覆多次小量出血，或大量出血。同時伴有短氣懶吉，頭暈心悸，食少便溏，神疲乏力，面白或萎黃，唇甲色淡，或有久洩，久痢，或有臟器下垂。舌質淡，脈細弱者。

2. 人參歸脾丸（《濟生方》）

〔用法〕口服。一次 1 丸，一日 2 次。

〔功用〕益氣補血，健脾養心。

〔主治〕脾不統血症，症見便血、吐血、女子月經不調、量多色淡、崩漏或帶下、舌淡、脈細者。

辨證食療

1. 大棗藕節羹

〔原料〕大棗 4 份、藕節 1 份。

〔製法〕將藕節水煎至黏膠狀，再加入大棗同煮至熟透，每天早晚服用。

〔功效〕健脾益胃止血。

〔主治〕身體各部位出血伴短氣懶言，頭暈心悸，食少便溏，神疲乏力，面白或萎黃，唇甲色淡。

2. 鯽魚當歸粉

〔原料〕活鯽魚 1 條，當歸 10g，血竭 3g，乳香 3g，黃酒適量。

〔製法〕活鯽魚 1 尾（約 4、5 寸長）去腸雜，腹內納入當歸 10g、血竭 3g、乳香 3g，泥封燒存性，研成細末，用溫黃酒送服。每次 3g，1 日 2 次。

〔功效〕益氣攝血。

〔主治〕脾不統血之便血、衄血、皮下出血、崩漏等。

3. 荔枝乾燉蓮子

〔原料〕荔枝乾 20 粒，蓮子 60g。

〔製法〕將荔枝乾去殼和核，把蓮子去芯，洗淨後放在陶瓷罐內加水 50ml，上蒸籠用中火蒸熟即可服用。

〔功效〕固澀補血健脾。

〔主治〕脾不統血之出血證。

辨證針灸

〔取穴〕腎俞、膀胱俞、血海、陰陵泉、三陰交、關元、足三里。

〔針刺法〕針刺以上穴位，均用補法，留針 15～20 分鐘，每日 1 次；亦可加溫針灸，即針刺與艾灸相結合的一種方法。即在留針過程中，將艾絨搓團撚裹於針柄上點燃，通過針體將熱力傳入穴位。每次燃燒棗核大艾團 1～3 團。

〔灸法〕取溫和灸，即將艾條燃著的一端與施灸部位的皮膚保持一寸左右距離，自我感覺有溫熱而無灼痛即可。每穴灸 10～15 分鐘。

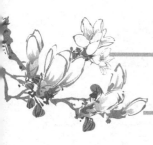

濕熱蘊脾證

　　指濕熱內蘊，脾失健運，以腹脹、納呆、發熱、身重、便溏不爽等為主要表現的濕熱證候。又名中焦濕熱證、脾經濕熱證。

臨床證候

　　脘腹脹悶，納呆，噁心欲嘔，口中黏膩，渴不多飲，便溏不爽，小便短黃，肢體困重，或身熱不揚，汗出熱不解，或見面目發黃色鮮明，或皮膚發癢，舌質紅，苔黃膩，脈濡數或滑數。

發病原因

　　本證多由外感濕熱之邪；或本為脾氣虛弱，濕邪中阻，濕鬱化熱；或嗜食肥甘厚膩，飲酒無度，釀成濕熱，內蘊脾胃所致。

證候分析

　　濕熱阻滯中焦，納運失健，升降失常，氣機阻滯，則脘腹痞悶，納呆食少，噁心嘔吐；濕熱蘊脾，上蒸於口，則口中黏膩，渴不多飲；濕熱下注，阻礙氣機，大腸傳導失司，則便溏而不爽；濕熱交結，熱蒸於內，濕泛肌膚，阻礙經氣，氣化不利，則為肢體困重，小便短黃；濕遏熱伏，鬱蒸於內，故身熱不揚；濕熱之邪，黏滯纏綿，故汗出熱不解；若濕熱蘊結脾胃，薰蒸肝膽，疏洩失權，膽汁不循常道而泛

溢肌膚，則見面目發黃色鮮明；濕熱行於皮裏，則皮膚發癢；舌質紅，苔黃膩，脈濡數或滑數，均為濕熱內蘊之證。

辨證要點

本證以腹脹、納呆、發熱、身重、便溏不爽、苔黃膩等為辨證的主要依據。

辨證方劑

1. 藿朴夏苓湯（《醫原·濕氣論》）

〔組成〕藿香 6g，川朴 3g，薑半夏 4.5g，赤苓 9g，杏仁 9g，生苡仁 12g，白蔻仁 3g，豬苓 9g，淡香豉 9g，澤瀉 4.5g，通草 3g。

〔用法〕水煎服。

〔功用〕解表化濕。

〔主治〕濕溫初起，身熱惡寒，肢體睏倦，胸悶口膩，舌苔薄白，脈濡緩。

〔加減〕兼濕邪阻滯上焦，加陳皮、桔梗；脘腹脹滿、倦怠乏力較甚，加白朮、枳實、蒼朮；兼胸脅脹痛或脘脅脹痛，噁心嘔吐，加柴胡、香附、茵陳；兼有小便不利，本方加滑石、木通、萹蓄。

2. 三仁湯（《溫病條辨》）

〔組成〕杏仁、半夏各 15g，飛滑石、生薏苡仁各 18g，白通草、白蔻仁、竹葉、厚朴各 6g。

〔用法〕甘瀾水八碗，煮取三碗，每服一碗，每日 3 服。現代用法：水煎服。

〔功用〕宣暢氣機，清利濕熱。

〔主治〕頭痛惡寒，身重疼痛，肢體倦怠，面色淡黃，胸悶不饑，午後身熱，苔白不渴，脈弦細而濡。

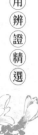

〔**加減**〕若濕溫初起，衛分症狀較明顯者，可加藿香、香薷以解表化濕；若寒熱往來者，可加青蒿、草果以和解化濕。

3. 茵陳蒿湯（《傷寒論》）

〔**組成**〕茵陳 18g，梔子 12g，大黃（去皮）6g。

〔**用法**〕上三味，以水一斗二升，先煮茵陳，減六升，內二味，煮取三升，去滓，分三服。現代用法：水煎服。

〔**功用**〕清熱，利濕，退黃。

〔**主治**〕發熱，無汗或但頭汗出，口渴欲飲，噁心嘔吐，腹微滿，小便短赤，大便不爽或秘結，舌紅苔黃膩，脈沉數或滑數有力。

〔**加減**〕若濕重於熱者，可加茯苓、澤瀉、豬苓以利水滲濕；熱重於濕者，可加黃柏、龍膽草以清熱祛濕；脅痛明顯者，可加柴胡、川楝子以疏肝理氣。

4. 黃芩滑石湯（《溫病條辨》）

〔**組成**〕黃芩 9g，滑石 9g，伏苓皮 9g，大腹皮 6g，白蔻仁 3g，通草 3g，豬苓 9g。

〔**用法**〕水六杯，煮取二杯，渣再煮一杯，分溫三服。

〔**功用**〕清熱利濕。

〔**主治**〕邪滯脾胃，脘腹脹滿，痞悶不舒，身疼痛，口不渴，或渴不多飲，汗出熱解，繼而復熱，舌苔淡黃而滑，脈緩。

〔**加減**〕濕重於熱加蒼朮、藿香、苡仁、蔻仁、菖蒲；在濕熱並重方中加蘆根以清熱生津利小便，加萊菔子、焦檳榔，使熱從大便而去；傷食加焦三仙、萊菔子；肝鬱氣滯加柴胡、蘇梗、厚朴；脾虛明顯加蒼朮、白朮。

5. 王氏連朴飲（《霍亂論》）

〔組成〕厚朴 6g，川連（薑汁炒）、石菖蒲、製半夏各 3g，香豉（炒）、焦梔各 9g，蘆根 18g。

〔用法〕水煎溫服。

〔功用〕清熱利濕。

〔主治〕腹痛痞滿，嘔吐不納，舌白或黃，手捫之糙，渴不引飲，大便泄瀉，小便不利，或赤而短。

〔加減〕若熱重於濕，證見壯熱、汗多、口渴飲冷、苔黃膩而乾者，加滑石、寒水石、生石膏以清熱瀉火；若濕濁較重，證見脹滿、苔厚濁膩者，加草果、白蔻仁燥濕辟濁，以消脹滿；有嘔吐噁心者，可加藿香、竹茹以和胃止嘔。

辨證成藥

1. 茵陳丸（《千金》）

〔用法〕每服 3 丸，飲送下。以吐利為佳。不知，加 1 丸。初覺體氣有異，急服之。

〔功用〕清熱利濕。

〔主治〕脘腹痞滿、體倦身重、大便溏洩、身熱口苦、渴不多飲、尿少而黃。

2. 香連化滯丸

〔用法〕口服。一次 2 丸，一日 2 次。

〔功用〕清熱利濕，行血化滯。

〔主治〕濕熱凝滯引起的裏急後重，腹痛下痢。

3. 茵陳五苓丸（《金匱要略》）

〔用法〕口服。一次 6g，一日 2 次。

〔功用〕清利濕熱。

〔主治〕脘腹脹滿，嘈雜泛酸，口乾口苦，渴不欲飲，

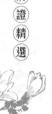

小便不利，舌苔黃膩。

4. 藿香清胃膠囊

〔**用法**〕口服，一次 3 粒，一日 3 次。

〔**功用**〕清熱化濕，醒脾消滯。

〔**主治**〕脾胃濕熱引起的消化不良，脘腹脹滿，不思飲食、口苦口臭等症。

辨證食療

1. 薏米紅豆粥

〔**原料**〕紅豆 50g，薏米 100g，大棗 20g，冰糖 30g。

〔**製法**〕將薏米、紅豆以溫水浸泡半日，將薏米、紅豆、大棗一同放入鍋中，加水煮成稀粥，最後加入冰糖調味即可。

〔**功效**〕清熱祛濕健脾。

〔**主治**〕脾胃濕熱，頭身困重，納呆痞滿，口黏不渴，小便不利等。

2. 清熱祛濕粥

〔**原料**〕赤小豆 30g，白扁豆、薏苡仁、木棉花、芡實各 20g，燈芯花、川萆薢各 10g，赤茯苓 15g。

〔**製法**〕將川萆薢、赤茯苓、木棉花、燈芯花洗淨水煎至 2 碗，去渣取汁，加入赤小豆、白扁豆、薏苡仁、芡實同煮成粥。溫熱服食。

〔**功效**〕清熱祛濕。

〔**主治**〕小便不利，胃滯不適，腹脹脘悶等症。但大便乾結者不宜用。

3. 苓朮荷葉粥

〔**原料**〕茯苓 15g，淮山 30g，白朮 15g，砂仁 5g，粳米

200g，剪碎的荷葉 1 張（或乾品 30g）。

〔**製法**〕將茯苓、淮山、白朮、砂仁、荷葉洗淨，加適量水，先浸泡 30 分鐘，大火煮沸後小火熬煮 30 分鐘，去渣留汁，與淘洗乾淨的粳米一起放入砂鍋內，加適量清水，小火熬煮成粥。

〔**功效**〕祛濕清熱，健脾和胃。

〔**主治**〕脘腹痞悶，納差，渴不欲飲，口甜黏濁，食甜食則冒酸水，身重肢倦等。

4. 蘆薈苦瓜排骨湯

〔**原料**〕蘆薈新鮮葉片兩片、小排骨半斤、燈心花四至六扎、苦瓜一個、鹽少許。

〔**製法**〕將蘆薈洗淨，去皮，切件，備用。苦瓜洗淨，去瓤，切塊備用，燈心花洗淨。排骨選用油少者，去油脂，洗淨。將清水放入瓦煲內，煮沸後加入以上用料，改用文火煲兩小時。

〔**功效**〕清熱祛濕解毒。

〔**主治**〕脾胃濕熱之脘腹脹滿，納呆口苦，渴不欲飲，肢體困重等。

辨證針灸

〔**取穴**〕大椎、大杼、中脘、足三里、陰陵泉、豐隆、曲泉等。

〔**針刺法**〕針刺以上穴位，均用瀉法，留針 5～10 分鐘，每日 1 次。也可刺絡放血治療。

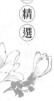

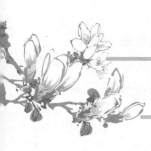

寒濕困脾證

指寒濕內盛，困阻脾陽，脾失溫運，以納呆、腹脹、便溏、身重等為主要表現的寒濕證候。又名濕困脾陽證、寒濕中阻證、太陰寒濕證。

臨床證候

脘腹脹悶，口膩納呆，泛惡欲嘔，口淡不渴，腹痛便溏，頭身困重，或小便短少，肢體腫脹，或身目發黃，面色晦暗不澤，或婦女白帶量多，舌體淡胖，舌苔白滑或白膩，脈濡緩或沉細。

發病原因

本證多因淋雨涉水，居處潮濕，氣候陰雨，寒濕內侵傷中；或由於飲食失節，過食生冷、瓜果，以致寒濕停滯中焦；或因嗜食肥甘，濕濁內生，困阻中陽所致。外濕內濕，互為因果，以致寒濕困阻，脾陽失運。

證候分析

脾喜燥惡濕，寒濕內盛，脾陽受困，運化失職，水濕內停，脾氣鬱滯，則脘腹痞脹或痛，食少；脾失健運，濕滯氣機，則口膩，納呆；水濕下滲，則大便稀溏；脾失健運，影響胃失和降，胃氣上逆，故泛惡欲嘔；濕為陰邪，其性重濁，泛溢肢體，遏鬱清陽，則頭身困重。

若寒濕困脾，陽氣被遏，水濕不運，泛溢肌膚，可見肢

體腫脹，小便短少；寒濕困阻中陽，若肝膽疏洩失職，膽汁外溢，加之氣血運行不暢，則為面目肌膚發黃，晦暗不澤；若寒濕下注，損傷帶脈，帶脈失約，婦女可見白帶量多；口淡不渴，舌體胖大，苔白滑膩，脈濡緩或沉細，均為寒濕內盛之象。

辨證要點

本證以納呆、腹脹、便溏、身重、苔白膩等為辨證的主要依據。

辨證方劑

1. **實脾飲**（《證治準繩・類方》）

〔**組成**〕大腹皮 6g，茯苓 5g，白朮 12g，炙甘草 3g，木瓜 6g，附子 6g，黑薑 6g，草荳蔻 3g，木香 3g，厚朴 6g。

〔**用法**〕水煎煮取汁 250～300ml，分 2～3 次溫服，每日 1 劑。

〔**功用**〕溫陽健脾，行氣利水。

〔**主治**〕肢體浮腫，色悴聲短，口中不渴，身重納呆，便溏溲清，四肢不溫。舌苔厚膩而潤，脈象沉細。

〔**加減**〕若身目發黃，黃而晦暗者，加茵陳。若腹部脹滿如囊裹水，尿短少者，加車前子、豬苓、懷牛膝、青皮等行氣利水。

2. **平胃散**（《簡要濟眾方》）

〔**組成**〕蒼朮（去黑皮，搗為粗末，炒黃色）120g，厚朴（去粗皮，塗生薑汁，炙令香熟）90g，陳橘皮（洗令淨，焙乾）60g，甘草（炙黃）30g。

〔**用法**〕上為散。每服 6g，水一中盞，加生薑二片，大棗二枚，同煎至六分，去滓，食前溫服。

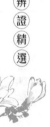

現代用法：共為細末，每服 4～6g，薑棗煎湯送下；或作湯劑，水煎服，用量按原方比例酌減。

〔功用〕燥濕運脾，行氣和胃。

〔主治〕脘腹脹滿，不思飲食，口淡無味，噁心嘔吐，噯氣吞酸，肢體沉重，怠惰嗜臥，常多自利，舌苔白膩而厚，脈緩。

〔加減〕寒濕重者，宜加乾薑、草豆蔻以溫化寒濕；濕盛泄瀉者，宜加茯苓、澤瀉以利濕止瀉。

3. 藿香正氣散（《太平惠民和劑局方》）

〔組成〕大腹皮、白芷、紫蘇、茯苓（去皮）各 30g，半夏麴、白朮、陳皮（去白）、厚朴（去粗皮，薑汁炙）、苦桔梗各 60g，藿香（去土）90g，甘草（炙）75g。

〔用法〕上為細末，每服二錢，水一盞，薑三片，棗一枚，同煎至七分，熱服，如欲出汗，衣被蓋，再煎並服。

現代用法：散劑，每服 9g，生薑、大棗煎湯送服；或作湯劑，加生薑、大棗，水煎服，用量按原方比例酌定。

〔功用〕散寒化濕，理氣和中。

〔主治〕惡寒發熱，頭痛，胸膈滿悶，脘腹疼痛，噁心嘔吐，腸鳴泄瀉，舌苔白膩，以及山嵐瘴瘧等。

〔加減〕若表邪偏重，寒熱無汗者，可加香薷以助解表；兼氣滯脘腹脹痛者，可加木香、延胡索以行氣止痛。

辨證成藥

1. 藿香正氣丸（《太平惠民和劑局方》）

〔用法〕口服。一次 8 丸，一日 3 次。

〔功用〕散寒化濕，理氣和中。

〔主治〕頭痛身重胸悶，或惡寒發熱，脘腹脹痛，嘔吐

泄瀉等。

2. 附子理中丸（《奇效良方》）

〔用法〕口服，一次 1 丸，一日 2～3 次。

〔功用〕溫中健脾。

〔主治〕寒濕困脾，脘腹冷痛，嘔吐泄瀉，手足不溫。

3. 香砂養胃丸

〔用法〕口服，一次 1 丸，一日 2 次。

〔功用〕溫中和胃。

〔主治〕不思飲食，嘔吐酸水，胃脘滿悶，四肢倦怠。

辨證食療

1. 生薑豬肚湯

〔原料〕生薑 250g，豬肚 1 副。

〔製法〕將生薑洗淨切碎，放入洗淨的豬肚中，文火煲熟，喝湯吃肚。

每 2 天吃 1 副，連吃 3～4 副。

〔功效〕溫中健脾。

〔主治〕寒濕困脾之腹脹疼痛，泛惡欲吐，納呆，口淡不渴，便溏，頭身困重，舌淡胖苔白膩白滑，脈濡緩。

2. 仙朮湯

〔原料〕蒼朮 500g，茴香 60g，炙甘草 60g，乾紅棗 500g（去核焙乾），麵粉 500g，鹽 120g。

〔製法〕將蒼朮、茴香、炙甘草、乾紅棗，共研細末，加麵粉、鹽共拌勻炒熱，晨起開水沖服 50g，每日一次。

〔功效〕散寒溫中健脾。

〔主治〕口中黏膩，不思飲食，口淡不渴，上腹胃脘部脹悶，體倦乏力。

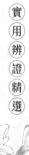

3. 米酒薑絲蛋花湯

〔原料〕酒釀半碗、雞蛋 1 個、清水 1 碗、生薑 1 小塊。

〔製法〕先將酒釀的米去除（可不去除），蛋打散，薑切絲或剁碎。在鍋中加入 1 碗水燒開，加入薑絲（可加入適量的紅片糖）。然後倒入雞蛋液，快速攪拌，跟著熄火。將蛋花湯倒入裝有酒釀的碗中即可食用。

〔功效〕祛濕溫中。

〔主治〕寒濕困脾之腹脹、納呆、便溏、舌苔白膩有齒痕。

辨證針灸

〔取穴〕中脘、天樞、足三里、脾俞、關元等。

〔針刺法〕輕刺激，留針 5～10 分鐘，隔日一次，並加灸中脘、天樞、脾俞等，寒性泄瀉為宜。

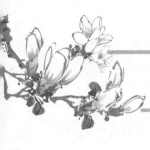

胃氣虛證

指胃氣虛弱，胃失和降，以胃脘隱痛或痞脹、喜按，食少等為主要表現的虛弱證候。

臨床證候

胃脘隱痛或痞脹、按之覺舒，食慾不振，或得食痛緩，食後脹甚，噯氣，口淡不渴，面色萎黃，氣短懶言，神疲倦怠，舌質淡，苔薄白，脈弱。

發病原因

本證多因飲食不節，饑飽失常，勞倦過度，久病失養，其他臟腑病證的影響等，損傷胃氣所致。

證候分析

胃主受納、腐熟，胃氣以降為順。胃氣虧虛，受納、腐熟功能減退，胃氣失和，氣滯中焦，則胃脘隱痛或痞脹，不思飲食；胃氣本已虛弱，食後不負其消化之任，故食後胃脘脹滿更甚；病性屬虛，故按之覺舒；胃氣失和，不能下降，反而上逆，則時作噯氣。

胃虛影響及脾，脾失健運，化源不足，氣血虛少而不能上榮於面，則面色萎黃；全身臟腑機能衰減，則氣短懶言，神疲倦怠。舌質淡，苔薄白，脈弱，為氣虛之象。

辨證要點

本證以胃脘痞滿、隱痛喜按，食少與氣虛症狀共見為要

點。

辨證方劑

1. 黃耆建中湯（《金匱要略》）

〔**組成**〕黃耆 15g、大棗 10 個、白芍 15g、桂枝、生薑、甘草各 10g，飴糖 50g。

〔**用法**〕前 6 味煎水取汁，飴糖融化後納入湯中。

〔**功用**〕溫中補虛，緩急止痛。

〔**主治**〕中焦虛寒之虛勞裏急證。證見腹中時時拘急疼痛，喜溫喜按，少氣懶言；或心中悸動，虛煩不寧，勞則愈甚，面色無華；或伴神疲乏力，肢體痠軟，手足煩熱，咽乾口燥，舌淡苔白，脈細弦。

〔**加減**〕若中焦寒重，加乾薑；兼有氣虛者，加木香行氣止痛；便溏者，加白朮健脾燥濕；面色萎黃、神疲乏力，加人參、黃耆、當歸。

2. 四君子湯（《太平惠民和劑局方》）

〔**組成**〕人參、白朮、茯苓各 9g，甘草 6g。

〔**用法**〕水煎服。

〔**功用**〕益氣健脾。

〔**主治**〕脾胃氣虛證。面色萎黃，語聲低微，氣短乏力，食少便溏，舌淡苔白，脈虛弱。

〔**加減**〕嘔吐，加半夏；胸膈痞滿者，加枳殼、陳皮；心悸失眠者，加酸棗仁；若畏寒肢冷，脘腹疼痛者，加乾薑、附子；煩渴，加黃耆；胃冷，嘔吐涎味，加丁香；嘔逆，加藿香；脾胃不和，備加白朮、薑、棗；脾困，加人參、木香、縮砂仁；脾弱腹脹，不思飲食，加扁豆、粟米；傷食，加炒神麴；胸滿喘急，加白豆蔻。

3. 補中益氣湯（《內外傷辨惑論》）

〔**組成**〕黃耆 15g，黨參 15g，白朮 10g，炙甘草 15g，當歸 10g，陳皮 6g，升麻 6g，柴胡 12g，生薑 9 片，大棗 6 枚。

〔**用法**〕上藥用水 300ml，煎至 150ml，去滓，空腹時稍熱服。

〔**功用**〕補中益氣，升陽舉陷。

〔**主治**〕脾虛氣陷證及氣虛發熱證。飲食減少，體倦肢軟，少氣懶言，面色萎黃，大便稀溏，身熱自汗，渴喜熱飲，氣短乏力，舌淡，脈虛；以及脫肛、子宮脫垂、久瀉久痢，崩漏等。

〔**加減**〕若兼腹中痛者，加白芍；頭痛者，加蔓荊子、川芎、藁本、細辛；咳嗽者，加五味子、麥冬；兼氣滯者，加木香、枳殼。

4. 香砂六君子湯（《古今名醫方論》）

〔**組成**〕人參 3g，白朮 6g，茯苓 6g，甘草 2g，陳皮 2.5g，半夏 3g，砂仁 2.5g，木香 2g。

〔**用法**〕上藥加生薑 6g，水煎服。

〔**功用**〕益氣健脾，行氣化痰。

〔**主治**〕脾胃氣虛，痰阻氣滯證。

嘔吐痞悶，不思飲食，脘腹脹痛，消瘦倦怠，或氣虛腫滿。

5. 參苓白朮散（《太平惠民和劑局方》）

〔**組成**〕蓮子肉、薏苡仁、縮砂仁、桔梗（炒令深黃色）各 500g，白扁豆 750g，白茯苓、人參（去蘆）、甘草、白朮、山藥各 1000g。

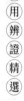

〔用法〕上藥共為細末，每服 6g，棗湯調服。

〔功用〕健脾益氣，和胃滲濕。

〔主治〕適用於脾胃虛弱，食少便溏，四肢乏力，形體消瘦，胸脘痞塞，腹脹腸鳴，面色萎黃，舌苔白膩，脈細緩。

〔加減〕若兼裏寒者，加乾薑、肉桂。

辨證成藥

1. 香砂養胃丸（《蘭州佛慈製藥股份有限公司》）

〔用法〕口服，一次 1 丸，一日 2 次。

〔功用〕溫中和胃。

〔主治〕用於胃氣虛、濕阻氣滯所致的胃痛、痞滿，症見胃痛隱隱、脘悶不舒、嘔吐酸水、嘈雜不適、不思飲食、四肢倦怠。

2. 參苓白术散（《太平惠民和劑局方》）

〔用法〕口服。一次 6～9g，一日 2～3 次。

〔功用〕補脾胃，益肺氣。

〔主治〕本品用於脾胃虛弱，食少便溏，氣短咳嗽，肢倦乏力。

3. 補中益氣顆粒（《北京漢典製藥有限公司》）

〔用法〕口服。一次 3g，一日 2～3 次。

〔功用〕補中益氣，升陽舉陷。

〔主治〕用於脾胃虛弱，中氣下陷，體倦乏力，食少腹脹，久瀉。

4. 六君子丸（《山東步長製藥股份有限公司》）

〔用法〕口服，一次 9g，一日 2 次。

〔功用〕補脾益氣，燥濕化痰。

〔**主治**〕用於脾胃虛弱，食量不多，氣虛痰多，腹脹便溏。

辨證食療

1. 山藥粳米粥

〔**原料**〕山藥、粳米各 30g，蓮子 15g，紅棗 10 枚，小米 50g，白糖少許。

〔**製法**〕山藥洗淨，去皮，切段；蓮子去心；粳米、紅棗、小米洗淨；鍋中放入 1000ml 水，將山藥、蓮子、粳米、紅棗、小米放入鍋中，用大火燒開改用小火煮熟即成。

〔**功效**〕健脾益胃。

〔**主治**〕適用於脾虛、食少納呆、腹脹便溏、肢體無力等症。

2. 人參桂圓蜜膏

〔**原料**〕黨參 250g，南沙參 125g，桂圓 120g。

〔**製法**〕將黨參、沙參、桂圓肉以適量浸泡發透；加熱煎煮，每 20 分鐘取煎液 1 次，再加水煎液 3 次；合併煎液，以小火煎熬濃縮，至稠黏如膏時，加蜂蜜；至沸停火，待冷裝瓶備用。

〔**功效**〕益氣健脾養心。

〔**主治**〕適用於脾胃虛弱，心血不足之身體消瘦，精神不振，疲乏倦怠，食少懶言，腹瀉，心悸等。

3. 大棗陳皮竹葉湯

〔**原料**〕大棗 5 枚，陳皮 5g，竹葉 7g。

〔**製法**〕將 3 者水煎取汁，日 1 劑，分 2 次服。

〔**功效**〕健脾益氣止涎。

〔**主治**〕適用於小兒流涎症。

4. 三丁汁

〔原料〕胡蘿蔔、白蘿蔔、馬鈴薯、調料適量。

〔製法〕前 3 味去皮，切丁，入沸水中燙一下，用冷水沖涼，瀝乾。把少許植物油燒熱，放入花椒炸焦，棄去，放薑片稍炸，加水，沸後下三丁，加醋、鹽、糖，用小火熬至湯成濃汁，隨時服。

〔功效〕補中益氣。

〔主治〕適用於中氣不足，體質虛弱者。

辨證針灸

〔取穴〕中脘，關元，中極，脾俞，胃俞，足三里。

〔針刺法〕針刺以上穴位，均用補法，留針 15～20 分鐘，每日 1 次。

〔灸法〕取溫和灸，選中脘、足三里、神闕三穴，將艾條燃著的一端與施灸部位的皮膚保持一寸左右距離，自我感覺有溫熱而無灼痛即可。每穴灸 10～15 分鐘。

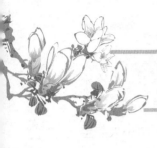

胃陽虛證

指陽氣不足，胃失溫煦，以胃脘冷痛、喜溫喜按，畏冷肢涼等為主要表現的虛寒證候。

又名胃虛寒證。

臨床證候

胃脘冷痛，綿綿不已，時發時止，喜溫喜按，食後緩解，泛吐清水或夾有不消化食物，食少脘痞，口淡不渴，倦怠乏力，畏寒肢冷，舌淡胖嫩，脈沉遲無力。

發病原因

本證多因飲食失調，嗜食生冷，或過用苦寒、瀉下之品，或脾胃素弱，陽氣自衰，或久病失養，其他臟腑病變的影響，傷及胃陽所致。

證候分析

胃陽不足，虛寒內生，寒凝氣機，故胃脘冷痛；性屬虛寒，故其痛綿綿不已，時作時止，喜溫喜按，食後、按壓、得溫均可使病情緩解。

受納腐熟功能減退，水穀不化，胃氣上逆，則食少，嘔吐清水或夾不消化食物。

陽虛氣弱，全身失於溫養，功能減退，則畏寒肢冷，體倦乏力；陽虛內寒，津液未傷，則口淡不渴；舌淡胖嫩，脈沉遲無力，為虛寒之象。

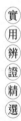
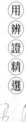

辨證要點

本證以胃脘冷痛、喜溫喜按，畏冷肢涼為辨證的主要依據。

辨證方劑

1. 理中湯（《傷寒論》）

〔組成〕人參、乾薑、炙甘草、白朮各 9g。

〔用法〕上藥切碎，用水 1.6L，煮取 600ml，去滓，每次溫服 200ml，每日三服。

服湯後飲熱粥 200ml，裏衣被。

〔功用〕溫中祛寒，補氣健脾。

〔主治〕脾胃虛寒證，自利不渴，嘔吐腹痛，腹滿不食及中寒霍亂，陽虛失血，如吐血、便血或崩漏，胸痹虛證，胸痛徹背，倦怠少氣，四肢不溫。

〔加減〕若虛寒甚，加附子、肉桂；嘔吐甚，加生薑、半夏；下利甚，加茯苓、白扁豆；陽虛血虛者，將乾薑易為炮薑，加艾葉、灶心土；胸痹，加薤白、桂枝、枳實。

2. 黃耆建中湯（《金匱要略》）

〔組成〕黃耆 15g、大棗 10 個、白芍 15g、桂枝、生薑、甘草各 10g，飴糖 50g。

〔用法〕水煎，去滓，加入飴糖融化，日分服。

〔功用〕溫中補虛，緩急止痛。

〔主治〕中焦虛寒之虛勞裏急證。證見腹中時時拘急疼痛，喜溫喜按，少氣懶言；或心中悸動，虛煩不寧，勞則愈甚，面色無華；或伴神疲乏力，肢體痠軟，手足煩熱，咽乾口燥，舌淡苔白，脈細弦。

〔加減〕若中焦寒重，加乾薑；兼有氣虛者，加木香行

氣止痛；便溏者，加白朮健脾燥濕；面色萎黃、神疲乏力，加人參、黃耆、當歸。

3. 苓桂朮甘湯（《金匱要略》）

〔組成〕茯苓 12g，桂枝（去皮）9g，白朮、炙甘草各 6g。

〔用法〕水煎服。

〔功用〕溫陽化飲，健脾利濕。

〔主治〕中陽不足之痰飲。胸脅支滿，目眩心悸，短氣而咳，舌苔白滑，脈弦滑或沉緊。

〔加減〕咳嗽痰多者，加半夏、陳皮以燥濕化痰；心下痞或腹中有水聲者，可加枳實、生薑以消痰散水。

4. 桂枝人參湯（《傷寒論》）

〔組成〕桂枝 12g，黨參 15g，乾薑 9g，炙甘草 12g，白朮 9g。

〔用法〕水煎分三次溫服。

〔功用〕溫陽健脾，解表散寒。

〔主治〕適用於太陽病，外證未除，而數下之，以致中焦虛寒，下利不止，心下痞硬，表裏不解者。

5. 大建中湯（《金匱要略》）

〔組成〕蜀椒 3g，乾薑 12g，人參 6g。

〔用法〕上 3 味，煎取藥汁，去滓，納飴糖，微火煮取，溫服。

〔功用〕溫中補虛，降逆止痛。

〔主治〕中陽衰弱，陰寒內盛之脘腹劇痛證。心胸中大寒痛，嘔不能食，腹中寒，上衝皮起，出見有頭足，上下痛而不可觸近，手足厥冷，舌質淡，苔白滑，脈沉伏而遲。

〔加減〕咳嗽者，加款冬；咯血者，加阿膠；便精遺洩者，加龍骨；怔忡者，加茯神。

辨證成藥

1. **附子理中丸**（《北京同仁堂科技發展股份有限公司製藥廠》）

〔用法〕口服。大蜜丸一次 1 丸，一日 2～3 次。

〔功用〕溫中健脾。

〔主治〕用於脾胃虛寒，脘腹冷痛，嘔吐泄瀉，手足不溫。

2. **人參歸脾丸**（《北京同仁堂股份有限公司同仁堂製藥廠》）

〔用法〕口服。一次 1 丸，一日 2 次。

〔功用〕益氣補血，健脾養心。

〔主治〕用於氣血不足，心悸，失眠，食少乏力，面色萎黃，月經量少，色淡。

3. **補中益氣丸**（《北京同仁堂股份有限公司同仁堂製藥廠》）

〔用法〕口服。一次 1 袋（6g），一日 2～3 次。

〔功用〕補中益氣，升陽舉陷。

〔主治〕本品用於脾胃虛弱、中氣下陷所致的體倦乏力、食少腹脹、便溏久瀉、肛門下墜。

4. **小建中顆粒**（《湖南康爾佳製藥有限公司》）

〔用法〕口服。一次 15g，一日 3 次。

〔功用〕溫中補虛，緩急止痛。

〔主治〕用於脾胃虛寒，脘腹疼痛，喜溫喜按，嘈雜吞酸，食少心悸。

辨證食療

1. 四和湯

〔原料〕白麵 500g，芝麻 500g，茴香 50g，鹽 20g。

〔製法〕將白麵等均炒熟，並為細末，調拌均勻即成。

〔功效〕祛寒止痛，調和脾胃。

〔主治〕適用於腹內冷痛、脾胃不和之症。

2. 牛肚補胃湯

〔原料〕牛肚 1000g，新鮮荷葉 2 張。

〔製法〕取煨湯砂鍋一個，用新鮮荷葉墊置鍋底，再將牛肚洗淨放入，加水浸沒。旺火燒沸後，改用中火燒半小時，取出，將牛肚切成條狀或小塊。再倒入砂鍋內，加黃酒 3 匙，茴香、桂皮少許，小火慢煨 2 小時，然後加細鹽 1 匙，生薑、胡椒粉少許，繼續慢煨 2～3 小時，直至牛肚酥爛為度。

〔功效〕補中益氣，健脾消食。

〔主治〕適用於脘腹悶脹，食慾不振等症。

3. 薑韭牛奶羹

〔原料〕韭菜 250g，生薑 25g，牛奶 250g。

〔製法〕韭菜、生薑搗爛，絞取汁液，兌入牛奶，加熱煮沸。

〔功效〕溫胃止嘔，滋補虛弱。

〔主治〕適用於脘腹脹滿冷痛，喜熱飲，喜暖喜按，嘔吐清水，食少便溏，氣短無力，舌淡，苔白滑，脈沉細。

4. 乾薑花椒粥

〔原料〕乾薑 5 片，花椒 3g，粳米 100g，紅糖 15g。

〔製法〕花椒、薑片，用白淨的紗布袋包，與粳米加清

水煮沸，30分鐘後取出藥袋，再煮成粥。

〔**功效**〕暖胃散寒，溫中止痛。

〔**主治**〕適用於脘腹脹滿冷痛，食少便溏等症。

辨證針灸

〔**取穴**〕內關，中脘，神闕，足三里，脾俞，胃俞。

〔**針刺法**〕針刺以上穴位，均用補法或平補平瀉法，留針15～20分鐘，每日1次或隔日一次。

〔**灸法**〕取溫和灸或隔薑灸；溫和灸，即將艾條燃著的一端與施灸部位的皮膚保持一寸左右距離，自我感覺有溫熱而無灼痛即可。每穴灸10～15分鐘。

隔薑灸，將薑片放在穴區，置大或中等艾柱放於其上，點燃，待患者有局部灼熱感時，更換艾柱再灸，每次灸5～10柱，以局部潮紅為度。

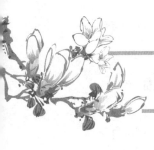

寒滯胃脘證

　　指寒邪侵襲胃腸，阻滯氣機，以胃脘、腹部冷痛，痛勢急遽等為主要表現的實寒證候。又名中焦實寒證，常簡稱胃寒證、腸寒證。

臨床證候

　　胃脘、腹部冷痛，痛勢暴急，遇寒加劇，得溫則減，噁心嘔吐，吐後痛緩，口淡不渴，或口泛清水，腹瀉清稀，或腹脹便秘，面白或青，惡寒肢冷，舌苔白潤，脈弦緊或沉緊。

發病原因

　　本病多因為過食生冷，或脘腹受冷，寒凝胃腸所致。

證候分析

　　寒乃冬季之主氣，若寒冷太過，傷人致病則為寒邪，常見於冬季，當水冰地坼之時，傷於寒者為多，但寒邪也可以見於其他季節，如氣溫驟降、涉水淋雨、汗出當風、空調過涼，也常常稱為感受寒邪的重要原因。

　　人身各臟腑氣血津液暢行不息，全賴一身陽和之氣的溫煦推動，一旦陰寒之邪侵犯，陽氣受損，失其溫煦，易導致經脈氣血運行不暢，甚或凝結阻滯不通。

　　寒邪侵犯腸胃，凝滯氣機，不通則痛，故脘腹冷痛，痛勢急遽；寒邪得溫則散，故疼痛得溫則減；遇寒氣機凝滯加

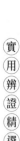

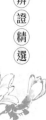

重，則痛勢加劇；胃氣上逆，則噁心嘔吐；寒傷胃陽，水飲不化，隨胃氣上逆，則口中泛吐清水；吐後氣滯暫得舒暢，則吐後痛減；寒不傷津，故口淡不渴；寒邪阻遏，陽氣不能外達，血性不暢，則惡寒肢冷，面白或青；舌苔白潤，脈弦緊或沉緊，為陰寒內盛，凝阻氣機之象。

辨證要點

本證多有寒冷刺激的誘因，以胃脘、腹部冷痛，痛勢急遽等為辨證的主要依據。

辨證方劑

1. 苓桂朮甘湯（《金匱要略》）

〔**組成**〕茯苓 12g，桂枝 9g，白朮、炙甘草各 6g。

〔**用法**〕水煎服。

〔**功用**〕溫陽化飲，健脾利濕。

〔**主治**〕中陽不足之痰飲。胸脅支滿，目眩心悸，短氣而咳，舌苔白滑，脈弦滑或沉緊。

〔**加減**〕咳嗽痰多者，加半夏、陳皮燥濕化痰；心下痞或腹中有水聲者，可加枳實、生薑消痰散水。

2. 藿香正氣散（《太平惠民和劑局方》）

〔**組成**〕大腹皮、白芷、紫蘇、茯苓各 30g，半夏麴、白朮、陳皮、厚朴、苦桔梗各 60g，藿香 90g，炙甘草 75g。

〔**用法**〕散劑，每服 9g，生薑、大棗煎湯送服；或作湯劑，加生薑、大棗，水煎服，用量按原方比例酌定。

〔**功用**〕解表化濕，理氣和中。

〔**主治**〕外感風寒，內傷濕滯證。惡寒發熱，頭痛，胸膈滿悶，脘腹疼痛，噁心嘔吐，腸鳴泄瀉，舌苔白膩等。

〔**加減**〕若表邪偏重，寒熱無汗者，可加香薷以助解

表；兼氣滯脘腹脹痛者，可加木香、延胡索以行氣止痛。

3. 吳茱萸湯（《傷寒論》）

〔組成〕吳茱萸 9g，生薑 18g，人參 9g，大棗 12 枚。

〔用法〕上四味，以水 1 升，煮取 400ml，去滓，溫服 100ml，日服 3 次。

〔功用〕溫中補虛，降逆止嘔。

〔主治〕肝胃虛寒，濁陰上逆證。食後泛泛欲吐，或嘔吐酸水，或乾嘔，或吐清涎冷沫，胸滿脘痛，巔頂頭痛，畏寒肢冷，甚則伴手足逆冷，大便泄瀉，煩躁不寧，舌淡苔白滑，脈沉弦或遲。

〔加減〕若嘔吐較甚者，加半夏、陳皮、砂仁；頭痛較甚者，加川芎止痛；肝胃虛寒重證，加乾薑、小茴香溫裏祛寒。

4. 良附丸（《良方集腋》）

〔組成〕高良薑 500g，醋香附 500g。

〔用法〕以上二味，粉碎成細粉，過篩，混勻，用水泛丸，每服 6g，1 日 2 次。

〔功用〕溫胃理氣。

〔主治〕用於寒凝氣滯，脘痛吐酸，胸腹脹滿。

5. 小半夏加茯苓湯（《金匱要略》）

〔組成〕半夏 15g，生薑 24g，茯苓 10g。

〔用法〕上三味，以水 700ml，煮至 150ml，分 2 次溫服。

〔功用〕和胃止嘔。

〔主治〕水飲停於胃脘，嘔吐清水，心下痞，眩暈心悸，口不渴，舌苔白滑，脈弦。

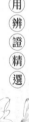

辨證成藥

1. 藿香正氣水（《太平惠民和劑局方》）

〔**用法**〕口服。一次 1 瓶，一日 2 次。

〔**功用**〕解表化濕，理氣和中。

〔**主治**〕本品用於外感風寒、內傷濕滯或夏傷暑濕所致的感冒，症見頭痛昏重、胸膈痞悶、脘腹脹痛、嘔吐泄瀉。胃腸型感冒見上述證候者。

2. 良附丸（《北京同仁堂製藥有限公司》）

〔**用法**〕口服。一次 3～6g，一日 2 次。

〔**功用**〕溫胃理氣。

〔**主治**〕本品用於寒凝氣滯，脘痛吐酸，胸腹脹滿。

3. 黃耆健中丸（《內蒙古九郡藥業有限責任公司》）

〔**用法**〕口服，一次 1 丸，一日 2 次。

〔**功用**〕補氣散寒，健胃和中。

〔**主治**〕適用於胃中有寒所致的惡寒腹痛，身體虛弱。

4. 附子理中丸（《北京同仁堂製藥有限公司》）

〔**用法**〕口服。大蜜丸一次 1 丸，一日 2～3 次。

〔**功用**〕溫中健脾。

〔**主治**〕用於脾胃虛寒，脘腹冷痛，嘔吐泄瀉，手足不溫。

辨證食療

1. 丁香薑糖

〔**原料**〕紅糖 200g，生薑碎末 40g，丁香粉 5g。

〔**製法**〕將糖放入鍋中，加水少許，以文火煎熬至較稠厚時，加入薑末及丁香粉調勻；再繼續煎熬至用鏟挑起即成絲狀而不黏手時，停火。將糖倒在塗過食油的大搪瓷盤中，

稍冷切條塊。

〔**功效**〕溫胃散寒。

〔**主治**〕適用於畏寒之嘔吐、胃痛等症。

2. 丁香鴨子

〔**原料**〕光鴨 1 隻（重約 1500g），捲心菜 250g，蔥段 5g，薑片 5g，丁香 5g，精鹽 5g，醬油 12g，白糖 5g，白醋 2g，黃酒 20g，味精 3g，胡椒粉 1g，麻油 20g，沙拉油 100g。

〔**製法**〕將晾乾水分的鴨子取下，把醃鴨子的調料裝入鴨子腹內，放入盆內，入籠用旺火蒸至酥爛，揀出蔥段、薑片、丁香不用；將捲心菜消毒洗淨，切成細絲，放入碗內，加白糖、白醋、麻油拌勻後圍在大盤的周圍；鍋置旺火上，加入沙拉油，燒至八成熱時，將鴨子放入油內，並翻幾次身，使鴨身均勻地受熱。待炸至色呈金黃、肉爛皮酥時撈出，瀝去餘油，用刀剁成塊，按鴨子原形，碼放在大盤中央，便可上桌食用。

〔**功效**〕溫腎健脾，滋養補虛。

〔**主治**〕適用於食慾不振，疲乏無力，畏寒呃逆，腰膝痠軟等症。

3. 乾薑茶

〔**原料**〕乾薑 10g，紅茶 3g。

〔**製法**〕用乾薑的煎煮液 250 泡茶飲用，沖飲至味淡。

〔**功效**〕溫中散寒止瀉。

〔**主治**〕適用於心腹冷痛、肢冷、吐瀉。

4. 五香酒

〔**原料**〕甘草、菊花、甘松、官桂、白芷、藿香、三

實用辨證精選

奈、青皮、薄荷、檀香、砂仁、丁香、大茴香各 120g，細辛、紅麴、木香各 18g，乾薑 12g，小茴香 15g，燒酒 9000ml。

〔製法〕將上藥用絹袋盛好，浸入多年陳存的燒酒中，密封 10 天後可用。每日早、晚各飲 1～2 盅。

〔功效〕溫胃散寒。

〔主治〕適用於脾胃氣滯，虛寒脘痛，食慾不振，寒凝氣滯的小腸疝氣及暑月感受風寒等症。

5. 羊肉薑桂湯

〔原料〕黃羊肉 500g，生薑、肉桂、小茴香適量。

〔製法〕將黃羊肉洗淨，切片，薑切片，肉桂切段；鍋中放入適量水燒開，放入肉、薑、肉桂、小茴香、鹽共煮，煮至肉熟爛即成。

〔功效〕溫補脾胃。

〔主治〕適用於脾胃虛寒，噁心嘔吐，腹部冷痛等症。

辨證針灸

〔取穴〕梁門，中脘，公孫，內關，脾俞，胃俞，足三里，三陰交。

〔針刺法〕針刺以上穴位，平補平瀉，留針 15～20 分鐘，每日 1 次；亦可採用指針，取中脘、至陽、足三里等穴，用雙手拇指或食指點壓，按揉，力度以患者耐受並感覺舒適為度，同時令病人行緩慢腹式呼吸，連續按揉 3～5 分鐘即可。

〔灸法〕取溫和灸，即將艾條燃著的一端與施灸部位的皮膚保持一寸左右距離，自我感覺有溫熱而無灼痛即可。每穴灸 10～15 分鐘。

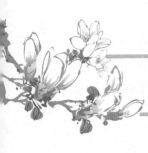

胃熱熾盛證

指火熱壅滯於胃，胃失和降，以胃脘灼痛、消穀善饑等為主要表現的實熱證候。又名胃（實）熱（火）證。

臨床證候

胃脘灼痛、拒按，渴喜冷飲，或消穀善饑，或口臭，牙齦腫痛潰爛，齒衄，小便短黃，大便秘結，舌紅苔黃，脈滑數。

發病原因

本證多因過食辛辣、酒醴、肥甘、燥烈刺激之品，化熱生火；或因情志不遂，肝鬱化火犯胃；或為邪熱內侵，胃火亢盛而致。

證候分析

火熱之邪薰灼，壅塞胃氣，阻滯不通，則胃脘灼痛而拒按；胃火熾盛，受納腐熟功能亢進，則消穀善饑；胃火內盛，胃中濁氣上衝，則口氣穢臭；胃經經脈絡於齦，胃火循經上炎，氣血壅滯，則牙齦紅腫疼痛，甚至化膿、潰爛；血得熱而妄行，損傷齦絡，則齒齦出血。

熱盛傷津，則口渴喜冷飲，小便短黃，大便秘結；舌紅苔黃，脈滑數，為火熱內盛之象。

辨證要點

本證以胃脘灼痛、消穀善饑等與實火症狀共見為要點。

辨證方劑

1. 玉女煎（《景岳全書》）

〔組成〕石膏 9～15g，熟地 9～30g，麥冬 6g，知母 5g，牛膝 5g。

〔用法〕上藥用水一盅半，煎七分，溫服或冷服。現代用法：水煎服。

〔功用〕清胃降火。

〔主治〕頭痛，牙痛，齒鬆牙衄，煩熱乾渴，舌紅苔黃而乾。

〔加減〕火盛者，可加山梔子、地骨皮以清熱瀉火；血分熱盛，齒衄出血量多者，去熟地，加生地、玄參以增強清熱涼血之功。

2. 清胃散（《脾胃論》）

〔組成〕生地黃、當歸身各 6g，牡丹皮 9g，黃連 6g（夏月倍之），升麻 9g。

〔用法〕上藥為末，都作一服，水盞半，煎至七分，去滓放冷服之。

〔功用〕清胃涼血。

〔主治〕胃火牙痛。牙痛牽引頭痛，面頰發熱，其齒喜冷惡熱，或牙宣出血，或牙齦紅腫潰爛，或唇舌腮頰腫痛，口氣熱臭，口乾舌燥，舌紅苔黃，脈滑數。

〔加減〕若腸燥便秘，加大黃以導熱下行；口渴飲冷，加石膏，玄參，天花粉以清熱生津；胃火熾盛之牙衄，加牛膝導血熱下行。

3. 瀉黃散（《小兒藥證直訣》）

〔組成〕藿香葉 5g，山梔仁 3g，石膏 5g，甘草 9g，防

風（去蘆，切，焙）12g。

〔**用法**〕上藥剉，同蜜酒微炒香，為細末，每服 3～6g，水一盞，煎至五分，溫服清汁，無時。

〔**功用**〕清胃瀉火。

〔**主治**〕口瘡口臭，煩渴易饑，口燥唇乾，舌紅脈數等。

〔**加減**〕若兼便秘者加大黃通腑洩熱；有濕熱者加茵陳、茯苓清熱利濕；有陰虛者加沙參、玉竹、石斛滋養胃陰。

4. 白虎湯（《傷寒論》）

〔**組成**〕石膏 50g，知母 18g，甘草 6g，粳米 9g。

〔**用法**〕上四味，以水一斗，煮米熟湯成，去滓，溫服一升，每日 3 服。

〔**功用**〕清胃瀉火。

〔**主治**〕胃火熾盛，耗傷陰津，消穀善饑，多汗煩渴，舌紅少苔，脈數有力者。

〔**加減**〕若兼陽明腑實，見譫語、大便秘結、小便短赤者，加大黃、芒硝以瀉熱攻積；

煩渴引飲甚者，加天花粉、蘆根、麥冬等以增強清熱生津之力。

辨證成藥

1. 牛黃清胃丸（《北京同仁堂製藥有限公司》）

〔**用法**〕口服。一次 2 丸，一日 2 次。

〔**功用**〕清胃瀉火，潤燥通便。

〔**主治**〕用於胃火熾盛，頭暈目眩，口舌生瘡，牙齦腫痛，乳蛾咽痛，便秘尿赤。

2. 清胃黃連丸（《北京同仁堂製藥有限公司》）

〔用法〕口服。一次 1～2 丸，一日 2 次。

〔功用〕清胃瀉火。

〔主治〕用於肺胃火盛所致的口舌生瘡，齒齦、咽喉腫痛。

3. 藿香清胃片

〔用法〕口服，一次 3 片，一日 3 次。

〔功用〕清胃熱，消食滯。

〔主治〕用於消化不良，脘腹脹滿，不思飲食、口苦口臭等症。

4. 清胃丸

〔用法〕口服。每次 1 丸，5～10 歲每次半丸，5 歲以下酌減，每日 2 次。

〔功用〕清胃腸實熱，通利二便。

〔主治〕牙痛齦腫，鼻中衄血，牙宣齒齼，暴發火眼，便泌溺赤，喉乾咽痛，口唇焦裂。

辨證食療

1. 五汁飲

〔原料〕梨 100g，荸薺 100g，蓮藕 100g，鮮生地、鮮麥冬少許。

〔製法〕梨去核切塊，荸薺去皮，藕去皮切塊，加入鮮生地、鮮麥冬，榨汁飲用。

〔功效〕滋陰清熱養胃。

〔主治〕口臭、口乾、口苦等。

2. 百合綠豆粥

〔原料〕百合 20g，綠豆 40g，糯米 50g，冰糖 1 匙。

〔製法〕準備好綠豆、百合、糯米，百合提前泡發。綠豆洗淨，倒入沙煲，加入適量冷水，大火煮開，小火煮 15 分鐘。糯米洗淨，倒入綠豆中；大火煮開，小火煮 15 分鐘。倒入百合，煮 10 分鐘。加入冰糖，熬煮 5 分鐘。盛入碗中，溫熱食用。

〔功效〕清熱養胃。

〔主治〕適用於上腹不適，口乾口苦，大便乾結者。

3. 涼拌芹菜

〔原料〕芹菜 300g，鹽、味精、香油。

〔製法〕芹菜切段，過沸水後，晾涼、加鹽、味精、香油，拌勻。

〔功效〕清胃熱。

〔主治〕適用於胃痛、胃熱口臭、腸胃燥熱、便秘等。

4. 葛根粥

〔原料〕葛根粉 50g、瓜蔞根粉 30g、烏梅 10g、生甘草 6g、麥冬 10g、白茅根 30g、粳米 100g。

〔製法〕先加清水 1500ml 煮烏梅、甘草、麥冬、白茅根 30 分鐘，撈出藥渣，再放入葛根、花粉與粳米煮至米爛，即可食用。每日 2 次，每次適量。

〔功效〕清胃生津。

〔主治〕適於胃熱或胃熱傷津之消渴、胃脘痛患者。

辨證針灸

〔取穴〕合谷、內關、內庭、期門、梁門、足三里、太衝、胃俞、脾俞、大腸俞、中脘。

〔針刺法〕針刺以上穴位，均用瀉法，重刺疾出，每次 5～10 分鐘，每日 1 次。

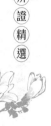

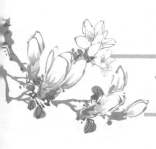

食滯胃脘證

指飲食停積胃腸，以脘腹痞脹疼痛、嘔瀉酸餿腐臭等為主要表現的證候。

臨床證候

脘腹脹滿疼痛、拒按，厭食，噯腐吞酸，嘔吐酸餿食物，吐後脹痛得減，或腹痛，腸鳴，矢氣臭如敗卵，瀉下不爽，大便酸腐臭穢，或大便秘結，舌苔厚膩，脈滑或沉實。

發病原因

多因飲食不節，暴飲暴食，食積不化所致；或因素體胃氣虛弱，稍有飲食不慎，即停滯難化而成。

證候分析

胃腸主受納、運化水穀，以和降為順。暴飲暴食，或飲食不慎，食滯胃腸，氣失和降，阻滯不通，則脘腹脹滿疼痛而拒按；食積於內，腐熟不及，則拒於受納，故厭惡食物；胃中未消化之食物夾腐濁之氣上逆，則噯腐吞酸，或嘔吐酸餿食物；吐後宿食得以排出，故脹痛可減；食滯腸道，阻塞氣機，則腹脹腹痛，腸鳴，矢氣多而臭如敗卵；腐敗食物下注，則瀉下之物酸腐穢臭；胃腸穢濁之氣上蒸，則舌苔厚膩；脈滑或沉實，為食積之象。

辨證要點

本證多有傷食病史，以脘腹痞脹疼痛、嘔瀉酸餿腐臭等

為辨證的主要依據。

辨證方劑

1. 保和丸（《丹溪心法》）

〔組成〕神麴 15g，山楂 20g，茯苓 15g，半夏 15g，陳皮 12g，萊菔子 12g，連翹 10g。

〔用法〕口服。一次 1～2 丸，一日 2 次；小兒酌減。

〔功用〕消食，導滯，和胃。

〔主治〕食積停滯，脘腹脹滿，噯腐吞酸，不欲飲食。

〔加減〕加減變化本方藥力較緩，若食積較重者，可加枳實、檳榔；苔黃脈數者，可加黃連、黃芩；大便秘結者，可加大黃；兼脾虛者，可加白朮。

2. 調胃承氣湯（《傷寒論》）

〔組成〕芒硝 10g，大黃 10g，甘草 6g。

〔用法〕以水三升，煮二物至一升，去滓，內芒硝，更上微火一二沸，溫頓服之，以調胃氣。

〔功用〕緩下熱結。

〔主治〕陽明病胃腸燥熱證。大便不通，腸梗阻，口渴心煩，蒸蒸發熱，或腹中脹滿，或為譫語，舌苔正黃，脈滑數；以及胃腸熱盛而致發斑吐衄，口齒咽喉腫痛等。

〔加減〕若兼見胸痛徹背，背痛徹胸，胸悶痞塞者，加用瓜蔞 20g，丹參 15g，元胡 12g，枳實 12g。以宣痺通陽，活血化瘀。

3. 枳實導滯丸（《內外傷辨惑論》）

〔組成〕大黃 30g，枳實（麩炒）15g，神麴（炒）15g，茯苓（去皮）9g，黃芩（去腐）9g，黃連（揀淨）、白朮各 9g，澤瀉 6g。

〔**用法**〕研為細末，湯浸蒸餅為丸，如梧桐子大，每服五十丸至七十丸（6～9g），溫水送下。

〔**功用**〕消導化積，清熱利濕。

〔**主治**〕濕熱食積證。脘腹脹痛，下痢泄瀉，或大便秘結，小便短赤，舌苔黃膩，脈沉有力。

〔**加減**〕若脹滿較重，裏急後重者，可酌加木香、檳榔等以理氣導滯。

胃腸功能紊亂、慢性痢疾等屬濕熱積滯者，可加減用之。

4. 木香檳榔丸（《儒門事親》卷十二·獨治於內者）

〔**組成**〕木香 50g，檳榔 50g，枳殼（炒）50g，陳皮 50g，青皮（醋炒）50g，香附（醋製）150g，三棱（醋製）50g，莪朮（醋製）50g，黃連 50g，黃柏（酒炒）150g，大黃 150g，牽牛子（炒）200g，芒硝 100g。

〔**用法**〕上為細末，水丸，如小豆大，每服 30 丸，食後生薑湯送下。

〔**功用**〕行氣導滯，攻積洩熱。

〔**主治**〕痢疾，食積。赤白痢疾，裏急後重，或食積內停，脘腹脹滿，大便秘結。舌苔黃膩，脈沉實。

5. 參苓白朮散（《太平惠民和劑局方》）

〔**組成**〕蓮子肉 50g，薏苡仁 50g，砂仁 50g，桔梗 50g，白扁豆 75g，白茯苓 100g，人參 100g，炙甘草 100g，白朮 100g，山藥 100g。

〔**用法**〕上為細末。每服 6g，棗湯調下。小兒量歲數加減服之。

現代：作湯劑，水煎服，用量按原方比例酌減。

〔**功用**〕益氣健脾，滲濕止瀉。

〔**主治**〕脾虛濕盛證。飲食不化，胸脘痞悶，腸鳴泄瀉，四肢乏力，形體消瘦，面色萎黃，舌淡苔白膩，脈虛緩。（本方常用於慢性胃腸炎、貧血、慢性支氣管炎、慢性腎炎以及婦女帶下病等屬脾虛濕盛者。）

〔**加減**〕嘔噦噁心，加半夏、烏梅；元氣虛脫，昏倦，加黃耆、升麻少許，去砂仁、藿香；飽悶，加厚朴，去肉蔻、訶子；小水短澀，加木通、車前，去乾薑；瀉甚不止，加炒蒼朮、烏梅、熟附子少許。

6. 大承氣湯（《傷寒論》）

〔**組成**〕大黃（四兩，酒洗）12g，厚朴（八兩，去皮，炙）24g，枳實（五枚）12g，芒硝（三合）6g。

〔**用法**〕上四味，以水一斗，先煮二物，取五升，去滓，內大黃煮取二升，去滓，內芒硝，更上微火一兩沸，分溫再服。得下，餘勿服。

〔**功用**〕峻下熱結。

〔**主治**〕① 陽明腑實證。大便不通，頻轉矢氣，脘腹痞滿，腹痛拒按之，按之則鞕，日晡潮熱，神昏譫語，手足汗出，舌苔黃燥起刺或焦黑燥裂，脈沉實。

② 熱結旁流。下利清水，色純青，其氣臭穢，臍腹疼痛，按之堅鞕有塊，口乾燥，脈滑數。

③ 裏熱實證之熱厥、痙病或發狂。

〔**加減**〕若兼氣虛者，宜加入參以補氣，以防瀉下氣脫；兼陰津不足者，宜加玄參、生地等以滋陰潤燥。

7. 補中益氣湯（《脾胃論》）

〔**組成**〕黃耆 15g、人參（黨參）15g、白朮 10g、炙甘草 15g、當歸 10g、陳皮 6g、升麻 6g、柴胡 12g、生薑 9

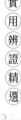

片、大棗6枚。

〔功用〕補中益氣，升陽舉陷。

〔主治〕① 脾不升清證。頭暈目眩，視物昏讝，耳鳴，耳聾，少氣懶言，語聲低微，體倦肢軟，面色㿠白，納差便溏，脈洪而虛，舌質淡胖，苔薄白。

② 氣虛發熱證。身熱，自汗出，渴喜熱飲，氣短乏力，舌淡而胖，脈大無力。

③ 中氣下陷證。脫肛，子宮脫垂，久瀉，久痢，崩漏等，伴氣短乏力，納差便溏，舌淡，脈虛軟。

〔加減〕脾虛濕困，舌苔較膩，胸悶，腹脹較著者，加茯苓、蒼朮、茅根；脾鬱氣滯，脅痛較著，得噯氣則舒者，加香附、木香；舌苔黃膩，口苦，有黃疸，濕熱較著者加茵陳、黃芩、金錢草；肝脾腫大顯著，有血瘀症狀者加丹參、紅花、桃仁；浮腫加大腹皮、車前子、茅根。

辨證成藥

1. 保和丸（《丹溪心法》）

〔用法〕每服50丸，漸加至70～80丸，食後茶湯送下。

〔功用〕消食導滯，健脾和胃。

〔主治〕小兒食滯，脾胃不和，噯氣吞酸，嘔吐泄瀉，胸膈痞悶。

2. 枳實導滯丸（《內外傷辨惑論》）

〔用法〕共研細末，蒸餅，用神麴煮糊為丸，如梧桐子大，每服9g，開水送下。

〔功用〕消滯利濕，洩熱通便。

〔主治〕濕熱積滯內阻，胸脘痞悶，下痢或泄瀉，腹痛，

裏急後重，或大便秘結，小便黃赤，舌苔黃膩，脈象沉實。

3. 參苓白朮顆粒（《太平惠民和劑局方》）

〔**用法**〕開水沖服，一次 1 袋，一日 3 次。

〔**功用**〕益氣健脾，滲濕止瀉。

〔**主治**〕用於體倦乏力，食少便塘。

4. 檳榔四消丸（《中國藥典》）

〔**用法**〕口服。一次 6g，一日 2 次。

〔**功用**〕消食導滯，行氣瀉水。

〔**主治**〕用於食積痰飲，消化不良，脘腹脹滿，噯氣吞酸，大便秘結。

5. 木香檳榔丸（《中國藥典》）

〔**用法**〕口服。一次 3～6g，一日 2～3 次。

〔**功用**〕行氣導滯，攻積洩熱。

〔**主治**〕行氣導滯，瀉熱通便。用於濕熱內停，赤白痢疾，裏急後重，胃腸積滯，脘腹脹痛，大便不通。

辨證食療

1. 山楂麥芽茶

〔**原料**〕山楂 10g，生麥芽 10g。

〔**製法**〕山楂洗淨、切片，與麥芽同置杯中，加蓋泡 30 分鐘，代茶飲用。

〔**功效**〕消食化滯。

〔**主治**〕傷食、食積證，或大病初癒，胃弱納差。

2. 神麴丁香茶

〔**原料**〕神麴 15g，丁香 1.5g。

〔**製法**〕上兩藥放入茶杯中，沸水沖泡，代茶飲用。

〔**功效**〕溫中健胃、消食導滯。

〔主治〕胃寒食滯而胃納欠佳，胃脘飽脹、嘔吐呃逆等症。

3. 荸薺內金餅

〔原料〕荸薺 600g，雞內金 25g，天花粉 20g，玫瑰 20g，白糖 150g，菜油、麵粉、糯米粉適量。

〔製法〕將雞內金製成粉末，加入天花粉，玫瑰，白糖與熟豬油 60g、麵粉 10g，拌勻製成餡餅。荸薺去皮洗淨，用刀拍碎，剁成細泥，加入糯米粉拌勻蒸熟。將熟糯米泥分成湯圓大小，包入餡餅。將餅至油鍋炸成兩面金黃，散少許白糖即可食用。

〔功效〕開胃消食，清熱止咳。

〔主治〕胸中煩熱口渴、脘腹痞悶、噁心惡食、納食減少、苔黃膩、脈滑數。

4. 神仙藥酒丸

〔原料〕檀香 6g，木香 9g，丁香 6g，砂仁 15g，茜草 60g，紅麴 30g

〔製法〕上藥為細末，練蜜為丸，每丸 10g 左右，可泡白酒 500ml，適量飲用。

〔功效〕開胃消食，順氣導滯，快膈寬胸。

〔主治〕食積氣滯證。

辨證針灸

〔取穴〕天樞、水分、上巨虛、陰陵泉、中脘。

〔針刺法〕針刺以上穴位，瀉法。留針 20～30 分鐘，每日 1～2 次。

〔灸法〕本證只針不灸。

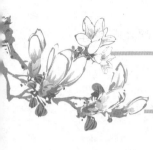

肝血虛證

　　指血液虧損，肝失濡養，以眩暈、視力減退、經少、肢麻手顫等及血虛症狀為主要表現的虛弱證候。

臨床證候

　　頭暈眼花，視力減退或夜盲，或見肢體麻木，關節拘急，手足震顫，肌肉瞤動，或為婦女月經量少、色淡，甚則閉經，爪甲不榮，面白無華，舌淡，脈細。

發病原因

　　本證多因脾胃虛弱，化源不足；或因失血過多，或因久病重病，失治誤治傷及營血所致。

證候分析

　　肝開竅於目，肝血不足，目失所養，故目眩，視物模糊或夜盲。

　　肝在體為筋，爪甲為筋之餘，筋失血養，則肢體麻木，關節拘急，手足震顫，肌肉瞤動，爪甲不榮；女子以肝為先天，肝血不足，衝任失養，血海空虛，故月經量少、色淡，甚則閉經；血虛不能上榮頭面，故面白無華，頭暈；舌淡，脈細，為血虛之象。

辨證要點

　　本證多有體弱、失血等病史，以眩暈、視力減退、經少、肢麻手顫等與血虛症狀為要點。

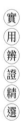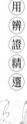

辨證方劑

1. 四物湯（《太平惠民和劑局方》）

〔**組成**〕熟地黃 15g，當歸 10g，白芍 10g，川芎 6g。

〔**用法**〕水煎服。

〔**功用**〕補血調血。

〔**主治**〕營血虛滯證。驚惕頭暈，目眩耳鳴，爪唇無華。婦人月經量少或閉經不行，臍腹作痛，舌質淡，脈弦細或細澀。

〔**加減**〕若痛經，可加香附 12g，延胡索 10g；兼有氣虛者，加入黨參 18g，黃耆 18g；若血虛有寒者，則加肉桂粉 4g，炮薑 4 片；若出現崩漏，則加入茜草根 8g，艾葉 10g，阿膠 10g。

2. 膠艾湯（《金匱要略》）

〔**組成**〕阿膠 6g，川芎 6g，甘草 6g，艾葉 9g，當歸 9g，芍藥 12g，乾地黃 12g。

〔**用法**〕水煎去渣，入阿膠融化，溫服。

〔**功用**〕補血止血，調經安胎。

〔**主治**〕治婦人漏下，或半產後下血不絕；或妊娠下血，腹痛為胞阻；亦治損傷衝任，月水過多，淋瀝不斷。

〔**加減**〕胎動經漏，腰痛腹滿，搶心短氣，加黃耆；千金翼治從高墜下，損傷五臟吐血，及金瘡經肉絕者，加乾薑。

3. 聖愈湯（《醫宗金鑑》）

〔**組成**〕熟地 20g，白芍 15g，川芎 8g，人參 20g，當歸 15g，黃耆 18g。

〔**用法**〕水煎服。

〔**功用**〕補氣，補血，攝血。

〔**主治**〕諸惡瘡血出過多，心煩不安，不得睡眠，一切失血或血虛，煩渴燥熱，睡臥不寧；瘡證膿水出多，五心煩熱，口渴；婦女月經超前，量多色淡，其質清稀，少腹有空墜感，心慌氣促，倦怠肢軟，納穀不香，舌質淡，苔薄潤，脈細軟。

氣血虛弱，氣不攝血證。月經先期而至，量多色淡，四肢乏力，體倦神衰。

4. 桃紅四物湯（《玉機微義》）

〔**組成**〕熟黃地 15g，當歸 15g，白芍 10g，川芎 8g，桃仁 9g，紅花 6g。

〔**用法**〕水煎服。

〔**功用**〕補血調血。

〔**主治**〕血虛兼血瘀證。婦女經期超前，血多有塊，色紫稠黏，腹痛等。

〔**加減**〕若痛經可加香附 12g，延胡索 10g；兼有氣虛者加黨參，黃耆各 18g；若血虛有寒者，則加肉桂粉 4g，炮薑 4g；若出現崩漏，則加茜草根 8g，艾葉 10g，阿膠 10g。

5. 加味逍遙散（《內科摘要》）

〔**組成**〕當歸 3g，白芍藥 3g，茯苓 3g，白朮 3g，柴胡 3g，牡丹皮 1.5g，山梔 1.5g，甘草 1.5g。

〔**用法**〕水煎服。

〔**功用**〕養血和營，清肝健脾。

〔**主治**〕肝脾血虛發熱，或潮熱晡熱，或自汗盜汗，或頭痛目澀，或怔忡不寧，或頰赤口乾，或月經不調，或肚腹作痛，或小腹重墜，水道澀痛，或腫痛出膿，內熱作渴。

〔**加減**〕虛甚者，加山藥、破故紙、枸杞子。

實用辨證精選

6. 黑逍遙散（《醫宗己任編》卷一）

〔組成〕柴胡 3g，白芍 3g，當歸 3g，白朮 3g，茯苓 3g，甘草 1.5g，地黃 1.5g。

〔用法〕生薑、大棗為引，水煎服。

〔功用〕養血疏肝，健脾和中。

〔主治〕肝鬱血虛，脅痛頭眩，或胃脘當心而痛，或肩胛絆痛，或時眼赤痛，連及太陽；及婦人鬱怒傷肝，致血妄行，赤白淫閉，沙淋崩濁，經前腹痛，脈弦虛等。

辨證成藥

1. 逍遙丸

〔用法〕口服。一次 6～9g，一日 1～2 次。

〔功用〕疏肝健脾，養血調經。

〔主治〕肝鬱血虛脾弱證。症見心煩易怒，胸脅脹痛，頭暈目眩，神疲，食慾減退，月經不調，舌淡苔薄白，脈弦而虛。

2. 加味逍遙丸

〔用法〕口服。一次 1 袋（6g），一日 2 次。

〔功用〕疏肝清熱，健脾養血。

〔主治〕肝鬱血虛，肝脾不和，鬱而化熱證。症見兩脅脹痛，頭暈目眩，煩躁易怒，倦怠少食，月經不調，臍腹脹痛，舌淡紅苔薄黃，脈弦細數。

3. 四物合劑

〔用法〕口服，一次 10～15ml，一日 3 次。

〔功用〕補血調血。

〔主治〕營血虛滯證。症見頭暈目眩，心悸失眠，面色無華，婦人月經不調，量少或經閉不行，口唇、指甲色淡，

舌淡，脈細弦或細澀。

辨證食療

1. 當歸生薑羊肉湯（《金匱要略》）

〔**原料**〕當歸 20g，生薑 30g，羊肉 500g，黃酒、調料適量。

〔**製法**〕將羊肉洗淨、切塊，加入當歸、生薑、黃酒及調料，燉煮 1～2 小時。

〔**功效**〕溫肝補血，調經散寒。

〔**主治**〕體虛畏冷，少神、呵欠連連，或寒疝腹痛，或婦女產後血虛之體。

2. 紅杞田七雞（《中國藥膳學》）

〔**原料**〕枸杞子 125g，三七 10g，母雞 1 隻，薑 10g，蔥 30g，紹酒 30g，胡椒 5g，味精 0.5g，鹽 10g。

〔**製法**〕活雞宰殺後處理乾淨；枸杞子洗淨；三七 4g 研末，6g 潤軟切片；生薑切大片，蔥切段備用。雞入沸水鍋內焯去血水，撈出淋乾水分，再把枸杞子、三七片、薑片、蔥段塞入雞腹內，把雞放入氣鍋內，注入少量清湯，下胡椒粉、紹酒；再把三七粉撒在雞脯上，蓋好鍋蓋，沸水旺火上籠蒸 2 小時左右，出鍋時加味精調味即可。

〔**功效**〕補肝腎，益氣血。

〔**主治**〕肝血不足。適用於肝腎不足，氣血虧虛所致的面色萎黃、心悸心慌、頭昏眼花、經血量少及腰膝痠軟等症。

3. 阿膠羊肝（《中國飲食療法》）

〔**原料**〕阿膠 15g，鮮羊肝 500g，水發木耳 3g，青椒片 3g，白糖 5g，胡椒 3g，紹酒 10g，醬油 3g，鹽 2g，蔥薑各

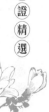

實用辨證精選

3g，澱粉 10g。

〔**製法**〕阿膠加清水上屜蒸化；羊肝切片加乾澱粉拌勻；鹽、白糖、醬油、胡椒、澱粉勾兌成汁。鍋燒熱，肝片下油，滑開滑透，倒入漏勺去油。鍋內留少許油，放蔥薑，再加入青椒片、木耳、烹入紹酒，然後倒入肝片、阿膠汁，翻炒幾下，再把兌好的芡汁潑入，翻炒均勻即可。

〔**功效**〕補血養肝。

〔**主治**〕肝血不足症。適用於肝血不足所致的面色萎黃、頭昏耳鳴、目暗昏花、兩眼乾澀、雀目夜盲等。

4. 菠菜豬肝湯（《中國藥膳學》）

〔**原料**〕菠菜 30g，豬肝 100g，食鹽，味精，水澱粉，清湯。

〔**製法**〕菠菜擇洗乾淨，洗淨的菠菜在沸水中燙片刻，脫去澀味（即除去所含草酸），切段；將鮮豬肝洗淨，切成薄片豬肝片與食鹽、味精、水澱粉拌勻；蔥薑洗淨，蔥切段，薑拍破；將清湯（肉湯、雞湯亦可）燒沸沸湯中加入洗淨拍破的生薑、蔥段、熟豬油等，同煮煮幾分鐘後，放入拌好的豬肝片及菠菜，煮至豬肝片、菠菜煮熟即可。

〔**功效**〕補血養肝。

〔**主治**〕肝血不足症。適用於肝血不足所致的血虛萎黃、視力減退、大便澀滯等。

辨證針灸

〔**取穴**〕取肝俞、腎俞、足三里、關元、血海、期門、氣海、百會。

〔**針刺法**〕用補法，留針 15～20 分鐘，每日一次，並灸。

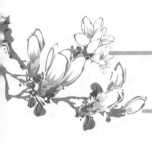

肝陰虛證

指陰液虧損，肝失濡潤，陰不制陽，虛熱內擾，以頭暈、目澀、脅痛、煩熱等為主要表現的虛熱證候。又名肝虛熱證。

臨床證候

頭暈眼花，兩目乾澀，視力減退，或脅肋隱隱灼痛，面部烘熱或兩顴潮紅，或手足蠕動，口咽乾燥，五心煩熱，潮熱盜汗，舌紅少苔乏津，脈弦細數。

發病原因

本證多由情志不遂，氣鬱化火，耗傷肝陰；或熱病後期，灼傷陰液；或腎陰不足，水不涵木，累及肝陰。以致肝失濡養，頭目、筋脈失潤，陰不制陽，虛熱內擾。

證候分析

肝陰不足，頭目失濡，故頭暈眼花，兩目乾澀，視力減退；肝絡失養，虛火內灼，疏洩失職，故脅肋隱隱灼痛；

筋脈失滋，筋膜攣急，則見手足蠕動；陰虛不能制陽，虛熱內蒸，故五心煩熱，午後潮熱；陰虛內熱，迫津外洩，則為盜汗；

虛火上炎，故面部陣陣烘熱，兩顴潮紅；陰液不能上承，則口乾咽燥；舌紅少津，脈弦細數，為肝陰不足，虛熱內熾之徵。

辨證要點

本證以頭暈、目澀、脅痛等與虛熱症狀為要點。

1. 杞菊地黃丸（《麻疹全書》）

〔**組成**〕熟地黃 24g，山萸肉 12g，乾山藥 12g，澤瀉 9g，牡丹皮 9g，茯苓（去皮）9g，枸杞子 9g，菊花 9g。

〔**用法**〕上為細末，煉蜜為丸，如梧桐子大，每服三錢 9g，空腹服。

〔**功用**〕滋腎養肝明目。

〔**主治**〕肝腎陰虛證。兩目昏花，視物模糊，或眼睛乾澀，迎風流淚等。

〔**加減**〕頭目眩暈，加石決明，龜板以平肝潛陽；腰膝痠軟，加桑寄生，鹽杜仲以益腎壯骨；遺精滑洩，加覆盆子，煅龍骨，煅牡蠣以澀精止遺；大便乾結，加玄參，火麻仁以潤暢通便。

2. 一貫煎（《續名醫類案》）

〔**組成**〕北沙參 9g，麥冬 9g，當歸身 9g，生地黃 18～30g，枸杞子 15g，川楝子 5g。

〔**用法**〕水煎，去渣溫服。口苦乾燥者，加黃連。

〔**功用**〕滋陰疏肝。

〔**主治**〕陰虛肝鬱證。胸脘脅痛，噯氣吞酸，咽乾口燥，舌紅少津，脈弦細弱。亦治疝氣瘕聚。現用於胃潰瘍、胃炎、慢性肝炎、肋間神經痛、高血壓、神經官能症等屬肝腎陰虛者。

〔**加減**〕如大便秘結者，加入知母 8g、瓜蔞仁 10g；如午後虛熱、多汗者，加入地骨皮 15g；脅脹痛甚，加入鱉甲 20g；治療慢性肝炎所致肝區痛，則去當歸，加入白芍 15g，

鬱金 12g，三七末 4g；胃脹滿，難消化時，加入雞內金 12g，春砂仁 9g，神麴 9g；如陰虛有痰時，則去枸杞子，加入川貝 10g，桑白皮 12g；煩熱口渴，舌紅而乾者，加入知母 9g，石膏 15g，淡竹葉 15g；若無脅肋疼痛，僅兩肋脹痛，可去川楝子（金鈴子），改用柴胡 10g；若大便乾，可加火麻仁 10g 或瓜蔞仁 10g。

2. 芍藥甘草湯（《傷寒論》）

〔組成〕芍藥 12g，甘草 12g。

〔用法〕上二味，用水 600ml，煮取 300ml，去滓，分溫再服。

〔功用〕調和肝脾，緩急止痛。

〔主治〕傷寒傷陰，筋脈失濡，腿腳攣急，心煩，微惡寒，肝脾不和，脘腹疼痛。

現用於血虛津傷所致的腓腸肌痙攣、肋間神經痛、胃痙攣、胃痛、腹痛、坐骨神經痛、婦科炎性腹痛、痛經；以及十二指腸潰瘍、萎縮性胃炎、胃腸神經官能症、急性乳腺炎、頸椎綜合徵等屬陰血虧虛，肝脾失調者。

3. 虎潛丸

〔組成〕黃柏（酒炒）240g，龜版（酒炙）120g，知母（酒炒）60g，熟地黃 60g，陳皮 60g，白芍 60g，鎖陽 45g，虎骨（炙）30g，乾薑 15g。

〔用法〕上藥為末。酒糊丸或粥丸。每丸重 9g，每次 1 丸，日服二次。空腹淡鹽湯或溫開水送下。

〔功用〕滋陰降火，強筋壯骨。

〔主治〕肝腎陰虛，精血不足，筋骨軟弱，腿足消瘦，行走無力，舌紅少苔，脈細弱，現用於脊髓灰質炎後遺症，

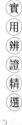

慢性關節炎，中風後遺症而屬肝腎不足者。

〔加減〕虛火較甚，骨蒸盜汗者，可改熟地為生地60g；面色萎黃，心悸怔忡舌淡脈細者，加黃耆60g，黨參60g，當歸60g 以補養氣血；若救兵陰損及陽，怕冷，陽痿，小便清長，舌淡者，去知母，黃柏，加鹿角片50g，補骨脂50g，肉桂50g 補腎助陽。

方中虎骨可以狗骨或豹骨代替。

4. 石斛夜光丸

〔組成〕薄荷35g，當歸10g，石斛8g，杭芍10g，菊花20g，川芎30g，生地10g，山萸10g，膽草20g，丹皮5g，梔子25g，柴胡35g，北五味35g，羌活25g，赭石10g，磁石10g，生甘草40g。

〔用法〕每服10～15g，淡鹽水送下。

〔功用〕消炎，鎮靜，強壯。

〔主治〕內障，視物不清，雲翳攀睛，瞳仁返背，慢性目疾。

辨證成藥

1. 知柏地黃丸

〔用法〕口服，水蜜丸一次6g，小蜜丸一次9g，大蜜丸一次1丸，一日2次。

〔功用〕肝腎陰虛，虛火上炎證。

〔主治〕滋陰降火。

用於陰虛火旺，潮熱盜汗，口乾咽痛，耳鳴遺精，小便短赤。頭目昏眩，耳鳴耳聾，虛火牙痛，五心煩熱，腰膝痠痛，血淋尿痛，骨蒸潮熱，盜汗顴紅，咽乾口燥，舌質紅，脈細數。

2. 杞菊地黃丸

〔**用法**〕口服。大蜜丸一次 1 丸，一日 2 次。

〔**功用**〕滋腎養肝。

〔**主治**〕用於肝腎陰虧，眩暈耳鳴，羞明畏光，迎風流淚，視物昏花。

3. 虎潛丸

〔**用法**〕上為細末，煉蜜為丸，每丸重 9g，每次 1 丸，日服 2 次，淡鹽水或溫開水送下。亦可水煎服，用量按原方比例酌減。

〔**功用**〕滋陰降火，強壯筋骨。

〔**主治**〕肝腎不足，陰虛內熱之痿證。腰膝痠軟，筋骨痿弱，腿足消瘦，步履乏力，或眩暈，耳鳴，遺精，遺尿，舌紅少苔，脈細弱。

4. 石斛夜光丸

〔**用法**〕口服。一次 6g，一日 2 次。

〔**功用**〕滋陰補腎，清肝明目。

〔**主治**〕本品用於肝腎兩虧，陰虛火旺，內障目暗，視物昏花。

辨證食療

1. 熟地、山萸肉燉鴨肉

〔**原料**〕熟地 20g，山萸肉 15g，鴨肉 80g。

〔**製法**〕將鴨肉洗淨切塊，同藥材一起加水適量放入燉盅內，隔水燉 3 小時，食用。

〔**功效**〕滋補肝陰、養血和胃。

〔**主治**〕本食療方適用於肝腎陰虛型之系統性紅斑狼瘡、狼瘡性腎炎、急性復發型、久病陰虛或激素用藥過久合

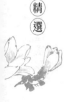

併脾腫大，肝功腎功損害者。

2. 熟地、知母燉鵪鶉

〔原料〕熟地 20g，知母 20g，鵪鶉 1 隻。

〔製法〕將鵪鶉宰殺去毛和內臟，切塊，與藥材一起加水適量放入燉盅，隔水文火燉 3 小時，取出食服。

〔功效〕清熱降火、益氣滋陰。

〔主治〕本食療方對陰虛火旺，長期低熱者有效。

3. 生地，杞子燉兔肉

〔原料〕生地 20g，杞子 20g，兔肉 80g。

〔製法〕將兔肉洗淨切塊與藥材一起加水適量放入燉盅，隔水燉 3 小時。

〔功效〕滋補肝腎、扶正益氣。

〔主治〕本食療方對肝腎陰虛型發熱紅斑伴頭暈者有效。

4. 洋參女貞子燉鵪鶉

〔原料〕洋參 10g，女貞子 30g，鵪鶉 1 隻。

〔製法〕宰殺鵪鶉去毛、內臟，與藥材一起加水適量放入燉盅、隔水燉 3 小時、吃肉飲湯。

〔功效〕益氣養陰、補腎。

〔主治〕本食療方滋陰補腎氣，對久病陰虛火旺氣短乏力者有效。

辨證針灸

〔取穴〕取三陰交、陰谷、肝俞、腎俞、足三里等穴。

〔針灸〕用補法，每次留針 15～20 分鐘，每日 1～2 次，並灸。

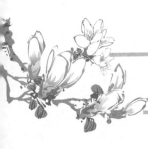

肝鬱氣滯證

指肝失疏洩，氣機鬱滯，以情志抑鬱、胸脅或少腹脹痛等為主要表現的證候。又名肝氣鬱結證，簡稱肝鬱證。

臨床證候

情志抑鬱，善太息，胸脅、少腹脹滿疼痛，走竄不定。或咽部異物感，或頸部癭瘤、瘰癧，或脅下腫塊。婦女可見乳房作脹疼痛，月經不調，痛經。舌苔薄白，脈弦。病情輕重與情緒變化的關係密切。

發病原因

本證多因精神刺激，情志不遂；病邪侵擾，阻遏肝脈；其他臟腑病變的影響，使肝氣鬱結，失於疏洩、條達所致。

證候分析

肝性喜條達而惡抑鬱，肝失疏洩，氣機鬱滯，經氣不利，故胸脅或少腹脹滿竄痛，情志抑鬱寡歡，善太息；女子以血為本，衝任隸屬於肝，肝鬱氣滯，血行不暢，氣血失和，衝任失調，故見乳房作脹或痛，痛經，月經不調；若肝氣鬱結，氣不行津，津聚為痰，或氣鬱化火，灼津為痰，肝氣夾痰循經上行，搏結於咽喉，可見咽部有異物感，吞之不下，吐之不出；痰氣搏結於頸部，則為癭瘤、瘰癧；若氣滯日久，血行瘀滯，肝絡瘀阻，日久可形成腫塊結於脅下；苔白，脈弦，為肝氣鬱滯之象。

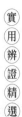

辨證要點

本證多與情志因素有關，以情志抑鬱、胸脅或少腹脹痛等為辨證的主要依據。

辨證方劑

1. 越鞠丸（《丹溪心法》）

〔**組成**〕蒼朮 200g，香附 200g，川芎 200g，神麴 200g，梔子 200g。

〔**用法**〕上藥共研為末，為丸，每次服 6～9g，每日 2 次，溫開水送服。或按原方比例酌情增減藥量，作湯劑，水煎服。

〔**功用**〕行氣解鬱。

〔**主治**〕氣血痰火濕食諸鬱而見胸膈痞悶，脘腹脹痛，噯腐吞酸，噁心嘔吐，飲食不消等症。

〔**加減**〕濕加白朮、茯苓，熱加青黛，痰加南星、海石、瓜蔞，血加桃仁、紅花，食加山楂、砂仁，氣加木香。

2. 柴胡疏肝散（《景岳全書》）

〔**組成**〕陳皮 6g，柴胡 6g，川芎 5g，香附 5g，枳殼 5g，芍藥 5g，炙甘草 3g。

〔**用法**〕用水 220ml，煎至 180ml，空腹時服。

〔**功用**〕疏肝行氣，行血止痛。

〔**主治**〕肝氣鬱滯證，脅肋疼痛，或寒熱往來，噯氣太息，脘腹脹滿，脈弦。

3. 橘核丸（《濟生方》）

〔**組成**〕橘核 9g，海藻 9g，昆布 9g，海帶 9g，川楝子 9g，桃仁 9g，厚朴 6g，木通 6g，枳實 6g，延胡索 6g，桂心 6g，木香 6g。

〔**用法**〕為細末，酒糊為小丸，每服 9～12g，空腹溫酒或淡鹽湯送下；或按原方比例酌情減藥量，作湯劑，水煎服。

〔**功用**〕行氣活血，軟堅散結。

〔**主治**〕治㿉疝。睪丸腫脹，偏有大小，或堅硬如石，不痛不癢，或引臍腹絞痛，甚則陰囊腫大，或成瘡毒，輕則時出黃水，甚則成癰潰爛。

〔**加減**〕寒甚，加附子 15g，肉桂 9g，當歸 30g；有熱，加黑山梔 21g；疝氣症，寒熱不調者，加黑梔、吳茱萸入丸中更佳；若胞痺小便不利，去小茴香，加茯苓、車前子、丹參、黑山梔。

4. **天臺烏藥散**（《醫學發明》）

〔**組成**〕天臺烏藥 12g，木香 6g，小茴香 6g，青皮 6g，高良薑 9g，檳榔 9g，川楝子 12g，巴豆 12g。

〔**用法**〕每服 3g，溫酒送下。疼甚者，炒生薑、熱酒下亦得。

〔**功用**〕行氣疏肝，散寒止痛。

〔**主治**〕寒凝氣滯。小腸疝氣，少腹引控睪丸而痛，偏墜腫脹，舌淡苔白，脈沉弦。

〔**加減**〕若病人氣滯較甚者，可加入荔枝核，素馨花；寒甚者，可加吳茱萸，肉桂；兼有血瘀者，可加桃仁，紅花。

5. **加味烏藥湯**（《濟陰綱目》）

〔**組成**〕烏藥 10g，縮砂 10g，木香 10g，延胡索 10g，香附 10g，甘草 5g。

〔**用法**〕細銼，每服 20g，水一盞半，生薑三片，煎至

七分，不拘時溫服。

〔功用〕行氣活血，調經止痛。

〔主治〕痛經。月經前或月經初行時，少腹脹痛，脹甚於痛，或連胸脅乳房脹痛，舌淡，苔薄白，脈弦緊。

〔加減〕兼有血瘀，經少色暗，挾有血塊者，加蒲黃、五靈脂；兼寒者，加吳茱萸、小茴香。

6. 四逆散（《傷寒論》）

〔組成〕甘草（炙）6g，枳實 6g，柴胡 6g，芍藥 9g。

〔用法〕作湯劑，水煎服。

〔功用〕透邪解鬱，疏肝理氣。

〔主治〕陽鬱厥逆證，手足不溫，或身微熱，或咳，或悸，或小便不利，或腹痛，或洩利，脈弦。肝脾不和證，脅肋脹悶，脘腹疼痛，脈弦等。

〔加減〕用於治療濕熱黃疸，加田基黃、白花蛇舌草、山梔、茵陳；用於治療膽結石，加海金沙、金錢草、雞內金；用於治療肋間疼痛，加台烏、香附、陳皮、延胡索。

7. 逍遙散（《和劑局方》）

〔組成〕甘草 4.5g，當歸 9g，茯苓 9g，芍藥 9g，白朮 9g，柴胡 9g。

〔用法〕上為粗末，每服 6g，水一大盞，放入一塊生薑，加少許薄荷，同煎至七分，去渣熱服，不拘時候。

〔功用〕疏肝解鬱，養血健脾。

〔主治〕疏肝養血，健脾和中。治肝鬱血虛，五心煩熱，或往來寒熱，肢體疼痛，頭目昏重，心悸頰赤，口燥咽乾，胸悶脅痛，減食嗜臥，月經不調，乳房作脹，脈弦而虛者。

〔**加減**〕肝鬱氣滯，加香附、鬱金、川芎。肝鬱化火，加丹皮、梔子。

8. **四磨湯**（《濟生方》）

〔**組成**〕人參 3g，檳榔 9g，沉香 3g，天臺烏藥 9g。

〔**用法**〕水煎服，溫服。

〔**功用**〕行氣降逆，兼以扶正。

〔**主治**〕治七情傷感，上氣喘息，胸膈滿悶，不思飲食。

9. **痛瀉要方**（《景岳全書》）

〔**組成**〕炒白朮 90g，炒白芍 60g，炒陳皮 45g，防風 60g。

〔**用法**〕作湯劑煎服。

〔**功用**〕補脾柔肝，祛濕止瀉。

〔**主治**〕痛瀉。腸鳴腹痛，大便泄瀉，瀉必腹痛，舌苔薄白，脈弦而緩。

〔**加減**〕久瀉者，加炒升麻以升陽止瀉；舌苔黃膩者，加黃連以清熱；消化不良，加山楂、神麴；小便不利，加車前子、滑石；腹脹，加川朴、砂仁。

辨證成藥

1. **越鞠丸**（《丹溪心法》）

〔**用法**〕口服，一次 6～9g，一日 2 次。

〔**功用**〕行氣解鬱。

〔**主治**〕治氣、血、痰、火、濕、食等鬱，胸膈痞悶，脘腹脹痛，吞酸嘔吐，飲食不化。

2. **橘核丸**（《濟生方》）

〔**用法**〕每服 9g，淡鹽水下。

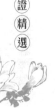

〔功用〕行氣活血，軟堅散結。

〔主治〕㿗疝。睾丸腫脹，偏有大小，或堅硬如石，不痛不癢，或引臍腹絞痛，甚則陰囊腫大，或成瘡毒，輕則時出黃水，甚則成癰潰爛。

3. 四磨湯（《濟生方》）

〔用法〕口服，成人一次 20ml，一日 3 次，療程一週：新生兒一次 3～5ml，一日 3 次，療程 2 天；幼兒一次 10ml，一日 3 次，療程 3～5 天。

〔功用〕破滯降逆，補氣扶正。

〔主治〕順氣降逆，消積止痛。用於嬰幼兒乳食內滯證，症見腹脹、腹痛、啼哭不安、厭食納差、腹瀉或便秘；中老年氣滯、食積證，症見脘腹脹滿、腹痛、便秘；以及腹部手術後促進腸胃功能的恢復。

4. 護肝片

〔用法〕口服，一次 4 片，一日 3 次。四盒一療程。

〔功用〕疏肝理氣，健脾消食。

〔主治〕具有降低轉氨酶的作用。用於脂肪肝、酒精肝、藥物性肝損傷、慢性肝炎及早期肝硬化等。具有解酒、降脂、解毒、抗炎等效果。

辨證食療

1. 柚皮醪糟

〔原料〕柚子皮（去白）、青木香、川芎各等分，醪糟、紅糖各適量。

〔製法〕將柚子皮、青木香、川芎製成細末；煮紅糖醪糟一小碗，兌入藥末 3～6g，趁熱食用，每日 2 次。

〔功效〕理氣止痛，疏肝和胃。

〔**主治**〕肝胃氣滯證。用於肝胃氣滯之胸脅及脘腹脹滿疼痛、噯氣呃逆、不思飲食等。

2. 佛手酒

〔**原料**〕乾佛手 100g，梔子 10g，五加皮 20g，高良薑 10g，木瓜 10g，當歸 15g，肉桂 5g，桂花 10g，陳皮 10g，紫丁香 5g，砂仁 5g，冰糖 500g，白酒 2000ml。

〔**製法**〕合在一起製成酒。

〔**功效**〕疏肝解鬱，理氣調中。

〔**主治**〕適用於肝鬱氣滯證之脅肋脹痛、胸悶噯氣、腹中冷痛等。

3. 夏枯草煲豬肉

〔**原料**〕夏枯草 20g，豬瘦肉 50g，食鹽、味精各適量。

〔**製法**〕將豬肉切薄片，夏枯草裝紗布袋中、紮口，同放入砂鍋中，加水適量，文火燉至肉熟爛；棄藥袋，加食鹽、味精調味即可。每日一劑，佐餐食肉飲湯。

〔**功效**〕平肝清熱，疏肝解鬱。

〔**主治**〕適用於肝火上炎所致頭痛、眩暈、目疼、耳鳴、煩躁、脅痛、瘰癧、痰核等症。

辨證針灸

〔**取穴**〕百會，印堂，神門，內關，太衝，大陵，肝俞，期門。

〔**針刺法**〕針刺用瀉法，肝俞平補平瀉法，每日一次，每次留針三十分鐘，十次為一個療程。

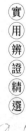

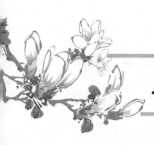

肝火熾盛證

指火熱熾盛，內擾於肝，氣火上逆，以頭痛、煩躁、耳鳴、脅痛等及火熱症狀為主要表現的實熱證候。又名肝火上炎證、肝經實火證，簡稱肝火（熱）證。

臨床證候

頭暈脹痛，痛如刀劈，面紅目赤，口苦口乾，急躁易怒，耳鳴如潮，甚或突發耳聾，失眠，惡夢紛紜，或脅肋灼痛，吐血、衄血，小便短黃，大便秘結，舌紅苔黃，脈弦數。

發病原因

本證多因情志不遂，肝鬱化火，或因火熱之邪內侵，或他臟火熱累及於肝，以致肝經氣火上逆所致。

證候分析

肝氣鬱結，氣鬱化火，肝火內熾，熱灼氣阻，則脅肋灼痛；肝火熾盛，循經上攻頭目，氣血壅滯脈絡，故頭暈脹痛，面紅目赤；肝藏魂，心藏神，熱擾神魂，則心神不寧，魂不守舍，而見急躁易怒，失眠，惡夢紛紜；肝熱移膽，循膽經上衝於耳，故見耳鳴如潮，甚則突發耳聾；肝火夾膽氣上溢，則口苦；熱盛迫血妄行，則見吐血、衄血；火邪灼津，故口渴，大便秘結，小便短黃；舌紅苔黃，脈弦數，均為肝經實火內熾之象。

辨證要點

本證以頭痛，煩躁，耳鳴，脅痛等與火熱症狀共見為要點。

辨證方劑

1. 金鈴子散（《素問病機氣宜保命集》）

〔組成〕金鈴子、玄胡索各一兩（9g）。

〔用法〕研為細末，每服三錢（9g），用酒調下。

〔功用〕疏肝洩熱，活血止痛。

〔主治〕肝鬱化火證，心胸脅肋痛，時發時止，口苦，舌紅而苔黃，脈弦數。

〔加減〕① 若用於痛經，可酌加當歸、益母草、香附等以增強行氣活血之功；用於疝痛，可酌加橘核、荔枝核等以加強行氣止痛之力。

② 胃及十二指腸潰瘍、慢性胃炎、慢性肝炎、膽囊炎等屬肝鬱化火者，均可酌情加減用之。

2. 龍膽瀉肝湯：（《醫方集解》引《太平惠民和劑局方》）

〔組成〕龍膽草 6g，黃芩 9g，山梔子 9g，澤瀉 12g，木通 9g，車前子 9g，當歸 3g，生地黃 9g，柴胡 6g，生甘草 6g。

〔用法〕作水劑煎服，根據病情輕重決定用藥劑量。也可製成丸劑，每服 6～9g，日 2 次，溫開水送下。

〔功用〕瀉肝膽實火症，清下焦濕熱症。

〔主治〕肝膽實火上擾，症見頭痛目赤，脅痛口苦，耳聾、耳腫；或濕熱下注，症見陰腫陰癢，筋痿陰汗，小便淋濁，婦女濕熱帶下等。

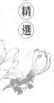

實用辨證精選

〔**加減**〕肝膽實火較盛，可去木通，車前子，加黃連以增強瀉火之力；風火上炎，頭痛眩暈，目赤易怒，可加菊花，桑葉，夏枯草以清肝疏風；濕盛熱輕，可去黃芩，生地黃，加滑石，薏苡仁以增強利濕之功。

3. **左金丸**（《丹溪心法》）

〔**組成**〕黃連 6 兩（18g），吳茱萸一兩（3g）。

〔**用法**〕上藥為末，水丸或蒸餅為丸，白湯下五十丸（6g）。

現代用法：為末，水泛為丸，每服 2～3g，溫開水送服；亦可做湯劑，水煎服。

〔**功用**〕清瀉肝火，降逆止嘔。

〔**主治**〕肝火犯胃證。脅肋疼痛，嘈雜酸吞，嘔吐口苦，舌紅苔黃，脈弦數。

〔**加減**〕黃連與吳茱萸用量比例為 6：1，可為臨證遣藥之參佐。若兼見腹痛泄瀉，可加白芍和中緩急；吞酸重者，可加烏賊骨，瓦楞子以制酸止痛。

4. **當歸龍薈丸**（《丹溪心法》）

〔**組成**〕當歸 30g，龍膽草 15g，梔子 30g，黃芩 30g，黃連 30g，黃柏 30g，蘆薈 15g，大黃 15g，木香 5g，麝香 1.5g。

〔**用法**〕為末，水泛為丸，每服 6 丸，日 2 次，溫開水送下。

〔**功效**〕清瀉肝膽實火。

〔**主治**〕肝膽實火證。頭痛眩暈，神志不寧，譫語發狂，或大便秘結，小便赤澀。

〔**加減**〕腹瀉重者，酌減大黃及其他苦寒藥物；胸脅痛

甚，可合用四逆散、川楝子、延胡索以疏肝理氣止痛。肝經濕甚，可加車前，澤瀉等以增利濕之功。

5. 瀉青丸（《小兒藥證直訣》）

〔組成〕當歸、龍腦、山梔子、川大黃、羌活、防風各等分。

〔用法〕上藥研成藥粉，用冷開水製小丸，每服 6g，日服 2 次，溫開水送服，或竹葉湯送下。小兒酌減。亦可改湯劑。

〔功效〕清肝瀉火。

〔主治〕肝經鬱火證。目赤腫痛，煩躁易怒，不能安臥，尿赤便秘，脈洪實；及小兒急驚，熱盛抽搐等。

〔加減〕目赤腫痛較甚，可加黃連，黃芩以清熱瀉火；心煩不能安臥，可加酸棗仁，豆豉以助清熱除煩；抽搐，可加羚羊角，鈎藤以助平肝熄風。

辨證成藥

1. 瀉青丸

〔功效〕清肝瀉火。

〔主治〕耳聾耳鳴，兩脅疼痛，小便赤澀。

〔用法〕口服。一次一袋（7g），一日 2 次。

2. 龍膽瀉肝丸（《醫方集解》）

〔用法〕口服。一次 3～6g，一日 2 次。

〔功用〕清肝膽，利濕熱。

〔主治〕肝膽濕熱，頭暈目赤，耳鳴耳聾，脅痛口苦，尿赤，濕熱帶下。

3. 瀉青丸（《小二藥證直決》）

〔用法〕口服。一次 7g，一日 2 次。

〔功用〕清肝瀉火。

〔主治〕用於耳鳴耳聾，口苦頭暈，兩脅疼痛，小便赤澀。

4. 當歸龍薈丸（《黃帝素問宣明論方》）

〔用法〕口服。一次 6g，一日 2 次。

〔功用〕清瀉肝膽實火，瀉火通便。

〔主治〕用於肝膽火旺，心煩不寧，頭暈目眩，耳鳴耳聾，脅肋疼痛，脘腹脹痛，大便秘結。

5. 左金丸（《丹溪心法》）

〔用法〕口服。一次 3～6g，一日 2 次。

〔功用〕清瀉肝火，降逆止嘔。

〔主治〕脅肋疼痛，嘈雜吞酸，嘔吐口苦，舌紅苔黃。

辨證食療

1. 菊苗粥

〔原料〕菊花苗 30g，粳米 100g，食鹽適量。

〔製法〕洗淨菊花苗，切碎，加鹽適量，放入鍋中，加水煮之六七成熟，再將淘淨的粳米倒入一起繼續煮粥。溫熱服用，分 2 次食用。

〔功效〕疏風清熱，平肝明目。

〔主治〕肝火上炎證。試用於肝火上炎引起的頭痛，眩暈，心煩不寐，目赤腫痛，羞明流淚，舌紅苔少，脈弦等證。

2. 竹茹飲

〔原料〕竹茹 30g，烏梅 6g，甘草 3g。

〔製法〕水煎取汁，代茶頻飲。

〔功效〕生津止渴。

〔主治〕膽熱犯胃證。適用於膽熱犯胃引起的胃熱嘔吐，口苦胸悶，乾嘔呃逆，暑熱煩渴等症。

3. 青頭鴨羹

〔原料〕青頭鴨一隻，蘿蔔 250g，冬瓜 250g，蔥、食鹽適量。

〔製法〕鴨子洗淨，去腸雜，蘿蔔、冬瓜切片，蔥切細。現在砂鍋內盛水適量煮鴨，煮至半熟再加入蘿蔔、冬瓜，鴨熟後加入蔥絲，鹽少許調味。空腹食肉飲湯或者佐餐之用。

〔功效〕清熱利濕。

〔主治〕濕熱互結證。適用於尿頻尿急，腰痠背痛，胃納差，水腫等證。

4. 夏枯草煲豬肉

〔原料〕夏枯草 20g，豬瘦肉 50g，食鹽、味精適量。

〔製法〕將豬肉切薄片，夏枯草裝紗布袋中，紮口，同放入砂鍋中，加水適量，文火燉至肉熟爛；棄藥袋，加食鹽，味精調味即成。每日 1 劑，佐餐食肉飲湯。

〔功效〕平肝清熱，疏肝解鬱。

〔主治〕肝火上炎症。適用於肝火上炎所致頭痛，眩暈，目疼，耳鳴，脅痛等證。

辨證針灸

〔針刺法〕取風池、外關、太衝、太谿。風池、外關用提插瀉法，太衝先補後瀉，太谿用提插補法。留針 10～30 分鐘，每日一次。

〔灸法〕主灸湧泉穴、太衝穴。

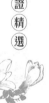

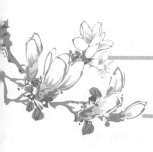

肝陽上亢證

指肝陽亢擾於上，肝腎陰虧於下，以眩暈耳鳴、頭目脹痛、面紅、煩躁、腰膝痠軟等為主要表現的證候。

臨床證候

眩暈耳鳴，頭目脹痛，面紅目赤，急躁易怒，失眠多夢，頭重腳輕，腰膝痠軟，舌紅少津，脈弦有力或弦細數。

發病原因

本證多因素體陽盛，性急多怒，肝陽偏旺；或長期惱怒焦慮，氣鬱化火，陽氣偏亢而暗耗陰液；或平素腎陰虧虛，或房勞太過，年老陰虧，水不涵木，陰不制陽，肝陽偏亢所致。

證候分析

肝為剛臟，體陰用陽。肝陽升發太過，血隨氣逆，衝擾於頭，則頭目脹痛，眩暈耳鳴；氣血上衝於面、目，血絡充盈，則面紅目赤；亢陽擾動心神、肝魂，則急躁易怒，失眠多夢；肝陽亢於上，則腎陰虧於下，上盛而下虛，木旺耗水，水不涵木，陰不制陽，則頭重腳輕，步履不穩；肝腎陰虧，筋骨失養，則腰膝痠軟無力；舌紅少津，脈弦有力或弦細數，為肝陽亢盛，肝腎陰虧之徵。

辨證要點

本證以眩暈耳鳴、頭目脹痛、面紅、煩躁、腰膝痠軟等

為辨證的主要依據。

辨證方劑

1. 天馬鉤藤飲（《雜病證治新義》）

〔組成〕天麻 9g，鉤藤（後下）12g，生石決明（先煎）18g，山梔 9g，黃芩 9g，川牛膝 12g，杜仲 9g，益母草 9g，桑寄生 9g，夜交藤 9g，朱茯神 9g。

〔用法〕水煎服。

〔功用〕平肝潛陽，清熱熄風。

〔主治〕治療高血壓病，肝經有熱，肝陽偏亢，頭痛頭脹，耳鳴目眩，少寐多夢；或半身不遂。口眼歪斜，舌紅，脈弦數。

〔加減〕有痰者可加入川貝 10g，膽南星 6g；手足發麻者加入廣地龍 10g，豨薟草 12g；視物不清者，可入加決明子 9g，茺蔚子 10g；偏於火盛者，可加入龍膽草 10g，夏枯草 15g；偏於風盛者，可加入龜板 15g，牡蠣 25g；

2. 建瓴湯（《醫學衷中參西錄》）

〔組成〕生懷山藥 30g，懷牛膝 30g，生赭石 24g（軋細），生龍骨 18g（搗細），生牡蠣 18g（搗細），生懷地黃 18g，生杭芍 12g，柏子仁 12g。

〔用法〕水煎服。

〔功效〕鎮肝熄風，滋陰安神。

〔主治〕肝腎陰虛，肝陽上亢證。頭暈目眩，耳鳴目脹，心肌健忘，煩躁不寧，失眠多夢，脈弦硬而長。

〔加減〕方中赭石必一面點點有凸，一面點點有凹，生軋細用之方效；若大便不實者去赭石，加建蓮子（去心）三錢；若畏涼者，以熟地易生地。

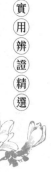

3. 降壓湯（《鄭僑醫案選》）

〔**組成**〕菊花 12g，白芍 15g，玄參 15g，懷牛膝 15g，炒黃芩 9g，石決明 30g，甘草 6g。

〔**用法**〕水煎服。

〔**功用**〕平肝鎮靜，滋陰潛陽。

〔**主治**〕治療高血壓病，肝陽上擾，眩暈頭痛，面赤，苔薄微黃或中黃，脈弦滑有力。

〔**加減**〕若血壓過高，加代赭石、生地；若頭痛甚，加蔓荊子、白蒺藜；若目赤，加龍膽草、草決明；若鼻衄，加藕節。

辨證成藥

1. 天馬鉤藤飲顆粒

〔**用法**〕開水沖服。一次 1 袋，一日 3 次，或遵醫囑。

〔**功用**〕平肝熄風，清熱安神。

〔**主治**〕用於肝陽上亢所引起的頭痛、眩暈、耳鳴、眼花、震顫、失眠；高血壓見上述證候者。

2. 龍肝瀉膽丸（《北京市中藥成方選集》）

〔**用法**〕濃縮丸劑，密封。開水沖服，1 次 8 丸，每日 2 次。

〔**功用**〕清肝膽，利濕熱。

〔**主治**〕肝膽濕熱，頭暈目赤，耳鳴耳聾，耳腫疼痛，脅痛口苦，尿赤澀痛，濕熱帶下。

辨證食療

1. 天麻魚頭

〔**原料**〕天麻 25g，川芎 10g，茯苓 10g，鮮鯉魚 2 條（每條重 600g 以上），醬油 25g，紹酒 45g，食鹽 15g，白糖

5g，味精 1g，胡椒粉 3g，麻油 25g，蔥 10g，生薑 15g，濕澱粉 50g。

〔製法〕用清水洗淨 2 個大魚頭和 100g 天麻，先除去魚鰓內汙物並切為兩邊，天麻瀝乾水備用。燒紅鑊，加入油，爆香薑片，放少許酒，倒入魚頭，封煎去除魚腥，約 1～2 分鐘後取出，放在吸油紙上，吸去多餘油份待用。注 8 碗清水於燉盅內，先放魚頭於盅底，之後放入天麻和 100g 雲腿，隔水燉至水沸時，改用中至慢火，燉兩至三小時，再放入適量鹽便成。

〔功效〕平肝熄風，滋陰安神，活血止痛。

〔主治〕肝風內動證。適用於肝風內動所引起的眩暈頭痛，肢體麻木，手足震顫等症。對頑固性頭痛、體虛煩躁失眠等亦有良好的療效。

2. 夏枯草煲豬肉

〔原料〕夏枯草 20g，豬瘦肉 50g，食鹽、味精各適量。

〔製法〕將夏枯草及牡蠣煎汁，豬肉切塊，將煎汁與豬肉同入鍋中，用文火煲湯。至七成熟時，加入桑椹、醬油、鹽、糖等調料，繼續煮至肉爛熟，汁液收濃即成。

〔功效〕平肝清熱，疏肝解鬱。

〔主治〕肝火上炎證。適用於肝火上炎所致頭痛、眩暈、目疼、耳鳴、煩躁、脅痛、痰核等症。為治療肝陽上亢、肝火上炎之良膳。

3. 芹菜肉絲

〔原料〕芹菜 500g，瘦豬肉 100g，食鹽 5g，醬油 5g，味精 5g，芝麻油 30g，蔥絲 5g，薑絲 3g，濕澱粉適量。

〔製法〕將芹菜去葉洗淨，切成三公分長的段，入沸水

中燙一下撈出，瀝去水。將豬肉洗淨，切成均勻的絲，用濕澱粉 10g（8g 澱粉加水）抓勻上漿。鍋內加油燒熱四成熟，散入肉絲滑炒至散，再放入蔥絲（切）、薑絲（切）、料酒、芹菜段、精鹽、味精炒勻，出鍋裝盤即成。

〔功效〕清熱平肝，利濕降火，芳香健胃。

〔主治〕肝火上炎證，肝陽上亢證。適用於肝火上炎證、肝陽上亢證所致之頭暈頭痛、目眩耳鳴、心悸失眠、口苦目赤、心煩、肢體麻木、痙攣抽搐、小便不利等症。亦可用於病後體弱，食慾減退，形體消瘦者。

4. 芹菜紅棗湯

〔原料〕芹菜 200～500g，紅棗 60～120g。

〔製法〕紅棗洗淨，香芹去根、葉、留莖，洗淨。二種食物下鍋加水煎煮二十分鐘，調味即成。

〔功效〕平肝清肝，養血寧心。

〔主治〕肝陽上亢證兼心血虛或兼氣血兩虛證。適用於肝陽上亢、心血不足或者氣血不足所致之頭暈頭痛、失眠煩躁、心悸怔忪、乏力、食少等症。對肝陽上亢之頭痛頭暈而兼氣血不足、心神不寧者，亦較為適宜。

辨證針灸

〔針刺法〕取風池、外關、太衝、太谿。風池、外關用提插瀉法，太衝先補後瀉，太谿用提插補法。留針 10～30 分鐘，每日一次。

〔灸法〕主灸湧泉穴、太衝穴。

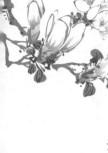

肝風內動證

　　泛指因風陽、火熱、陰血虧虛等所致，以肢體抽搐、眩暈、震顫等為主要表現的證候。

　　根據病因病性、臨床證候的不同，常可分為肝陽化風證、熱極生風證、陰虛動風證和血虛生風證等。

一、肝陽化風證

　　指肝陽上亢，肝風內動，以眩暈、肢麻震顫、頭脹痛、面赤，甚至突然昏仆、口眼歪斜、半身不遂等為主要表現的證候。

臨床證候

　　眩暈欲仆，步履不穩，頭脹頭痛，急躁易怒，耳鳴，項強，頭搖，肢體震顫，手足麻木，語言謇澀，面赤，舌紅，或有苔膩，脈弦細有力。甚至突然昏仆，口眼歪斜，半身不遂，舌強語謇。

發病原因

　　本證多由肝陽素亢，耗傷陰液，或肝腎陰虧，陰不制陽，陽亢陰虛日久而化風，從而表現出具有「動搖」特點的證候。

證候分析

　　肝陽上亢，陰不制陽，陽亢化風，則經常頭暈欲仆，頭

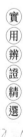

搖；陽亢而氣血上壅，上實下虛，則行走飄浮，步履不穩；氣血壅滯絡脈，則頭脹頭痛，面赤；風動筋脈攣急，陰虧筋脈失養，則項強，肢體震顫，手足麻木；風陽竄擾，夾痰阻礙舌絡，則語言謇澀；舌紅，脈弦細有力，為陽亢陰虛化風之徵。

若風陽暴升，氣血逆亂，肝風夾痰，蒙蔽心神，則見突然昏仆，喉中痰鳴；風痰竄擾經絡，經氣不利，則見口眼歪斜，半身不遂，舌強語謇。

辨證要點

本證以眩暈、肢麻震顫、頭脹痛、面赤，甚至突然昏仆、口眼歪斜、半身不遂等為辨證的主要依據。

辨證方劑

1. 羚角鉤藤湯（《通俗傷寒論》）

〔組成〕羚角片 4.5g，鉤藤 9g（後下），霜桑葉 6g，滁菊花 9g，鮮生地 15g，生白芍 9g，川貝母 12g，淡竹茹 15g，茯神木 9g，生甘草 3g。

〔用法〕用水 400ml，煎至 250ml，一日 2 次。

〔功用〕涼肝熄風，增液舒筋。

〔主治〕肝熱生風證。高熱不退，煩悶躁擾，手足抽搐，發為痙厥，甚則神昏，舌絳而乾，或舌焦起刺，脈弦而數。

〔加減〕若熱邪內閉，神志昏迷者，配合紫雪、安宮牛黃丸等清熱開竅之劑同用；若熱病後期，陰虛風動，而病屬虛風者，不宜應用。

2. 鎮肝熄風湯（《醫學衷中參西錄》）

〔組成〕懷牛膝 30g、生赭石 30g、生龍骨 5g、生牡蠣

15g、生龜板 15g、生杭芍 15g、玄參 15g、天冬 15g、川楝子 6g、生麥芽 6g、茵陳 6g、甘草 4.5g。

〔用法〕用水 400ml，煎至 250ml，一日 2 次。

〔功用〕鎮肝熄風，滋陰潛陽。

〔主治〕肝陽上亢，氣血上逆之類中風。頭目眩暈，目脹耳鳴，腦部熱痛，心中煩熱，面色如醉，或時常噫氣，或肢體漸覺不利，口角漸形歪斜；甚或眩暈顛仆，昏不知人，移時始醒；或醒後不能復原，脈弦長有力者。

〔加減〕心中熱甚者，加生石膏 30g；痰多者，加膽星 6g；尺脈重按虛者，加熟地黃 24g，淨萸肉 1.5g；大便不實者，去龜板、赭石，加赤石脂 30g；頭痛腦熱重者，加夏枯草、菊花。

3. 天麻鉤藤飲（《中醫內科雜病證治新義》）

〔組成〕天麻 9g、梔子 9g、黃芩 9g、杜仲 9g、益母草 9g、桑寄生 9g、夜交藤 9g、朱茯神 9g、川牛膝 12g、鉤藤 12g（後下）、石決明 18g（先煎）。

〔用法〕水煎服。

〔功用〕平肝熄風，清熱活血，補益肝腎。

〔主治〕肝經有熱，肝陽偏亢，頭痛頭脹，耳鳴目眩，少寐多夢；或半身不遂，口眼喎斜，舌紅，苔黃，脈弦數。

〔加減〕有痰者可加入川貝 10g、膽南星 6g；手足發麻者加入廣地龍 10g、豨薟草 12g；視物不清者，可入加決明子 9g、茺蔚子 10g；

偏於火盛者，可加入龍膽草 10g、夏枯草 15g；偏於風盛者，可加入龜板 15g、牡蠣 25g；肝陽上亢，頭暈頭痛明顯，可加珍珠母、夏枯草。

4. 鉤藤飲（《醫宗金鑑》）

〔組成〕鉤藤（後下）9g，羚羊角（磨粉沖服）3g，全蠍 1g，人參 3g，天麻 6g，炙甘草 2g。

〔用法〕用水 400ml，煎至 250ml，一日2次。

〔功效〕清熱熄風，益氣解痙。

〔主治〕肝熱生風。頭暈目眩，驚悸火熱，牙關緊閉，手足抽搐，頭目仰視，舌紅苔黃膩或滑膩，脈弦數。

〔加減〕傷陰較甚，唇焦咽燥，可加天冬，麥冬，玄參等；氣分熱甚，壯熱煩渴，加石膏，知母；邪熱偏於營血，症見斑衄吐血者，加水牛角，丹皮，紫草。

辨證成藥

1. 降壓袋泡茶

〔組成〕夏枯草 217g，決明子 356g，茺蔚子 217g，鉤藤 178g，黃芩 178g，茶葉 178g。

〔用法〕開水泡服，一次 4.4g，一日 3 次。

〔功用〕清熱瀉火，平肝明目。

〔主治〕用於高血壓病屬肝火亢盛的頭痛，眩暈，目脹牙痛等症。

2. 複方羚羊角降壓片

〔組成〕羚羊角 8.6g，夏枯草 582g，黃芩 186g，槲寄生 582g。

〔用法〕口服，一次 4 片，一日 2～3 次。

〔功用〕降低血壓，預防中風。

〔主治〕用於高血壓，充血性頭暈脹痛。

3. 降壓顆粒

〔組成〕決明子、夏枯草、鉤藤、茺蔚子、黃芩、茶

葉。

〔用法〕開水沖服，一次 15g，一日 3 次。

〔功用〕清熱瀉火，平肝明目。

〔主治〕用於高血壓病肝火旺盛所致的頭痛、眩暈、目脹牙痛等症。

辨證食療

1. 天麻粥

〔原料〕天麻 5g，大米 100g，白糖適量。

〔製法〕將天麻擇淨，研細；大米淘淨，放入鍋內，加清水適量煮粥，待熟時加入天麻、白糖，再煮一二沸即成，每日 1 劑。

〔功效〕熄風止痙，平肝潛陽，祛風通絡。

〔主治〕肝風內動所致的驚癇抽搐、頭目眩暈、風濕痺痛、手足麻木等症者。

2. 天麻菊花燉蚌肉

〔原料〕天麻 10g，菊花 15g，河蚌 10 個，調味品（適量）。

〔製法〕將河蚌去殼取肉洗淨。先將天麻菊花放入鍋中，加清水適量煮沸，納入蚌肉，文火燉至蚌肉熟後，食鹽、味精調服，每日 1 劑。

〔功效〕養陰清熱，平肝熄風。

〔主治〕高血壓、甲狀腺機能亢進引起的頭暈、手指震顫等症者。

3. 天麻乳鴿

〔原料〕天麻 10g，大棗 5 枚，鴿子 1 隻，調味品（適量）。

〔製法〕將天麻切片，大棗去核，鴿子去毛雜洗淨，納天麻、大棗同放入鴿腹內，置碗中，調味後加清湯適量，上籠蒸熟服食，每日1劑。

〔功效〕養陰柔肝、祛風。

〔主治〕肢體麻木及中風後遺症者。

4. 天杞動物眼

〔原料〕明天麻、枸杞子各10g，動物眼（豬、牛、羊類眼睛）1對，調味品（適量）。

〔製法〕將動物眼洗淨，同諸藥共放碗中，加清水適量，隔水燉熟，食鹽、味精調味服食，每日1劑。

〔功效〕潤燥明目。

〔主治〕腎精虧虛所致的眩暈、視力下降等症者。

5. 天麻鉤藤燉豬腦

〔原料〕天麻5g，鉤藤10g，豬腦1具，調味品適量。

〔製法〕將豬腦洗淨，去血管及筋膜，與二藥同放碗中，加調味品及清湯適量調勻，上籠蒸熟服食，每日1劑。

〔功效〕平肝潛陽，養肝熄風。

〔主治〕肝陽上亢所致的眩暈、耳鳴、口苦咽乾、煩躁易怒、小便短黃、大便秘結等症者。

辨證針灸

〔針刺〕肝陽化風，與瘀血痰濁壅閉神明而致病，故速刺人中啟閉開竅、蘇厥醒腦；十二井穴決壅塞之經氣；刺太衝以瀉肝火；瀉勞宮以降心火、安神；瀉豐隆以祛痰濁；百會平肝熄風，醒腦寧神，清熱開竅。

（隨症選穴：牙關緊閉加地倉、頰車；失語加啞門、通裏；嘔逆加天突）。

二、熱極生風證

指邪熱熾盛，熱極動風，以高熱、神昏、抽搐為主要表現的證候。本證在衛氣營血辨證中歸屬血分證。

臨床證候

高熱口渴，煩躁譫語或神昏，頸項強直，兩目上視，手足抽搐，角弓反張，牙關緊閉，舌質紅絳，苔黃燥，脈弦數。

發病原因

本證多因外感溫熱病邪，邪熱亢盛，熱閉心神，燔灼筋膜，傷津耗液，筋脈失養所致。

證候分析

邪熱內盛，則高熱持續；熱擾心神，則煩躁不安、譫語；熱閉心神，則神志昏迷；邪熱熾盛，燔灼肝經，傷津耗液，筋脈失養而拘攣，則四肢抽搐，頸項強直，兩目上視，角弓反張，牙關緊閉；舌紅絳，苔黃燥，脈弦數，為肝經熱盛之徵。

辨證要點

本證以高熱、神昏、抽搐為辨證的主要依據。

辨證方劑

1. 羚角鉤藤湯（《通俗傷寒論》）

〔組成〕羚角片 4.5g，鉤藤 9g（後下），霜桑葉 6g，滁菊花 9g，鮮生地 15g，生白芍 9g，川貝母 12g，淡竹茹 15g，茯神木 9g，生甘草 3g。

〔用法〕水煎服。

〔功用〕涼肝熄風，增液舒筋。

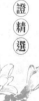

〔主治〕肝熱生風證。高熱不退，煩悶躁擾，手足抽搐，發為驚厥，甚則神昏，舌絳而乾，或舌焦起刺，脈弦而數。

2. 白虎湯（《傷寒論》）

〔組成〕石膏 50g，知母 18g，甘草 6g，粳米 9g。

〔用法〕上四味，以水一斗，煮，米熟湯成，去渣，溫服一升，每日 3 服。

〔功用〕清熱生津。

〔主治〕壯熱面赤，煩渴引飲，汗出惡熱，脈洪大有力。

3. 龍膽瀉肝湯：（《醫方集解》引《太平惠民和劑局方》）

〔組成〕龍膽草 6g，黃芩 9g，山梔子 9g，澤瀉 12g，木通 9g，車前子 9g，當歸 3g，生地黃 9g，柴胡 6g，生甘草 6g。

〔用法〕作水劑煎服，根據病情輕重決定用藥劑量。也可製成丸劑，每服 6～9g，每日 2 次，溫開水送下。

〔功用〕瀉肝膽實火症，清下焦濕熱症。

〔主治〕肝膽實火上擾，症見頭痛目赤，脅痛口苦，耳聾、耳腫；或濕熱下注，症見陰腫陰癢，筋痿陰汗，小便淋濁，婦女濕熱帶下等。

〔加減〕肝膽實火較盛，可去木通，車前子，加黃連以增強瀉火之力；風火上炎，頭痛眩暈，目赤易怒，可加菊花，桑葉，夏枯草以清肝疏風；濕盛熱輕，可去黃芩，生地黃，加滑石，薏苡仁以增強利濕之功。

辨證成藥

1. 全天麻膠囊

〔組成〕天麻等。

〔用法〕口服：一次 2～6 粒，一日 3 次。

〔功用〕平肝熄風。

〔主治〕肝風上擾所致的頭痛、眩暈，肢體麻木。

2. 安宮降壓丸

〔組成〕鬱金、黃連、梔子、黃芩、天麻、珍珠母、黃耆、白芍、黨參、麥冬、五味子、川芎、人工牛黃、水牛角濃縮粉、冰片。

〔用法〕一次 1～2 丸，一日 2 次。

〔功用〕清熱鎮驚，平肝降壓。

〔主治〕胸中鬱熱，肝陽上亢引起的頭目眩暈，項強腦脹，心悸多夢，煩躁氣急，高血壓症。

3. 腦力清丸

〔組成〕磁石、赭石、珍珠母、清半夏、酒麴、牛膝、薄荷腦、冰片、豬膽汁。

〔用法〕口服，一次 10 丸，一日 2 次。

〔功用〕平肝潛陽，醒腦安神。

〔主治〕肝陽上亢，頭暈目眩，耳鳴口苦，心煩難寐。

4. 複方羊角片

〔組成〕羊角、川芎、白芷、製川烏。

〔用法〕一次 5 片，一日 3 次。

〔功用〕平肝，鎮痛。

〔主治〕偏頭痛，血管性頭痛，緊張性頭痛及神經性頭痛。

辨證食療

1. 天麻粥

〔原料〕天麻 5g，大米 100g，白糖適量。

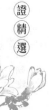

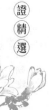實用辨證精選

〔製法〕將天麻擇淨，研細；大米淘淨，放入鍋內，加清水適量煮粥，待熟時加入天麻、白糖，再煮一二沸即成，每日1劑。

〔功效〕熄風止痙，潛陽平肝，祛風通絡。

〔主治〕肝風內動所致的驚癇抽搐、頭目眩暈、風濕痺痛、手足麻木等症。

2. 天麻菊花燉蚌肉

〔原料〕天麻10g，菊花15g，河蚌10個，適量調味品。

〔製法〕將河蚌去殼取肉洗淨，把天麻菊花放入鍋中，加清水適量煮沸，納入蚌肉，文火燉至蚌肉熟後，食鹽、味精調服，每日1劑。

〔功效〕清熱養陰，平肝熄風。

〔主治〕適用於高血壓、甲狀腺機能亢進引起的頭暈、手指震顫等症。

3. 菊苗粥

〔原料〕菊花苗30g，粳米100g，食鹽適量。

〔製法〕洗淨菊花苗，切碎，加鹽適量，放入鍋中，加水煮之六七成熟，再將淘淨的粳米倒入一起繼續煮粥。溫熱服用，分2次食用。

〔功效〕疏風清熱，平肝明目。

〔主治〕肝火上炎證。試用於肝火上炎引起的頭痛，眩暈，心煩不寐，目赤腫痛，羞明流淚，舌紅苔少，脈弦等證。

4. 夏枯草煲豬肉

〔原料〕夏枯草20g，豬瘦肉50g，食鹽味精適量。

〔**製法**〕將豬肉切薄片，夏枯草裝紗布袋中，紮口，同放入砂鍋中，加水適量，文火燉至肉熟爛；棄藥袋，加食鹽，味精調味即成。每日 1 劑，佐餐食肉飲湯。

〔**功效**〕平肝清熱，疏肝解鬱。

〔**主治**〕肝火上炎症。適用於肝火上炎所致頭痛，眩暈，目疼，耳鳴，脅痛等證。

辨證針灸

〔**取穴**〕水溝、內關、三陰交、曲池、極泉、風池、外關、環跳、陽陵泉、太衝。

〔**針刺法**〕除三陰交用補法，風池、外關用提插瀉法，其餘穴位用瀉法，除極泉得氣後不留針，餘穴得氣後留針20～30分鐘。

三、陰虛動風證

指肝陰虧虛，虛風內動，以眩暈，手足震顫、蠕動，或肢體抽搐等及陰虛症狀為主要表現的證候。

臨床證候

手足震顫、蠕動，或肢體抽搐，眩暈耳鳴，口燥咽乾，形體消瘦，五心煩熱，潮熱顴紅，舌紅少津，脈弦細數。

發病原因

本證多見於外感熱性病後期，陰液耗損；或內傷久病，陰液虧虛，筋脈失養所致。

證候分析

肝陰不足，筋脈失養，筋膜攣急，則見手足震顫、蠕動，或肢體抽搐；陰虛不能上滋，故頭暈，眼花，耳鳴；陰虛不能制陽，虛熱內蒸，故五心煩熱，午後潮熱，兩顴發

實用辨證精選

紅；陰液不能上承，則口乾咽燥；舌紅少津，脈弦細數，為肝陰不足，虛熱內熾之徵。

辨證要點

本證以眩暈，手足震顫、蠕動與陰虛內熱症狀共見為要點。

辨證方劑

1. 大定風珠（《溫病條辨》）

〔組成〕生白芍 18g，阿膠 9g，生龜版 12g，乾地黃 18g，麻仁 6g，五味子 6g，生牡蠣 12g，麥冬 18g，（連心）炙甘草 12g，雞子黃 2 枚，鱉甲 12g（生）。

〔用法〕上藥用水 1.6L，煮取 600ml，去滓，再入雞子黃，攪令勻，分 3 次。

〔功用〕滋陰熄風。

〔功用〕滋陰清熱，疏肝。

〔主治〕陰虛風動。溫病後期，神倦瘈瘲，舌絳苔少，脈氣虛弱，有時時欲脫之貌。

〔加減〕氣虛而見氣短或喘者，加人參、蛤蚧；陰虛陽浮自汗者，加煅龍骨、煅牡蠣、麻黃根、浮小麥；悸者，加茯神、大棗、小麥。

2. 杞菊地黃丸（《麻疹全書》）

〔組成〕熟地黃 24g，山萸肉 12g，乾山藥 12g，澤瀉 9g，牡丹皮 9g，茯苓（去皮）9g，枸杞子 9g，菊花 9g。

〔用法〕上為細末，煉蜜為丸，如梧桐子大，每服三錢 9g，空腹服。

〔功用〕滋腎養肝明目。

〔主治〕肝腎陰虛證。兩目昏花，視物模糊，或眼睛乾

澀，迎風流淚等。

〔**加減**〕頭目眩暈，加石決明，龜板以平肝潛陽；腰膝痠軟，加桑寄生，鹽杜仲以益腎壯骨；遺精滑洩，加覆盆子，煅龍骨，煅牡蠣以澀精止遺；大便乾結，加玄參，火麻仁以潤暢通便。

3. 三甲復脈湯（《溫病條辨》）

〔**組成**〕炙甘草 18g，乾地黃 18g，生白芍 18g，麥冬 15g（不去心），阿膠 9g，麻仁 9g，生牡蠣 15g，生鱉甲 24g，生龜版 30g。

〔**用法**〕上藥用水 1.6L，煮取 600ml，分 3 次服。

〔**功用**〕滋陰潛陽。

〔**主治**〕溫邪深入下焦，熱深厥甚，心中憺憺大動，甚或心胸疼痛，脈象細促者。

〔**加減**〕復脈湯中去人參、桂枝、生薑、大棗、加白芍為加減復脈湯。

4. 鎮肝熄風湯（《醫學衷中參西錄》）

〔**組成**〕懷牛膝 30g，生赭石（軋細）30g，生龍骨（搗碎）15g，生牡蠣（搗碎）15g，生龜板（搗碎）15g，生杭芍 15g，玄參 15g，天冬 15g，川楝子 6g，生麥芽 6g，茵陳 6g，甘草 4.5g。

〔**用法**〕水煎服。

〔**功用**〕鎮肝熄風，滋陰潛陽。

〔**主治**〕肝陽上亢，氣血上逆之類中風。頭目眩暈，目脹耳鳴，腦部熱痛，心中煩熱，面色如醉，或時常噫氣，或肢體漸覺不利，口角漸行喎斜；甚或眩暈跌仆，昏不知人，移時始醒；或醒後不能復原，脈弦長有力。

5. 羚角鉤藤湯（《通俗傷寒論》）

〔**組成**〕羚角片 4.5g，鉤藤 9g（後下），霜桑葉 6g，滁菊花 9g，鮮生地 15g，生白芍 9g，川貝母 12g，淡竹茹 15g，茯神木 9g，生甘草 3g。

〔**用法**〕水煎服。

〔**功用**〕涼肝熄風，增液舒筋。

〔**主治**〕肝熱生風證。高熱不退，煩悶躁擾，手足抽搐，發為痙厥，甚則神昏，舌絳而乾，或舌焦起刺，脈弦而數。

辨證成藥

1. 知柏地黃丸

〔**用法**〕口服，水蜜丸一次 6g，小蜜丸一次 9g，大蜜丸一次 1 丸；一日 2 次。

〔**功用**〕肝腎陰虛，虛火上炎證。

〔**主治**〕滋陰降火。用於陰虛火旺，潮熱盜汗，口乾咽痛，耳鳴遺精，小便短赤。頭目昏眩，耳鳴耳聾，虛火牙痛，五心煩熱，腰膝痠痛，血淋尿痛，骨蒸潮熱，盜汗顴紅，咽乾口燥，舌質紅，脈細數。

2. 杞菊地黃丸

〔**用法**〕口服。大蜜丸一次 1 丸，一日 2 次。

〔**功用**〕滋腎養肝。

〔**主治**〕用於肝腎陰虧，眩暈耳鳴，羞明畏光，迎風流淚，視物昏花。

3. 虎潛丸

〔**用法**〕上為細末，煉蜜為丸，每丸重 9g，每次 1 丸，日服 2 次，淡鹽水或溫開水送下。亦可水煎服，用量按原方

比例酌減。

〔**功用**〕滋陰降火，強壯筋骨。

〔**主治**〕肝腎不足，陰虛內熱之痿證。腰膝痠軟，筋骨痿弱，腿足消瘦，步履乏力，或眩暈，耳鳴，遺精，遺尿，舌紅少苔，脈細弱。

4. 石斛夜光丸

〔**用法**〕口服。一次 6g，一日 2 次。

〔**功用**〕滋陰補腎，清肝明目。

〔**主治**〕本品用於肝腎兩虧，陰虛火旺，內障目暗，視物昏花。

5. 全天麻膠囊

〔**組成**〕天麻等。

〔**用法**〕口服：一次 2～6 粒，一日 3 次。

〔**功用**〕平肝熄風。

〔**主治**〕肝風上擾所致的頭痛、眩暈，肢體麻木。

辨證食療

1. 天麻粥

〔**原料**〕天麻 5g，大米 100g，白糖（適量）。

〔**製法**〕將天麻擇淨，研細；大米淘淨，放入鍋內，加清水適量煮粥，待熟時加入天麻、白糖，再煮一二沸即成，每日 1 劑。

〔**功效**〕熄風止痙，潛陽平肝，祛風通絡。

〔**主治**〕肝風內動所致的驚癇抽搐、頭目眩暈、風濕痺痛、手足麻木等症。

2. 天麻菊花燉蚌肉

〔**原料**〕天麻 10g，菊花 15g，河蚌 10 個，適量調味

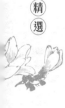

品。

〔**製法**〕將河蚌去殼取肉洗淨，把天麻菊花放入鍋中，加清水適量煮沸，納入蚌肉，文火燉至蚌肉熟後，食鹽、味精調服，每日 1 劑。

〔**功效**〕清熱養陰，平肝熄風。

3. 天麻乳鴿

〔**原料**〕天麻 10g，大棗 5 枚，鴿子 1 隻，調味品適量。

〔**製法**〕將天麻切片，大棗去核，鴿子去毛洗淨，把天麻、大棗同放入鴿腹內，置碗中，調味後加清湯適量，上籠蒸熟服食，每日 1 劑。

〔**功效**〕養陰柔肝。

〔**主治**〕適用於肢體麻木及中風後遺症。

4. 天麻鉤藤燉豬腦

〔**原料**〕天麻 5g，鉤藤 10g，豬腦 1 具，調味品適量。

〔**製法**〕將豬腦洗淨，去血管及筋膜，與二藥同放碗中，加調味品及清湯適量調勻，上籠蒸熟服食，每日 1 劑。

〔**功效**〕潛陽平肝，養肝熄風。

〔**主治**〕適用於肝陽上亢所致的眩暈、耳鳴、口苦、咽乾、煩躁易怒、小便短黃、大便秘結等症。

辨證針灸

〔**取穴**〕水溝、內關、三陰交、曲池、極泉、外關、環跳、陽陵泉、太衝。

〔**針刺法**〕除三陰交用補法，其餘穴位用瀉法，除極泉得氣後不留針，餘穴得氣後留針 20～30 分鐘。

四、血虛生風證

指肝血虧虛，虛風內動，以眩暈，肢體震顫、麻木、瘙癢、拘急、瞤動等及血虛症狀為主要表現的證候。

臨床證候

眩暈，肢體震顫、麻木，手足拘急，肌肉瞤動，皮膚瘙癢，爪甲不榮，面白無華，舌質淡白，脈細或弱。

發病原因

本證多見於內傷雜病，因久病血虛，或急、慢性失血，而致營血虧虛，筋脈肌膚失養所致。

證候分析

肝血不足，不能上榮頭面，故頭暈，目眩，面白；肝在體為筋，爪甲為筋之餘，筋失血養，則肢體震顫，手足拘急，肌肉瞤動，爪甲不榮；肢體、皮膚失養，則見肢體麻木，皮膚瘙癢；舌淡，脈細或弱，為血虛之象。

辨證要點

本證以眩暈、肢麻、震顫、瘙癢、拘急、瞤動等與血虛症狀共見為要點。

辨證方劑

1. 阿膠雞子黃湯（《通俗傷寒論》）

〔**組成**〕陳阿膠 6g（烊沖），生白芍 9g，生石決明 15g（杵），雙鉤藤 6g，大生地 12g，清炙草 3g，生牡蠣 12g（杵），絡石藤 9g，茯神木 12g，雞子黃 2 個（先煎代水）。

〔**用法**〕水煎服，分三次服。

〔**功用**〕養血滋陰，柔肝熄風。

〔**主治**〕邪熱久留，灼傷真陰，虛風內動證。筋脈拘

急，手足蠕動，或頭目暈眩，舌絳苔少，脈細而數等證。

2. 四物湯（《太平惠民和劑局方》）

〔組成〕熟地黃 15g，當歸 10g，白芍 10g，川芎 6g。

〔用法〕水煎服。

〔功用〕補血調血。

〔主治〕營血虛滯證。驚惕頭暈，目眩耳鳴，爪唇無華。婦人月經量少或閉經不行，臍腹作痛，舌質淡，脈弦細或細澀。

〔加減〕若痛經，可加香附 12g，延胡索 10g；兼有氣虛者，加入黨參 18g，黃耆 18g；若血虛有寒者，則加肉桂粉 4g，炮薑 4 片；若出現崩漏，則加入茜草根 8g，艾葉 10g，阿膠 10g。

辨證成藥

1. 加味逍遙丸

〔用法〕口服。一次 1 袋（6g），一日 2 次。

〔功用〕疏肝清熱，健脾養血。

〔主治〕肝鬱血虛，肝脾不和，鬱而化熱證。症見兩脅脹痛，頭暈目眩，煩躁易怒，倦怠少食，月經不調，臍腹脹痛，舌淡紅苔薄黃，脈弦細數。

2. 四物合劑

〔用法〕口服，一次 10～15ml，一日 3 次。

〔功用〕補血調血。

〔主治〕營血虛滯證。症見頭暈目眩，心悸失眠，面色無華，婦人月經不調，量少或經閉不行，口唇、指甲色淡，舌淡，脈細弦或細澀。

3. 複方雞血藤膏

〔用法〕將膏延髓，用水、酒各半燉化服，一次 6～10g，一日 2 次。

〔功用〕補血，活血，調經。

〔主治〕肝血不足，營血瘀滯證。症見頭暈目眩，手足麻木，關節痠痛，月經不調，面色萎黃，舌淡苔白，脈細澀。

4. 全天麻膠囊

〔組成〕天麻等。

〔用法〕口服：一次 2～6 粒，一日 3 次。

〔功用〕平肝熄風。

〔主治〕肝風上擾所致的頭痛、眩暈，肢體麻木。

辨證食療

1. 天麻粥

〔原料〕天麻 5g，大米 100g，白糖適量。

〔製法〕將天麻擇淨，研細；大米淘淨，放入鍋內，加清水適量煮粥，待熟時加入天麻、白糖，再煮一二沸即成，每日 1 劑。

〔功效〕熄風止痙，潛陽平肝，祛風通絡。

〔主治〕肝風內動所致的驚癇抽搐、頭目眩暈、風濕痹痛、手足麻木等症。

2. 天麻菊花燉蚌肉

〔原料〕天麻 10g，菊花 15g，河蚌 10 個，適量調味品。

〔製法〕將河蚌去殼取肉洗淨，把天麻菊花放入鍋中，加清水適量煮沸，納入蚌肉，文火燉至蚌肉熟後，食鹽、味

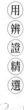

精調服，每日 1 劑。

〔功效〕清熱養陰，平肝熄風。

〔主治〕適用於高血壓、甲狀腺機能亢進引起的頭暈、手指震顫等症。

3. 紅杞田七雞（《中國藥膳學》）

〔原料〕枸杞子 125g，三七 10g，母雞 1 隻，薑 10g，蔥 30g，紹酒 30g，胡椒 5g，味精 0.5g，鹽 10g。

〔製法〕活雞宰殺後處理乾淨；枸杞子洗淨；三七 4g 研末，6g 潤軟切片；生薑切大片，蔥切段備用。雞入沸水鍋內焯去血水，撈出淋乾水分，再把枸杞子、三七片、薑片、蔥段塞入雞腹內，把雞放入氣鍋內，注入少量清湯，下胡椒粉、紹酒；再把三七粉撒在雞脯上，蓋好鍋蓋，沸水旺火上籠蒸 2 小時左右，出鍋時加味精調味即可。

〔功效〕補肝腎，益氣血。

〔主治〕肝血不足。適用於肝腎不足，氣血虧虛所致的面色萎黃、心悸心慌、頭昏眼花、經血量少及腰膝痠軟等症。

辨證針灸

〔取穴〕水溝、內關、三陰交、曲池、極泉、外關、環跳、陽陵泉、太衝。

〔針刺法〕除三陰交用補法，其餘穴位用瀉法，除極泉得氣後不留針，餘穴得氣後留針 20～30 分鐘。

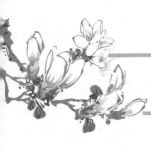

寒凝肝脈證

指寒邪侵襲，凝滯肝經，以少腹、前陰、巔頂等肝經經脈循行部位冷痛為主要表現的實寒證候。又名寒凝肝經證、肝寒證、肝經實寒證。

臨床證候

少腹冷痛，陰部墜脹作痛，或陰器收縮引痛，或巔頂冷痛，得溫則減，遇寒痛增，惡寒肢冷，舌淡，苔白潤，脈沉緊或弦緊。

發病原因

本證多因感受外寒，寒凝肝經經脈所致。

證候分析

足厥陰肝經繞陰器，循少腹，上巔頂。

寒性收引、凝滯，寒襲肝經，陽氣被遏，失於溫煦，氣血運行不暢，經脈收引攣急，故見少腹牽引陰器收縮痛或墜脹冷痛，或見巔頂冷痛；

寒為陰邪，阻遏陽氣而失布，則見惡寒肢冷；寒凝氣血，故疼痛遇寒加劇，得熱痛減；舌淡，苔白潤，脈沉緊或弦緊，均為寒盛之象。

辨證要點

本證以少腹、前陰、巔頂冷痛與實寒症狀共見為要點。

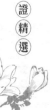

辨證方劑

1. 暖肝煎（《景岳全書》）

〔**組成**〕小茴香 6g，肉桂 6g，烏藥 10g，沉香 3g，茯苓 10g，生薑 10g，枸杞子 10g。

〔**用法**〕沉香研末，餘藥水煎，湯成沖服沉香末。

〔**功用**〕溫補肝腎，行氣止痛。

〔**主治**〕肝寒氣滯，小腹疼痛，疝氣等症。

〔**加減**〕若寒甚者，加吳茱萸、乾薑等以增其溫中祛寒之功；腹痛甚者，加香附行氣止痛；睪丸痛甚者，加青皮、橘核疏肝理氣。

2. 天臺烏藥散（《醫學發明》）

〔**組成**〕天臺烏藥 15g，木香 15g，茴香（炒）15g，青皮（去白）15g，良薑（炒）15g，檳榔 2 個（銼），川楝子 10 個，巴豆 70 粒。

〔**用法**〕上八味，先將巴豆微打破，同川楝子用麩炒，候黑色，去巴豆及麩不用，令諸藥為末。每服 3g，溫酒送下。疼甚者，炒生薑、熱酒下亦得。

〔**功用**〕行氣疏肝，散寒止痛。

〔**主治**〕寒凝氣滯所致的小腸疝氣，少腹痛引睪丸，喜暖畏寒等症。

〔**加減**〕若病人氣滯較甚者，可加入荔枝核 10g，素馨花 12g；寒甚者，加吳茱萸 8g，肉桂 4g；兼有血瘀者，加入桃仁 10g，紅花 6g。

3. 溫經湯（《金匱要略》）

〔**組成**〕吳茱萸 9g，當歸 6g，芍藥 6g，川芎 6g，人參 6g，桂枝 6g，阿膠 6g，牡丹皮（去心）6g，生薑 6g，甘草

6g，半夏 6g，麥冬（去心）9g。

〔用法〕上十二味，以水一斗，煮取三升，分溫三服。

〔功用〕溫經散寒，祛瘀養血。

〔主治〕衝任虛寒，淤血主治症，漏下不止，月經不調，或前或後，或一月再行，或經停不至，而見入暮發熱，手心煩熱，唇口乾燥。亦治婦人久不受孕。

〔加減〕若小腹冷痛甚者，去丹皮，麥冬，加艾葉，或以肉桂易桂枝，以贈強散寒止痛作用；兼氣滯者，加香附，烏藥以理氣止痛；漏下色淡不止者，去丹皮，加艾葉，熟地以溫經補血止血。

4. 導氣湯（《沈氏尊生書》）

〔組成〕川楝子 12g，木香 9g，茴香 6g，吳茱萸（湯泡）3g。

〔用法〕水煎服。

〔功效〕行氣疏肝，散寒止痛。

〔主治〕寒滯肝脈證。寒疝，臍腹冷痛，苔白脈弦。

〔加減〕睪丸偏墜腫脹，酌加荔枝核，橘核行氣散結止痛；寒甚酌加肉桂，附子。

辨證成藥

1. 十香丸

〔用法〕口服，一次 1 丸，一日 1～2 次。

〔功用〕行氣，散寒，止痛。

〔主治〕疏肝行氣，散寒止痛.用於氣滯寒凝引起的疝氣，腹痛。

2. 茴香橘核丸

〔用法〕口服。一次 6～9g，一日 2 次。

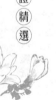

〔功用〕散寒行氣，消腫止痛。

〔主治〕用於寒凝氣滯所致的寒疝、症見睪丸墜脹疼痛。

辨證食療

1. 黃耆燉雞

〔原料〕黃耆 40g，母雞 1 隻。

〔製法〕黃耆，母雞 1 隻，洗淨，去內臟，燉熟食用。

〔功效〕補氣溫陽。

〔主治〕寒凝氣滯所致的腹痛、乏力、四肢不溫等。

2. 滷五香豆腐乾絲

〔原料〕豆腐乾 1000g，老抽 20g，食鹽、味精（適量），花 3g，八角 33g，香葉 5g，白芷 3g，大蔥 3g，薑 4g，植物油 70g，桂皮 2g。

〔製法〕原料滷製，小火熬製 30 分鐘，加入豆腐乾，小火 10 分鐘，即可。

〔功效〕散寒溫陽。

〔主治〕寒凝氣滯所致的腹痛、乏力、四肢不溫等。

辨證針灸

〔針刺〕取足三里、三陰交、中極、關元、氣海，用補法，每日 1～2 次。

〔艾灸〕主灸中極、關元、氣海，亦可配三陰交，每次 10～15 分鐘，每日 2～3 次。

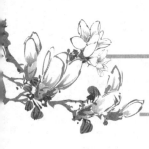

膽鬱痰擾證

指痰濁或痰熱內擾，膽鬱失宣，以膽怯、驚悸、煩躁、失眠、眩暈、嘔惡等為主要表現的證候。

臨床證候

膽怯易驚，驚悸不寧，失眠多夢，煩躁不安，胸脅悶脹，善太息，頭暈目眩，口苦，嘔惡，吐痰涎，舌淡紅或紅，苔白膩或黃滑，脈弦緩或弦數。

發病原因

本證多因情志不遂，氣鬱化火，灼津為痰，痰熱互結，內擾心神，膽氣不寧，心神不安所致。

證候分析

膽為清淨之府，主決斷，痰濁內蘊，膽氣不寧，失於決斷，則膽怯易驚，睡眠易醒；膽失疏洩，經氣不暢，則胸脅悶脹，善太息；痰熱內擾心神，神不守舍，則煩躁不安，驚悸不寧，失眠多夢；膽脈上絡頭目，痰熱循經上擾，則頭暈目眩；膽氣犯胃，胃失和降，則泛惡欲嘔；熱迫膽氣上溢，則口苦。舌淡紅，苔白膩，脈弦緩，為痰濁內蘊的表現；若舌紅，苔黃滑，脈弦數，則為痰熱內蘊之徵。

辨證要點

本證以膽怯、驚悸、煩躁、失眠、眩暈、嘔惡等為辨證的主要依據。

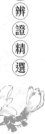

辨證方劑

1. 蒿芩清膽湯（《重訂通俗傷寒論》）

〔**組成**〕青蒿腦 6～9g，淡竹茹 9g，仙半夏 6g，赤茯苓 9g，黃芩 3～9g，生枳殼 6g，陳廣皮 5g，碧玉散（青黛、滑石、甘草）包 9g。

〔**用法**〕水煎服。

〔**功效**〕清膽利濕，和胃化痰。

〔**主治**〕少陽濕熱證。往來寒熱，寒輕熱重，口苦膈悶，吐酸苦水，或嘔黃涎而黏，甚則乾嘔呃逆，胸脅脹痛，小便黃赤，舌紅苔黃膩，脈滑數或弦數。

〔**加減**〕若膽熱犯胃嘔多，加蘇葉、枇杷葉降逆止嘔或與左金丸合用以增清膽和胃；濕熱蘊結發黃，加茵陳、梔子、大黃、黃柏（茵陳蒿湯、梔子柏皮湯）以利濕退黃；經脈鬱滯，脅痛重者，加川楝子、延胡索（金鈴子散）以理氣止痛；濕熱下注，小便不利，加車前子、澤瀉、通草以利小便；濕熱蘊結腸腑便秘者，加大黃、栝樓、麻子仁通腑瀉熱。

2. 溫膽湯（《三因極一病證方論》）

〔**組成**〕竹茹 6g、法半夏 6g、陳皮 9g、枳實 6g、炙甘草 3g、茯苓 4.5g。

〔**用法**〕加生薑 5 片，大棗 1 枚，水煎服。

〔**功效**〕理氣化痰，清膽和胃。

〔**主治**〕膽胃不和，痰熱內擾證。膽怯易驚，頭眩心悸，心煩不眠，夜多異夢，耳鳴耳聾；或嘔惡呃逆，眩暈，癲癇。苔膩微黃，脈弦滑。

〔**加減**〕十味溫膽湯：半夏（湯洗）6g，枳實（麩炒）

6g，陳皮 6g，白茯苓 5g，炒酸棗仁 3g，遠志 3g，甘草 3g，五味子 3g，熟地（黃酒洗）3g，焙人參 3g，炙粉草 2g，生薑 5 片，紅棗一枚，水煎服。

〔功用〕理氣化痰，養心安神。

〔主治〕心膽氣虛痰擾證。症見心虛膽怯，或夢寐不祥，或短氣心悸，心虛煩悶，坐臥不安。（《世醫得效方》）

3. 黃連溫膽湯（《六因條辨》）

〔組成〕黃連 9g、半夏 6g、陳皮 9g、竹茹 6g、枳實 6g、生薑 8g、炙甘草 6g、茯苓 5g。

〔用法〕水煎服。

〔功效〕清熱除煩，燥濕化痰。

〔主治〕膽胃不和，痰熱內擾證。失眠，眩暈虛煩，欲嘔，口苦，小便黃赤，舌苔黃膩，脈滑數。

〔加減〕若痰濁引動肝陽，而致頭暈，目眩，口苦，泛惡者，可加天麻 10g、鉤藤 20g；若痰熱內擾，心神不寧，善驚，不寐者，加遠志 10g、天竺黃 10g；若氣機鬱滯痰涎結聚，而致咽中不適，似有物梗阻，咯之不出，吞之不下者，加川朴 10g、蘇梗 10g、桔梗 8g；嚴重失眠者，加夜交藤 30g、合歡皮 15g；若痰鬱化火兼頭目脹痛，心煩口苦者，加黃芩 10g、菊花 8g。

辨證成藥

1. 十味龍膽花顆粒

〔組成〕龍膽花、烈香杜鵑、甘草、矮子堇、川貝、小檗皮、雞蛋參螃蟹甲，藏木香，馬尿泡。

〔用法〕開水沖服。一次 1 袋，一日 3 次。

〔功用〕清熱化痰，止咳平喘。

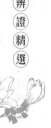

〔主治〕痰熱壅肺所致之咳嗽喘鳴、痰黃，或兼有發熱、流涕、咽痛、尿黃、便乾等症；急、慢性支氣管炎見以上症候者。

2. 清肺抑火丸

〔組成〕黃芩、梔子、知母、浙貝、黃柏、苦參、桔梗、前胡、天花粉、大黃。

〔用法〕口服：一次 6g，一日 2～3 次。

〔功用〕清肺止咳，化痰通便。

〔主治〕痰熱阻肺所致的咳嗽、痰黃黏稠、口乾、咽痛、大便乾燥。

辨證食療

1. 葡萄汁合芹菜汁

〔原料〕葡萄、芹菜。

〔製法〕渣汁。

〔功效〕清熱和胃利膽。

〔主治〕葡萄汁、芹菜汁各一盅，溫開水送服，每日 2～3 次，20 日為 1 療程，適用於高血壓眩暈症之膽鬱痰擾證。

2. 柿餅粥

〔原料〕柿餅 2 個，粳米 100g。

〔製法〕柿餅切碎，拌米中蒸熟。連吃 2 日。

〔功效〕和胃止嘔。

〔主治〕嘔惡不適者。

3. 酸棗仁粥

〔原料〕酸棗仁 15g、粳米 100g。

〔製法〕酸棗仁、粳米加水煮成粥，睡前食下。

〔功效〕清熱安神。

〔主治〕煩躁失眠。

4. 白果茶

〔原料〕生白果 3 個。

〔製法〕生白果搗碎，開水沖服，每日 1 次，連服數日。

〔功效〕清熱利膽。

〔治療〕頭目眩暈不適。

辨證針灸

〔取穴〕心俞、豐隆、陽陵泉、內關、期門、日月、神門、風池、風府，每次洗 3～5 穴，用瀉法，留針 20～30 分鐘，每日 1 次。

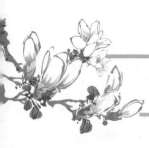

腎陽虛證

腎陽虛證是指腎陽虧虛，機體失卻溫煦，以腰膝酸冷、性慾減退、夜尿多為主要表現的虛寒證候。又名元陽虧虛（虛衰）證、命門火衰證。

臨床證候

頭目眩暈，面色白或黧黑，腰膝酸冷疼痛，畏冷肢涼，下肢尤甚，精神萎靡，性慾減退，男子陽痿早洩、滑精精冷，女子宮寒不孕，或久洩不止，完穀不化，五更泄瀉，或小便頻數清長，夜尿頻多，舌淡，苔白，脈沉細無力，尺脈尤甚。

發病原因

引起腎臟陽氣虛衰的原因主要有四個方面：

1. **素體陽虛**：多因先天稟賦，和父母有關。腎為先天之本，藏有先天之精，父母為陽虛體質、婚育年齡太大、孕期過食寒涼等都會對胎兒造成影響，累及腎臟而陽氣虛衰。

2. **年高腎虧**：腎為先天之本，內寓真陰真陽，為一身陰陽之根本。老年或兼久病體虛者，多伴陽氣虛衰，特別是腎陽虛衰。因此，老年人腎氣（腎中精氣）虧虛，主要是腎陽虧虛。

3. **久病傷腎**：腎陽為一身陽氣之根本，若五臟陰陽失調，虛損日久，久病不癒，失於調養，損耗精氣則會影響陽

氣之根本，導致腎陽的虧虛。

4. **房勞過度**：房事不節，房勞過度則耗傷腎精，腎精流失過多，元陽因之虧損而導致腎陽虧虛。

證候分析

腎主骨，腰為腎之府，腎陽虛衰，溫煦失職，不能溫暖腰膝，故見腰膝酸冷、疼痛；腎居下焦，腎陽失於溫煦，故畏冷肢涼，下肢尤甚；陽虛不能溫運氣血上榮於面，面部血絡失充，故面色發白；腎陽虛憊，陰寒內盛，氣血運行不暢，則面色黧黑；陽虛溫煦功能減弱，不能振奮精神，則精神萎靡；陽虛不能溫運氣血上養清竅，則頭目暈眩。

命門火衰，性功能減退，可引起性慾低下，男子見陽痿、早洩、滑精、精冷；女子見宮寒不孕。腎陽不足，火不暖土，脾失健運，則久洩不止，完穀不化，五更泄瀉；腎陽虛，氣化失職，腎氣不固，故小便頻數清長，夜尿頻多；舌淡苔白，脈沉細無力，尺脈尤甚，為腎陽不足之象。

辨證要點

本證以腰膝酸冷、性慾減退、夜尿多與虛寒症狀共見為辨證要點。

1. 腎氣丸（《金匱要略》）

〔**組成**〕乾地黃 240g，乾山藥 120g，山茱萸 120g，澤瀉 90g，茯苓 90g，牡丹皮 90g，桂枝 30g，炮附子 30g。

〔**用法**〕上藥共研為末，煉蜜為丸。每次服 9g，每日 3 次，開水或淡鹽湯送服。若作湯劑，用量按原方比例酌減。

〔**功用**〕溫補腎陽。

〔**主治**〕腎氣不足，腰痠腳軟，肢體畏寒，少腹拘急，小便不利或頻數，夜尿增多，陽痿早洩，舌質淡胖，尺脈沉

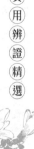

細；以及痰飲喘咳，水腫腳氣，消渴，泄瀉日久等。

〔**加減**〕方中乾地黃現多用熟地；桂枝改用肉桂，效果更佳；如夜尿多者，加五味子；小便數多，色白體羸，為真陽虧虛，加補骨脂、鹿茸等，加強溫陽之力；若用於陽痿，證屬命門火衰者，酌情加淫羊藿、補骨脂、巴戟天等以助壯陽起痿之力。

2. **右歸飲**（《景岳全書》）

〔**組成**〕熟地 6～9g 或加至 30～60g，山藥 6g（炒），山茱萸 3g，枸杞 6g，甘草 3～6g（炙），杜仲 6g（薑製），肉桂 3～6g，製附子 3～9g。

〔**用法**〕用水 400ml，煎至 250ml，空腹溫服。

〔**功用**〕溫補腎陽。

〔**主治**〕腎陽不足，陽衰陰勝，腰膝痠痛，神疲乏力，畏寒肢冷，咳喘，泄瀉，脈弱；以及產婦虛火不歸元而發熱者。

〔**加減**〕如氣虛血脫，或厥，或昏，或汗，或暈，或虛狂，或短氣者，必大加人參、白朮；如火衰不能生土，為嘔噦吞酸者，加炮乾薑；如陽衰中寒，泄瀉腹痛，加人參、肉豆蔻；如小腹多痛者，加吳茱萸；如淋帶不止，加破故紙；如血少血滯，腰膝軟痛者，加當歸。

3. **右歸丸**（《景岳全書》）

〔**組成**〕熟地黃 240g，附子（炮附片）60～180g，肉桂 60g，山藥 120g，山茱萸（酒炙）90g，菟絲子 120g，鹿角膠 120g，枸杞子 90g，當歸 90g，杜仲（鹽炒）120g。

〔**用法**〕上藥共研為末，煉蜜為丸。每次服 6～9g，每日 3 次，開水或淡鹽湯送服。若作湯劑，用量按原方比例酌

減。

〔**功用**〕溫補腎陽，填精益髓。

〔**主治**〕腰膝酸冷，精神不振，怯寒畏冷，陽痿遺精，大便溏薄，尿頻而清。

〔**加減**〕如陽衰氣虛，加人參補之；陽虛精滑或帶濁、便溏，加補骨脂以補腎固精止瀉；腎瀉不止，予五味子、肉豆蔻澀腸止瀉；飲食減少或不易消化者，或嘔惡吞酸，加乾薑以溫中散寒；腹痛不止，加吳茱萸（炒）以散寒止痛；腰膝痿痛者，加胡桃肉以補腎助陽，益精強髓；陽痿者，加巴戟天、肉蓯蓉以補腎壯陽。

4. 加味腎氣丸（《濟生方》）

〔**組成**〕附子（炮）15g，白茯苓 30g，澤瀉 30g，山茱萸（取肉）30g，山藥（炒）30g，車前子（酒蒸）30g，牡丹皮 30g（去木），官桂（不見火）15g，川牛膝（去蘆，酒浸）15g，熟地黃 15g。

〔**用法**〕上為細末，煉蜜為丸，如梧桐子大。每服 9g，空心米飲送下。

〔**功用**〕溫腎化氣，利水消腫。

〔**主治**〕蠱證，脾腎大虛，肚腹脹大，四肢浮腫，喘急痰盛，小便不利，大便溏黃；亦治消渴，飲溲。

5. 十補丸（《濟生方》）

〔**組成**〕炮附子 60g，五味子 60g，山萸肉、炒山藥、牡丹皮、酒蒸鹿茸、熟地、白茯苓、肉桂、澤瀉各 30g。

〔**用法**〕共為細末，煉蜜為丸，如梧桐子大，每服 70 丸（9g），空腹鹽湯送服。

〔**功用**〕溫補腎陽，滋養津血。

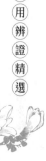

實用辨證精選

〔主治〕腎陽虛損，津血不足。症見面色黧黑，足冷足腫，耳鳴耳聾，肢體羸瘦，足膝軟弱，小便不利，腰脊疼痛。

6. 固精丸（《濟生方》）

〔組成〕肉蓯蓉、陽起石、鹿茸、赤石脂、巴戟天、韭子、白茯苓、鹿角霜、龍骨、製附子各等份。

〔用法〕上藥共研為細末，酒糊為丸送下。

〔功用〕壯陽益腎，固精補腎。

〔主治〕下元虛損，滑精頻作，面色淡白，精神欠佳，舌質淡薄白，脈沉弱。

辨證成藥

1. 金匱腎氣丸（《金匱要略》）

〔用法〕水蜜丸每次服 6g，小蜜丸每次服 9g，大蜜丸每次服 1 丸，每日服 2～3 次。

〔功用〕溫補腎陽，化氣行水。

〔主治〕腰痛腳軟，小腹拘急，下半身常有冷感，小便不利，尿頻，腳氣，痰飲，消渴等腎陽不足者。

2. 右歸丸（《景岳全書》）

〔用法〕水蜜丸每次服 6g，小蜜丸每次服 9g，大蜜丸每次服 1 丸，每日服 2～3 次。

〔功用〕溫補腎陽，填精止遺。

〔主治〕用於腎陽不足，命門火衰，腰膝酸冷，精神不振，怯寒畏冷，陽痿遺精，大便溏薄，尿頻而清。

3. 濟生腎氣丸（《濟生方》）

〔用法〕水蜜丸每次服 6g，小蜜丸每次服 9g，大蜜丸每次服 1 丸，每日服 2～3 次。

〔功用〕溫腎化氣、利水消腫。

〔主治〕腰膝酸重，小便不利，痰飲喘咳等腎陽虛水腫者。

4. 四神丸（《內科摘要》）

〔用法〕每次服用 9g，每日服 1～2 次。

〔功用〕溫腎暖脾，澀腸止瀉。

〔主治〕五更泄瀉，便溏，腹痛，腰痠，肢冷等腎陽虛衰、脾腎虛寒者。

5. 青娥丸（《和劑局方》）

〔用法〕水蜜丸每次服 6～9g，大蜜丸每次服 1 丸，每日服 2～3 次。

〔功用〕滋腎壯陽，益筋補骨。

〔主治〕腰部疼痛，起坐不利，膝軟無力等腎虧而偏陽虛者。

6. 五子衍宗丸（《攝生眾妙方》）

〔用法〕水蜜丸每次服 6g，小蜜丸每次服 9g，大蜜丸每次服 1 丸，每日服 2～3 次。

〔功用〕補腎助陽，益精填髓。

〔主治〕腰痛，尿後餘瀝，遺精，早洩，陽痿，不育等證屬腎中精氣陰陽不足者。

7. 龜鹿補腎丸（《廣州製藥集團》）

〔用法〕小蜜丸每次服 4.5～9g，大蜜丸每次服 6～12g，每日服 2 次。

〔功用〕壯骨益氣，補腎壯陽。

〔主治〕身體虛弱，精神不振，腰腿痠軟，頭暈目眩，性慾減退，夜尿頻多，健忘失眠等腎陽虛者。

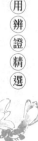

辨證食療

1. 鹿腎粥

〔原料〕鹿腎 1 對，肉蓯蓉 30g，粳米 100g，白糖、鹽、胡椒粉各適量。

〔製法〕將鹿腎去脂膜細切，肉蓯蓉酒浸細切。先煎肉蓯蓉去渣取汁，後下鹿腎及米同煮為粥。粥將熟時，加蔥白、鹽、胡椒粉等佐料調和即成。空腹食之或隨意食用。

〔功效〕溫陽補虛。

〔主治〕陽氣衰弱，腰膝痠痛，筋骨痠弱，肢體畏寒，行動無力，宮冷不育，陽痿早洩等症。

2. 薑附燒狗肉

〔原料〕熟附片、狗肉、生薑、菜油、大蒜、蔥適量。

〔製法〕將狗肉洗淨，切成小塊；將薑煨熟備用。再將熟附片放入沙鍋內，先熬煎 2 小時，然後將狗肉、大蒜及生薑放入，加水適量燉煮，直至肉爛即成。

〔功效〕補益腎陽。

〔主治〕陽痿，夜間小便多，畏寒及四肢冰冷等陽虛證。中醫辨證屬腎陽虛證的慢性支氣管炎及慢性腎炎患者也可食用。

3. 麻雀肉餅

〔原料〕麻雀 5 隻，豬瘦肉 200g，豆粉、豆油、白糖、鹽、黃酒適量。

〔製法〕將麻雀肉、豬肉洗淨後一同剁成肉泥。將碗內加入適量豆粉、豆油、白糖、鹽、黃酒拌勻，和勻，加肉泥，做成肉餅蒸熟。可經常隨量服用。

〔功效〕補腎壯陽。

〔主治〕中老年人陽氣衰敗，臟腑虛損，精神萎靡，體倦乏力者。

4. 鹿頭湯

〔原料〕鹿頭 1 個，鹿蹄 2 支，蓽芨 5g，生薑 3g，食鹽、八角、小茴香、味精、胡椒粉各適量。

〔製法〕將鹿頭鹿蹄除去毛臟，洗淨；蓽芨、生薑洗淨，用刀拍破。將鹿頭鹿蹄放入砂鍋內，加水適量，再放入蓽芨、生薑、八角、小茴香，置武火上燉熬，燒開後，移文火熬熟。將鹿頭鹿蹄取出，剖下鹿肉，切成粗條，再置湯中燒開，放入食鹽、味精、胡椒即成。可佐餐，可單食。

〔功效〕壯陽益精。

〔主治〕適用於陽虛體弱，腎精虧虛所出現的腰膝痠軟，畏寒怯冷，陽痿早洩者。

辨證針灸

〔取穴〕腎俞，命門，關元，氣海，太谿，足三里。

〔針刺法〕針刺以上穴位，均用補法，留針 15～20 分鐘，每日 1 次；亦可採用溫針灸，即針刺與艾灸相結合的一種方法。即在留針過程中，將艾絨搓團撚裹於針柄上點燃，通過針體將熱力傳入穴位。每次燃燒棗核大艾團 1～3 團。具有溫陽通脈、行氣活血的作用。

〔灸法〕取溫和灸，即將艾條燃著的一端與施灸部位的皮膚保持一寸左右距離，自我感覺有溫熱而無灼痛即可。每穴灸 10～15 分鐘。

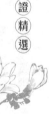

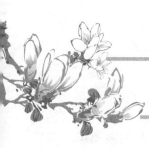

腎虛水泛證

指腎的陽氣虧虛，氣化無權，水液泛溢，以水腫下肢為甚、尿少、畏冷肢涼等為主要表現的證候。

臨床證候

腰膝痠軟，耳鳴，身體浮腫，腰以下尤甚，按之沒指，小便短少，畏冷肢涼，腹部脹滿，或見心悸，氣短，咳喘痰鳴，舌質淡胖，苔白滑，脈沉遲無力。

發病原因

本證多由久病損傷腎陽，或素體陽氣虛弱，氣化無權，水濕泛溢所致。

證候分析

腎陽不足，不能蒸騰氣化，水濕內停，泛溢肌膚，故身體浮腫；腎居下焦，陽虛氣化不行，水濕趨下，故腰以下腫甚，按之沒指，小便短少；水氣犯脾，脾失健運，氣機阻滯，則腹部脹滿；水氣凌心，抑遏心陽，則心悸；水寒射肺，肺失宣降，則咳嗽氣喘，喉中痰聲漉漉；陽虛溫煦失職，故畏冷肢涼，腰膝酸冷；舌質淡胖，苔白滑，脈沉遲無力，為腎陽虧虛，水濕內停之徵。

辨證要點

本證以水腫下肢為甚、尿少、畏冷肢涼等為辨證的主要依據。

辨證方劑

1. 真武湯（《傷寒論》）

〔組成〕茯苓、芍藥、生薑（切）、附子（炮，去皮，破八片）各 9g，白朮 6g。

〔用法〕用水煎煮，取汁 250～300ml，分 3 次微溫服用，每日 1 劑。

〔功用〕溫陽利水。

〔主治〕陽虛水泛證。畏寒肢厥，小便不利，心下悸動不寧，頭目眩暈，身體筋肉瞤動，站立不穩，四肢沉重疼痛，浮腫，腰以下為甚；或腹痛，泄瀉；或咳喘嘔逆。舌質淡胖，邊有齒痕，舌苔白滑，脈沉細。

〔加減〕若水寒射肺而咳者，加乾薑、細辛溫肺化飲，五味子斂肺止咳；陰盛陽衰而下利甚者，去芍藥之陰柔，加乾薑以助溫裏散寒；水寒犯胃而嘔者，加重生薑用量以和胃降逆，可加吳茱萸、半夏以助溫胃止嘔。

2. 實脾散（《濟生方》）

〔組成〕厚朴（去皮，薑製，炒）30g，白朮 30g，木瓜（去瓣）30g，木香（不見火）30g，草果仁 30g，大腹子（即檳榔）30g，附子（炮，去皮臍）30g，白茯苓（去皮）30g，乾薑（炮）30g，炙甘草 15g。

〔用法〕加生薑 5 片，棗子 1 枚，水 300ml，加煎至 200ml，去滓溫服，不拘時服，用量按原方比例酌減。

〔功用〕溫陽健脾，行氣利水。

〔主治〕用於脾腎陽虛，水濕內停之陰水。症見尿少浮腫，下半身尤著，口中不渴，腹瀉便溏，胸腹脹滿，或身重肢冷，舌苔白膩，脈沉弦而遲者。

〔**加減**〕若氣短乏力，倦惰懶言者，可加黃耆補氣以助行水；小便不利，水腫甚者，可加豬苓、澤瀉以增利水消腫之功；大便秘結者，可加牽牛子以通利二便。

3. 附子湯（《傷寒論》）

〔**組成**〕附子（炮，去皮，破八片）15g，茯苓 9g，芍藥 9g，人參 6g，白朮 12g。

〔**用法**〕以水八升，煮取三升，去滓，溫服一升，每日 3 服。

〔**功用**〕溫經助陽，祛寒化濕。

〔**主治**〕腎陽虛衰兼水濕泛溢之證，寒濕內侵，背惡寒，身體骨節疼痛，手足寒，苔白滑，脈沉微。

4. 加味腎氣丸（《濟生方》）

〔**組成**〕附子（炮）15g，白茯苓 30g，澤瀉 30g，山茱萸（取肉）30g，山藥（炒）30g，車前子（酒蒸）30g，牡丹皮 30g（去木），官桂（不見火）15g，川牛膝（去蘆，酒浸）15g，熟地黃 15g。

〔**用法**〕上為細末，煉蜜為丸，如梧桐子大。每服 9g，空心米飲送下。

〔**功用**〕溫腎化氣，利水消腫。

〔**主治**〕蠱證，脾腎大虛，肚腹脹大，四肢浮腫，喘急痰盛，小便不利，大便溏黃；亦治消渴，飲一溲一。

5. 腎氣丸（《金匱要略》）

〔**組成**〕乾地黃 240g，乾山藥 120g，山茱萸 120g，澤瀉 90g，茯苓 90g，牡丹皮 90g，桂枝 30g，炮附子 30g。

〔**用法**〕上藥共研為末，煉蜜為丸。每次服 9g，每日 3 次，開水或淡鹽湯送服。若作湯劑，用量按原方比例酌減。

〔功用〕溫補腎陽。

〔主治〕腎氣不足，腰痠腳軟，肢體畏寒，少腹拘急，小便不利或頻數，夜尿增多，陽痿早洩，舌質淡胖，尺脈沉細；以及痰飲喘咳，水腫腳氣，消渴，泄瀉日久等。

〔加減〕方中乾地黃現多用熟地；桂枝改用肉桂，效果更佳；如夜尿多者，加五味子；小便數多，色白體羸，為真陽虧虛，加補骨脂、鹿茸等，加強溫陽之力；若用於陽痿，證屬命門火衰者，酌情加淫羊藿、補骨脂、巴戟天等以助壯陽起痿之力。

6. 附子理苓湯（《內經拾遺》）

〔組成〕附子（炮）9g，乾薑（炮）9g，甘草（炙）3分，人參（去蘆）9g，白朮（炒）9g，豬苓9g，赤茯苓（去皮）9g，澤瀉9g，官桂9g。

〔用法〕以水2盅，加生薑3片，煎8分，食前服。

〔功用〕溫補脾腎，化氣利水。

〔主治〕脾腎陽虛，腹大脹滿，形似蛙腹，朝寬暮急，面色蒼黃，或呈㿠白，脘悶納呆，神倦怯寒，肢冷浮腫，小便短少不利，舌體胖、質紫、苔淡白，脈沉細無力。

7. 五苓散（《傷寒論》）

〔組成〕豬苓（去皮）、茯苓、白朮各9g，澤瀉15g，桂枝（去皮）6g。

〔用法〕搗為散，以白飲和服方寸匕，日三服，多飲暖水，汗出癒，如法將息。現代用法：散劑，每服6～10g；湯劑，水煎服，多飲熱水，取微汗，用量按原方比例酌定。

〔功用〕利水滲濕，溫陽化氣。

〔主治〕膀胱氣化不利之蓄水證。小便不利，頭痛微

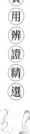

熱，煩渴欲飲，甚則水入即吐；或臍下動悸，吐涎沫而頭目眩暈；或短氣而咳；或水腫、泄瀉。舌苔白，脈浮或浮數。

〔加減〕若水腫兼有表證者，可與越婢湯合用；水濕壅盛者，可與五皮散合用；泄瀉偏於熱者，須去桂枝，可加車前子、木通以利水清熱。

辨證成藥

1. 濟生腎氣丸（《濟生方》）

〔用法〕水蜜丸每次服 6g，小蜜丸每次服 9g，大蜜丸每次服 1 丸，每日服 2～3 次。

〔功用〕溫腎化氣、利水消腫。

〔主治〕腰膝酸重，小便不利，痰飲喘咳等腎陽虛水腫者。

2. 金匱腎氣丸（《金匱要略》）

〔用法〕水蜜丸每次服 6g，小蜜丸每次服 9g，大蜜丸每次服 1 丸，每日服 2～3 次。

〔功用〕溫補腎陽，化氣行水。

〔主治〕腰痛腳軟，小腹拘急，下半身常有冷感，小便不利，尿頻，腳氣，痰飲，消渴等腎陽不足者。

3. 五苓散（《傷寒論》）

〔用法〕口服，一次 6～9g，一日 2 次。

〔功用〕溫陽化氣，利濕行水。

〔主治〕用於膀胱化氣不利，水濕內聚引起的小便不利，水腫腹脹，嘔逆泄瀉，渴不思飲。

辨證食療

1. 豇豆蕹菜燉雞肉

〔原料〕豇豆 150g，蕹菜（即空心菜）150g，雞 1 隻（約

$250 \sim 500g$）。

〔製法〕雞宰殺洗淨，切塊，與豇豆、蘿菜同燉，加鹽、蔥等調料，食肉吃菜。

〔功效〕健脾，補腎，利水。

〔主治〕適用於脾腎氣虛而致水腫、小便白濁、頭暈膝酸、神疲乏力、食慾不振，且舌淡苔薄白、脈沉細等。

2. 薏米燒鵪鶉

〔原料〕鵪鶉肉 2500g，薏米 20g，黃耆 10g，薑 10g，醬油 10g，胡椒粉 3g，豬油（煉製）50g，大蔥 10g。

〔製法〕將薏米洗淨；黃耆洗淨，切片；鵪鶉宰殺後去毛樁、內臟及腳爪，洗淨，入沸水鍋中焯去血水，對剖成兩塊；薑洗淨，切片；蔥洗淨，切長段。將鍋置火上，加豬油燒至六成熱，下薑片、蔥煸出香味，放肉湯、鵪鶉、黃耆、薏米及諸調料，大火燒開，打去浮沫，改用文火煨至肉爛，用武火收汁，裝盤即成。

〔功效〕益氣健脾，行水祛濕。

〔主治〕適用於脾胃氣虛、筋骨軟弱、小便不利及水腫、腹瀉、暑濕等症。

辨證針灸

〔取穴〕水分、腎俞、足三里、氣海、中極、三陰交、陰陵泉、關元、命門。

〔針刺法〕針刺以上穴位，均用補法，得氣後，留針 l5～30 分鐘，其間行針 1～2 次。每日一次。

〔灸法〕取溫和灸，即將艾條燃著的一端與施灸部位的皮膚保持一寸左右距離，自我感覺有溫熱而無灼痛即可。每穴灸 10～15 分鐘。每日 2～3 次。

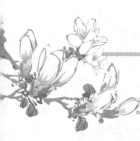

腎陰虛證

指腎陰虧損，失於滋養，虛熱內擾，以腰痠而痛、遺精、經少、頭暈耳鳴等為主要表現的虛熱證候。又名真陰（腎水）虧虛證。

臨床證候

腰膝痠軟而痛，頭暈，耳鳴，齒鬆，髮脫，男子陽強易舉、遺精、早洩，女子經少或經閉、崩漏，失眠，健忘，口咽乾燥，形體消瘦，五心煩熱，潮熱盜汗，骨蒸發熱，午後顴紅，小便短黃，舌紅少津、少苔或無苔，脈細數。

發病原因

本證多因稟賦不足，腎陰素虧；虛勞久病，耗傷腎陰；老年體弱，陰液自虧；情慾妄動，房事不節，陰精內損；溫熱後期，消灼腎陰；過服溫燥，劫奪腎陰所致。

證候分析

腎陰虧虛，腰膝失養，則腰膝痠軟；陰虛精虧髓減，清竅失充，則頭暈耳鳴，健忘遺事；齒為骨之餘，腎之華在髮，腎陰失滋，則齒鬆髮脫；腎陰虧損，虛熱內生，相火擾動，性功能亢進，則男子陽強易舉，精關不固，而見遺精、早洩；腎陰虧虛，女子則月經來源不足，衝任不充，故月經量少，經閉；陰不制陽，虛火擾動，迫血妄行，則見崩漏下血；虛火上擾心神，故心煩少寐；腎陰不足，失於滋潤，則

口燥咽乾，形體消瘦；虛火內擾，則五心煩熱，潮熱盜汗，骨蒸發熱，午後顴紅，小便短黃；舌紅少苔、無苔少津，脈細數，為陰虛內熱之象。

辨證要點

本證以腰痠而痛、遺精、經少、頭暈耳鳴等與虛熱症狀共見為要點。

辨證方劑

1. 六味地黃丸（《小兒藥證直訣》）

〔**組成**〕熟地 24g，山茱萸 12g，山藥 12g，澤瀉 9g，丹皮 9g，茯苓 9g。

〔**用法**〕以上各藥研為細末，煉蜜為丸，如梧桐子大，空腹服用，每次 10g，每日 2～3 次。若改為水煎服，用量按原方比例酌減。

〔**功用**〕滋陰補腎。

〔**主治**〕用於腎陰虧損，頭暈耳鳴，腰膝痠軟，骨蒸潮熱，盜汗遺精。

〔**加減**〕若虛火明顯者，加知母、玄參、黃柏等以加強清熱降火之功；兼脾虛氣滯者，加白朮、砂仁、陳皮等以健脾和胃。

2. 左歸丸（《景岳全書》）

〔**組成**〕熟地 240g，山藥 120g，枸杞 120g，山茱萸 120g，菟絲子 120g，鹿角膠 120g，龜板膠 120g，川牛膝 90g。

〔**用法**〕上藥共研為末，煉蜜為丸，空腹服用，每次 10g，每日 2～3 次。若改為水煎服，用量按原方比例酌減。

〔**功用**〕滋陰補腎，填精益髓。

〔主治〕用於真陰不足，頭暈目眩，腰痠腿軟，遺精滑洩，自汗盜汗，口燥舌乾，舌紅少苔，脈細。

〔加減〕若真陰不足，虛火上炎，去枸杞子、鹿角膠，加女貞子、麥冬以養陰清熱；火爍肺金，乾咳少痰，加百合以潤肺止咳；夜熱骨蒸，加地骨皮以清熱除蒸；小便不利、不清，加茯苓以利水滲濕；大便燥結，去菟絲子，加肉蓯蓉以潤腸通便；兼氣虛者可加人參以補氣。

3. 左歸飲（《景岳全書》）

〔組成〕熟地 9～30g，山藥 6g，枸杞子 6g，炙甘草 3g，茯苓 4.5g，山茱萸（畏酸者少用之）3～6g。

〔用法〕以水二盅，煎至七分，食遠服。

〔功用〕補益腎陰。

〔主治〕真陰不足證。腰痠遺洩，盜汗，口燥咽乾，口渴欲飲，舌尖紅，脈細數。

4. 大補陰丸（《丹溪心法》）

〔組成〕黃柏 120g，知母 120g，熟地 180g，龜板 180g。

〔用法〕諸藥為末，豬脊髓適量蒸熟，搗如泥狀；煉蜜，混合拌勻和藥粉為丸，每丸約重 15g，每日早晚各服 1 丸，淡鹽水送服；或作湯劑，水煎服，用量按原方比例酌減。

〔功用〕滋陰降火。

〔主治〕用於陰虛火旺，骨蒸潮熱，盜汗遺精，咳嗽咯血，心煩易怒，足膝疼熱，舌紅少苔，尺脈數而有力。

〔加減〕若陰虛較重者，可加天門冬、麥門冬以潤燥養陰；陰虛盜汗者，可加地骨皮以退熱除蒸；咯血、吐血者，加仙鶴草、旱蓮草、白茅根以涼血止血；遺精者，加金櫻子、芡實、桑螵蛸、山茱萸以固精止遺。

5. **虎潛丸**（《丹溪心法》）

〔**組成**〕黃柏（酒炒）240g，龜板（酒炙）120g，知母（酒炒）60g，熟地黃 60g，陳皮 60g，白芍 60g，鎖陽 45g，虎骨（炙）30g，乾薑 15g。

〔**用法**〕上為細末，煉蜜為丸，每丸重 9g，每次 1 丸，日服 2 次，淡鹽水或溫開水送下。亦可水煎服，用量按原方比例酌減。

〔**功用**〕滋陰降火，強壯筋骨。

〔**主治**〕肝腎不足，陰虛內熱之痿證。腰膝痠軟，筋骨痿弱，腿足消瘦，步履乏力，或眩暈，耳鳴，遺精，遺尿，舌紅少苔，脈細弱。

6. **知柏地黃丸**（《醫方考》）

〔**組成**〕知母 6g，黃柏 6g，熟地 24g，山茱萸 12g，山藥 12g，澤瀉 9g，丹皮 9g，茯苓 9g。

〔**用法**〕以上各藥研為細末，煉蜜為丸，如梧桐子大，空腹服用，每次 6g，每日 2～3 次。若改為水煎服，用量按原方比例酌減。

〔**功用**〕滋陰降火。

〔**主治**〕用於肝腎陰虛，虛火上炎證。頭目昏眩，耳鳴耳聾，虛火牙痛，五心煩熱，腰膝痠痛、血淋尿痛，遺精滑洩，潮熱盜汗，口乾咽痛，舌紅脈細數。

7. **杞菊地黃丸**（《麻疹全書》）

〔**組成**〕枸杞 9g，菊花 9g，熟地 24g，山茱萸 12g，山藥 12g，澤瀉 9g，丹皮 9g，茯苓 9g。

〔**用法**〕以上各藥研為細末，煉蜜為丸，如梧桐子大，空腹服用，每次 9g，每日 2～3 次。若改為水煎服，用量按

原方比例酌減。

〔**功用**〕滋腎養肝明目。

〔**主治**〕用於肝腎陰虛，眩暈耳鳴，羞明畏光，迎風流淚，視物昏花。

辨證成藥

1. 六味地黃丸（《小兒藥證直訣》）

〔**用法**〕水蜜丸每次服用 6g，小蜜丸每次服用 9g，大蜜丸每次服用 1 丸，軟膠囊可每次服用 2 粒，每日服 2 次。

〔**功用**〕滋陰補腎。

〔**主治**〕用於腎陰虧損、頭暈耳鳴、腰膝痠軟、骨蒸潮熱、盜汗遺精、消渴等。

2. 左歸丸（《景岳全書》）

〔**用法**〕水蜜丸每次服用 6g，小蜜丸每次服用 9g，大蜜丸每次服用 1 丸，每日服 2 次。

〔**功用**〕滋陰補腎，填精益髓。

〔**主治**〕用於真陰不足，頭暈目眩、腰痠腿軟、遺精滑洩、自汗盜汗、口燥咽乾。

3. 大補陰丸（《丹溪心法》）

〔**用法**〕口服。水蜜丸一次 6g，一日 2～3 次。

〔**功用**〕滋陰降火。

〔**主治**〕用於陰虛火旺，潮熱盜汗，咳嗽咳血，耳鳴遺精。

4. 知柏地黃丸（《醫方考》）

〔**用法**〕水蜜丸每次服用 6g，小蜜丸每次服用 9g，大蜜丸每次服用 1 丸，每日服 2 次。

〔**功用**〕滋陰降火。

〔主治〕用於陰虛火旺、潮熱盜汗、口乾咽痛、耳鳴遺精、小便短赤。

5. 杞菊地黃丸（《麻疹全書》）

〔用法〕水蜜丸每次服用 6g，小蜜丸每次服用 9g，大蜜丸每次服用 1 丸，每日服 2 次。

〔功用〕滋腎養肝。

〔主治〕用於肝腎陰虧、眩暈耳鳴、羞明畏光、迎風流淚、視物昏花。

辨證食療

1. 一品山藥

〔原料〕生山藥 500g，麵粉 150g，核桃仁、什錦果脯、蜂蜜適量，白糖 100g，豬油、芡粉少許。

〔製法〕將生山藥洗淨，蒸熟，去皮，放入搪瓷盆中加麵粉，揉成麵團，再做成餅，上置核桃仁、什錦果脯適量，上鍋蒸 20 分鐘。出鍋後在圓餅上澆一層蜜糖（蜂蜜 1 湯匙，白糖 100g，豬油和芡粉少許，加熱即成）。

〔功效〕滋補腎陰。

〔主治〕適用於腎陰虧損而致消渴、尿頻、遺精等病症。

2. 冬蟲夏草淮山鴨湯

〔原料〕冬蟲草 15g，淮山 20g，鴨 1 隻，杞子 15g，元貝 4 粒，元肉 15g。

〔製法〕水鴨飛水，洗淨備用，其餘材料也洗淨備用。煲內放適量的水，猛火煲至水沸，將全部材料放下，改用中火煲 2～3 小時。加入適量食鹽調味，即可食用。

〔功效〕滋陰補腎。

〔主治〕適用於因腎陰不足而導致的失眠、耳鳴、腰膝

痠痛、口乾咽燥等。

3. 枸杞肉絲

〔**原料**〕枸杞、青筍、豬油各 100g，豬瘦肉 500g，白糖、醬油、食鹽、味精、香油、料酒各適量。

〔**製法**〕將豬瘦肉洗淨，切成長絲；青筍切成細絲；枸杞洗淨待用。炒鍋加豬油燒熱，再將肉絲、筍絲同時下鍋，烹入料酒，加入白糖、醬油、食鹽、味精攪勻，投入枸杞，翻炒幾下，淋入香油，炒熟即成。

〔**功效**〕滋陰補腎，明目健身。

〔**主治**〕適用於肝腎虧虛所致的腰膝痠軟、頭目昏暈、視物模糊、手足心熱、遺精、尿黃等。

4. 海參燉瘦肉

〔**原料**〕豬瘦肉 250g，海參（水浸）250g，大棗 5 枚，調料適量。

〔**製法**〕先將海參洗淨，切絲。豬瘦肉洗淨，切絲。大棗去核，洗淨。把豬瘦肉、海參、大棗放入燉盅內，加開水適量蓋好，小火隔開水燉 2～3 小時，加入鹽、味精調味即可。

〔**功效**〕補腎益精，滋潤腸燥。

〔**主治**〕精血虧損，虛羸瘦弱，津枯便秘；或婦女閉經，或腎虛陽痿；或產後體虛血少之倦怠乏力，大便燥結等。

辨證針灸

〔**取穴**〕腎俞、關元、三陰交等。

〔**針刺法**〕針刺以上穴位，補法或平補平瀉。留針 15 至 20 分鐘，每日 1 次。

〔**灸法**〕此證一般只針不灸。

腎陰虛證

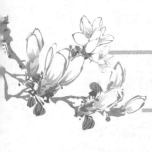

腎精不足證

指腎精虧損，腦與骨、髓失充，以生長發育遲緩、早衰、生育機能低下等為主要表現的虛弱證候。

臨床證候

小兒生長發育遲緩，身體矮小，囟門遲閉，智力低下，骨骼痿軟；男子精少不育，女子經閉不孕，性慾減退；成人早衰，腰膝痿軟，耳鳴耳聾，髮脫齒鬆，健忘恍惚，神情呆鈍，兩足痿軟，動作遲緩，舌淡，脈弱。

發病原因

本證多因先天稟賦不足，後天失養，腎精不充；或因久病勞損，房事不節，耗傷腎精所致。

證候分析

小兒腎精不充，不能主骨生髓充腦，不能化氣生血，生長肌肉，則發育遲緩，身體矮小，囟門遲閉，智力低下，骨骼痿軟；腎精不足，生殖無源，不能興動陽事，故性慾減退，生育機能低下，男子表現為精少不育，女子表現為經閉不孕；成人腎精虧損，無以充髓實腦，則健忘恍惚，神情呆鈍；腎之華在髮，齒為骨之餘，精虧不足，則髮枯易脫，齒鬆早脫；腎開竅於耳，腦為髓海，精少髓虧，則耳鳴耳聾；腎精不養腰府，則腰膝痿軟；精虧骨失充養，則兩足痿軟，行動遲緩；舌淡，脈弱，為虛弱之象。

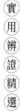

實用辨證精選

辨證要點

本證多與先天不足有關，以生長發育遲緩、早衰、生育機能低下等為辨證的主要依據。

辨證方劑

1. 左歸丸（《景岳全書》）

〔**組成**〕熟地 240g，山藥 120g，枸杞 120g，山茱萸 120g，菟絲子 120g，鹿角膠 120g，龜板膠 120g，川牛膝 90g。

〔**用法**〕上藥共研為末，煉蜜為丸，空腹服用，每次 10g，每日 2～3 次。若改為水煎服，用量按原方比例酌減。

〔**功用**〕滋陰補腎，填精益髓。

〔**主治**〕用於真陰不足，頭暈目眩，腰痠腿軟，遺精滑洩，自汗盜汗，口燥舌乾，舌紅少苔，脈細。

〔**加減**〕若真陰不足，虛火上炎，去枸杞子、鹿角膠，加女貞子、麥冬以養陰清熱；火灼肺金，乾咳少痰，加百合以潤肺止咳；夜熱骨蒸，加地骨皮以清熱除蒸；小便不利、不清，加茯苓以利水滲濕；大便燥結，去菟絲子，加肉蓯蓉以潤腸通便；兼氣虛者可加人參以補氣。

2. 右歸丸（《景岳全書》）

〔**組成**〕熟地黃 240g，附子（炮附片）60～180g，肉桂 60g，山藥 120g，山茱萸（酒炙）90g，菟絲子 120g，鹿角膠 120g，枸杞子 90g，當歸 90g，杜仲（鹽炒）120g。

〔**用法**〕上藥共研為末，煉蜜為丸。每次服 6～9g，每日 3 次，開水或淡鹽湯送服。若作湯劑，用量按原方比例酌減。

〔**功用**〕溫補腎陽，填精益髓。

〔主治〕腰膝酸冷，精神不振，怯寒畏冷，陽痿遺精，大便溏薄，尿頻而清。

〔加減〕如陽衰氣虛，加人參補之；陽虛精滑或帶濁、便溏，加補骨脂以補腎固精止瀉；腎瀉不止，予五味子、肉豆蔻澀腸止瀉；飲食減少或不易消化者，或嘔惡吞酸，加乾薑以溫中散寒；腹痛不止，加吳茱萸（炒）以散寒止痛；腰膝痠痛者，加胡桃肉以補腎助陽，益精強髓；陽痿者，加巴戟天、肉蓯蓉以補腎壯陽。

3. 河車大造丸（《景岳全書》）

〔組成〕紫河車 100g，麥門冬 100g，天門冬 100g，牛膝 100g，熟地黃 200g，龜板（醋炙）200g，黃柏（鹽炒）150g，杜仲（鹽炒）150g。

〔用法〕上藥研為細末，煉蜜為丸。每服 9g，每日 2 次，溫開水送下。

〔功用〕補益腎精，充填腦髓。

〔主治〕勞損虛弱，夢遺滑精，頭昏目眩，腰痠腿軟，陽物易舉，潮熱盜汗，神倦乏力，形體消瘦，小便短黃，舌紅少津，脈細數或弦細者。

4. 龜鹿二仙膠（《醫便》）

〔組成〕鹿角（新鮮麋鹿殺，角解的不用，馬鹿角不用，去角腦梢骨 6.6 公分，絕斷劈開，淨用）5000g，龜板（去弦，洗淨，捶碎）2500g，人參 450g，枸杞子 900g。

〔用法〕上用鉛壇熬膠，初服酒服 4.5g，漸加至 9g，空腹時服用。

〔功用〕滋陰填精，益氣壯陽。

〔主治〕真元虛損，精血不足證。腰膝痠軟，形體消

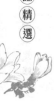

瘦，兩目昏花，髮脫齒搖，陽痿遺精，久不孕育。

〔**加減**〕若虛陽上擾，頭暈目眩者，加杭菊花、明天麻以熄風止眩；陽痿者，可加淫羊藿、海狗脊等以助暖腎壯陽之效。

5. 十補丸（《濟生方》）

〔**組成**〕炮附子 60g，五味子 60g，山萸肉、炒山藥、牡丹皮、酒蒸鹿茸、熟地、白茯苓、肉桂、澤瀉各 30g。

〔**用法**〕共為細末，煉蜜為丸，如梧桐子大，每服 70 丸（9g），空腹鹽湯送服。

〔**功用**〕溫補腎陽，滋養精血。

〔**主治**〕腎陽虛損，精血不足。症見面色黧黑，足冷足腫，耳鳴耳聾，肢體羸瘦，足膝軟弱，小便不利，腰脊疼痛。

6. 五子衍宗丸（《攝生眾妙方》）

〔**組成**〕枸杞子 240g，菟絲子（酒蒸，搗餅）240g，北五味子（研碎）60g，覆盆子（酒洗，去目）120g，車前子（揚淨）60g。

〔**用法**〕上為細末，煉蜜為丸，如梧桐子大。空腹時服 90 丸，睡前服 50 丸，溫開水或淡鹽湯送下，冬月用溫酒送下。

〔**功用**〕益精填髓，補腎固精。

〔**主治**〕腎虛精少，陽痿早洩，遺精，精冷，餘瀝不清，久不生育。

辨證成藥

1. 左歸丸（《景岳全書》）

〔**用法**〕水蜜丸每次服用 6g，小蜜丸每次服用 9g，大蜜

丸每次服用 1 丸，每日 2 次。

〔**功用**〕滋陰補腎，填精益髓。

〔**主治**〕用於真陰不足，頭暈目眩，腰痠腿軟，遺精滑洩，自汗盜汗，口燥咽乾。

2. **右歸丸**（《景岳全書》）

〔**用法**〕水蜜丸每次服 6g，小蜜丸每次服 9g，大蜜丸每次服 1 丸，每日 2～3 次。

〔**功用**〕溫補腎陽，填精止遺。

〔**主治**〕用於腎陽不足，命門火衰，腰膝酸冷，精神不振，怯寒畏冷，陽痿遺精，大便溏薄，尿頻而清。

3. **河車大造丸**（《景岳全書》）

〔**用法**〕口服，水蜜丸一次 6g，小蜜丸一次 9g，大蜜丸一次 1 丸，每日 2 次。

〔**功用**〕補益腎精，充填腦髓。

〔**主治**〕勞損虛弱，夢遺滑精，頭昏目眩，腰痠腿軟，陽物易舉，潮熱盜汗，神倦乏力，形體消瘦，小便短黃，舌紅少津，脈細數或弦細者。

4. **全鹿丸**（《北京同仁堂製藥集團》）

〔**用法**〕口服，一次 80～120 粒（6～9g），每日 2 次。

〔**功用**〕補腎填精，益氣培元。

〔**主治**〕用於老年陽虛，腰膝痠軟，畏寒肢冷，腎虛尿頻，婦女血虧。

5. **蓯蓉補腎丸**（《蘭州太寶製藥集團》）

〔**用法**〕口服，一次 9g，每日 2 次。

〔**功用**〕補腎強身，填精補髓。

〔**主治**〕用於腎虛及房事過多引起的陽痿遺精，早洩，

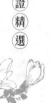

性功能低下，宮冷不孕，性慾冷淡；或腰膝痿軟，失眠健忘，過度疲勞及急慢性前列腺炎。

6. 五子衍宗丸（《攝生眾妙方》）

〔用法〕水蜜丸每次服 6g，小蜜丸每次服 9g，大蜜丸每次服 1 丸，每日 2 次。

〔功用〕補腎益精。

〔主治〕用於腎虛腰痛，尿後餘瀝不盡，遺精早洩，陽痿不育。

辨證食療

1. 魚鰾燉豬蹄

〔原料〕魚鰾 15g，豬蹄 1 支，蔥、薑、酒、鹽適量。

〔製法〕將魚鰾、豬蹄洗淨，豬蹄切成塊，同放入沙鍋中，加水、酒、食鹽、蔥、薑，燉至豬蹄酥爛，即可服食。

〔功效〕補腎益精，滋養筋骨。

〔主治〕適用於腎虛體弱，腰膝軟弱，頭暈乏力或帶下者。

2. 紫河車鹿角膠粥

〔原料〕紫河車 1/3 具，鹿角膠 15g，粳米 60g，生薑 3 片，蔥、鹽適量。

〔製法〕先煮粳米，待沸後放入鹿角膠、紫河車塊、生薑、蔥白，同煮為粥，加入鹽調味。每日服 1～2 次，每次 1 小碗。

〔功效〕益氣養血，補腎填精。

〔主治〕適用於腎氣不足所致的婦女子宮虛冷，不孕，崩漏，帶下，男子陽痿，早洩，遺精，腰痛等。

3. 紫河車燉冬蟲夏草

〔原料〕紫河車半具，冬蟲夏草 10g，紫河車（新鮮胎盤）200g，蔥段、薑片各 5g，料酒、白糖各 10g，醋 2g，精鹽 1.5g，胡椒粉 0.5g，清湯 1000g。

〔製法〕將紫河車、冬蟲夏草洗淨，紫河車切塊。鍋內放入清水燒開，下入紫河車塊，加入醋，用大火燒開，焯透撈出，瀝去水分。鍋內放入清湯，下入蔥段、薑片、冬蟲夏草，用小火燒開，煮 10 分鐘左右，揀出蔥段、薑片不用，加入料酒、精鹽。

下入焯好的紫河車塊燒開，燉至熟爛，加入白糖略燉 1 小時，撒入胡椒粉，出鍋盛入湯碗即成。

〔功效〕補腎填精。

〔主治〕用於腎精虧虛之陽痿、遺精。

4. 魚膠糯米粥

〔原料〕魚膠 30g，糯米 50g，麻油、精鹽、味精各適量。

〔製法〕將魚膠與淘洗乾淨的糯米同時入鍋，加水 500g，用大火燒沸後轉用小火熬煮成稀粥，加入適量的麻油、精鹽、味精等調味即成。

〔功效〕補腎益精，滋陰養血。

〔主治〕用於脾腎虛弱而引發的各種症狀，如神疲體倦、男性精少早洩、女性白帶過多等症。

5. 首烏煨雞

〔原料〕三黃母雞 1000g，何首烏 50g，生薑片、料酒、精鹽、麻油少許。

〔製法〕活三黃母雞常法宰殺，去皮，淨膛去腸雜；何

首烏研碎，裝入紗布袋中，填入雞腹。雞入沙鍋，加清水至淹沒雞體，文火煨至肉熟，取出首烏袋，再加入料酒、細鹽、生薑、麻油等調料，文火再燉半小時即成。

〔**功效**〕補肝腎，益精血，養心寧神。

〔**主治**〕適用於因肝腎不足、精血虧損而引起的腰膝痠軟、頭暈眼花、心悸失眠、頭髮早白等症。

辨證針灸

〔**取穴**〕太谿、懸鐘、三陰交、足三里、腎俞。

〔**針刺法**〕針刺以上穴位，均用補法，留針 15～20 分鐘，每日 1 次。

〔**灸法**〕取溫和灸，即將艾條燃著的一端與施灸部位的皮膚保持一寸左右距離，自我感覺有溫熱而無灼痛即可。每穴灸 10～15 分鐘。

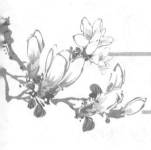

腎氣不固證

指腎氣虧虛，失於封藏、固攝，以腰膝痠軟，小便、精液、經帶、胎氣不固等為主要表現的虛弱證候。

臨床證候

腰膝痠軟，神疲乏力，耳鳴失聰；小便頻數而清，或尿後餘瀝不盡，或遺尿，或夜尿頻多，或小便失禁；男子滑精、早洩；女子月經淋漓不盡，或帶下清稀量多，或胎動易滑。舌淡，苔白，脈弱。

發病原因

本證多因先天稟賦不足，年幼腎氣未充；老年體弱，腎氣衰退；早婚、房勞過度，損傷腎氣；久病勞損，耗傷腎氣，以致精關、膀胱、經帶、胎氣不固所致。

證候分析

腎氣虧虛，腰膝、腦神、耳竅失養，則腰膝痠軟，耳鳴失聰，神疲乏力；腎氣虧虛，固攝無權，膀胱失約，則小便頻數清長，尿後餘瀝不盡，夜尿頻多，遺尿，小便失禁；腎氣虧虛，失於封藏，精關不固，精液外洩，則滑精、早洩；腎氣虧虛，帶脈失固，則帶下清稀量多；衝任之本在腎，腎氣不足，衝任失約，則月經淋漓不盡；腎氣虧虛，胎氣不固，以致胎動不安，滑胎、小產；舌淡，脈弱，為腎氣虧虛，失於充養所致。

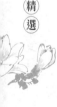

辨證要點

本證以腰膝痠軟，小便、精液、經帶、胎氣不固與氣虛症狀共見為要點。

辨證方劑

1. 金鎖固精丸（《醫方集解》）

〔組成〕沙苑子（炒）60g，芡實（蒸）60g，蓮子 60g，蓮鬚 60g，龍骨（煅）30g，牡蠣（煅）30g。

〔用法〕共研細末，以蓮子粉糊丸，每服 9g，每日 2～3 次，空腹淡鹽湯送下；亦作湯劑，用量按原方比例酌減，加蓮子肉適量，水煎服。

〔功用〕固腎澀精。

〔主治〕用於腎虛不固，遺精滑洩，神疲乏力，四肢痠軟，腰痛耳鳴。

〔加減〕腎虧滑精而兼見大便乾結，加肉蓯蓉 10g，當歸 10g 以補精血而通大便；兼見大便溏洩者，可加補骨脂 10g，五味子 10g 以固腎止瀉；腰痠痛甚者，可加入杜仲、續斷各 10g 壯腰固腎；兼見陽痿者，可加鎖陽 12g，淫羊藿 15g 壯陽補腎。帶下清稀色白量多者，去沙苑蒺藜，改煅牡蠣，炙龍骨為生龍牡，加海螵蛸、茜草各 15g 以收斂止帶。

2. 無比薯蕷丸《備急千金要方》

〔組成〕薯蕷 60g，肉蓯蓉 120g，五味子 180g，菟絲子 90g，杜仲 90g，牛膝 30g，澤瀉 30g，乾地黃 30g，山茱萸 30g，茯神 30g，巴戟天 30g，赤石脂 30g。

〔用法〕上十二味，研末，蜜為丸，如梧桐子大，空腹時以酒送服 20～30 丸。

〔功用〕溫陽益精，補腎固攝。

〔主治〕腎氣虛憊，頭暈目眩，耳鳴腰痠，冷痺骨痛，四肢不溫，或煩熱有時，遺精盜汗，尿頻遺尿，或帶下清冷，舌質淡，脈虛冷。

〔加減〕尿血量多者，可加炒蒲黃、槐花、紫珠草、三七粉等止血。日久尿血不止者，酌加龍骨、牡蠣、金櫻子、補骨脂等固澀止血。夜尿多者，加益智仁、覆盆子。腰脊痠痛、畏寒神怯者，加鹿角片、狗脊溫補督脈。

3. 桑螵蛸散（《本草衍義》）

〔組成〕桑螵蛸 30g，遠志 30g，菖蒲 30g，龍骨 30g，人參 30g，茯神 30g，當歸 30g，龜甲（酥炙）30g。

〔用法〕除人參外，共研細末，每服 6g，睡前以人參湯調下；亦作湯劑，水煎，睡前服，用量按原方比例酌。

〔功用〕調補心腎，澀精止遺。

〔主治〕心腎兩虛證。小便頻數，或尿如米泔色，或遺尿，或遺精，心神恍惚，健忘，舌淡苔白，脈細弱。

〔加減〕方中加入益智仁、覆盆子等，可增強澀精縮尿止遺之力。若健忘心悸者，可加酸棗仁、五味子以養心安神；兼有遺精者，可加沙苑子、山萸肉以固腎澀精。

4. 縮泉丸（《魏氏家藏方》）

〔組成〕烏藥、川椒（去目併合口者，出汗）、吳茱萸（九蒸九曬）、益智（炒）各等分。

〔用法〕上藥為細末，酒製山藥末為糊，製成小丸，如梧桐子大。每服 50～60 丸，鹽湯下。

〔功用〕溫腎祛寒，縮尿止遺。

〔主治〕膀胱虛寒證。小便頻數，或遺尿不止，小腹怕冷，舌淡，脈沉弱。

5. 鞏堤丸（《景岳全書》）

〔**組成**〕熟地黃 60g，菟絲子（酒煮）60g，白朮（炒）60g，北五味子 30g，益智仁（酒炒）30g，破故紙（酒炒）30g，製附子 30g，茯苓 30g，家韭子（炒）30g。

〔**用法**〕上藥研為末，山藥糊丸，如梧桐子大。每服百餘丸，空腹時用開水或溫米酒送服，每日 2～3 次。或按原方用量比例減量水煎服用。

〔**功用**〕溫補固攝。

〔**主治**〕適用於命門火衰，膀胱不固，小便不禁，或溺後遺瀝不盡。

〔**加減**〕氣虛者，加人參 30～60g；小便頻數而濁者，加用桑螵蛸、補骨脂。

6. 壽胎丸（《醫學衷中參西錄》）

〔**組成**〕菟絲子（炒燉）120g，桑寄生 60g，川續斷 60g，真阿膠 60g。

〔**用法**〕上藥將前三味軋細，水化阿膠和為丸，每丸重 0.3g。每服 20 丸，開水送下，每日 2 次。

〔**功用**〕補腎，安胎。

〔**主治**〕適用於腎虛而胎動不固者，及妊娠下血，胎動不安，胎萎不長者。

〔**加減**〕月經淋漓不盡者，加黃耆 30g，赤石脂 15g，禹餘糧 20g 以益氣溫腎，固澀止血；胎動易滑，久治不癒者，加用鹿角膠 15g，巴戟大 10g，杜仲 12g，枸杞 10g，黨參 12g 等。

7. 五子衍宗丸（《攝生眾妙方》）

〔**組成**〕枸杞子 240g，菟絲子（酒蒸，搗餅）240g，北

五味子（研碎）60g，覆盆子（酒洗，去目）120g，車前子（揚淨）60g。

〔用法〕上為細末，煉蜜為丸，如梧桐子大。空腹時服90丸，睡前服50丸，溫開水或淡鹽湯送下，冬月用溫酒送下。

〔功用〕益精填髓，補腎固精。

〔主治〕精關不固，封藏失職。症見無夢而遺，甚或稍有思念，或稍遇勞累，則滑遺不禁，以至晝夜數次，小便頻數，形瘦神疲，頭暈耳鳴，身體睏倦，腰膝痠軟無力，短氣不足以息，舌質淡，苔薄自，脈沉細，兩尺尤甚。

8. 秘精丸《濟生方》

〔組成〕牡蠣（煆），菟絲子（酒漫，蒸，焙，別研），龍骨（生用），五味子，韭子（炒），桑螵蛸（酒炙），白茯苓（去皮），白石脂（煆）各等分。

〔用法〕上藥研為細末，酒糊為丸，如梧桐子大。每服70丸，空腹時用鹽酒；鹽湯任下。

〔功用〕補腎固精。

〔主治〕腎虛腰膝痠軟，下焦虛寒，腎元不固，小便白濁，或如米泔，或如脂如膏，或小便失禁，小兒夜間遺尿，尿液清長，餘瀝不盡，小便不暢，遺精早洩，陽事不舉，女子帶下，月經崩漏不止等。

9. 水陸二仙丹（《洪氏經驗集》）

〔組成〕芡實，金櫻子各等份。

〔用法〕將芡實研末，金櫻子熬膏，拌和製成丸，如梧桐子大。每服50丸，用鹽湯送下，日服2次。

〔功用〕益腎滋陰，收斂固攝。

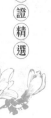

〔**主治**〕腎虛所致的腰痠乏力、男子遺精白濁、女子帶下，以及小便頻數、遺尿等症。

10. 茯菟丸（《太平惠民和劑局方》）

〔**組成**〕菟絲子 150g，白茯苓 90g，石蓮子（去殼）60g。

〔**用法**〕上為細末，酒煮（一本用山藥 180g）糊為丸，如梧桐子大。每服 30 丸，空腹時用鹽湯下。

〔**功用**〕養心補腎，固精止遺。

〔**主治**〕治心腎俱虛，真陽不固，溺有餘瀝，小便白濁，夢寐頻洩。

辨證成藥

1. 金鎖固精丸（《醫方集解》）

〔**用法**〕濃縮丸每次服 3g，水丸每次服 9g，大蜜丸每次服 1 丸，每日 2～3 次。

〔**功用**〕固腎澀精。

〔**主治**〕用於腎虛不固所致的遺精滑洩，神疲乏力，四肢痠軟，腰痠耳鳴。

2. 水陸二仙丸（《洪氏經驗集》）

〔**用法**〕水丸劑每次服 9g，每日 3 次，飯前服用。

〔**功用**〕健脾補腎，收澀固精。

〔**主治**〕用於腎虛陰虧、精關不固之遺精滑精，婦女經水淋漓、白帶過多，以及小便頻數清長、小兒遺尿等症。

3. 縮泉丸（《魏氏家藏方》）

〔**用法**〕水丸每次服 3～6g，每日 3 次，飯前淡鹽湯或溫開水送服。

〔**功用**〕補腎縮尿。

〔主治〕用於腎虛所致的小便頻數、夜間遺尿，小腹怕冷，舌淡，脈沉弱。

4. 鎖陽固精丸（《仙拈集》）

〔用法〕口服，水蜜丸一次 6g，大蜜丸一次 1 丸，每日2次。

〔功用〕溫腎固精。

〔主治〕用於腎虛滑精，腰膝痠軟，眩暈耳鳴，四肢無力。

5. 五子衍宗丸（《攝生眾妙方》）

〔用法〕水蜜丸每次服 6g，小蜜丸每次服 9g，大蜜丸每次服 1 丸，每日 2 次。

〔功用〕補腎益精。

〔主治〕用於腎虛腰痛，尿後餘瀝不盡，遺精早洩，陽痿不育。

辨證食療

1. 加味金櫻子粥

〔原料〕金櫻子 10～15g，枳殼、棉花根各 30g，粳米或糯米 50～100g。

〔製法〕將金櫻子、枳殼、棉花根水煎取濃汁，去渣，同粳米或糯米煮粥。每日 2 次，溫服，10 日為 1 療程。

〔功效〕收澀，固精理氣，止瀉。

〔主治〕適用於滑精，遺精，遺尿，小便頻數，脾虛泄瀉，女子帶下病，子宮脫垂症。

2. 水陸二味粥

〔原料〕芡實米 50g，金櫻子 20g，白糖適量。

〔製法〕先將金櫻子煮汁 100ml 加芡實米煮粥，放白糖

實用辨證精選

適量。溫熱服食，每日 2 次。

〔功效〕益腎固精健脾。

〔主治〕此方對小兒腎虛遺尿有顯著療效。

3. 糯米山藥粥

〔原料〕生山藥 50g，川斷、杜仲、苧麻根各 25g，糯米 50～100g。

〔製法〕先煎川斷、苧麻根、杜仲，去渣取汁，後入糯米及搗碎的山藥，共煮為粥。

〔功效〕固腎益氣安胎。

〔主治〕適用於腎氣不固而致習慣性流產、先兆流產、腰痛、水腫等病症。

4. 補骨脂燉羊小肚

〔原料〕補骨脂 15g，羊小肚 200g，鹽、醬油適量。

〔製法〕將羊小肚洗淨切成小塊，同補骨脂加水清燉，煮至羊小肚熟爛為止，加鹽適量調味即可，飲湯食羊小肚。

〔功效〕補腎壯陽，暖丹田，縮小便。

〔主治〕適用於腎虛之小便頻數清長、遺尿、遺精等。

辨證針灸

〔取穴〕氣海、命門、陰谷、腎俞、中極、京門。

〔針刺法〕針刺以上穴位，均用補法，留針 15～20 分鐘，每日 1 次。

〔灸法〕取溫和灸，即將艾條燃著的一端與施灸部位的皮膚保持一寸左右距離，自我感覺有溫熱而無灼痛即可。每穴灸 10～15 分鐘。

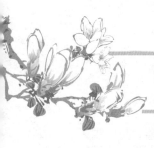

腎不納氣證

　　指肺腎氣虛，攝納無權，以久病咳喘、呼多吸少、動則尤甚等為主要表現的虛弱證候。又名腎不納氣證。

臨床證候

　　咳嗽無力，呼多吸少，氣短而喘，動則尤甚，吐痰清稀，聲低，乏力，自汗，耳鳴，腰膝痠軟，或尿隨咳出，舌淡紫，脈弱。

發病原因

　　本證多因久病咳喘，耗傷肺氣，病久及腎；或勞傷太過，先天不足，老年體弱，腎氣虧虛，納氣無權所致。

證候分析

　　肺為氣之主，腎為氣之根，肺司呼吸，腎主納氣。肺氣虛，呼吸功能減弱，則咳嗽無力，氣短而喘，吐痰清稀；宗氣不足，衛表不固，則語聲低怯，自汗，乏力。

　　腎氣虛，不主攝納，氣不歸元，則呼多吸少；耳竅失充，則耳鳴；腰膝失養，則腰膝痠軟；腎氣不固，可見尿隨咳出。動則耗氣，肺腎更虛，故喘息加劇；舌淡，脈弱，為氣虛之徵。

辨證要點

　　本證以久病咳喘、呼多吸少、動則尤甚與氣虛症狀共見為要點。

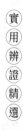

辨證方劑

1. 都氣丸（《症因脈治》）

〔**組成**〕五味子 6g，熟地 24g，山茱萸 12g，山藥 12g，澤瀉 9g，丹皮 9g，茯苓 9g。

〔**用法**〕以上各藥研為細末，煉蜜為丸，如梧桐子大，空腹服用，每次 9g，每日 2～3 次。若改為水煎服，用量按原方比例酌減。

〔**功用**〕滋腎納氣。

〔**主治**〕主肺腎兩虛，適用於虛不能納氣之喘促，或久咳而咽乾氣短，遺精盜汗，小便頻數，腰痛。

〔**加減**〕若喘促面紅煩躁，口乾咽燥，舌紅少津，脈細數者，加西洋參 10g（另燉）、麥冬 12g，若汗多氣逆者，再加龍骨、牡蠣各 15g。

2. 八味腎氣丸（《備急千金要方》）

〔**組成**〕熟地黃 400g，山藥（麩炒）200g，茯苓 150g，五味子（醋製）200g，肉桂 50g，澤瀉（鹽製）150g，附子（製）50g，牡丹皮 150g。

〔**用法**〕以上各藥研為細末，煉蜜為丸，如梧桐子大，空腹服用，每次 9g，每日 2 次。

〔**功用**〕溫補腎陽。

〔**主治**〕用於腎陽不足，腰痛膝軟，消渴水腫，腎虛咳喘，小便頻數，大便溏瀉。

3. 參蛤散（《濟生方》）

〔**組成**〕蛤蚧 1 對，人參 9g。

〔**用法**〕研末，每服 1～2g，每日 2～3 次。

〔**功用**〕補肺腎，定喘嗽。

〔主治〕用於肺腎兩虛之咳喘氣促、言語無力、聲音低微者。

4. 人參胡桃湯（《濟生方》）

〔組成〕人參 3.3 公分，胡桃肉 1 個（去殼，不剝皮）。

〔用法〕切碎，用生薑五片，大棗二枚，食後、臨臥水煎服。

〔功用〕補肺腎，定虛喘。

〔主治〕主肺腎不足之虛喘，動則益甚，形瘦神疲，嚴重者喘息加劇，冷汗淋漓，肢冷面青，脈浮無大根。

5. 平喘固本湯（《中醫內科學》引南京中醫學院附屬醫院驗方）

〔組成〕黨參 15g，五味子 6g，冬蟲夏草 6g，胡桃肉 12g，靈磁石 18g，沉香、坎臍（臍帶）、蘇子各 15g，款冬花 12g，法半夏 12g，橘紅 6g。

〔用法〕水煎服。每日 1 劑，早晚各 1 次，飯前 2 小時服用。

〔功用〕補肺納腎，降氣化痰平喘。

〔主治〕肺脹，肺腎氣虛，喘咳有痰者。

〔加減〕若兼腎陽虛，加附子，鹿角片，補骨脂，鐘乳石；肺腎陰虛，配沙參，麥冬，生地黃，當歸；痰氣瘀阻，口唇青紫，加桃仁，蘇木；氣逆於上，動則氣喘，加紫石英，磁石鎮納腎氣。

辨證成藥

1. 七味都氣丸（《症因脈治》）

〔用法〕每次服 9g，每日服 2 次。

〔功用〕補腎納氣，澀精止遺。

實用辨證精選

〔**主治**〕用於腎虛不能納氣，呼多吸少，喘促，胸悶，久咳而咽乾氣短，遺精盜汗，小便頻數。

2. **八味腎氣丸**（《備急千金要方》）

〔**用法**〕口服，一次 1 丸，一日 2 次。

〔**功用**〕溫補腎陽。

〔**主治**〕用於腎陽不足，腰痛膝軟，消渴水腫，腎虛咳喘，小便頻數，大便溏瀉。

辨證食療

1. 人參核桃湯

〔**原料**〕人參 6g，核桃仁 25g，生薑 10g。

〔**製法**〕先將人參洗淨，與核桃仁、生薑一同入鍋，加水適量煎煮，去渣取汁，再在藥渣中加水煎取藥汁，將兩次藥汁合併即成。

〔**功效**〕補肺腎，定喘逆。

〔**主治**〕適用於肺腎兩虛之咳嗽喘促、喘息型慢性支氣管炎、慢性支氣管哮喘、肺氣腫屬於虛寒者。

2. 蟲草鴨

〔**原料**〕嫩肥鴨 1 隻（約 2000g），生薑 10g，蔥 10g，紹酒 25g，冬蟲夏草 10g，味精 1.5g，鴨湯 1250g，精鹽 6g。

〔**製法**〕將肥鴨洗淨，從背尾部橫著開口，去內臟，割去肛門，放入沸水鍋內煮淨血水，撈出斬去鴨嘴、鴨腳，將鴨翅扭翻在背上盤好，蟲草用 30 度溫水泡 15 分鐘後洗淨。將竹筷削尖，在鴨胸腹部斜戳小孔（深約 1 公分），每戳一孔插入一根蟲草，逐一插完盛入大品鍋中（鴨腹部向上），加紹酒、蔥、薑、精鹽、鴨湯，將鍋蓋嚴，上籠蒸 1 個半小時左右，揀去蔥、薑，加入味精，原品鍋上席。

〔**功效**〕填精益髓、培補肺腎、止咳平喘。

〔**主治**〕適用於虛勞咳喘、自汗盜汗、陽痿遺精、腰膝軟弱、久虛等症。

3. 四仁雞蛋粥

〔**原料**〕雞蛋 1 個，白果仁、甜杏仁各 30g，核桃仁、花生仁各 60g，大米 100g。

〔**製法**〕將核桃仁，白果仁，花生仁，甜杏仁分別泡洗乾淨，用清水浸泡 1 小時，瀝去水分備用；大米淘洗乾淨備用。雞蛋磕入碗中，攪打均勻備用。鍋中加入適量水煮沸，把大米，白果仁，花生仁，甜杏仁，核桃仁一起放入鍋中，煮製成粥，淋入雞蛋液稍煮即可。

〔**功效**〕補腎潤肺，納氣平喘。

〔**主治**〕適用於肺腎陰虛或陰陽兩虛引起的咳喘，對支氣管哮喘、慢性支氣管炎等有很好的食療功效。

4. 芡實山藥粥

〔**原料**〕芡實、乾山藥片各 30g，糯米 50g，砂糖適量。

〔**製法**〕用芡實，山藥，糯米洗淨後加砂糖，同煮成粥。

〔**功效**〕補脾胃，滋肺固腎。

〔**主治**〕適用於脾虛腹瀉，腎虛遺精，慢性久痢，虛勞咳嗽。

5. 黑豆釀梨

〔**原料**〕梨 500g，黑豆 50g，冰糖 30g。

〔**製法**〕將黑豆清水泡脹晾乾，梨去皮，在梨柄處切開留作梨蓋，用小勺挖去梨核，將黑豆與冰糖裝入梨孔內，如梨子小以裝滿為止。再把梨柄蓋上，用竹籤插牢，放在瓷盅

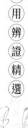

內，加入冰糖蓋上盅蓋，再將盅放在加水的鍋內，置中火上徐徐蒸燉，水沸後約 40 分鐘即熟，將梨取出，裝入盤內即成。

〔功效〕清熱化痰、補腎平喘。

〔主治〕用於肺熱咳嗽、痰多及肺腎虛而久咳喘者，也可用於老年慢性氣管炎有熱痰者食用。

辨證針灸

〔取穴〕肺俞、膏肓俞、氣海、腎俞、足三里、太淵、太谿。

〔針刺法〕針刺以上穴位，均用補法，留針 15～20 分鐘，每日 1 次。

〔灸法〕取肺俞、脾俞、腎俞、大椎穴用艾柱隔薑灸，每穴 3～5 壯，不發疱，皮膚微紅為度。每日 1 次，10 次為 1 個療程。

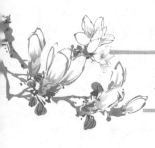

膀胱濕熱證

指濕熱侵襲，蘊結膀胱，氣化不利，以小便頻急、灼澀疼痛及濕熱症狀為主要表現的證候。

臨床證候

小便頻數、急迫、短黃，排尿灼熱、澀痛，或小便渾濁、尿血、或有砂石，或腰部、小腹脹痛，發熱，口渴，舌紅，苔黃膩，脈滑數或濡數。

發病原因

本證多因為外感濕熱之邪，侵襲膀胱；或飲食不節，嗜食辛辣，化生濕熱，下注膀胱，致使膀胱氣機不暢所致。

證候分析

膀胱位於小腹部，居腎之下，大腸之前，是一個中控的囊狀器官。其上有輸尿管與腎相連，其下連尿道，開口於前陰。人體的津液通過肺、脾、腎等臟的作用，布散全身，發揮其滋養濡潤機體的作用，其代謝後的濁液則下歸於腎或膀胱，經腎氣的蒸化作用，升清降濁；膀胱中尿液的按時排泄，由腎氣及膀胱之氣的激發和固攝作用調節，腎氣與膀胱之氣的作用協調，則膀胱開合有度，尿液可及時地從溺竅排出體外。

濕熱鬱蒸膀胱，氣化不通，下迫尿道，故尿頻、尿急，小便灼熱，排尿澀痛；濕熱煎熬，津液被灼，則尿短少而色

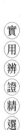
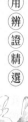

黃；濕熱傷及血絡，迫血妄行，則尿血；濕熱久戀，煎熬尿濁結成砂石，則尿中或 X 光檢查可見砂石；膀胱濕熱波及小腹、腰部，經氣失調，則腰部、小腹脹痛；發熱，口渴，舌紅，苔黃膩，脈滑數，為濕熱內蘊之徵。

辨證要點

本證屬新病勢急，以小便頻急、灼澀疼痛等與濕熱症狀共見為要點。

辨證方劑

1. 八正散（《太平惠民和劑局方》）

〔組成〕車前子、瞿麥、萹蓄、滑石、山梔子仁、甘草（炙）、木通、大黃（面裹煨）各 500g。

〔用法〕散劑，每服 6～10g，燈心煎湯送服；湯劑，加燈心，水煎服，用量根據病情酌定。

〔功用〕清熱瀉火，利水通淋。

〔主治〕濕熱淋證。尿頻尿急，溺時澀痛，淋漓不暢，尿色渾赤，甚則癃閉不通，小腹急滿，口燥咽乾，舌苔黃膩，脈滑數。

〔加減〕本方苦寒清利，凡淋證屬濕熱下注者均可用之。若屬血淋者，宜加生地、小薊、白茅根以涼血止血；石淋，可加金錢草、海金沙、石韋等以化石通淋；膏淋，宜加萆薢、菖蒲以分清化濁。

2. 萆薢分清飲（《醫學心悟》）

〔組成〕益智、川萆薢、石菖蒲、烏藥各 9g，鹽 0.5g。

〔用法〕水煎服，加入食鹽少許。

〔功用〕溫腎利濕，分清化濁。

〔主治〕下焦虛寒之膏淋、白濁。小便頻數，渾濁不

清，白如米泔，凝如膏糊，舌淡苔白，脈沉。

〔**加減**〕若兼虛寒腹痛者，可加肉桂、鹽茴以溫中祛寒；久病氣虛者，可加黃耆、白朮以益氣祛濕。

3. 石韋散（《外台秘要》）

〔**組成**〕通草 60g，石韋 60g（去毛），王不留行 30g，滑石 60g，甘草（炙）、當歸各 60g，白朮、瞿麥、芍藥、葵子各 90g。

〔**用法**〕上十味，搗篩為散。每次以麥粥清送服 1～3g，每日 3 服。

〔**功用**〕清熱利水，活血通淋。

〔**主治**〕膀胱有熱，致患石淋、勞淋、熱淋，小便不利，淋瀝頻數，胞中滿急，臍腹疼痛。

〔**加減**〕如見熱淋，加萹蓄、生甘草，發熱，加黃芩、梔子，或魚腥草、蒲公英，石淋，加金錢草、海金沙、生雞金，尿血，加琥珀、小薊。

4. 小薊飲子（《玉機微義》）

〔**組成**〕生地黃（洗）30g，小薊 15g，滑石 15g，木通 6g，蒲黃（炒）9g，藕節 9g，淡竹葉 9g，當歸（酒浸）6g，山梔子 9g，炙甘草 6g。

〔**用法**〕咬咀，每服 12g，水一盞半，煎至八分，去滓溫服，空心食前。

〔**功用**〕涼血止血，利水通淋。

〔**主治**〕血淋、尿血。尿中帶血，小便頻數，赤澀熱痛，舌紅，脈數等。

〔**加減**〕方中炙甘草亦可改用生甘草，以取其清熱瀉火之功；若尿道刺痛者，可加琥珀、海金砂以通淋止血。

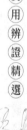

辨證成藥

1. 尿感寧顆粒（正大青春寶藥業有限公司）

〔用法〕開水沖服。一次 1 袋，一日 3～4 次。

〔功用〕清熱解毒，通淋利尿，抗菌消炎。

〔主治〕用於膀胱濕熱所致淋症，症見尿頻、尿急、尿道澀痛、尿色偏黃、小便淋漓不盡等；急慢性尿路感染見上述證候者。

2. 清邁蘇（江西山香藥業有限公司）

〔用法〕開水沖服。一次 10g。一日 2 次，小兒酌減。

〔功用〕清熱瀉火，利水通淋。

〔主治〕用於膀胱濕熱，尿頻澀痛，淋瀝不暢，癃閉不通，小腹脹滿，口乾咽燥等症。

3. 金砂五淋丸（廣西半宙天龍製藥有限公司）

〔用法〕燈心草湯或溫開水送服。一次 6g（約藥瓶外蓋的 1/3），一日 2～3 次。

〔功用〕清熱，通淋。

〔主治〕用於膀胱濕熱，小便渾濁，淋瀝作痛。

4. 複方石淋通膠囊（湖南德康製藥股份有限公司）

〔用法〕口服。一次 6 粒，一日 3 次。

〔功用〕清熱利濕，通淋排石。

〔主治〕用於膀胱濕熱，石淋澀痛，尿路結石、泌尿系感染屬肝膽膀胱濕熱者。

辨證食療

1. 青小豆粥

〔原料〕通草 5g，青小豆 50g，小麥 50g。

〔製法〕先以水煮通草取汁去滓，用汁煮豆、麥做粥，

晨起做早餐食用（二次量），亦可加入白糖少許。

〔**功效**〕通淋利尿。

〔**主治**〕凡屬濕熱下墜，膀胱氣不利而引起的小便澀少，尿時淋漓而作痛者，即可輔食此粥。

2. 赤小豆粥

〔**原料**〕赤小豆 30g，白米 15g。

〔**製法**〕赤小豆加水煮熟後，再入白米作粥，作早餐食用。

〔**功效**〕除濕熱，利小便。

〔**主治**〕適用於水腫病，下肢濕氣，小便不利，大便稀薄，身體肥胖等症。

3. 冬瓜湯

〔**原料**〕冬瓜 50g。

〔**製法**〕冬瓜 50g，煮湯三碗，分服。

〔**功效**〕清利濕熱。

〔**主治**〕水腫脹滿，腳氣浮腫，小便不利。

辨證針灸

〔**取穴**〕足三里、中極、三陰交、陰陵泉。

〔**針刺法**〕針刺以上穴位，反覆撚轉提插，強刺激，可治療小便不通或尿點滴而下。

〔**指壓利尿穴**〕用雙手大拇指按壓利尿穴（神闕與恥骨聯合上緣連線的中點），壓力逐漸加大，持續 5～15 分鐘。治療小便不通。

〔**灸法**〕此證只針不灸。

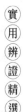

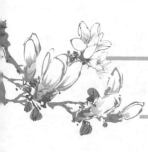

心腎不交證

　　指心與腎的陰液虧虛，陽氣偏亢，以心煩、失眠、夢遺、耳鳴、腰痠等為主要表現的虛熱證候。又名心腎陰虛陽亢證。

臨床證候

　　心煩失眠，驚悸健忘，多夢，頭暈，耳鳴，腰膝痠軟，或夢遺，口咽乾燥，五心煩熱，潮熱盜汗，便結尿黃，舌紅少苔，脈細數。

發病原因

　　本證多因憂思勞神太過，鬱而化火，耗傷心腎之陰；或因虛勞久病，房事不節等導致腎陰虧耗，虛陽亢動，上擾心神所致。

證候分析

　　「心腎不交」是心腎兩臟在生理和病理方面對立存在的概念，其理論始見於《內經》。《素問・六微旨大論》謂：「相火之下，水氣承之；君火之下，陰精承之。」在其後的歷代文獻中，均有關於心腎不交，水火失濟病理改變的論述。如《張氏醫通・健忘》：「按內經之原健忘者，俱責之心腎不交，心火不降，腎水不升，神明不定而健忘，六味丸加五味、遠志。」

　　腎陰虧損，水不濟火，不能上養心陰，心火偏亢，擾動

心神，則見心煩，失眠，多夢，驚悸；腎陰虧虛，骨髓失充，腦髓失養，則頭暈，耳鳴，健忘；腰膝失養，則腰膝痠軟；虛火內熾，相火妄動，擾動精室，則夢遺；陰虛陽亢，虛熱內生，則口咽乾燥，五心煩熱，潮熱，盜汗；舌紅，少苔或無苔，脈細數，為陰虛火旺之徵。

辨證要點

本證以心煩、失眠、腰痠、耳鳴、夢遺與虛熱症狀共見為要點。

辨證方劑

1. **交泰丸**（《韓氏醫通》卷下）

〔**組成**〕生川連 18g，肉桂心 3g。

〔**用法**〕上二味，研細，白蜜為丸。每服 1.5～2.5g，空腹時用淡鹽湯下。

〔**功用**〕交通心腎，清火安神。

〔**主治**〕心火偏亢，心腎不交，怔忡，失眠。

2. **黃連阿膠湯**（《傷寒論》）

〔**組成**〕黃連 12g，黃芩 6g，芍藥 6g，雞子黃 2 枚，阿膠 9g。

〔**用法**〕上五味，以水 1.2L，先煎三物，取 600ml，去滓，入阿膠烊盡，稍冷，入雞子黃，攪勻，每次溫服 200ml，日 3 服。

〔**功用主治**〕養陰瀉火，益腎寧心。

3. **天王補心丹**（《校注婦人良方》）

〔**組成**〕人參（去蘆）、茯苓、玄參、丹參、桔梗、遠志各 15g，當歸（酒浸）、五味子、麥門冬（去心）、天門冬、柏子仁、酸棗仁（炒）各 30g，生地黃 120g。

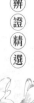

〔用法〕上為末，煉蜜為丸，如梧桐子大，用硃砂為衣，每服二三十丸（6～9g），臨臥，竹葉煎湯送下。

〔功用〕滋陰清熱，養血安神。

〔主治〕陰虛血少，神志不安證。心悸怔忡，虛煩失眠，神疲健忘，或夢遺，手足心熱，口舌生瘡，大便乾結，舌紅少苔，脈細數。

4. 孔聖枕中丹（《備急千金要方》）

〔組成〕龜甲、龍骨、遠志、石菖蒲各 4g。

〔用法〕將上述四味藥煮開後繼續煮 20 分鐘左右關火，一副藥煮兩次，藥湯合起來，分成等分，可以安排上下午等兩三次時間段服。

〔功用〕補腎寧心，益智安神。

〔主治〕心腎陰虧而致健忘失眠，心神不安，或頭目眩暈，舌紅苔薄白，脈細弦。

5. 茯菟丸（《太平惠民和劑局方》卷五）

〔組成〕菟絲子 150g，白茯苓 90g，石蓮子（去殼）60g。

〔製法〕上為細末，酒煮（一本用山藥 180g）糊為丸，如梧桐子大。

〔用法〕每服 30 丸，空腹時用鹽湯下。

〔功用〕養心補腎，固精止遺。

〔主治〕治心腎俱虛，真陽不固，溺有餘瀝，小便白濁，夢寐頻洩。

6. 天王補心丹合硃砂安神丸加減

〔組成〕生地 15g，玄參 10g，茯苓 10g，五味子 10g，當歸 10g，朱麥冬 12g，柏子仁 10g，酸棗仁 10g，黃連 6g。

〔**功效**〕主要用於心腎不交之心陰不足者。

〔**加減**〕如兼見有濕熱，舌苔黃膩者，小加梔子 10g，馬尾連 6g，車前草 15g，苡仁 15g 清熱利濕；如肝火上炎，症見頭暈目眩較重者，可加菊花 12g，桑葉 10g，黃芩 10g，鉤藤 12g 清散肝火；如熱擾精室，遺精頻作者加金櫻子 10g，蓮鬚 10g，沙菀蒺藜 15g，刺蝟皮 10g 滋腎固精。

7. 知柏八味丸加味

〔**組成**〕知母 10g，黃柏 10g，生地 12g，山萸肉 10g，丹皮 6g，澤瀉 6g，茯苓 10g，夜交藤 18g，合歡皮 12g，石菖蒲 10g，蓮心 10g。

〔**用法**〕濃煎取汁 200～300ml，每日 1 劑，溫服，1 日 3 次。

〔**功效主治**〕心腎不交證偏於腎陰虧損者。

〔**加減**〕如兼見火旺傷陰，舌紅絳無苔者，必加石斛 12g，沙參 12g 以甘寒滋陰；如陰虛盜汗劇者，必加煅龍牡各 15g，浮小麥 15g，癟桃乾 15g 斂陰止汗；如肝火上炎，症見頭暈目眩較重者，可加菊花 12g，桑葉 10g，黃芩 10g，鉤藤 12g 清散肝火；如熱擾精室，遺精頻作者加金櫻子 10g，蓮鬚 10g，沙菀蒺藜 15g，刺蝟皮 10g 滋腎固精。

辨證成藥

1. 六味地黃丸（《小兒藥證直訣》）

〔**用法**〕濃縮丸口服，一次 8 丸，一日 3 次；小蜜丸口服，一次 9g（約一瓶蓋），一日 2 次。

〔**功用**〕滋陰補腎。

〔**主治**〕腎陰虧損，頭暈耳鳴，腰膝痠軟，骨蒸潮熱，盜汗遺精。

2. 孔聖枕中丸（《備急千金要方》）

〔*用法*〕大蜜丸口服，一次 1 丸，一日 2 次。

〔*功用*〕補益心腎，益智安神。

〔*主治*〕心腎不交所致的失眠健忘，頭暈耳鳴，神疲體倦。

3. 柏子養心丸

〔*用法*〕水蜜丸口服，一次 6g，一日 2 次。大蜜丸口服，大蜜丸一次 1 丸，一日 2 次。小蜜丸口服，小蜜丸一次 9g，一日 2 次。

〔*功用*〕養心安神，滋陰補腎。

〔*主治*〕陰血虧虛，心腎失調所致之精神恍惚，驚悸怔忡，夜寐多夢，健忘盜汗，舌紅少苔，脈細而數。

辨證食療

1. 糯米小麥粥

〔*配方*〕糯米 50g，小麥米 50g。

〔*製法*〕上二物加水適量同煮成粥，加適量白糖或紅糖調味即可。

〔*功效*〕補脾胃，益心腎，安心神。

〔*用法*〕每日 1 次，晚臨睡前服食。

2. 安神梨甑

〔*配方*〕雪梨 2 個，炒棗仁 10g，冰糖 15g。

〔*製法*〕雪梨在靠近蒂處用刀切下，將核挖出，拓寬四周，即成「梨甑」，把棗仁、冰糖入「甑」內，將梨蒂蓋合，竹籤插牢，蒂向上平放碗中蒸熟為度。

〔*功效*〕滋陰養液，養心安神。

〔*用法*〕隨意食之。

3. 竹葉蓮桂羹

〔配方〕新鮮苦竹葉 50g，蓮子 20g，肉桂 2g，雞蛋 1 個。

〔製法〕竹葉、蓮子熬水，蓮子煮熟，肉桂細研成粉，雞蛋打散，將竹葉、蓮子水（沸水）倒入打散的雞蛋內，即入肉桂粉，攪拌均勻，根據喜好調味。

〔功效〕安神，交通心腎。

〔用法〕作早晚餐服用。

4. 核桃杞子煲雞蛋

〔配方〕枸杞子 10g，核桃仁 15g，雞蛋 2 個。

〔製法〕三物共放煲內，加清水 500ml 同煲，蛋熟後取出去殼，再煲 3 分鐘即可食用。

〔功效〕滋補肝腎，安神寧志。

〔用法〕飲湯吃蛋，每日 1 次。

5. 鹹鴨蛋牡蠣粥

〔配方〕鹹鴨蛋 2 個，牡蠣 100g，粳米 100g。

〔製法〕先將牡蠣加水 1000ml 煎煮，去渣取汁，以藥汁同鴨蛋及粳米同煮成粥；調味食用。

〔功效〕補肝腎，養心神。

〔用法〕作早晚餐用，可常食。

6. 白鴨冬瓜湯

〔配方〕白鴨 1 隻，茯神 30g，麥冬 30g，冬瓜 500g。

〔製法〕茯神、麥冬用紗布包後放入洗淨的鴨腹內，加水 1000～1500ml，先煮 30～40 分鐘，然後添放冬瓜，煮至鴨肉熟透，冬瓜爛熟，用鹽、味精調味。

〔功效〕寧心清熱，滋陰安神。

〔**用法**〕吃鴨肉和冬瓜，喝湯汁，分 2～3 餐食完，可常食。

7. 山藥荔枝粥

〔**配方**〕取鮮山藥 100g、荔枝肉 15～30g、桂元肉 15g、五味子 3g，冰糖適量。

〔**製法**〕先將山藥切薄片，與荔枝肉、桂元肉、五味子煮，同取汁再加粳米 100g 煮成粥，加冰糖即成，可早晚服食。

8. 茅根赤豆粥

〔**配方**〕白茅根 30g，赤豆 30g，粳米 200g。

〔**製法**〕先取鮮白茅根 30g，煎湯取汁，再煮赤豆 30g待豆熟，加粳米 200g 煮粥，以豆煮爛為度，即可食用。

辨證針灸

〔**取穴**〕主穴可取心俞、內關、大陵、太谿，配穴可取太衝、神門、腎俞、合谷等。

〔**針刺法**〕手法宜平補平瀉，留針 15～20 分鐘，撚轉結合提插。每日一次。亦可採用腕踝針治療，進針點取內關、神門。

進針方法為：常規消毒，針尖迅速刺入皮膚後，使針體與皮膚面呈 30 度角，針體在皮下的位置，儘可能緊貼在真皮下不能過深，進針塊，推針慢，不必撚轉，注意表淺，要鬆弛。進針時如遇有阻力或有酸、麻、脹痛等感覺，這是進針過深，應將針尖退至皮下再沿表淺層刺入，進針 2～6分，留針 20～30 分鐘。輕刺激為補，重刺激為瀉。

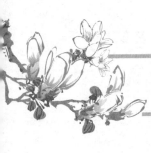

心腎陽虛證

指心與腎的陽氣虛衰，失於溫煦，以心悸、水腫等為主要表現的的虛寒證候。又名心腎虛寒證，水腫明顯者，可稱水氣凌心證。

臨床證候

畏寒肢冷，心悸怔忡，胸悶氣喘，肢體浮腫，小便不利，神疲乏力，腰膝酸冷，唇甲青紫，舌淡紫，苔白滑，脈弱。

發病原因

本證多因心陽虛衰，病久及腎；或因腎陽虧虛，氣化無權，水氣凌心所致。

證候分析

腎主水，是指腎氣具有主司和調節全身水液代謝的功能。《素問·逆調論》說：「腎者水藏，主津液。」腎氣及腎陽腎陰對水液代謝過程中的各臟腑之氣的功能，尤其是脾肺之氣的運化和輸布水液的功能，具有促進和調節作用。

機體水液的輸布與排泄，是在肺、脾、腎、胃、大腸、小腸、三焦、膀胱等臟腑的共同參與下完成的。但各臟腑之氣必須在其陰陽協調平衡的狀態下才能正常參與水液代謝，而腎氣分化的腎陰腎陽是各臟腑陰陽的根本，腎氣及腎陰腎陽通過對各臟腑之氣及其陰陽的資助和促進作用，主司和調

節著機體水液代謝的各個環節。

腎陽不振，蒸騰氣化無權，水液內停，泛溢肌膚，則肢體浮腫，小便不利；腎陽虛，不能溫煦腰膝，則腰膝酸冷；腎陽虛不能溫煦心陽，水氣上犯凌心，以致心陽不振，心氣鼓動乏力，則心悸怔忡，胸悶氣喘；溫運無力，血行不暢而瘀滯，則唇甲青紫，舌質淡紫；心腎陽虛，形體失於溫養，臟腑功能衰退，則畏寒肢冷，神疲乏力；苔白滑，脈弱，為心腎陽虛，水濕內停之象。

辨證要點

本證以心悸、水腫與虛寒症狀共見為要點。

辨證方劑

1. 腎氣丸（《金匱要略》）

〔組成〕乾地黃 240g，乾山藥 120g，山茱萸 120g，澤瀉 90g，茯苓 90g，牡丹皮 90g，桂枝 30g，炮附子 30g。

〔用法〕上藥共研為末，煉蜜為丸。每次服 9g，每日 3次，開水或淡鹽湯送服。

若作湯劑，用量按原方比例酌減。

〔功能〕溫補腎陽。

〔主治〕腎氣不足，腰痠腳軟，肢體畏寒，少腹拘急，小便不利或頻數，夜尿增多，陽痿早洩，舌質淡胖，尺脈沉細，以及痰飲喘咳，水腫腳氣，消渴，泄瀉日久等。

〔加減〕方中乾地黃現多用熟地；桂枝改用肉桂，效果更佳；如夜尿多者，加五味子；小便數多，色白體羸，為真陽虧虛，加補骨脂、鹿茸等，加強溫補之力；若用於陽痿，證屬命門火衰者，酌情加淫羊藿、補骨脂、巴戟天等以助壯陽起痿之力。

2. 右歸飲（《景岳全書》）

〔組成〕熟地 6 或加至 30～60g，山藥 6g（炒），山茱萸 3g，枸杞 6g，甘草 3～6g（炙），杜仲 6g（薑炙），肉桂 3～6g，製附子 3～9g。

〔用法〕用水 400ml，煎至 250ml，空腹溫服。

〔功用〕溫補腎陽。

〔主治〕腎陽不足，腰膝痠痛，氣怯神疲，大便溏薄，小便頻多，手足不溫，及陽痿遺精，舌苔淡薄，脈象沉細者；陽虛咳嗽；產婦虛火不歸元而發熱者；腎虛火衰，暈墜而痛；或陰盛格陽、真寒假熱之證。

〔加減〕如氣虛血脫，或厥，或昏，或汗，或運，或虛，或短氣者，必大加人參、白朮，隨宜用之；如火衰不能生土，為嘔噦吞酸者，加炮乾薑；如陽衰中寒，泄瀉腹痛，加人參、腰膝軟痛者，加當歸。

3. 右歸丸（《景岳全書》）

〔組成〕熟地黃 240g，附子（炮附片）60～180g，肉桂 60g，山藥 120g，山茱萸（酒炙）。

〔用法〕上藥共研為末，煉蜜為丸。每次服 6～9g，每日 3 次，開水或淡鹽湯送服。

若作湯劑，用量按原方比例酌減。

〔功用〕溫補腎陽，填精止遺。

〔主治〕腰膝酸冷，精神不振，怯寒畏冷，陽痿遺精，大便溏薄，尿頻而清。

〔加減〕如陽衰氣虛，可酌加人參；如陽虛精滑或帶濁便溏，加酒炒補骨脂；如飧洩、腎洩不止，加五味子、肉豆蔻；如脾胃虛寒，飲食減少，食不易化，或嘔惡吞酸，加乾

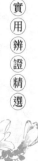

薑；如腹痛不止，加吳茱萸；如腰膝痠痛，加胡桃肉；如陰虛陽痿，加巴戟肉、肉蓯蓉，或加黃狗外腎。

4. 真武湯（《傷寒論》）

〔組成〕茯苓 9g，芍藥 9g，生薑（切）9g，附子（炮，去皮，破八片）9g，白朮 6g。

〔用法〕以水 800ml，煮取 300ml，去滓，每次溫服 100ml，每日 3 服。

〔功用〕溫陽利水。

〔主治〕脾腎陽衰，水氣內停，小便不利，四肢沉重疼痛，腹痛下利。

或肢體浮腫，苔白不渴，太陽病發汗，汗出不解，其人仍發熱，心下悸，頭眩，振振欲擗地者。

現用於肝、腎性水腫，心性水腫，耳源性眩暈，慢性結腸炎等屬於腎陽虛者。

〔加減〕若咳者，加五味子 3g，細辛 3g，乾薑各 3g；若小便利者，去茯苓；若下利者，去芍藥，加乾薑 6g；若嘔者，去附子，生薑加重至 15g。

5. 桂枝甘草湯（《傷寒論》）

〔組成〕桂枝 12g，炙甘草 6g。

〔用法〕水煎分三次溫服。

〔功用〕補心氣，溫心陽。

〔主治〕治發汗過多，其人叉手自冒，心下悸，欲得按者。

〔加減〕若治療誤下心胸陽氣不足用桂枝去芍藥湯，桂枝去芍藥加附子湯；治療心陰陽兩虛用炙甘草湯；治療心脾氣血陰陽不足用建中湯。

6. 加味腎氣丸（《濟生方》）

〔**組成**〕附子（炮）15g，白茯苓（去皮）30g，澤瀉30g，山茱萸（取肉）30g，山藥（炒）30g，車前子（酒蒸）30g，牡丹皮（去木）30g，官桂（不見火）15g，川牛膝（去蘆，酒浸）15g，熟地黃15g。

〔**用法**〕上為細末，煉蜜為丸，如梧桐子大。每服9g，空心米飲送下。

〔**功用**〕溫腎化氣，利水消腫。

〔**主治**〕蠱證，脾腎大虛，肚腹脹大，四肢浮腫，喘急痰盛，小便不利，大便溏黃；亦治消渴，飲溲。

辨證成藥

1. 右歸丸（《景岳全書》）

〔**用法**〕水蜜丸每次服6g，小蜜丸每次服9g，大蜜丸每次服1丸，每日服2～3次。

〔**功用**〕溫補腎陽，填精補血。

〔**主治**〕精神不振，畏寒肢冷，腰膝痠軟，陽痿，遺精，不育，飲食減少，大便不實，小便自遺等腎陽不足者。

2. 金匱腎氣丸（《金匱要略》）

〔**用法**〕水蜜丸每次服6g，小蜜丸每次服9g，大蜜丸每次服1丸，每日服2～3次。

〔**功用**〕溫補腎陽，化氣行水。

〔**主治**〕腰痛腳軟，小腹拘急，下半身常有冷感，小便不利，尿頻，腳氣，痰飲，消渴等腎陽不足者。

3. 心力丸（《東莞市亞洲製藥有限公司》）

〔**用法**〕含服或嚼後服，一次1～2丸，一日1～3次。

〔**功用**〕溫陽益氣，活血化瘀。

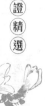

〔**主治**〕心陽不振、氣滯血瘀所致的胸痺心痛，胸悶氣，心悸怔仲，冠心病，心絞痛等。

4. 濟生腎氣丸（《濟生方》）

〔**用法**〕水蜜丸每次服 6g，小蜜丸每次服 9g，大蜜丸每次服 1 丸，每日服 2～3 次。

〔**功用**〕溫腎化氣，利水消腫。

〔**主治**〕腰膝酸重，小便不利，痰飲喘咳等腎陽虛水腫者。

5. 桂附地黃丸

〔**用法**〕口服，一次 8 丸，一日 3 次。

〔**功用**〕溫補腎陽。

〔**主治**〕腰膝痠軟，肢冷尿頻。

6. 柏子養心丸（《中國藥典》）

〔**用法**〕口服，水蜜丸一次 6g，小蜜丸一次 9g，大蜜丸一次 1 丸，一日 2 次。

〔**功用**〕補氣，養血，安神。

〔**主治**〕用於心氣虛寒，心悸易驚，失眠多夢，健忘。

7. 青蛾丸（《和劑局方》）

〔**用法**〕水蜜丸每次服 6g，小蜜丸每次服 9g，大蜜丸每次服 1 丸，每日服 2～3 次。

〔**功用**〕滋腎壯陽，易筋補骨。

〔**主治**〕腎虛腰痛，起坐不利，膝軟乏力。

8. 五子衍宗丸（《攝生眾妙方》）

〔**用法**〕水蜜丸每次服 6g，小蜜丸每次服 9g，大蜜丸每次服 1 丸，每日服 2～3 次。

〔**功用**〕補腎助陽，益精填髓。

〔**主治**〕腎虛精虧所致的陽痿不育、遺精早洩、腰痛、尿後餘瀝等證屬腎中精氣陰陽不足者。

辨證食療

1. 仙茅金雞粥

〔**原料**〕仙茅 10g，金櫻子 10g，雞肉 100g，粳米 100g，鹽、薑、蔥適量。

〔**製法**〕先將雞肉切細，將炮製的仙茅和金櫻子用紗布包好，放入鍋中共燉。待雞肉爛後，取出藥包，放入洗淨的粳米煮成肉粥，溫熱服。

〔**功效**〕補腎壯陽，斂精止遺。

〔**主治**〕腎陽虛之陽痿、滑精、尿頻、尿多。

2. 補腎溫陽湯

〔**原料**〕黨參 15g，黃耆 15g，肉桂 3g（焗），焙附子 10g，牛膝 30g，芡實 20g，杜仲 15g，菟絲子 30g，紅花 10g，蜈蚣 2 條，當歸 10g，枳殼 10g。

〔**製法**〕每日 1 劑，水煎，分 2 次服，連服 5 天，服湯藥同時服壯腰補腎丸、壽之寶：每日 3 次，每次飯後各服 4g。服藥期間，忌疲勞、惱怒。

〔**功效**〕益氣溫陽，活血通絡。

〔**主治**〕糖尿病足脾腎陽虛、寒凝瘀陰者。症見患足腫脹麻木，行走後足及小腿肌肉痠痛，皮膚乾燥無光澤，或發亮變薄，皮下肌肉萎縮，甲增厚脆裂，跌陽脈及太谿脈搏動減弱，畏寒肢冷，腰膝痠軟，小便清長，大便溏薄，舌淡邊有齒痕，舌苔薄白，脈沉細。

3. 羊肉蘿蔔

〔**原料**〕羊腿，胡蘿蔔，大蔥，老薑，乾辣椒，紹酒，

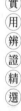

胡椒粉，粉絲，八角，鹽。

〔**製法**〕羊腿用清水沖洗乾淨，將羊肉順著骨頭剔下，再切成 3 公分見方的小塊，羊腿骨用剁刀剁成大塊，胡蘿蔔削去外皮，切成滾刀塊，鍋中放入適量清水，大火燒沸後將羊肉塊和羊腿骨放入汆煮 3 分鐘，便於去除血沫，再撈出瀝乾水分，用清水沖洗乾淨待用，將羊肉塊及羊腿骨再次放入湯鍋中，調入紹酒、八角、老薑片、大蔥段、乾辣椒和清水（約 1800ml），大火燒沸後，轉小火加蓋慢慢燉煮 60 分鐘，其間要不斷撇去浮沫，接著將胡蘿蔔滾刀塊放入鍋中，用小火繼續燉煮 20 分鐘，隨後臨離火前 10 分鐘，放入粉絲，最後湯濃肉爛時調入鹽、胡椒粉即可。

〔**功效**〕溫心陽，通心脈。

〔**主治**〕用於心陽虛之冠心病。

辨證針灸

〔**取穴**〕腎穴，命門，關元，氣海，太谿，足三里，神闕氣海。

〔**針刺法**〕針刺以上穴位，均用補法，留針 15～20 分鐘，每日 1 次；亦可採用溫針灸，急針刺與艾灸相結合的一種方法。即在留針過程中，將艾絨搓團撚裹於針柄上點燃，透過針體將熱力傳入穴位。每次燃燒棗核大艾團 1～3 團。具有溫陽通脈、行氣活血的作用。

〔**灸法**〕取溫和灸，即將艾條燃著的一端與施灸部位的皮膚保持 1 寸左右的距離，自我感覺有溫熱而無灼痛即可。每穴灸 10～15 分鐘。

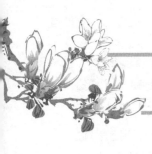

心肺氣虛證

指心肺兩臟氣虛，以咳喘、心悸、胸悶等為主要表現的
虛弱證候。

臨床證候

胸悶，咳嗽，氣短而喘，心悸，動則尤甚，吐痰清稀，
神疲乏力，聲低懶言，自汗，面色淡白，舌淡苔白，或唇舌
淡紫，脈弱或結或代。

發病原因

本證多因久病咳喘，耗傷肺氣，累及於心；或因年老體
虛，勞倦太過等，使心肺之氣虛損所致。

證候分析

肺主氣，首見於《內經》。《素問·五藏生成》：「諸氣
者，皆屬於肺。」肺主氣主要包括主呼吸之氣和主一身之氣
兩個方面。心位於胸中，心之陽氣有推動心臟搏動，溫通全
身血脈，興奮精神，以使生機不息的作用，心主神明，是指
心脈以暢通為本，心神以清明為要。《醫學真傳·頭痛》：
「蓋人與天地相合，天有日，人亦有日，君火之陽，日也。」
《血證論》也說：「心為火臟，燭照萬物。」都是強調心以陽
氣為用。

心氣虛弱，鼓動無力，則見心悸怔忡；肺氣虛弱，呼吸
功能減弱，失於宣降，則為咳嗽，氣短而喘；宗氣虧虛，氣

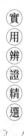

滯胸中，則胸悶；肺氣虛衛外不固，則自汗；動則耗氣，加重氣虛程度，故活動後諸症加劇；肺氣虛，不能輸布津液，水液停聚為痰，則痰液清稀；氣虛臟腑機能活動減弱，則見頭暈，神疲，聲低懶言，面色淡白；舌淡，脈弱或結或代，為心肺氣虛之徵。

辨證要點

本證以咳喘、心悸、胸悶與氣虛症狀共見為要點。

辨證方劑

1. 炙甘草湯（《傷寒論》）

〔組成〕甘草 12g（炙），生薑（切）9g，人參 6g，生地黃 30g，桂枝（去皮）9g，阿膠 6g，麥冬（去心）10g，麻仁 10g，大棗 30 枚。

〔用法〕上藥九味，以清酒 10ml，加水 800ml，先煮八味，取 300ml，去滓，內膠烊消盡，溫服 100ml，一日 3 次。現代用法，水煎服，阿膠烊化，沖服。

〔功用〕益氣養血，滋陰復脈。

〔主治〕① 陰血陽氣虛弱，心脈失養證。脈結代，心動悸，虛羸少氣，舌光少苔，或質乾而瘦小者。

② 虛勞肺痿。乾咳無痰，或咳吐涎沫，量少，形瘦短氣，虛煩不眠，自汗盜汗，咽乾舌燥，大便乾結，脈虛數。

〔加減〕可加酸棗仁、柏子仁以增強養心安神定悸之力，或加龍齒、磁石重鎮安神；偏於心氣不足者，重用炙甘草、人參；偏於陰血虛者重用生地、麥門冬；心陽偏虛者，易桂枝為肉桂，加附子以增強溫心陽之力；陰虛而內熱較盛者，易人參為南沙參，並減去桂、薑、棗、酒，酌加知母、黃柏，則滋陰液、降虛火之力更強。

2. **養心湯**（《仁齋直指》）

〔組成〕黃耆（炙）15g，白茯苓 15g，茯神 15g，半夏曲 15g，當歸 15g，川芎 15g，遠志（去心）7.5g，肉桂 7.5g，柏子仁 7.5g，酸棗仁（浸，去皮，隔紙炒香）7.5g，北五味子 7.5g，人參 7.5g，甘草（炙）12g。

〔用法〕上為粗末，每服 9g，加生薑 5 片，大棗 2 枚，水煎，空腹時服。

〔功用〕益氣養血，補心寧神。

〔主治〕治心氣不足，神志不安，驚惕不寧，頭昏乏力，胸悶隱痛等。

〔加減〕如水飲內停，怔忡心悸者，加檳榔、赤茯苓；若心悸易驚更甚者，加琥珀、龍齒，以加強鎮心安神之功。

3. **補肺湯**（《千金要方》）

〔組成〕黃耆 30g，甘草 12g，鐘乳 12g，人參 12g，桂心 15g，乾地黃 15g，茯苓 15g，白石英 15g，厚朴 15g，桑白皮 15g，乾薑 15g，紫菀 15g，橘皮 15g，當歸 15g，五味子 15g，遠志 15g，麥門冬 15g，大棗 20 枚。

〔用法〕以水 1.5 升，煮取 500ml，分五次服，日三夜一服。

〔功用〕補肺定喘，益氣養心。

〔主治〕肺氣不足，久咳久喘，咳而短氣，倦怠懶言，聲音低怯，面色少華，形寒肢冷，或有自汗，舌淡苔白，脈虛弱。

〔加減〕咳嗽痰稀白者，加麻黃、桂枝、乾薑、細辛；痰鳴，氣喘者，加蘇子、前胡、厚朴；痰熱者，加麻黃、黃芩、白果。

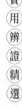

4. 保元湯（《博愛心鑑》）

〔組成〕人參 3g，黃耆 9g，甘草 2g，肉桂 1.5～2g。

〔用法〕上藥用水 300ml，加生薑 1 片，煎至 150ml。不拘時服。

〔功用〕大補元氣，養心寧神。

〔主治〕主元氣虛弱，精神倦怠，飲食少進，面色㿠白，睡臥寧靜，痘頂不起，漿不足，及有雜證；氣血不足，嬰兒怯弱，痘毒內陷，面色蒼白，氣陷久瀉，肢體無力，肺脾虛弱，惡寒自汗。

〔加減〕若兼見眩暈，嘔吐白涎，咳喘重者可加入陳皮 10g，法夏 12g，細辛 3g，乾薑 10g 以溫肺化痰。若兼見腎虛，咳喘氣短，難以平臥，自汗，心悸，畏冷，加入胡桃仁 15g，蛤蚧（研末）10g，肉桂 6g，沉香 6g 以固腎納氣。若兼見瘀血內阻，口唇青紫，舌質紫暗，脈澀滯等證，加入枳殼 10g，桃仁 10g，紅花 10g，益母草 15g 以理氣化瘀。

辨證成藥

1. 黃耆生脈飲（《浙江新光藥業有限公司》）

〔用法〕口服，一次 10ml，一日 3 次。

〔功用〕益氣養陰，強心補肺。

〔主治〕心悸氣短，動則加重，胸悶喘促，自汗，神疲乏力，舌質淡有齒痕，脈結代等。

2. 人參保肺丸（《北京同仁堂股份有限公司同仁堂製藥廠》）

〔用法〕口服。一次 2 丸，一日 2～3 次。

〔功用〕益氣補肺，止嗽定喘。

〔主治〕用於肺氣虛弱，津液虧損引起的虛勞久嗽，氣

短喘促等症。

3. 補心氣口服液（《湖北福人金身藥業有限公司》）

〔用法〕口服。一次 10ml，一日 3 次。

〔功用〕補益心氣，理氣止痛。

〔主治〕用於氣短，心悸，乏力，頭暈等心氣虛損型胸痺心痛。

4. 補肺丸（《甘肅省西峰製藥有限責任公司》）

〔用法〕口服，一次 1 丸，一日 2 次。

〔功用〕補肺益氣，止咳平喘。

〔主治〕用於肺氣不足，氣短喘咳，咳聲低弱，乾咳痰黏，咽乾舌燥。

辨證食療

1. 人參蓮肉湯

〔原料〕白人參 10g，蓮子（去心）15 粒，冰糖適量。

〔製法〕蓮子洗淨，與人參、冰糖一齊放入燉盅內，加開水適量，燉盅加蓋，置鍋內用文火隔水燉至蓮肉熟爛，即可食用。食用時喝湯吃蓮肉，人參可撈出留下次再用。人參可連續使用三次，最後將人參嚼服。

〔功效〕補氣安神。

〔主治〕用於心氣不足之心悸。症見心悸，氣促，頭暈乏力，自汗，動則悸發，靜則悸緩，舌苔薄白，舌質淡紅，脈細弱。

2. 人參粥

〔原料〕人參 5g，大米 100g，白糖少許。

〔製法〕將人參打粉或切片備用。大米淘洗乾淨，置沙鍋內，再加清水適量，放入人參粉（片）。將鍋置武火上燒

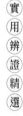

沸，移文火煎熬至熱。鍋中加冰糖熬汁，粥熟後，將糖汁徐徐加入粥中，攪勻即成。

〔功效〕大補元氣，補益脾肺，生津止渴，安神定志。

〔主治〕適用於氣虛欲脫，面色蒼白，氣短汗出，肢冷，脈微欲絕，及脾肺虧虛，津傷口渴，失眠多夢，心悸怔忡等。

3. 補虛正氣粥

〔原料〕黃耆 20g，黨參 10g，粳米 100g，白糖適量。

〔製法〕將黃耆、人參切片，用冷水浸泡半小時。黃耆、人參入沙鍋煎沸，煎出濃汁後將汁取出；再在人參、黃耆鍋中加入冷水，如上法再煎，並取汁。將一、二煎藥汁合併後再分兩份。早晚各用一份，同粳米加水煮粥，粥成後入白糖。

〔功效〕補正氣，療虛損，抗衰老。

〔主治〕內傷勞倦，五臟虛衰，年老體弱，久病身瘦，心慌氣短，體虛自汗，脾虛久洩，食慾不振、氣虛浮腫等症。

辨證針灸

〔取穴〕心俞、肺俞、巨闕、列缺、腎俞。

〔針刺法〕針刺以上穴位，均用補法，留針 15～20 分鐘，撚轉結合提插，每日 1 次。

〔灸法〕取溫和灸，即將艾條燃著的一端與施灸部位的皮膚保持一寸左右距離，自我感覺有溫熱而無灼痛即可。每穴灸 10～15 分鐘，每日 2 次。

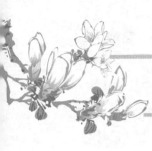

心脾兩虛證（心脾氣血虛證）

指脾氣虧虛，心血不足而表現的心神失養、脾失健運的虛弱證候，以心悸、神疲、頭暈、食少、腹脹、便溏等為主要表現的虛弱證候。

簡稱心脾兩虛證。

臨床證候

心悸怔忡，頭暈，多夢，健忘，食慾不振，腹脹，便溏，神疲乏力，或見皮下紫斑，女子月經量少色淡、淋漓不盡，面色萎黃，舌淡嫩，脈弱。

發病原因

本證多因久病失調，思慮過度；或因飲食不節，損傷脾胃，生化不足；或因慢性失血，血虧氣耗，漸致心脾氣血兩虛。

證候分析

脾主運化，即脾具有把飲食水穀轉化為水穀精微（即穀精）和津液（即水精），並把水穀精微和津液吸收、轉輸到全身各臟腑的生理機能，這是整個飲食物代謝過程中的中心環節，也是後天維持人體生命活動的主要生理機能。

心藏神，又稱心主神明或神志，指心有統帥全身臟腑、經絡、形體、官竅的生理活動和主司意識、思維、情志等精神活動的作用。《素問‧靈蘭秘典論》中也說過：「心者，

君主之官也，神明出焉。」心神由駕馭、協調各臟腑之氣以達到調控各臟腑機能的目的。

脾虛氣弱，運化失職，水穀不化，故食慾不振而食少，腹脹，便溏；脾氣虧損，氣血生化不足，心血不足，心失所養，心神不寧，則心悸怔忡，失眠多夢，頭暈，健忘；脾虛不能攝血，血不歸經，則皮下出血而見紫斑，女子月經量少色淡、淋漓不盡；面色萎黃，倦怠乏力，舌質淡嫩，脈弱，均為氣血虧虛之徵。

辨證要點

本證以心悸、神疲、頭暈、食少、腹脹、便溏等為辨證的主要依據。

辨證方劑

1. 歸脾湯（《濟生方》）

〔組成〕白朮 3g，當歸 3g，白茯苓 3g，黃耆（炒）3g，遠志 3g，龍眼肉 3g，酸棗仁炒 3g，人參 6g，木香 1.5g，炙甘草 1g。

〔用法〕上咬咀。每服 12g，用水 220ml，加生薑 5 片，棗子 1 枚，煎至 150ml，去滓溫服，不拘時候。

〔功用〕補益心脾，益氣生血。

〔主治〕治心脾兩虛，氣血不足，心悸健忘，失眠多夢，發熱，體倦食少，面色萎黃，舌質淡，苔薄白，脈細弱；以及脾不統血所致便血，婦女月經超前，量多色淡，或淋漓不止者。

〔加減〕崩漏下血偏寒者，可加艾葉炭、炮薑炭，以溫經止血；偏熱者，加生地炭、阿膠珠、棕櫚炭，以清熱止血。

心脾兩虛證（心脾氣血虛證）

2. 八珍湯（《瑞竹堂經驗方》）

〔組成〕人參 30g，白朮 30g，白茯苓 30g，當歸 30g，川芎 30g，白芍藥 30g，熟地黃 30g，炙甘草 30g。

〔用法〕上為末，每服 9g，水一盞半，加生薑 5 片，大棗 1 枚，煎至七分，去滓，不拘時候，通口服。

現代用法：或作湯劑，加生薑 3 片，大棗 5 枚，水煎服，用量根據病情酌定。

〔功用〕益氣補血。

〔主治〕氣血兩虛證。面色蒼白或萎黃，頭暈目眩，四肢倦怠，氣短懶言，心悸怔忡，飲食減少，舌淡苔薄白，脈細弱或虛大無力。

〔加減〕若以血虛為主，眩暈心悸明顯者，可將熟地、芍藥的量加大；若以氣虛為主，氣短乏力明顯者，可加大人參、白朮的用量；兼見不寐者，可加酸棗仁、五味子。

3. 十全大補湯（《太平惠民和劑局方》）

〔組成〕人參（去蘆）6g，肉桂（去皮）3g，川芎 6g，乾熟地黃 12g，茯苓 9g，白朮 9g，甘草（炒）3g，黃耆 12g，當歸（去蘆），白芍藥 9g。

〔用法〕上為細末，每服 9g，用水一盞，加生薑三片、棗子二枚，同煎至七分，不拘時候溫服。

〔功用〕溫補氣血。

〔主治〕氣血兩虛證。面色萎黃，倦怠食少，頭暈目眩，神疲氣短，心悸怔忡，自汗盜汗，四肢不溫，舌淡，脈細弱；以及婦女崩漏，月經不調，瘡瘍不斂等。

4. 人參養榮湯（原名養榮湯《三因極一病證方論》）

〔組成〕黃耆 30g，當歸 30g，桂心 30g，甘草（炙）

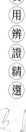

30g，橘皮 30g，白朮 30g，人參 30g，白芍藥 3g，熟地黃 9g，五味子 4g，茯苓 4g，遠志（去心，炒）15g。

〔用法〕上銼為散，每服 12g，用水一盞半，加生薑三片，大棗二枚，煎至七分，去滓，空腹服。

〔功用〕益氣補血，養心安神。

〔主治〕心脾氣血兩虛證。倦怠無力，食少無味，驚悸健忘，夜寐不安，虛熱自汗，咽乾唇燥，形體消瘦，皮膚乾枯，咳嗽氣短，動則喘甚或瘡瘍潰後氣血不足，寒熱不退，瘡口久不收斂。

5. 泰山磐石散（《古今醫統大全》）

〔組成〕人參 3g，黃耆 6g，白朮 6g，炙甘草 2g，當歸 3g，川芎 2g，白芍藥 3g，熟地黃 3g，川續斷 3g，糯米 6g，黃芩 3g，砂仁 1.5g。

〔用法〕上用水一盅半，煎至七分，食遠服。但覺有孕，三五日常用一服，四月之後，方無慮也。

〔功用〕益氣健脾，養血安胎。

〔主治〕氣血虛弱所致的墮胎、滑胎。胎動不安，或屢有墮胎宿疾，面色淡白，倦怠乏力，不思飲食，舌淡苔薄白，脈滑無力。

6. 七福飲（《景岳全書》）

〔組成〕人參 6g，熟地 9g，當歸 9g，白朮（炒）5g，炙甘草 3g，棗仁 6g，遠志 5g（製用）。

〔用法〕上藥用水 400ml，煎取 280ml，空腹時溫服。

〔功用〕收復神氣，安神魂，斂心氣。

〔主治〕氣血虛虧，心神不安。氣血俱虛，心脾為甚者。大恐大懼，損傷心脾腎氣，神消精竭，飲食減少。心氣

虛而驚悸者。

辨證成藥

1. 歸脾丸（《濟生方》）

〔用法〕用溫開水或生薑湯送服，水蜜丸一次 6g，小蜜丸一次 9g，大蜜丸一次 1 丸，一日 3 次。

〔功用〕益氣健脾，養血安神。

〔主治〕用於心脾兩虛，氣短心悸，失眠多夢，頭昏頭暈，肢倦乏力，食慾不振。

2. 人參歸脾丸（《北京同仁堂製藥集團》）

〔用法〕口服。一次 1 丸，一日 2 次。

〔功用〕益氣補血，健脾養心。

〔主治〕氣血不足，心悸，失眠，食少乏力，面色萎黃，月經量少，色淡。

3. 八珍丸（《瑞竹堂經驗方》）

〔用法〕口服。水蜜丸一次 6g，大蜜丸一次 1 丸，一日 2 次。

〔功用〕補氣益血。

〔主治〕用於氣血兩虛，面色萎黃，食慾不振，四肢乏力，月經過多。

4. 十全大補丸（《太平惠民和劑局方》）

〔用法〕口服，水蜜丸一次 6g，大蜜丸一次 1 丸，一日 2～3 次。

〔功用〕溫補氣血。

〔主治〕用於氣血兩虛，面色蒼白，氣短心悸，頭暈自汗，體倦乏力，四肢不溫，月經量多。

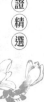

5. 人參養榮丸（《三因極一病證方論》）

〔**用法**〕口服，水蜜丸一次 6g，大蜜丸一次 1 丸，一日 1～2 次。

〔**功用**〕溫補氣血。

〔**主治**〕用於心脾不足，氣血兩虧，形瘦神疲，食少便溏，病後虛弱。

6. **參耆五味子片**（《甘肅獨一味生物製藥股份有限公司》）

〔**用法**〕口服。一次 3～5 片，一日 3 次。

〔**功用**〕健脾益氣，寧心安神。

〔**主治**〕用於氣血不足，心脾兩虛所致的失眠、多夢、健忘、乏力、心悸、氣短、自汗。

辨證食療

1. 龍眼肉粥

〔**原料**〕龍眼肉 15g，紅棗 15g，粳米 100g。

〔**製法**〕將粳米和龍眼肉、紅棗放入清水，大火煮沸後再用文火熬 30 分鐘，米宜熟爛，加適量白糖。

〔**功效**〕健脾養心，補血安神。

〔**主治**〕心脾兩虛，陽痿早洩，唇甲色淡，心悸怔忡，失眠健忘，食少便溏，神疲乏力，下肢浮腫。

2. 人參當歸豬腰

〔**原料**〕豬腰子 1 個，人參、當歸各 10g，山藥 30g，麻油、醬油、蔥白、生薑各適量。

〔**製法**〕豬腰子對切，去除筋膜，沖洗乾淨，在背面用刀劃作斜紋，切片備用。人參、當歸放入砂鍋中，加清水，煮沸 10 分鐘後，再加入豬腰子、山藥，略煮至熟後即撈出

豬腰子，待冷後加麻油、蔥、薑，拌勻即成。

〔功效〕益氣補血。

〔主治〕適用於氣血兩虛，心悸怔忡，氣短懶言，自汗，腰痛。

3. 烏雞當歸補血湯

〔原料〕烏骨雞 1 隻，當歸、熟地黃、白芍、知母、地骨皮各 10g。

〔製法〕將烏骨雞宰淨，去內臟。上藥洗淨，放入烏骨雞腹中，用線把切口縫好，放入沙鍋中，加水適量，用武火煮沸後，改用文火慢燉至烏骨雞熟爛即可。

〔功效〕健脾養心，益氣養血。

〔主治〕適用於月經超前，經量過多，精神疲倦，心悸氣短，失眠、低血壓。

4. 蓮子豬心湯

〔原料〕豬心 1 個，蓮子 60g，太子參 30g，龍眼肉15g。

〔製法〕將豬心、蓮子（去心）、太子參、圓肉洗淨；把全部用料放入鍋內，加清水適量，武火煮沸後，文火煲 2小時（或以蓮子煲綿為度）。

〔功效〕補心健脾，養心安神。

〔主治〕心脾不足之精神衰疲，虛煩心悸，睡眠不足，健忘等。亦可用於神經衰弱而煩躁失眠、心悸屬脾虛氣弱者。

5. 刺莓酒

〔原料〕刺莓果 100g，米酒 500g。

〔製法〕將刺莓果洗淨，乾燥，去果核，研碎，放入瓶

實用辨證精選

內，加入米酒，密封瓶口。每日振搖 1 次，浸泡 7 天以上。

〔功效〕健脾益氣，補心養血。

〔主治〕心脾氣血不足，陽痿不舉，腎疲乏力，健忘失眠。

6. 五元補雞

〔原料〕母雞 1 隻，龍眼肉 30g，荔枝肉 30g，黑棗 30g，蓮子 30g，枸杞子 30g，冰糖 30g，料酒、鹽、蔥、薑適量。

〔製法〕雞收拾乾淨，龍眼肉、荔枝肉、蓮子洗淨，黑棗洗淨，去核；將龍眼肉、荔枝肉、蓮子、黑棗、枸杞子、冰糖放入雞腹內，雞放缽內，加料酒、鹽、蔥、薑，放入蒸鍋中蒸 2 個小時至熟爛，即可食用。

〔功效〕補氣益精，補血養陰。

〔主治〕氣血虛弱，病後體虛者。

辨證針灸

〔取穴〕心俞、脾俞、神門、三陰交。

〔針刺法〕針刺以上穴位，均用補法，留針 10～15 分鐘，其手法不宜過強，輕撚提插 2 次，每日一次。

〔灸法〕可選上穴進行溫和灸，即將艾條燃著的一端與施灸部位的皮膚保持一寸左右距離，至皮膚紅暈為度，每穴灸 3～5 分鐘。

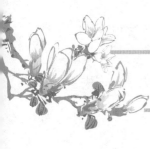

心肝血虛證

指血液虧少，心肝失養，以心悸、多夢、眩暈、肢麻、經少及血虛症狀為主要表現的證候。

臨床證候

心悸心慌，多夢健忘，頭暈目眩，兩目乾澀，視物模糊，肢體麻木、震顫，女子月經量少色淡，甚則經閉，面白無華，爪甲不榮，舌質淡白，脈細。

發病原因

本證可因思慮過度，失血過多，脾虛化源不足，久病虧損等所致。

證候分析

心主血脈，即心氣推動和調控血液在脈道中運行，流注全身，發揮營養和滋潤作用。心臟的搏動諸藥依賴心氣的推動和調控，心氣充沛，心陰與心陽相協調，心臟搏動有力，頻率適中，節律一致；同時心有生血的作用。若心火虛衰，可致血液化生障礙，心血不足，心失所養，心神不寧，故見心悸怔忡，健忘，失眠多夢；肝在體合筋，其華在爪，在竅為目，在志為怒，在液為淚，與春氣相通應。肝血不足，目失所養，則視力下降，視物模糊；爪甲、筋脈失於濡養，則爪甲不榮，肢體麻木或震顫；女子以血為本，心肝血虛，衝任失養，則月經量少色淡，甚則經閉；血虛頭目失養，則頭

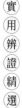

實用辨證精選

暈目眩，面白無華；舌脈失充，則舌淡白，脈細。

辨證要點

本證以心悸、多夢、眩暈、肢麻等與血虛症狀共見為要點。

辨證方劑

1. **酸棗仁湯**（《金匱要略》）

〔**組成**〕酸棗仁（炒）15g，甘草 3g，知母 6g，茯苓 6g，川芎 6g。

〔**用法**〕上五味，以水八升，煮酸棗仁得六升，內諸藥，煮取三升，分 3 次溫服。

〔**功用**〕養血安神，清熱除煩。

〔**主治**〕肝血不足，虛熱內擾證。虛煩失眠，心悸不安，頭目眩暈，咽乾口燥，舌紅，脈弦細。

〔**加減**〕血虛甚而頭目眩暈重者，加當歸、白芍、枸杞子增強養血補肝之功；虛火重而咽乾口燥甚者，加麥冬，生地黃以養陰清熱；若寐而易驚，加龍齒，珍珠母鎮驚安神；兼見盜汗，加五味子，牡蠣安神斂汗。若兼見心悸不寧，加丹參，桂圓肉，生龍牡以鎮心安神。

2. **甘麥大棗湯**（《金匱要略》）

〔**組成**〕甘草 9g，小麥 15g，大棗 10 枚。

〔**用法**〕水煎服。上三味，以水六升，煮取三升，溫分三服。

〔**功用**〕養心安神，和中緩急。

〔**主治**〕臟躁。症見精神恍惚，常悲傷欲哭，不能自主，心中煩亂，睡眠不安，甚則言行失常，呵欠頻作，舌淡紅苔少，脈細微數。

3. 硃砂安神丸（《內傷傷辨惑論》）

〔**組成**〕硃砂（另研，水飛為衣）15g，黃連（去鬚，淨，酒洗）18g，炙甘草16.5g，生地黃4.5g，當歸7.5g。

〔**用法**〕上藥除硃砂外，四味共為細末，湯浸蒸餅為丸，如黍米大。以硃砂為衣，每服十五丸或二十丸（3～4g），津唾咽之，食後服。

現代用法：上藥研末，煉蜜為丸，每次6～9g，臨睡前溫開水送服；亦可作湯劑，用量按原方比例酌減，硃砂研細末水飛，以藥湯送服。

〔**功用**〕鎮心安神，清熱養血。

〔**主治**〕心火亢盛，陰血不足證。適用於心肝血虛，心熱神浮，魂魄不寧，失眠多夢，驚悸怔忡，心煩神亂；或胸中煩熱，舌尖紅，脈細數。

〔**加減**〕若胸中煩熱較甚，加山梔仁、蓮子心以增強清心除煩之力；兼驚恐，宜加生龍骨、生牡蠣以鎮驚安神；失眠多夢者，可加酸棗仁、柏子仁以養心安神。

辨證成藥

1. 棗仁安神膠囊（《貴州同濟堂製藥有限公司》）

〔**用法**〕口服，一次5粒，一日一次，臨睡前服用。

〔**功用**〕補心養肝、安神益智。

〔**主治**〕用於心肝血虛，神經衰弱引起的心神不安，失眠健忘，多夢，驚悸頭暈、頭痛等。

2. 心神寧膠囊（《廣東怡康製藥有限公司》）

〔**用法**〕口服。一次2～3粒，一日3次。

〔**功用**〕養血除煩，寧心安神。

〔**主治**〕用於心肝血虛，失眠多夢，煩躁而驚，疲倦食

少。

辨證食療

1. 滋補阿膠膏

〔原料〕龍眼肉 25g，核桃仁 100g，黑芝麻 50g，冰糖 200g，阿膠 100g。

〔製法〕將龍眼肉、核桃仁、黑芝麻、冰糖同置鍋中，加水 1000ml，煮至冰糖溶化，再加阿膠，煮至阿膠溶化，拌勻裝入容器內，待結成膠凍狀。

〔功效〕養心肝，補陰血，延年駐顏。

〔主治〕適宜於心肝血虛所引起的面色萎黃，心悸怔忡，失眠健忘，腸燥便秘等症。

2. 補血八寶飯

〔原料〕紅棗 15g，桂圓肉 15g，白扁豆 30g，粳米 100g，當歸 10g，黃耆 10g，黨參 10g，雞肉 80g，素油 30ml，料酒 10ml，生薑 5g，蔥 10g，鹽 3g，雞精 2g，味精 2g。

〔製法〕將紅棗、桂圓肉、白扁豆、粳米洗淨入砂鍋，加清水煮成飯。同時將當歸、黃耆、黨參洗淨，以紗布紮緊，入鍋熬濃汁。雞肉洗淨切丁，鍋中放入素油，燒六成熱時加入雞肉丁，加生薑、蔥、雞精、料酒、鹽煸炒，倒入藥汁炒至雞肉熟香，加入味精，連湯汁澆在飯上，即可食用。

〔功效〕養心益氣，補血扶虛。

〔主治〕適宜於面色萎黃，頭暈目眩，心悸怔忡，失眠健忘等症。

3. 杞圓酒

〔原料〕枸杞 60g，桂圓肉 60g，白酒 500ml。

〔製法〕將上藥搗碎，置於瓶中，入白酒浸泡，封口 7

天後開啟，靜置澄清後即可飲用。每日 2 次，每次 10～15ml，早、晚空腹溫飲。

〔功用〕補肝腎，養心脾，益精血。

〔主治〕適宜於失眠，頭暈目眩，肢倦，食慾不振，心神不安等症。

4. 當歸養血膏

〔原料〕當歸身 500g，阿膠 250g。黃酒適量。

〔製法〕將阿膠研成細末，用黃酒浸 12 小時，濾去黃酒。將當歸洗淨，切碎，加入清水浸漬 12 小時，再煎煮 3 次，每次 1～3 小時，分次過濾取汁。合併濾液，文火煎熬，濃縮至 1500ml 左右，加入阿膠，用文火再稍加煎煮，濃縮成膏。每服 20ml，每日 2 次，溫開水化服。

〔功效〕補血生血，滋陰潤燥。

〔主治〕適用於心肝血虛所致的面色萎黃，唇舌色淡，肌肉消瘦，頭昏目眩，皮膚乾燥，婦女月經量少色淡，閉經等。

辨證針灸

〔取穴〕心俞、肝俞、膈俞、足三里、陰郄、三陰交。

〔針刺法〕針刺以上穴位，行針用補法，得氣後留針 15～20 分鐘，提插撚轉 2～3 次。

〔灸法〕取溫和灸，即將艾條燃著的一端與施灸部位的皮膚保持一寸左右距離，自我感覺有溫熱而無灼痛即可。每穴灸 10～15 分鐘。

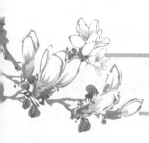

脾肺氣虛證

　　指脾肺兩臟氣虛，以咳嗽、氣喘、咯痰、食少、腹脹、便溏等為主要表現的虛弱證候。又名脾肺兩虛證。

臨床證候

　　食慾不振，食少，腹脹，便溏，久咳不止，氣短而喘，咯痰清稀，面部虛浮，下肢微腫，聲低懶言，神疲乏力，面白無華，舌淡，苔白滑，脈弱。

發病原因

　　本證多因久病咳喘，耗傷肺氣，子病及母，影響脾氣；或飲食不節，脾胃受損，土不生金，累及於肺所致。

證候分析

　　肺的主要生理功能是主氣司呼吸，主行水，朝百脈，主治節。肺主呼吸的機能，實際上是肺氣的宣發與肅降運動在氣體交換過程中的具體表現：肺氣宣發，濁氣得以呼出；肺氣肅降，清氣得以吸入。肺氣的宣發與肅降運動協調有序，則呼吸均勻通暢。肺主行水，是指肺的宣發肅降運動推動和調節全身水液的輸布和排泄。《素問‧經脈別論》稱作「通調水道」。

　　肺主行水的內涵主要有兩個方面：一是由肺氣的宣發運動，將脾氣轉輸至肺的水液和水穀之精中的較輕清部分，向上向外布散，上至頭面諸竅，外達全身皮毛肌腠以濡潤之；

輸送到皮毛肌腠的水液在衛氣的推動作用下化為汗液，並在衛氣的調節作用下有節制地排出體外；二是由肺氣的肅降運動，將脾氣轉輸至肺的水液和水穀精微中的較稠厚部分，向內向下輸送到其他臟腑以濡潤之，並將臟腑代謝所產生的濁液下輸至腎或膀胱，成為尿液生成之源。

久病咳喘，肺氣虛損，呼吸功能減弱，宣降失職，氣逆於上，則咳嗽不止，氣短而喘；肺氣虛，不能輸布水津，聚濕生痰，故咯痰清稀；脾氣虛，運化失職，則食慾不振而食少，腹脹，便溏；脾虛不能運化水液，水氣泛溢肌膚，則面部虛浮，下肢微腫；氣虛全身臟腑功能活動減退，故少氣懶言，神疲乏力；氣虛運血無力，面部失養，則面白無華；舌淡，苔白滑，脈弱，為氣虛之證。

辨證要點

本證以咳嗽、氣喘、咯痰，食少、腹脹、便溏與氣虛症狀共見為要點。

辨證方劑

1. 六君子湯（《醫學正傳》）

〔組成〕人參 9g，白朮 9g，茯苓 9g，炙甘草 6g，陳皮 3g，半夏 4.5g。

〔用法〕上為細末，作一服，加大棗二枚，生薑三片，新汲水煎服。

〔功用〕益氣健脾，養肺化痰。

〔主治〕適於脾肺氣虛兼有痰濕者。食少便溏，咳嗽有痰，色白清稀，短氣痞滿，嘔惡呃逆，吞酸，面色萎黃，四肢倦怠；以及脾虛膨脹，外瘍久潰，食少胃弱者；痔漏日久，脈數而澀，飲食日減，肢體愈倦。

〔**加減**〕咳喘若兼惡寒發熱，頭痛鼻塞者，加紫蘇葉 10g，葛根 10g，前胡 6g，桔梗 8g 以解表宣肺；咳嗽痰多色白者，加厚朴 10g，蒼朮 10g，冬花 10g 以加強燥濕化痰止咳；若咳喘痰多而咯吐不爽，噁心納呆，舌苔白膩，脈滑者，去人參、大棗，加白芥子 10g，蘇子 10g，萊菔子 10g 以下氣化痰平喘。

2. 參苓白朮散（《太平惠民和劑局方》）

〔**組成**〕蓮子肉（去皮）500g，薏苡仁 500g，縮砂仁 500g，桔梗（炒令深黃色）500g，白扁豆（薑汁浸，去皮，微炒）750g，白茯苓 1000g，人參 1000g，甘草（炒）1000g，白朮 1000g，山藥 1000g。

〔**用法**〕上為細末。每服二錢（6g），棗湯調下，小兒量歲數加減服。

〔**功用**〕補脾胃，益肺氣。

〔**主治**〕用於脾胃虛弱，食少便溏，氣短咳嗽，肢倦乏力，形體消瘦，胸脘痞悶，腹脹腸鳴，面色萎黃，舌苔白膩，脈細緩。

〔**加減**〕若兼裏寒而腹痛者，加乾薑、肉桂以溫中祛寒止痛。

3. 人參五味子湯（《幼幼集成》）

〔**組成**〕人參 3g，白朮 4.5g，白雲苓 3g，北五味 1.5g，杭麥冬 3g，炙甘草 2.4g。

〔**用法**〕上藥加生薑 3 片，大棗 3 枚，水煎，溫服。

〔**功用**〕健脾益氣，養陰斂肺。

〔**主治**〕小兒久嗽，脾肺氣虛，乏力口渴，自汗氣短，中氣怯弱，面白唇白者。

〔**加減**〕咳嗽痰多者，加川貝母，款冬花，紫菀化痰止咳；不思飲食者，加砂仁，神麴，雞內金助運開胃。

4. 五味異功散（《小兒藥證直訣》）

〔**組成**〕人參（切，去頂）、茯苓（去皮）、白朮、陳皮（銼）、甘草各等分。

〔**用法**〕上藥製為細末。每服 6g，用水 150ml，加生薑 5 片，大棗 2 個，同煎至 100ml，空腹時溫服。亦可取飲片直接用水煎服。

〔**功用**〕補肺健脾，和胃生津。

〔**主治**〕用於脾肺氣虛，少氣乏力，納少便溏，咳嗽多痰，甚至面足浮腫，苔白脈濡弱等。

5. 七味白朮散（（《小兒藥證直訣》）

〔**組成**〕人參 6g，茯苓 12g，炒白朮 12g，甘草 3g，藿香葉 12g，木香 6g，葛根 15g。

〔**用法**〕為粗末，每服二錢（6g），或水煎服。

〔**功用**〕健脾益氣，和胃生津。

〔**主治**〕脾肺氣虛，神疲倦怠，面黃無華，咳嗽吐痰，胸悶氣短，少氣懶言，食慾減退，脘腹脹滿，大便稀溏，舌苔膩，脈虛無力。

〔**加減**〕胃氣失和、噁心嘔吐者，可加半夏、代赭石；流涎而臭者，加黃連、滑石、訶子、益智仁；水腫者，加豬苓、澤瀉等。

6. 玉屏風散（《究原方》）

〔**組成**〕防風 30g，黃耆 60g，白朮 60g。

〔**用法**〕每服 9g，用水 300ml，加大棗一枚，煎至 200ml，去滓，食後熱服。

實用辨證精選

現代用法：研末，每日 2 次，每次 6～9g，大棗煎湯送服；亦可作湯劑，水煎服，用量按原方比例酌減。

〔**功用**〕益氣固表止汗。

〔**主治**〕表虛自汗。汗出惡風，面色㿠白，舌淡苔薄白，脈浮虛。亦治虛人腠理不固，易感風邪。

〔**加減**〕自汗較重者，加浮小麥、煅牡蠣、麻黃根以固表止汗。

7. 補中益氣湯（《內外傷辨惑論》）

〔**組成**〕黃耆 15g，炙甘草 9g，人參 6g，當歸 3g，橘皮 6g，升麻 6g，柴胡 6g，白朮 9g。

〔**用法**〕以上方藥，水煎取汁 250～300ml，分 2～3 次微溫服用，每日 1 劑。或作丸劑，每次 10～15g，每日 2～3 次，溫開水或薑湯下。

〔**功用**〕補中益氣，升陽舉陷。

〔**主治**〕適於脾肺氣虛，少氣懶言，體倦肢軟，面色㿠白，自汗出，渴喜溫飲，大便稀溏，脈洪而虛，舌質淡，苔薄白；或氣虛下陷，脫肛，子宮下垂，久瀉，久痢，久瘧等，以及清陽下陷諸證。

〔**加減**〕若兼腹中痛者，加白芍以柔肝止痛；頭痛者，加蔓荊子、川芎、藁本、細辛以疏風止痛；咳嗽者，加五味子、麥冬以斂肺止咳；兼氣滯者，加木香、枳殼以理氣解鬱。本方亦可用於虛人感冒，加蘇葉少許以增辛散之力。

辨證成藥

1. 玉屏風散（《究原方》）

〔**用法**〕開水沖服，一次 5g，每日 3 次。

〔**功用**〕益氣，固表，止汗。

〔主治〕用於表虛不固，自汗惡風，面色㿠白，或體虛易感風邪者。

2. 洞天長春膏原方（《中國藥典》）

〔用法〕口服，一次 9～15g，每日 1～2 次。

〔功用〕滋補肝腎，補益氣血，健脾開胃，養肺生津。

〔主治〕用於體質虛弱，病後虧損，頭暈目眩，神疲乏力，腰膝痠軟等症。

3. 參耆膏（《南京同仁堂藥業有限責任公司》）

〔用法〕口服，一次 10g，每日 2 次。

〔功用〕補脾益肺。

〔主治〕用於脾肺氣虛，動輒喘乏，四肢無力，食少納呆，大便溏洩。

辨證食療

1. 珠玉二寶粥

〔原料〕薏苡仁 50g，山藥 150g，柿餅 30g，白砂糖15g。

〔製法〕將山藥洗淨煮熟，去除外皮，切成丁；薏苡仁淘洗乾淨，用冷水浸泡 2 小時，撈出，瀝乾水分；取鍋加入冷水、薏苡仁，先用旺火煮沸；然後改用小火熬煮至粥將成；加入山藥丁、柿霜餅、白糖，再略煮即成。

〔功效〕補肺健脾養胃。

〔主治〕久咳不已，痰多清稀，食納減少，腹脹便溏，短氣乏力，舌淡苔白，脈象細弱。

2. 黃精參耆茶

〔原料〕黃精 15g，黨參 15g，山藥 15g，黃耆 15g。

〔製法〕上四味一同用文火煎 20 分鐘，再用武火煎沸，

取汁去渣，分 2～3 次飲用。

〔**功效**〕益氣補虛，健脾潤肺。

〔**主治**〕病後脾肺兩虛，體倦食少，氣短懶言，大便溏薄或食不消化。

3. 黑豆柿餅粥

〔**原料**〕黑皮青豆 25g，大黑棗 5 個，柿餅 1 個，糯米 30g。

〔**製法**〕黑皮青豆慢火炒至黑皮裂開，黑棗去核，柿餅切片，糯米洗淨。先將黑豆、黑棗、柿餅同放入鍋內，加適量開水，慢火煎 30 分鐘，然後將糯米煲粥。粥成後便可食用。

〔**功效**〕健脾益肺，化痰止咳。

〔**主治**〕咳嗽，痰多而清稀，呼吸氣短，體弱多汗。或久咳，面色發白。

4. 無花果蓮子百合豬腱湯

〔**原料**〕無糖無花果 30g，蓮子肉 25g，百合 25g，豬腱肉 200g。

〔**製法**〕開水入豬腱肉去肉腥味，同其他用料一起放入鍋內，加適量清水，武火煮沸，轉文火煲 1～2 小時，以少許食鹽調味，便可食用。

〔**功效**〕益氣健脾，潤肺止咳。

〔**主治**〕適用於肺脾氣虛，咳嗽無力，痰液稀白，精神不振，上腹部脹滿，手腳發涼等。

5. 黃耳腰果瘦肉湯

〔**原料**〕黃耳（金耳）10g，腰果 15g，百合 20g，蓮子肉 20g，核桃 20g，無花果 6 粒（糖製無花果 2 粒），豬瘦肉

150g。

〔製法〕黃耳用清水浸泡 10～12 小時，切去硬實蒂部撕成小朵，瘦肉切兩塊飛水去肉腥味。將食材一同放入鍋內，加適量清水，武火煮沸轉文火煲 1～2 小時，以少許鹽調味，便可食用。

〔功效〕補脾益肺、潤肺化痰。

〔主治〕適用於肺脾氣虛，咳嗽，痰多而清稀，呼吸氣短，體弱多汗或久咳，面白無華等。

辨證針灸

〔取穴〕定喘、膏肓、肺俞、太淵、尺澤。

〔針刺法〕針刺以上穴位，採用補法或補瀉兼施。留針 15～20 分鐘，每日 1 次。亦可採用耳針：取平喘、氣管、脾、肺、交感、皮質下等。每次取 2～3 穴，用強刺激，留針 5～10 分鐘。每日 1 次。

〔灸法〕取溫和灸，即將艾條燃著的一端與施灸部位的皮膚保持一寸左右距離，自我感覺有溫熱而無灼痛即可。每穴灸 10～15 分鐘。

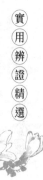

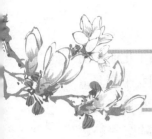

肺腎陰虛證

指肺腎陰液虧虛，虛熱內擾，以乾咳、少痰、腰痠、遺精等為主要表現的虛熱證候。

臨床證候

咳嗽痰少，或痰中帶血，或聲音嘶啞，腰膝痠軟，形體消瘦，口燥咽乾，骨蒸潮熱，盜汗，顴紅，男子遺精，女子經少，舌紅，少苔，脈細數。

發病原因

本證多因燥熱、癆蟲耗傷肺陰；或久病咳喘，損傷肺陰，病久及腎；或房勞太過，腎陰耗傷，不能上潤，由腎及肺所致。

證候分析

肺腎兩臟，陰液互滋，「金水相生」。腎的生理特性是主蟄守位。腎氣封藏則腎精盈滿，人體生機旺盛；守位，是指腎中相火（腎陽）涵於腎中，潛藏不露，以發揮其溫煦、推動等作用。心神清明，機體的生命活動有序、穩定，相火自然潛藏守位，腎陰充足，涵養相火，相火則潛藏於腎中而不上僭。本證以乾咳、少痰、腰痠、遺精等與虛熱症狀共見為辨證的主要依據。

肺陰虧損，失於滋養，虛火擾動，肺失清肅，則咳嗽痰少；損傷血絡，則痰中帶血；虛火薰灼，咽喉失滋，則聲音

嘶啞；腎陰不足，腰膝失於滋養，則腰膝痠軟；陰虛火旺，擾動精室，精關不固，則為遺精；陰精不足，精不化血，衝任空虛，則月經量少；虛火亢盛，迫血妄行，則女子崩漏；肺腎陰虧，失於滋養，虛熱內生，則口燥咽乾，形體消瘦，骨蒸潮熱，盜汗顴紅；舌紅少苔，脈細數，為陰虛內熱之象。

辨證要點

本證以乾咳、少痰、腰痠、遺精等與虛熱症狀共見為要點。

辨證方劑

1. 百合固金湯（《慎齋遺書》）

〔組成〕熟地 9g，生地 9g，當歸 9g，白芍 6g，甘草 3g，桔梗 6g，玄參 3g，貝母 6g，麥冬 9g，百合 12g。

〔用法〕上藥水煎，取汁 300ml，分 2 次溫服，每日 1 劑。

〔功用〕滋陰潤肺，益腎，止咳化痰。

〔主治〕肺腎陰虧，虛火上炎證。咳嗽氣喘，痰中帶血，咽喉燥痛，頭暈目眩，午後潮熱，舌紅少苔，脈細數。

〔加減〕若痰多而色黃者，加膽南星，黃芩，瓜蔞皮以清肺化痰；若咳喘甚者，可加杏仁，五味子，款冬花以止咳平喘；若咳血重者，可去桔梗之升提，加白芨，白茅根，仙鶴草以止血。

2. 麥味地黃丸（《醫部全錄》引《體仁彙編》）

〔組成〕麥冬 15g，五味子 15g，熟地 24g，山茱萸 12g，山藥 12g，澤瀉 9g，丹皮 9g，茯苓 9g。

〔用法〕以上各藥研為細末，煉蜜為丸，如梧桐子大，

實用辨證精選

空腹時用白湯送下，每次 9g，每日 2～3 次。若改為水煎服，用量按原方比例酌減。

〔**功用**〕滋腎養肺。

〔**主治**〕用於肺腎陰虛，潮熱盜汗，咽乾，咳嗽吐血，眩暈耳鳴，腰膝痠軟。

3. 河車大造丸（《景岳全書》）

〔**組成**〕紫河車 100g，麥門冬 100g，天門冬 100g，牛膝 100g，熟地黃 200g，龜板（醋炙）200g，黃柏（鹽炒）150g，杜仲（鹽炒）150g。

〔**用法**〕上藥研為細末，煉蜜為丸。每服 9g，每日 2 次，溫開水送下。

〔**功用**〕滋陰益腎，補養肺腎。

〔**主治**〕元氣虧損，陰精不足，乾咳或咳血，潮熱盜汗，五心煩熱，夢遺滑精，頭暈耳鳴，膝痠軟無力。

4. 養陰清肺湯（《重樓玉鑰》）

〔**組成**〕大生地 6g，麥冬、玄參各 9g，生甘草、薄荷 3g，貝母（去心）、丹皮、白芍（炒）各 5g。

〔**用法**〕水煎服。一般日服 1 劑，重症可日服 2 劑。

〔**功用**〕養陰清肺，解毒利咽。

〔**主治**〕白喉之陰虛燥熱證。喉間起白如腐，不易拭去，並逐漸擴展，病變甚速，咽喉腫痛，初起或發熱或不發熱，鼻乾唇燥，或咳或不咳，呼吸有聲，似喘非喘，脈數無力或細數。

〔**加減**〕若陰虛甚者，加熟地滋陰補腎；熱毒甚者，加銀花、連翹以清熱解毒；燥熱甚者，加天冬，鮮石斛以養陰潤燥。

5. 拯陰理勞湯（《醫宗必讀》）

〔**組成**〕人參 6g，麥冬 12g，五味子 3g，當歸 9g，白芍 12g，生地 12g，女貞子 12g，龜板 15g，薏苡仁 9g，橘紅 9g，丹皮 9g，蓮子肉 9g，百合 9g，炙甘草 6g，大棗 2 枚。

〔**用法**〕水 400ml，棗 1 枚，煎至 200ml，分二次徐徐呷之。

〔**功用**〕滋陰潤肺，益腎補虛。

〔**主治**〕肺腎陰虛，顴紅口乾，骨蒸潮熱，盜汗體倦，咳嗽氣短，遺精滑洩，舌紅少苔，脈細數。

現代常用於治療慢性支氣管炎，支氣管擴張，肺結核咯血，矽肺，神經衰弱，更年期綜合徵，男性性功能障礙，女子經行先期，植物神經功能紊亂等症。

〔**加減**〕肺脈重按有力者，去人參；若虛熱盛，加地骨皮、白薇；泄瀉，去當歸、生地，加山藥、茯苓；倦甚，用人參 9g；咳有燥痰，加貝母、桑皮；嗽有濕痰，加半夏、茯苓；咳嗽咯血，加阿膠；不寐、汗多，加酸棗仁、遠志等。

6. 秦艽散（《衛生寶鑑》）

〔**組成**〕地骨皮 30g，柴胡 30g，鱉甲 30g，秦艽 15g，知母 15g，當歸 15g。

〔**用法**〕上藥研為粗末。每次 15g，用水 200ml，加青蒿 5 葉，烏梅 1 個，煎至 140ml，去滓，臨臥、空腹各一服。

〔**功用**〕滋陰養血，清熱除蒸。

〔**主治**〕治虛勞陰虧血虛，骨蒸盜汗，肌肉消瘦，唇紅頰赤，睏倦盜汗。臨床上常用於結核病的潮熱，溫熱病後期陰虧津傷，餘熱未盡，以及原因不明的長期反覆低熱屬於陰

虛型者。

〔加減〕肺癆骨蒸者，加南北沙參、旱蓮草養陰清肺；小兒夏季熱屬陰虛有熱者，加白薇、荷梗；陰虛火旺者，加石斛、地骨皮、白薇以退虛熱；慢性腎盂腎炎低熱不退、手足心熱、尿黃、舌紅苔微黃、脈細數者，加白茅根、石葦清熱利尿。

辨證成藥

1. 百合固金丸（《慎齋遺書》）

〔用法〕口服，水蜜丸一次 6g，大蜜丸一次 1 丸，每日 2 次。

〔功用〕養陰潤肺，化痰止咳。

〔主治〕用於肺腎陰虛，乾咳少痰，咽乾喉痛。

2. 麥味地黃丸（《醫部全錄》引《體仁彙編》）

〔用法〕水蜜丸每次服用 6g，小蜜丸每次服用 9g，大蜜丸每次服用 1 丸，每日服 2 次。

〔功用〕滋腎養肺。

〔主治〕潮熱盜汗，咽乾咳血，眩暈耳鳴，腰膝痠軟，消渴等的肺腎陰虧者。

3. 河車大造丸（《景岳全書》）

〔用法〕口服，水蜜丸一次 6g，小蜜丸一次 9g，大蜜丸一次 1 丸，每日 2 次。

〔功用〕滋陰清熱，補腎益肺。

〔主治〕用於肺腎兩虧，虛勞咳嗽，骨蒸潮熱，盜汗遺精，腰膝痠軟。凡陰虛之支氣管哮喘、老年肺氣腫、肺結核、慢性腎炎、慢性腎盂腎炎、男女不育症等，均可用本藥防治。

辨證食療

1. 冬蟲夏草瘦肉粥

〔**原料**〕冬蟲夏草 1g，瘦豬肉（切片）60g，小米 120g。

〔**製法**〕先將冬蟲夏草用布包好，與小米、瘦豬肉一同放入沙鍋內，加水煮至粥熟。待粥熟後去除藥包即可食用。

〔**功效**〕潤肺滋腎，補氣生精，納氣定喘。

〔**主治**〕用於肺腎虧虛的咳喘勞嗽，自汗盜汗，陽痿遺精，腰膝痠痛，也可作為中老年人的保健食品。

2. 川貝燉雪梨

〔**原料**〕雪梨 1 個，川貝 50g，糖少許。

〔**製法**〕將雪梨洗淨，去皮，挖去中間的核。將雪梨裝入燉盅內，川貝洗淨，放入雪梨中心，撒上少許糖，放火鍋中蒸。待雪梨燉至汁水出來即可。

〔**功效**〕滋陰潤肺，清熱化痰。

〔**主治**〕本方用於肺腎陰虛之發熱、咳嗽等。

3. 雙耳湯

〔**原料**〕白木耳 10g，黑木耳 10g，冰糖 30g。

〔**製法**〕將白木耳、黑木耳用溫水發泡，除去雜質，洗淨，放入碗內，加冰糖、水適量，置蒸籠中，蒸 1 小時，待木耳熟透時即成。

〔**功效**〕滋陰潤肺，補腎健腦。

〔**主治**〕適用於腎陰虛、高血壓、肺陰虛咳嗽、喘息、動脈硬化症伴眼底出血、肺結核、失眠症。

4. 天門冬粥

〔**原料**〕天門冬 20g，粳米 100g，冰糖。

〔製法〕將天門冬搗碎，放入砂鍋內，加水煎取濃汁，去渣。將米洗淨，連同煎汁一起放入砂鍋內，加適量水，大火煮沸，改為小火煮約 30 分鐘成粥，用糖調味即成。

〔功效〕滋陰潤肺，生津止渴。

〔主治〕適用於肺腎陰虛，乾咳少痰，或無痰、或痰中帶血，手足心熱，午後潮熱，盜汗等。

5. 冰糖黃精湯

〔原料〕黃精 30g，冰糖 50g。

〔製法〕黃精用冷水泡發，加冰糖，用小火煎煮 1 小時即成。

〔功效〕補氣養陰，潤肺益腎。

〔主治〕用於陰虛肺燥，乾咳少痰及肺腎陰虛的勞嗽久咳、低熱、咯血等。

6. 水晶桃

〔原料〕核桃仁 500g，柿霜餅 500g。

〔製法〕先將核桃仁在鍋中蒸熟，取出放瓷器內，再與柿霜餅一同裝入瓷器內上屜蒸爛，使之融為一體，待涼隨意服之。

〔功效〕補益肺腎，止咳平喘。

〔主治〕用於肺腎兩虛而引起的乾咳、氣短喘息、腰膝痠痛、四肢無力等症。

辨證針灸

〔取穴〕肺俞、腎俞、關元、膏肓俞、太淵、太谿。

〔針刺法〕針刺以上穴位，均用補法，留針 15～20 分鐘，每日 1 次。

〔灸法〕此證一般只針不灸。

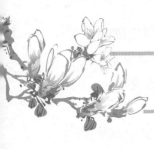

肝火犯肺證

指肝火熾盛，上逆犯肺，肺失肅降，以胸脅灼痛、急躁、咳嗽痰黃或咯血等為主要表現的實熱證候。

臨床證候

胸脅灼痛，急躁易怒，頭脹頭暈，面紅目赤，口苦口乾，咳嗽陣作，痰黃稠黏，甚則咳血，舌紅，苔薄黃，脈弦數。

發病原因

本證多因鬱怒傷肝，氣鬱化火，或邪熱內蘊，肝火熾盛，上逆犯肺；或邪熱蘊肺，咳甚牽引胸脅，影響肝氣升發，鬱而化火犯肺所致。

證候分析

肝屬木，主升發，肝為剛臟，具有剛強躁急的生理特性；肺屬金，主肅降。肝肺二臟，升降相應，則氣機條暢。

肝火熾盛，上逆犯肺，木火刑金，肺失清肅，肺氣上逆，則咳嗽陣作；火熱灼津，煉液成痰，則痰黃稠黏；火灼肺絡，迫血妄行，則為咳血；肝火內鬱，經氣不暢，則胸脅灼痛，急躁易怒；

肝火上擾，氣血上逆，則頭暈頭脹，面紅目赤；熱蒸膽氣上逆，則口苦；口乾，舌紅，苔薄黃，脈弦數，為肝經實火內熾之證。

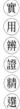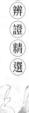

辨證要點

本證以胸脅灼痛、急躁、咳嗽痰黃或咯血等與實熱症狀。

辨證方劑

1. 咯血方（《丹溪心法》）

〔**組成**〕青黛 6g，山梔子 9g，栝樓仁 9g，海粉 9g，訶子 6g。

〔**用法**〕上為末，以蜜同薑汁為丸，嚼化。或水煎服（青黛不入煎劑）。

〔**功效**〕清肝寧肺，涼血止血。

〔**主治**〕肝火犯肺之咳血。咳嗽有痰，色黃黏稠，痰中帶血，咳吐不爽，胸脅作痛，口苦便結，心煩易怒，舌紅苔黃，脈弦數。

〔**加減**〕若火熱陰傷，痰少而黏，舌紅苔少，加沙參，麥冬，生地以清肺養陰；咳血量多，加白茅根，仙鶴草，側柏葉，茜草，涼血止血；咳嗽痰多，加貝母，膽南星，枇杷葉以清肺化痰止咳。

2. 黃芩瀉白散（《症因脈治》）

〔**組成**〕黃芩 6g，桑白皮 30g，地骨皮 30g，炙甘草 3g。

〔**用法**〕水煎服。

〔**功效**〕清肝瀉肺，止咳平喘。

〔**主治**〕肝火犯肺之咳喘。咳嗽，甚則氣急欲喘，皮膚蒸熱，日晡尤甚，舌紅苔黃脈細數。

3. 黛蛤散（醫說引《類編》）

〔**組成**〕青黛，蛤粉。

〔用法〕每服 9g，米飲下。

〔功效〕清肝寧肺，涼血化痰。

〔主治〕肝火犯肺之咳嗽吐痰或痰中帶血，胸脅作痛，目赤，尿黃，舌紅苔黃，脈細數。

辨證成藥

1. 清肺抑火丸

〔組成〕黃芩、梔子、知母、浙貝、黃柏、苦參、桔梗、前胡、天花粉、大黃。

〔用法〕口服：一次 6g，一日 2～3 次。

〔功用〕清肺止咳，化痰通便。

〔主治〕痰熱阻肺所致的咳嗽、痰黃黏稠、口乾、咽痛、大便乾燥。

辨證食療

1. 桑葉菊花茶

〔原料〕桑葉，菊花適量。

〔製法〕開水泡服，當茶飲。

〔功效〕清瀉肝火。

〔主治〕肝火上亢之咳嗽、頭暈、目赤等。

2. 冬瓜仁粥

〔原料〕冬瓜仁 20g，粳米 50g。

〔製法〕冬瓜仁、粳米洗淨煮粥食用。

〔功效〕清熱利水，收斂止咳。

〔主治〕肝火上亢之咳嗽，面紅目赤、大便乾結等。

3. 梔子仁粥

〔原料〕梔子仁 3～5g（研末），粳米 50g。

〔製法〕梔子（研末），先將粳米煮粥，後加藥末服食。

實用辨證精選

〔**功效**〕清瀉肝火。

〔**主治**〕肝火上亢之咳嗽，面紅目赤、大便乾結等。

4. 梨子川貝菊花飲

〔**原料**〕梨子，川貝，菊花。

〔**製法**〕梨子切塊、與川貝蒸後取汁，用菊花泡服，代茶飲。

〔**功效**〕清瀉肝火、止咳化痰。

〔**主治**〕肝火犯肺之咳嗽，面紅目赤、大便乾結、咽乾舌燥等。

5. 薄荷茶

〔**原料**〕鮮薄荷葉 10g。

〔**製法**〕鮮薄荷葉，開水泡，當茶飲。

〔**功效**〕疏肝清熱。

〔**主治**〕肝火上亢，面紅目赤、大便乾結、咳嗽等。

辨證針灸

取期門、支溝；肺俞、肝俞、尺澤、太衝，用瀉法，留針 15～20 分鐘，每日 1 次。

肝火犯肺證

∨

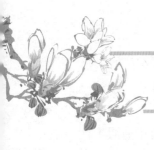

肝胃不和證

指肝氣鬱結，胃失和降，以脘脅脹痛、噯氣、吞酸、情緒抑鬱等為主要表現的證候。又名肝氣犯胃證、肝胃氣滯證。

臨床證候

胃脘、脅肋脹滿疼痛，走竄不定，噯氣，吞酸嘈雜，呃逆，不思飲食，情緒抑鬱，善太息，或煩躁易怒，舌淡紅，苔薄黃，脈弦。

發病原因

本證多因情志不舒，肝氣鬱結，橫逆犯胃，胃失和降所致。

證候分析

肝氣的疏洩功能，能調暢氣機，因而能使人心情舒暢，既無亢奮，也無抑鬱。情志活動，指人的情感、情緒變化，是精神活動的一部分。情志活動分屬五臟，但由心所主，心之所以有主神志的機能，是與心主血脈密切相關的，而血的正常運行，又要依賴於氣機的調暢，因肝主疏洩，調暢氣機，所以肝具有調暢情志的機能。

情志不遂，肝失疏洩，肝氣橫逆犯胃，胃氣鬱滯，則胃脘、胸脅脹滿疼痛，走竄不定；胃氣上逆而見呃逆、噯氣；肝失條達，情志失調，則精神抑鬱，善太息；氣鬱化火，肝

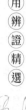

性失柔，則煩躁易怒；木鬱作酸，肝氣犯胃，則吞酸嘈雜，胃不主受納，則不思飲食；苔薄白，脈弦，為肝氣鬱結之象；若氣鬱化火，則舌紅苔薄黃，脈弦數。

辨證要點

本證以脘脅脹痛、噯氣、吞酸、情緒抑鬱等為為辨證的主要依據。

肝胃不和證指肝失疏洩，胃失和降，臟腑功能不協調所表現的徵候。以脘脅脹悶疼痛，噯氣，嘈雜吞酸，急躁易怒，舌紅苔薄黃，脈弦數為主要表現。多由情志不遂，肝氣鬱結，氣鬱化火，影響胃的功能；或寒邪侵襲肝胃，導致肝胃功能異常等引起。

臨床證候

目胸脅胃脘脹痛或竄痛，呃逆噯氣，吞酸嘈雜，煩躁易怒，舌紅苔薄黃，脈弦或帶數。或巔頂疼痛，遇寒則甚，得溫痛減。或形寒肢冷。或嘔吐涎沫，舌淡苔白滑，脈沉弦緊。

發病原因

引起肝胃不和的原因主要有兩個方面：

1. 情志不遂，氣鬱化火。

2. 寒邪入侵肝胃，引起肝胃不和，肝胃功能不協調，以胸脅、胃脘脹痛或竄痛，呃逆、噯氣為審證要點。

證候分析

肝喜條達，惡抑鬱，肝主疏洩。胃主通降，喜和順。肝失疏洩，肝胃氣滯，則胸脅胃脘脹痛或竄痛；肝胃氣滯，氣鬱化火，胃失和降，則呃逆噯氣，吞酸嘈雜；氣鬱化火，肝失柔順，則煩躁易怒；舌紅苔薄黃，脈弦或帶數為氣鬱化火

之證。若寒邪內犯肝胃，陰寒之氣循經上逆，則巔頂疼痛，遇寒則甚，得溫痛減；寒邪入侵肝胃，損傷陽氣，則又有形寒肢冷的表現；寒邪內犯肝胃，損傷中陽，水津不化，氣機上逆，則或嘔吐涎沫；因寒邪內盛則又有舌淡苔白滑，脈沉弦緊之象。

辨證要點

本證以脘脅脹悶疼痛，擅長嘆息，噯氣，嘈雜吞酸，食少，急躁易怒，脈弦等肝胃臟腑功能失常症狀共見為辨證要點。

辨證方劑

1. 柴胡疏肝散合平胃散加減

〔組成〕柴胡 10g、枳殼 10g、赤芍 12g、甘草 8g、半夏 10g、茯苓 12g、陳皮 10g、川芎 10g、佛手 10g、香附 10g、香櫞 10g、白朮 10g。

〔用法〕水煎取汁 250～300ml，每日 1～2 劑，分 2～3 次溫服；若嘔呃者可頻服，或先服生薑汁。

〔功用〕疏肝和胃，理氣解鬱，調暢氣機，燥濕運脾，行氣和胃，理氣止痛。

〔主治〕心煩易怒，兩脅脹痛，胃脘脹痛，納差；口乾，口苦、黏，噯氣，泛酸，噁心。

〔加減變化〕若胃脘痛甚者，加玄胡 15g、木香 10g、川楝 10g；若噯氣頻作，加旋覆花 10g、沉香 3g；若肝鬱化熱而見泛酸嘈雜者，加左金丸；若氣滯血瘀而見刺痛拒按者，加蒲黃 10g、五靈脂 10g、丹參 30g；若氣鬱痰阻者，加旋覆花 10g、代赭石 40g、生薑 3 片；若兼口苦，便秘者，加大黃 10g、枳實 10g；若氣鬱化火傷津之乾嘔，舌紅少津者，

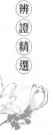

加麥冬 15g、太子參 15g。

2. 四逆散（《傷寒論》）

〔**組成**〕柴胡、枳實、芍藥、炙甘草各 6g

〔**用法**〕水煎取汁 250～300ml，每日 1～2 劑，分 2～3 次溫服。

〔**功用**〕透邪解鬱，疏肝理脾。

〔**主治**〕手足不溫，腹痛，洩利下重，脈弦，胸脅脹痛等。

〔**加減變化**〕腹中痛者，加炮附子以散裏寒；氣鬱甚著，加香附、鬱金以理氣解鬱；有熱者，加梔子以清熱。

3. 左金丸（《丹溪心法》）

〔**組成**〕黃連 18g，吳茱萸 3g。

〔**用法**〕上藥為末，水丸或者蒸餅為丸，白湯下 6g。

現代用法：為末，為水丸，每服 2～3g，溫開水送服；亦可作湯劑，水煎服。

〔**功用**〕清洩肝火，降逆止嘔。

〔**主治**〕肝火犯胃證。胸脅疼痛，嘈雜吞酸，嘔吐口苦，舌紅苔黃，脈弦數。

〔**加減變化**〕合金鈴子散和四逆散，以和胃解鬱，臨床療效較好。若兼見腹痛瀉洩本方加白芍以和中緩急，名為戊己丸。

4. 柴胡舒肝散

〔**組成**〕柴胡、陳皮各 6g，川芎、香附、芍藥、枳殼各 4.5g，炙甘草 1.5g。

〔**用法**〕水煎服。

〔**功用**〕疏肝解鬱，行氣止痛。

〔主治〕肝氣鬱滯證。胸脅疼痛，胸悶喜嘆息，或噯氣，脘腹脹滿，脈弦。

5. **逍遙散**（《局方·卷九治婦人諸疾》）

〔組成〕甘草（微炙赤）4.5g、當歸（去苗，銼，微炒）、茯苓（去皮，白者）、芍藥、白朮、柴胡（去苗）各9g。

〔用法〕水煎服。

〔功用〕具有疏肝解鬱，健脾和營的作用，主治肝鬱血虛脾弱症。

〔主治〕兩脅作痛，寒熱往來，頭痛目眩，口燥咽乾，神疲食少，月經不調，乳房作脹，脈弦而虛者。

〔加減變化〕加丹皮山梔子組成丹梔逍遙散，疏肝清熱，解鬱和營。加熟地，並用生薑和大棗為引組成黑逍遙散，可養血疏肝，健脾和中。臨證中若肝鬱頭痛較甚者，加川芎、白芷；肝鬱失眠者加遠志、酸棗仁；肝鬱脅下有瘕者加鱉甲、生牡蠣；加丹皮、梔子清熱瀉火。

6. **疏肝和胃飲**（《譚日強方》）

〔組成〕當歸 10g，白芍 15g，柴胡 10g，枳實 6g，瓜蔞 10g，薤白 10g，半夏 10g，陳皮 5g，甘草 3g，蒲公英 10g，煆瓦楞 10g。

〔用法〕水煎服，每日 1 劑，日服 2 次。

〔功用〕疏肝和胃。

〔主治〕脘脅脹悶疼痛，擅長嘆息，噯氣，嘈雜吞酸，食少，急躁易怒，脈弦。

7. **四味萸連丸**（《證治準繩·幼科》卷三）

〔組成〕吳茱萸（炒）、黃連（炒）、神麴、荷葉各等

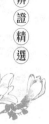

分。

〔用法〕為末，煮神麴糊為丸，如梧桐子大。每服 20 丸，白湯下。黃連當量病微甚，或炒黑、炒黃用之。

〔功用〕清肝和胃。

〔主治〕肝胃不和，腹脹，噫氣，吞酸，食不能化。

8. 調胃湯

〔組成〕黨參 15g，白朮 10g，厚朴 10g，川楝子 10g，廣木香 10g，大腹皮 10g，蓽茇 10g，枳殼 10g。

〔用法〕水煎取汁 250～300ml，每日 1～2 劑，分 2～3 次溫服。

〔功用〕肝胃不和，升降不利。

〔主治〕胃脘疼痛，脅肋不適，噯氣泛酸，噁心納差。

〔加減〕中氣虛餒者，去厚朴，加黃耆 15g，當歸 6g，炒白芍 15g，懷山藥 15g；肝胃不和胃痛者，去蓽茇，加柴胡 5g，鬱金 10g，綠萼梅 10g，丹參 10g，田三七 5g；熱邪灼胃疼痛者，黨參易北沙參 15g，去蓽茇，加黃連 5g，黃芩 10g，元胡索 10g，白芍 10g，半夏 10g，竹茹 10g；虛寒胃痛者，去大腹皮，加附片 10g，黃耆 15g，九香蟲 10g，半夏 15g；消化道出血胃痛者，去川楝子、大腹皮、厚朴，加赤白芍各 10g，孩兒茶 15g，黃耆 10g，仙鶴草 15g，懷山藥 15g，雲南白藥 0.3g；蟲擾胃痛者，去木香、大腹皮、蓽茇，加烏梅 10g，吳茱萸 5g，檳榔 10g，懷山藥 15g，炙甘草 3g；食積胃痛者，去蓽茇，加山楂、麥芽各 10g，母丁香 5g。

辨證成藥

1. 柴胡疏肝丸

〔用法〕大蜜丸一次 1 丸，一日 2 次，每丸重 10g。

〔功用〕舒肝理氣，消脹止痛。

〔主治〕用於肝氣不舒，胸脅痞悶，食滯不清，嘔吐酸水等肝胃不和者。

2. 疏肝平胃丸

〔用法〕水丸每次服 4.5g，每日服 2 次。

〔功用〕舒肝和胃，化濕導滯。

〔主治〕用於肝胃不和、濕濁中阻所致的胸脅脹滿、胃脘痞塞疼痛、嘈雜噯氣、嘔吐酸水、大便不調等肝胃不和者。

〔組成原料〕厚朴（薑炙）、陳皮、枳殼（麩炒）、法半夏、蒼朮、甘草（蜜炙）、檳榔（炒焦）。輔料為生赭石粉。

3. 加味左金丸

〔用法〕水蜜丸每次服 6g，每日服 2 次。

〔功用〕疏肝和胃。

〔主治〕用於噯氣吞酸，胃痛少食。

辨證食療

1. 橘皮粥

〔原料〕橘皮，米。

〔製法〕橘皮切碎，同米煮粥食用。

〔功效〕和胃。

〔主治〕治療氣滯，腹脹。

2. 薤白粥

〔原料〕薤白 10g、大米 50g。

〔製法〕如常法煮粥食。

〔功效〕和胃。

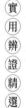

〔主治〕治療氣滯，腹脹。

3. 生薑烏梅飲

〔原料〕烏梅 10g，薑 10g，赤砂糖 30g。

〔製法〕將烏梅肉、生薑、紅糖加水 200ml 煎湯。其中烏梅忌與豬肉同食，赤砂糖與生雞蛋、皮蛋同食會中毒。

〔功效〕和胃止嘔，生津止渴。

〔主治〕適用於肝胃不和之妊娠嘔吐。

辨證針灸

〔取穴〕內關、期門、太衝、足三里、中脘透梁門、脾俞、胃俞、氣海、章門，如胃痛屬實加期門、陽陵泉；偏虛者選脾俞、胃俞、章門；泄瀉加關元；便秘加大腸俞、天樞、上巨虛。瀉法，留針 15～20 分鐘，每日 1 次。

〔針刺法〕針刺以上穴位，均用瀉法，留針 15～20 分鐘，每日 1 次。

〔耳針法〕可運用耳針，取胃、肝、皮質下，神門、交感十二指腸中等刺激，或毫針刺或埋針法或壓籽法。

〔電針法〕取足三里、上巨虛，電針密波，較強刺激。

〔穴位注射〕取中脘、足三里、胃俞、脾俞。每次選 2 穴，可分別選用當歸注射液、丹參注射液等。

〔灸法〕取溫和灸，即將艾條燃著的一端與施灸部位的皮膚保持一寸左右距離，自我感覺有溫熱而無灼痛即可。每穴灸 10～15 分鐘。

〔敷法〕外敷藥物生薑、胡椒適量研末，酒調，外敷臍、腹部，適用於胃脘痛甚者。

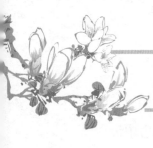

肝鬱脾虛證

指肝失疏洩，脾失健運，以脅脹作痛、情志抑鬱、腹脹、便溏等為主要表現的證候。又稱肝脾不調證。

臨床證候

胸脅脹滿竄痛，善太息，情志抑鬱，或急躁易怒，食少，腹脹，腸鳴矢氣，便溏不爽，或腹痛欲便、瀉後痛減，或大便溏結不調，舌苔白，脈弦或緩。

發病原因

本證多因情志不遂，鬱怒傷肝，肝失條達，橫乘脾土；或飲食不節、勞倦太過，損傷脾氣，脾失健運，土反侮木，肝失疏洩而成。

證候分析

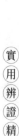

肝失疏洩，經氣鬱滯，則胸脅脹滿竄痛；太息可引氣舒展，氣鬱的散，故脹悶疼痛可減；肝氣鬱滯，情志不暢，則精神抑鬱；氣鬱化火，肝失柔順之性，則急躁易怒；肝氣橫逆犯脾，脾氣虛弱，不能運化水穀，則食少腹脹；氣滯濕阻，則腸鳴矢氣，便溏不爽，或溏結不調；肝氣犯脾，氣機鬱滯，運化失常，故腹痛則瀉；便後氣機得以調暢，則瀉後腹痛暫得緩解；苔白，脈弦或緩，為肝鬱脾虛之徵。

辨證要點

本證以脅脹作痛、情志抑鬱、腹脹、便溏等為辨證的主

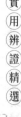

要依據。

辨證要點

本證以胸脅脹滿竄痛，食少納呆，腹脹便溏，善太息，易暴易怒為辨證要點。

辨證方劑

1. 逍遙散（《太平惠民和劑局方》）

〔組成〕甘草 4.5g，當歸 9g，茯苓 9g，白芍 9g，白朮 9g，柴胡 9g，生薑 3 片，薄荷 6g。

〔用法〕上藥共為散，煎湯服用，每次 3 次，每次服用 6～9g，亦可服用丸劑，每日 2 次，每次 6～9g。

〔功用〕疏肝理氣，養血健脾。

〔主治〕肝鬱脾虛證。胸脅脹滿疼痛，頭痛目眩，口燥咽乾，納呆神疲，月經不調，脈弦細或弦緩無力。

〔加減〕本證中柴胡疏肝、歸芍養血、朮苓健脾。肝鬱氣滯者，可加鬱金、香附、川芎疏肝理氣；若肝鬱化火，可加丹皮、梔子瀉火清熱；肝氣鬱滯頭痛較甚加白芷、川芎；失眠者加遠志、酸棗仁；胸脅疼痛食少納差者可選加生薏米仁、土元、虎杖；呃逆、背沉加桔梗、半夏；血虛較甚者加地黃，有熱象加生地黃，無熱象加熟地黃。

2. 四逆散（《傷寒論》）

〔組成〕炙甘草 6g，枳實 6g，芍藥 6g，柴胡 6g。

〔用法〕以上四味，原方米湯飲服，現加水煎服，每日 3 次。

〔功用〕疏肝理脾。

〔主治〕陽鬱厥逆證，手足不溫，腹痛瀉下，脈弦；肝脾不和證，胸脅、脘腹疼痛，脈弦。

〔加減〕有熱者，加梔子清熱瀉火；氣鬱甚者，加鬱金、香附疏肝理氣；洩利下重者，加薤白溫脾陽除下重；咳者，加乾薑、五味子溫肺止咳；心悸者，加桂枝溫通心陽；小便不利則加茯苓；腹痛者，加炮附子。

3. 痛瀉要方（《丹溪心法》）

〔組成〕炒白朮 9g，炒陳皮 4.5g，炒芍藥 6g，防風 3g。

〔用法〕加水煎服。

〔功用〕補脾柔肝，祛濕止瀉。

〔主治〕主治肝鬱脾虛之痛瀉。痛之必瀉，瀉之必解，腸鳴腹痛，大便泄瀉。脈兩關不調，左手關脈弦，右手關脈緩。

〔加減〕痛瀉要方加木香、砂仁、山藥、甘草，可疏肝健脾，治肝鬱脾虛。木香、砂仁理氣調脾，山藥補脾和胃，甘草調和諸藥。

4. 柴胡疏肝散（《證治準繩》）

〔組成〕陳皮醋炒 6g，柴胡 6g，川芎 4.5g，芍藥 4.5g，炙甘草 1.5g。

〔用法〕加水煎服，飯前服用。

〔功用〕疏肝行氣。

〔主治〕肝氣鬱滯證。肝鬱氣滯，胸脅疼痛，脹悶不舒，情志抑鬱，善太息，或暴躁易怒，脈弦。

〔加減〕本方是疏肝解鬱的代表方，柴胡疏肝解鬱，香附行氣止痛，川芎活血開鬱，陳皮理氣和胃，枳殼行氣止痛疏理肝脾，芍藥養血柔肝。

本方以四逆散易枳實為枳殼，加川芎、香附、陳皮而成，疏肝理氣作用強。

5. 加味逍遙散（《內科摘要》）

〔**組成**〕當歸 3g，芍藥 3g，茯苓 3g，炒白朮 3g，柴胡 3g，牡丹皮 1.5g，炒山梔 1.5g，炙甘草 1.5g。

〔**用法**〕上藥為散，加水煎服。

〔**功用**〕疏肝清熱。

〔**主治**〕肝脾血虛內熱證。自汗盜汗，口燥咽乾，或月經不調，或血虛火燥，大便不通，少腹脹痛，舌紅苔黃脈弦數或弦虛數。

6. 黑逍遙散（《醫略六書》）

〔**組成**〕甘草 4.5g，當歸 9g，茯苓 9g，白芍 9g，白朮 9g，柴胡 9g，生地或熟地 6g。

〔**用法**〕上藥為散，以大棗、生薑為引，加水煎服。

〔**功用**〕養血疏肝，健脾和胃。

〔**主治**〕肝鬱脾虛，血虛更甚。婦人鬱怒傷肝，迫血妄行，臨經腹痛，赤白淫閉，或肝鬱血虛，脅痛頭暈，脈弦虛。

辨證成藥

1. 逍遙丸（《太平惠民和劑局方》）

〔**用法**〕口服，每日 3 次，每次 8 丸（200 丸/瓶），每 8 丸相當於原藥材 3g。

〔**功用**〕疏肝健脾，養血調經。

〔**主治**〕肝氣鬱結，胸脅脹痛，頭暈目眩，食少納呆，月經不調。

2. 加味逍遙丸（《太平惠民和劑局方》）

〔**用法**〕口服，每日 3 次，每次 6g。

〔**功用**〕疏肝健脾，清熱養血。

〔**主治**〕肝鬱脾虛，血虛內熱之證。兩脅疼痛，神疲納呆，頭疼目眩，月經不調，脈弦。

3. **疏肝健脾丸**（《北京中醫醫院》）

〔**用法**〕口服，每日 2～3 次，每次 9g。

〔**功用**〕疏肝理氣，健脾和胃。

〔**主治**〕肝鬱脾虛證。胸脅脘腹脹痛，頭痛目眩，食少便溏。

4. **參苓白朮丸**（《太平惠民和劑局方》）

〔**用法**〕口服，每日 2 次，每次 6g。

〔**功用**〕健脾益氣。

〔**主治**〕脾胃虛弱，食少納呆，便溏，神疲。

辨證食療

1. **黃耆靈芝燉豬肉**

〔**原料**〕黃耆 15g，靈芝 9g，瘦豬肉 100g。

〔**製法**〕將以上原材料一同放入鍋中，加水適量同湯煮，去渣，調味後可食用。

〔**功效**〕化濕健脾。

〔**主治**〕脾虛生濕，神疲乏力。適用於病毒性肝炎，脾虛有濕者。

2. **山藥薏米芡實粥**

〔**原料**〕山藥 100g，薏仁 50g，芡實 50g，糯米 80g，冰糖 25g。

〔**製法**〕芡實、薏仁、糯米洗淨浸泡 2 小時，山藥切塊浸泡，將上述原材料加水放入電飯煲，煲粥即可。

〔**功效**〕健脾益腎，補中益氣。

〔**主治**〕健脾養胃，補肺益腎，尤其適合脾胃虛軟者食

用。

3. 柚皮醪糟

〔**原料**〕柚子皮（去白）、青木香、川芎各等份，醪糟、紅糖適量。

〔**製法**〕柚子皮、青木香、川芎 3 味製成細末，每煮紅糖醪糟 1 小碗，加入細末 3～6g，趁熱食用。

〔**功效**〕寬中理氣，健脾益胃。

〔**主治**〕肝鬱氣滯，肝胃不和，尤其適合肝鬱脾虛的亞健康人群。

4. 甘松粥

〔**原料**〕甘松 5g，粳米 100g。

〔**製法**〕將甘松水煎，煎好後去渣留汁液備用，粳米熬粥，粥熟時加入甘松汁，稍煮即可食用。每日 2 次，空腹溫服。

〔**功效**〕開鬱醒脾，健脾補中。

〔**主治**〕肝鬱脾虛，氣悶胸痛，脘腹脹痛，食少納呆，胃寒嘔吐。

5. 當歸山楂茶

〔**原料**〕當歸 10g，山楂 10g，白鮮皮 5g，白蒺藜 5g。

〔**製法**〕將上述原料一同放入杯中，加入沸水，密封浸泡 10～20 分鐘後飲用。

〔**功效**〕疏肝健脾，消斑化瘀。

〔**主治**〕適用於肝鬱脾虛導致的雀斑、黃褐斑等皮膚病患者。

辨證針灸

〔**取穴**〕太衝，中脘，內關，足三里，公孫，期門。

〔**針刺法**〕先針刺兩太衝，中脘，兩內關穴等刺激，採用瀉法；再針刺足三里，用補法；接著針刺公孫，期門穴，採用平瀉法。諸穴均常規針刺，留針 15～20 分鐘，每日 1 次。

〔**灸法**〕肝鬱氣滯者只針不灸，瀉法；脾陽不振者針灸並用，補法或溫針灸。

溫針灸，即針刺與艾灸相結合的一種方法。即在留針過程中，將艾絨搓團撚裹於針柄上點燃，透過針體將熱力傳入穴位。每次燃燒棗核大艾團 1～3 團。具有溫陽通脈、行氣活血的作用；神闕隔鹽灸。

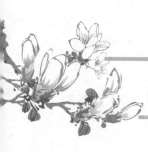

肝膽濕熱證

指濕熱內蘊，肝膽疏洩失常，以身目發黃、脅肋脹痛等及濕熱症狀為主要表現的證候。以陰癢、帶下黃臭等為主要表現者，稱肝經濕熱（下注）證。

臨床證候

身目發黃，脅肋脹痛，或脅下有痞塊，納呆，厭油膩，泛惡欲嘔，腹脹，大便不調，小便短赤，發熱或寒熱往來，口苦口乾，舌紅，苔黃膩，脈弦滑數。或為陰部潮濕、瘙癢、濕疹，陰器腫痛，帶下黃稠臭穢等。

發病原因

本證多因外感濕熱之邪，侵犯肝膽或肝經；或嗜食肥甘，釀生濕熱；或脾胃納運失常，濕濁內生，鬱結化熱，濕熱壅滯肝膽所致。

證候分析

濕熱蘊阻，肝膽疏洩失職，氣機不暢，則脅肋脹痛；濕熱內阻，膽汁不循常道，泛溢肌膚，則身目發黃；濕熱鬱蒸，膽氣上溢，則口苦；濕熱內阻，脾胃升降、納運失司，胃氣上逆，則厭食惡油，泛惡欲嘔，腹部脹滿，大便不調。

肝經繞行陰器，過少腹，濕熱循經下注，則可見陰部潮濕、瘙癢、起丘疹，或陰器腫痛，或帶下色黃穢臭。

邪居少陽膽經，樞機不利，正邪相爭，則寒熱往來；發

熱、口渴、小便短赤，舌紅，苔黃膩，脈弦滑數，均為濕熱
內蘊之象。

辨證要點

本證以脅肋脹痛、身目發黃或陰部瘙癢、帶下黃臭等與
濕熱症狀共見為要點。

辨證方劑

1. 龍膽瀉肝湯（《醫方集解》）

〔組成〕龍膽草 6g、黃芩 9g、梔子 9g、澤瀉 12g、木通
9g、車前子 9g、當歸 3g、生地黃 9g、柴胡 6g、生甘草 6g。

〔用法〕水煎服，亦可製成丸劑，每服 6～9g，日 2
次，溫開水送下。

〔主治〕① 肝膽實火上炎證。頭痛目赤，脅痛，口苦，
耳聾，耳腫，舌紅苔黃，脈弦細有力。

② 肝經濕熱下注證。陰腫，陰癢，筋痿，陰汗，小便
淋濁，或婦女帶下黃臭等，舌紅苔黃膩，脈弦數有力。

〔加減〕肝膽實火熱盛，去木通、車前子，加黃連瀉
火；若濕盛熱輕者，去黃芩、生地，加滑石、薏苡仁以增強
利濕之功；陰囊囊腫，紅熱甚者，加連翹、黃芩、大黃以瀉
火解毒。

2. 當歸蘆薈丸（古驗方《醫學六書》）

〔組成〕大黃 9g，黃柏 9g，黃芩 9g，黃連 9g，梔子
9g，龍膽草 9g，蘆薈 9g，青黛 9g，當歸 10g，木香 9g，甘
草 6g。

〔用法〕水煎 2 次，分 2 次服。

〔功用〕治肝經實火。

〔主治〕頭暈目眩，耳聾耳鳴，驚悸搐搦，躁擾狂越，

實用辨證精選

大便秘結，小便澀滯，或胸脅作痛，陰囊腫脹。凡屬肝經實火，皆宜服之。

3. 茵陳蒿湯（《傷寒論》）

〔組成〕茵陳 18g，梔子 12g，大黃（去皮）6g。

〔用法〕上三味，以水一斗二升，先煮茵陳，減六升，內二味，煮取三升，去滓，分三服。現代用法：水煎服。

〔功用〕清熱、利濕、退黃。

〔主治〕濕熱黃疸。一身面目俱黃，黃色鮮明，發熱，無汗或但頭汗出，口渴欲飲，噁心嘔吐，腹微滿，小便短赤，大便不爽或秘結，舌紅苔黃膩，脈沉數或滑數有力。

〔加減〕若濕重於熱者，可加茯苓、澤瀉、豬苓以利水滲濕；熱重於濕者，可加黃柏、龍膽草以清熱袪濕；脅痛明顯者，可加柴胡、川楝子以疏肝理氣。

4. 肝膽濕熱一號湯

〔組成〕廣金錢草 15g，廣鬱金 10g，生內金 10g，乾蘆根 10g，王不留行子 10g，莪朮 15g，綿茵陳 15g，生山梔 10g，虎杖 30g，柴胡 10g，枳殼 12g，青皮 12g，炒萊服子 15g，藿香 10g，石菖蒲 10g。

〔用法〕上藥清水煎汁，濃縮成 150ml 口服液。30～50ml 每日 3 次，25 天為 1 個療程，停藥 5 天，可繼服下一療程，一般 3 個療程無效者不必再服。

〔功用〕疏肝利膽、清熱利濕、活血化瘀、化痰消脂、化石排石、輕身減肥。

〔主治〕肝炎、膽囊炎、結石病、高血脂、肥胖病。

5. 甘露消毒丹（《溫熱經緯》）

〔組成〕飛滑石 450g，淡黃芩 300g，綿茵陳 330g，石菖

蒲 180g，川貝母、木通各 150g，藿香、連翹、白蔻仁、薄荷、射干各 120g。

〔用法〕生曬研末，每服三錢，開水調下，或神麴糊丸，如彈子大，開水化服亦可。

現代用法：散劑，每服 6～9g；丸劑，每服 9～12g；湯劑，水煎服，用量按原方比例酌定。

〔功用〕利濕化濁，清熱解毒。

〔主治〕濕溫時疫，邪在氣分，濕熱並重證。發熱倦怠，胸悶腹脹，肢酸咽痛，身目發黃，面腫口渴，小便短赤，泄瀉淋濁，舌苔白或厚膩或乾黃，脈濡數或滑數。

〔加減〕若黃疸明顯者，宜加梔子、大黃清洩濕熱；咽頤腫甚，可加山豆根、板藍根等以解毒消腫利咽。

6. 蒿芩清膽湯

〔組成〕青蒿腦 4.5～6g，淡竹茹 9g，仙半夏 4.5g，赤茯苓 9g，青子芩 4.5～9g，生枳殼 4.5g，陳廣皮 4.5g，碧玉散（包）9g。

〔用法〕水煎服。

〔功用〕：清膽利濕，和胃化痰。

〔主治〕少陽濕熱證。寒熱如瘧，寒輕熱重，口苦膈悶，吐酸苦水，或嘔黃涎而黏，甚則乾嘔呃逆，胸脅脹疼，小便黃少，舌紅苔白膩，間見雜色，脈數而右滑左弦者。

〔加減〕若嘔多，加黃連、蘇葉清熱止嘔；濕重，加藿香、薏苡仁、白荳蔻以化濕濁；小便不利，加車前子、澤瀉、通草以利小便。

7. 三仁東加味

〔組成〕杏仁 10g、滑石 15g、通草 10g、白蔻仁 10g、

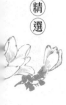

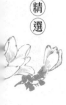實用辨證精選

竹葉 10g、厚朴 10g、薏苡仁 30g、半夏 6g、茵陳 30g、豬苓 10g、白朮 10g。

〔**用法**〕水煎服 300ml。

〔**功用**〕清熱利濕，扶助正氣，滋補肝腎，健運脾胃。

〔**主治**〕肝膽濕熱性黃疸。

〔**加減**〕大便溏薄者加厚朴 10g、蒼朮 10g；納差者加麥芽 10g、雞內金 15g、神麴 10g；脅痛者加鬱金 10g、赤芍 10g。

辨證成藥

1. 瀉清丸

〔**用法**〕口服。一次 7g，一日 2 次。

〔**功用**〕清肝瀉火。

〔**主治**〕用於耳鳴耳聾，口苦頭暈，兩脅疼痛，目赤腫痛，煩躁易怒，不能安臥，尿赤便秘，脈洪實；以及小兒急驚，熱盛抽搐等。

2. 七寸金湯合苦黃注射液

〔**用法**〕予七寸金湯，每日 1 劑；苦黃注射液 50ml 加 10%GS250ml 靜滴，每日 1 次。

〔**功用**〕清肝利膽，祛濕退黃，疏肝行氣，清熱燥濕。

〔**主治**〕肝膽濕熱型黃疸。

辨證食療

1. 黃花菜瘦肉湯

〔**原料**〕黃花菜 30g，精瘦肉 90g，煮湯服。

〔**製法**〕將豬瘦肉洗淨，切成小塊，備用。黃花菜洗淨，同豬肉、鹽一起放入煲中煲至肉爛即可。

〔**功效**〕清熱利濕。

〔**主治**〕肝膽濕熱者，急性黃疸型肝炎，慢性 B 型肝炎。

2. 五汁飲

〔**原料**〕梨汁 30g，荸薺汁、藕汁各 20g，麥冬汁 10g，鮮蘆根汁 25g，梨汁 30g，荸薺汁、藕汁各 20g，麥冬汁 10g，鮮蘆根汁 25g。

〔**製法**〕將 5 種汁放入鍋內，加水適量，置大火上燒沸，改小火煮 30 分鐘。

〔**功效**〕清熱解毒，生津止瀉。

〔**主治**〕慢性肝膽濕熱型。

3. 板藍根菊飲

〔**原料**〕板藍根 30g，菊花晶 2 匙。

〔**製法**〕板藍根加水煎湯，加入菊花晶飲用，每日 1 次。

〔**功效**〕清熱疏風，明目解毒。

〔**主治**〕慢性肝炎，肝膽濕熱。

辨證針灸

〔**取穴**〕太衝、丘墟、陰陵泉。

〔**針刺法**〕針刺以上穴位，均用瀉法，留針時間為 30 分鐘左右。具有清瀉肝膽實火、利濕從小便的作用。

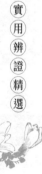

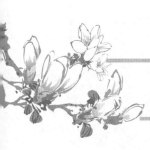

肝腎陰虛證

指肝腎陰液虧虛，虛熱內擾，以腰痠脅痛、眩暈、耳鳴、遺精等為主要表現的虛熱證候。又名肝腎虛火證。

臨床證候

頭暈，目眩，耳鳴，健忘，脅痛，腰膝痠軟，口燥咽乾，失眠多夢，低熱或五心煩熱，顴紅，男子遺精，女子月經量少，舌紅，少苔，脈細數。

發病原因

本證多因久病失調，陰液虧虛；或因情志內傷，化火傷陰；或因房事不節，耗傷腎陰；或因溫熱病久，津液被劫，皆可導致肝腎陰虛，陰不制陽，虛熱內擾。

證候分析

肝腎陰虛，肝絡失滋，肝經經氣不利，則脅部隱痛；肝腎陰虧，水不涵木，肝陽上擾，則頭暈目眩；肝腎陰虧，不能上養清竅，濡養腰膝，則耳鳴，健忘，腰膝痠軟；虛火上擾，心神不寧，故失眠多夢；肝腎陰虧，相火妄動，擾動精室，精關不固，則男子遺精；肝腎陰虧，衝任失充，則女子月經量少；陰虛失潤，虛熱內熾，則口燥咽乾，五心煩熱，盜汗顴紅，舌紅少苔，脈細數。

辨證要點

本證以腰痠脅痛、眩暈、耳鳴、遺精等與虛熱症狀共見

為要點。

辨證方劑

1. 一貫煎（《柳州醫話》）

〔**組成**〕北沙參 10g、麥冬 10g、當歸 10g、生地黃 30g、杞子 12g、川楝子 5g。

〔**用法**〕水煎，去渣溫服。口苦乾燥者，加黃連。

〔**功用**〕滋養肝腎，疏肝理氣。

〔**主治**〕肝腎陰虛，肝氣不舒。胸脘脅痛，噯氣吞酸，咽乾口燥，舌紅少津，脈弦細弱。

現用於胃潰瘍、胃炎、慢性肝炎、肋間神經痛、高血壓、神經官能症等屬肝腎陰虛者。

2. 滋水清肝飲（《醫宗己任編》）

〔**組成**〕熟地黃 10g、當歸 10g、白芍 10g、棗仁 10g、山萸肉 10g、茯苓 10g、山藥 10g、柴胡 9g、山梔 10g、丹皮 10g、澤瀉 9g。

〔**用法**〕水煎服。

〔**功用**〕滋陰養血，清熱疏肝。

〔**主治**〕陰虛肝鬱，脅肋脹痛，胃脘疼痛，咽乾口燥，舌紅少苔，脈虛弦或細軟。

3. 六味地黃丸（《小兒藥證直訣》）

〔**組成**〕熟地黃 8g，山萸肉、乾山藥各 4g，澤瀉、牡丹皮、白茯苓（去皮）各 3g。

〔**用法**〕上為末，煉蜜為丸，如梧桐子大。每服三丸，空心溫水化下。

〔**功用**〕滋補腎陰。

〔**主治**〕腎虛、頭暈耳鳴、腰膝痠軟、消渴、遺精。

實用辨證精選

4. **左歸飲**（《景岳全書》）

〔**組成**〕熟地 6～9g 或加至 30～60g、山藥 6g、枸杞 6g、炙甘草 3g、茯苓 4.5g、山茱萸 3～6g（畏酸者少用之）。

〔**用法**〕用水 400ml，煎至 250ml，空腹時服。

〔**功用**〕滋陰補腎。

〔**主治**〕腎陰不足，陰衰陽盛。腰痠遺洩，盜汗，口燥咽乾，口渴欲飲，舌光紅，脈細數。

5. **滋補肝腎湯**（《古今名方》）

〔**組成**〕玄參 9g，麥冬 9g，益母草 15g，首烏 15g，枸杞子 12g，菟絲子 12g，女貞子 9g，丹皮 90g，覆盆子 9g，桑椹子 15g。

〔**用法**〕水煎服，每日 1 劑，日服 2 次。

〔**功用**〕真陰虧損。

〔**主治**〕慢性遷延性肝炎，肝功能長期不正常，證屬肝腎陰虛型者。

症見腰腿痠軟無力，勞累則肝區痛，睡眠多夢，精神疲倦，頭暈目眩，有時盜汗，舌淨無苔或舌質稍紅，脈沉細弦。

辨證成藥

1. **杞菊地黃丸**（《小兒藥證直訣》）

〔**組成**〕枸杞子、菊花、熟地黃、酒萸肉、牡丹皮、山藥、茯苓、澤瀉。輔料為蜂蜜。

〔**用法**〕口服。大蜜丸一次 1 丸，一日 2 次。

〔**功用**〕滋腎養肝。

〔**主治**〕肝腎陰虧，眩暈耳鳴，羞明畏光，迎風流淚，視物昏花。

2. 大補陰丸（《丹溪心法》）

〔**組成**〕熟地黃 120g、知母（鹽炒）80g、黃柏（鹽炒）80g、龜甲 120g、豬脊髓 160g。

〔**用法**〕熟地黃、黃柏、龜甲、知母粉碎成粗粉，豬脊髓置沸水中略煮，除去外皮，與上述粗粉拌勻，乾燥，粉碎成細粉，過篩，混勻。每 100g 粉末加煉蜜 10～15g 與適量的水，泛丸，乾燥，即得。每服 70 丸（6～9g），空心鹽白湯送下。

咯血，吐血，加旱蓮草、仙鶴草、側柏葉；盜汗，加糯稻根、浮小麥、煅牡蠣。

〔**功用**〕肝腎陰虛，虛火上炎。

〔**主治**〕骨蒸潮熱，盜汗遺精，陰虛火旺，咳嗽咯血，耳鳴，或煩熱易饑，足膝疼痛，舌紅少苔，尺脈數而有力。

3. 左歸丸（《景岳全書》）

〔**組成**〕大懷熟地 240g、山藥 120g（炒）、枸杞子120g、山茱萸肉 120g、川牛膝 120g（酒洗，蒸熟）、菟絲子120g（製）、鹿膠 120g（敲碎，炒珠）、龜膠 120g（切碎，炒珠）。

〔**用法**〕上先將熟地蒸爛杵膏，加煉蜜為丸，如梧桐子大。每服百餘丸（9g），食前用滾湯或淡鹽湯送下。

〔**功用**〕滋陰補腎，填精益髓。

〔**主治**〕真陰不足證。自汗盜汗，頭暈眼花，耳聾失眠，口燥舌乾，腰痠腿軟，遺精滑洩，舌紅少苔，脈細。

4. 滋補肝腎丸

〔**組成**〕當歸、熟地黃、何首烏（黑豆、酒炙）、女貞子（酒炙）、墨旱蓮、五味子（醋炙）、北沙參、麥冬、續

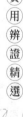

斷、陳皮、浮小麥。

〔**用法**〕口服。一次 1～2 丸，一日 2 次。

〔**功用**〕滋補肝腎，養血柔肝。

〔**主治**〕肝腎陰虛，頭暈失眠，心悸乏力，脅痛腰痛，午後低燒，以及慢性肝炎、慢性腎炎而見陰虛證者。

辨證食療

1. 杞地山藥粥

〔**原料**〕生地黃 20g，山藥、杞果各 50g，大米 100g。

〔**製法**〕將生地黃切碎，山藥搗碎和杞果、大米共放鍋內加水適量煮粥，代早餐食。每日 1 次。

〔**功效**〕滋陰補腎。

〔**主治**〕偏腎陰虛的腎虛腰痛。

2. 杜仲腰花

〔**原料**〕取杜仲、川斷各 15g，豬腰子 1 對，白酒25ml，蔥、味精、醬油、大蒜、薑、鹽、白糖各適量。

〔**製法**〕先將豬腰洗淨切成腰花放碗內，加白糖、鹽、酒；另將杜仲、川斷煎取濃汁後加入腰花中。用武火燒熱鍋，倒入腰花速炒熟，然後加入調味品即可食用。每日 1 次。

〔**功效**〕補腎氣、通膀胱、消積滯、止消渴。

〔**主治**〕腎虛腰痛、步履不穩、老年耳聾、高血壓、虛寒性腰腹痛、慢性腎炎、捕經、腰膝冷痛、遺精早洩。

3. 茴香燉煮腎

〔**原料**〕小茴香 20g，豬腰 1 對，蔥、薑、鹽、酒各適量。

〔**製法**〕先將豬腰（即豬腎）洗淨後，在凹處剖一口

子，將茴香、鹽裝入豬腰剖口內。用白線縫合剖口後，放入鍋內，加蔥、薑、酒、清水適量，用文火燉熟後食用。

〔功效〕溫腎散寒、理氣止痛。

〔主治〕偏腎陽虛的腎虛腰痛，腎冷疝氣、偏墜急痛。

4. 金銀玫瑰茶

〔原料〕金銀花 1g，玫瑰花 3 朵，麥門冬 2g，山楂 2g。

〔製法〕混合後用沸水沖泡 15 分鐘即可。

〔功效〕理氣解鬱，滋陰清熱。

〔主治〕肝鬱虛火上升，臉色枯黃，皮膚乾燥，胸脅脘腹脹痛，噯氣不舒，不思飲食。

5. 海參粥

〔原料〕水發海參（切碎）60g，粳米 150g。

〔製法〕煮成粥，加少許蔥薑食鹽調味。

〔功效〕補腎益精，滋陰補血。

〔主治〕腎虛陰虧所致的腰膝痠軟、失眠盜汗。

辨證針灸

〔取穴〕腎俞穴，承山穴，三陰交穴，湧泉穴，太谿穴，少海穴，關元穴，志室穴。

〔針刺法〕針刺以上穴位，均用補法，每次留針 15～20 分鐘，每日 1～2 次；亦可採用溫針灸，即針刺與艾灸相結合的一種方法。即在留針過程中，將艾絨搓團撚裹於針柄上點燃，透過針體將熱力傳入穴位。每次燃燒棗核大艾團 1～3 團。具有溫陽通脈、行氣活血的作用。

〔灸法〕取溫和灸，即將艾條燃著的一端與施灸部位的皮膚保持一寸左右距離，自我感覺有溫熱而無灼痛即可。每穴灸 10～15 分鐘。

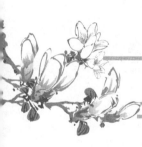

脾腎陽虛證

指脾腎陽氣虧虛，虛寒內生，以久瀉久痢、水腫、腰腹冷痛等為主要表現的虛寒證候。

臨床證候

腰膝、下腹冷痛，畏冷肢涼，久洩久痢，或五更泄瀉，完穀不化，便質清冷，或全身水腫，小便不利，面色㿠白，舌淡胖，苔白滑，脈沉遲無力。

發病原因

本證多由久瀉久痢，脾陽損傷，不能充養腎陽；或水邪久踞，腎陽受損，不能溫暖脾陽，導致脾腎陽氣同時損傷，虛寒內生，溫化無權，水穀不化，水液瀦留。

證候分析

脾主運化，腎司二便。脾腎陽虛，運化、吸收水穀精微及排泄二便功能失職，則見久瀉久痢不止；不能腐熟水穀，則見完穀不化，大便清冷；寅卯之交，陰氣極盛，陽氣未復，命門火衰，陰寒凝聚，則黎明前腹痛泄瀉，稱為五更瀉；脾腎陽虛，不能溫化水液，泛溢肌膚，則為全身水腫，小便短少；腰膝失於溫養，故腰膝冷痛陽虛陰寒內盛，氣機凝滯，故下腹冷痛；陽虛不能溫煦全身，則畏冷肢涼；陽虛水泛，面部浮腫，故面色白光白；舌淡胖，苔白滑，脈沉遲無力，均為陽虛失於溫運，水寒之氣內停之徵。

辨證要點

本證以久瀉久痢、水腫、腰腹冷痛等與虛寒症狀共見為要點。

證候分析

1. 脾腎陽虛證

〔臨床表現〕形體肥胖，顏面虛浮，神疲嗜臥，氣短乏力，腹脹便溏，自汗氣喘，動則更甚，畏寒肢冷，下肢浮腫，尿晝少夜頻，舌淡胖，苔薄白，脈沉細。

〔治法〕溫補脾腎，利水化飲。

〔常用方劑〕真武湯合苓桂朮甘湯加減。

〔常用中藥〕附子、桂枝、茯苓、白朮、白芍、甘草、生薑。

〔常用腧穴〕脾俞、胃俞、中脘、天樞、大橫、上巨虛、豐隆、陰陵泉、支溝。

2 脾腎陽虛證

〔臨床表現〕腹大脹滿，形似蛙腹，朝寬暮急，面色蒼黃，或呈㿠白，脘悶納呆，神倦怯寒，肢冷浮腫，小便短少不利，舌體胖、質紫、苔淡白，脈沉細無力。

〔治法〕溫補脾腎，化氣利水。

〔常用方劑〕附子理苓湯或濟生腎氣丸加減。

〔常用中藥〕附子、乾薑、人參、白朮、鹿角片、葫蘆巴、茯苓、澤瀉、陳葫蘆、車前子。

辨證要點

脾腎陽虛則不能腐熟水穀而下利清穀，甚則脾氣下陷則滑脫不禁，腎主二便，腎陽虛故可見五更泄瀉，下焦虛寒故少腹冷痛，腎虛則腰膝痠軟無力。腎臟陽氣虛虧，則氣化不

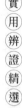

利而水無所主，又脾臟陽虛水無所制，故小便不利而肢體浮腫，甚則水聚腹中則腹脹如鼓。

腎為先天之本，脾為後天之本，脾腎陽氣虛衰則全身臟腑無以溫養充實，氣血無以滋生，故形寒肢冷、面色蒼白。舌淡胖、苔白滑，脈沉細亦為陽虛陰盛的表現。

辨證方劑

1. 苓桂朮甘湯（《金匱要略》）

〔**組成**〕茯苓 12g，桂枝（去皮）9g，白朮、甘草（炙）各 6g。

〔**用法**〕上四味，以水六升，煮取三升，去滓，分溫三服。現代用法：水煎服。

〔**功用**〕溫陽化飲，健脾利濕。

〔**主治**〕中陽不足之痰飲。胸脅支滿，目眩心悸，短氣而咳，舌苔白滑，脈弦滑或沉緊。

2. 附子理苓湯（《內經拾遺》卷二）

〔**組成**〕附子（炮）1 錢 5 分，乾薑（炮）1 錢，甘草（炙）5 分，人參（去蘆）1 錢，白朮（炒）1 錢，豬苓 1 錢，赤茯苓（去皮）1 錢，澤瀉 1 錢，官桂 1 錢。

〔**用法**〕以水 2 鐘，加生薑 3 片，煎 8 分，食前服。

〔**主治**〕傷寒 5～7 日，傳入三陰，大便自利，四肢厥冷，臍腹疼痛，小便不利作渴。

辨證成藥

濟生腎氣丸

〔**組成**〕熟地黃 160g，山茱萸（製）80g，牡丹皮 60g，山藥 80g，茯苓 120g，澤瀉 60g，肉桂 20g，附子（製）20g，牛膝 40g，車前子 40g。

〔**用法**〕以上十味，粉碎成細粉，過篩，混勻。每 100g 粉末用煉蜜 35～50g 加適量的水泛丸，乾燥，製成水蜜丸；或加煉蜜 90～110g 製成小蜜丸或大蜜丸。口服，水蜜丸一次 6g，小蜜丸一次 9g，大蜜丸一次 1 丸，一日 2～3 次。

〔**主治**〕溫腎化氣，利水消腫。用於腎虛水腫，腰膝酸重，小便不利，痰飲喘咳。

辨證食療

1. 宜食食物

性質溫熱、具有補益腎陽、溫暖脾陽作用的食物，如秈米、羊肉、雞肉、豬肚、淡菜、韭菜、辣椒、刀豆、肉桂等。陽虛便秘者：更宜食既溫補又通便的食物，如核桃仁、香菇、靈芝、薤白、海參、海蝦等。

陽虛泄瀉者：更宜食既溫補又止瀉的食物，如糯米、鏈魚、河蝦、乾薑、花椒等；具有收澀止瀉的食物，如石榴、烏梅、蓮子、芡實等。

2. 忌食食物

性質寒涼、易傷陽氣，或滋膩味厚難以消化的食物或藥物，如蘆薈、粳米、蕎麥、莜麥、豆腐、豬肉、鴨肉、松子、花生、苦瓜、茭白、芹菜、冬瓜、茄子、空心菜、菠菜、龍眼、香蕉、蜂蜜等。

陽虛便秘者：還需忌食收澀止瀉、可加重便秘的食物，如蓮子、石榴、芡實、烏梅、糯米、河蝦等。陽虛泄瀉還需忌食具有潤下通便作用的食物，如核桃仁、芝麻、銀耳、海參、海蝦、牛奶、兔肉、龍眼、桃子、蘿蔔等。

3. 羊肉羹

〔**原料**〕煮熟的瘦羊肉 80g，用刀背砍成泥狀。

〔**製法**〕置碗中，注入 60ml 羊肉湯，放少許鮮薑汁、蒜泥、料酒、味精、鹽、澱粉，拌勻後置籠上蒸 45 分鐘，熱食。

〔**功效**〕補腎壯陽，健脾益氣。

〔**主治**〕腎虛衰弱，腰腳無力。

4. 核桃仁粥

〔**原料**〕核桃仁 30g（研成膏狀，注入 50ml 熱水拌勻濾汁），秈米 50g。

〔**製法**〕煮粥，米熟爛後將核桃汁加入再煮，待無核桃生油氣後即可，熱食。

〔**功效**〕補腎健脾，潤腸通便。

〔**主治**〕陽虛便秘。

5. 糯米粥（宜於陽虛泄瀉）

〔**原料**〕糯米 50g，狗肉湯 250ml。

〔**製法**〕文火燉煮成稀糊狀，加適量胡椒、味精即可，熱食。

〔**功效**〕補中益氣，健脾養胃。

〔**主治**〕陽虛泄瀉。

辨證針灸

〔**取穴**〕腎俞、脾俞、關元、足三里。

〔**灸法**〕取溫和灸，即將艾條燃著的一端與施灸部位的皮膚保持一寸的距離左右，自我感覺有溫熱而無灼痛即可，每穴艾灸 15～20 分鐘就可以了。

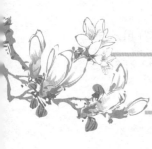

衛分證

指溫熱病邪侵襲膚表，衛氣功能失調，肺失宣降，以發熱、微惡風寒、脈浮數等為主要表現的表熱證候。

臨床證候

發熱，微惡風寒，少汗，頭痛，全身不適，口微渴，舌邊尖紅，苔薄黃，脈浮數，或有咳嗽、咽喉腫痛。

發病原因

溫熱類溫病的衛分證致病邪氣雖有風熱、溫熱、暑熱和燥熱多種，但犯衛表者以風熱和燥熱為多。

即多因外界環境氣候過甚，人體調節有限，受其影響而發為本病。

證候分析

衛分證是溫熱病的初起階段。溫熱之邪侵及衛表，衛氣阻遏不能布達於外，故發熱，微惡風寒；衛陽與溫熱邪氣鬱蒸，故多為發熱重而惡寒輕。

溫邪上犯，肺失宣降，氣逆於上則咳嗽；上灼咽喉，氣血壅滯，故咽喉紅腫疼痛；上擾清竅，則頭痛；邪在肺衛之表，津傷不重，故口乾微渴；舌邊尖紅，脈浮數，為邪熱在衛表的徵象。

辨證要點

本證以發熱而微惡風寒，舌邊尖紅，脈浮數為要點。

實用辨證精選

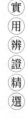

1. **銀翹散**（《溫病條辨》）

〔組成〕連翹 30g，銀花 30g，苦桔梗 18g，薄荷 18g，竹葉 12g，生甘草 15g，芥穗 12g，淡豆豉 15g，牛蒡子 18g。

〔用法〕上為散。每服六錢（18g），鮮葦根湯煎，香氣大出，即取服，勿過煮。肺藥取輕清，過煮則味厚入中焦矣。病重者，約二時一服，每日 3 服，夜一服；輕者，三時一服，日二服，夜一服；病不解者，作再服。

現代用法：作湯劑，加蘆根 18g，水煎服。

〔功用〕辛涼透表，清熱解毒。

〔主治〕溫病初起。發熱，微惡風寒，無汗或有汗不暢，頭痛口渴，咳嗽咽痛，舌尖紅，苔薄白或薄黃，脈浮數。

〔加減〕若渴甚者，為傷津較重，加天花粉以生津止渴；咳嗽明顯者，是肺氣失宣較甚，加杏仁、貝母以加強止咳之功；若熱甚者，可加梔子、黃芩以清其熱。

2. **桑菊飲**（《溫病條辨》）

〔組成〕桑葉 7.5g，菊花 3g，杏仁 6g，連翹 5g，薄荷 2.5g，苦桔梗 6g，生甘草 2.5g，葦根 6g。

〔用法〕水二杯，煮取一杯，日二服。

現代用法：水煎溫服。

〔功用〕疏風清熱，宣肺止咳。

〔主治〕風溫初起，邪客肺絡證。但咳，身熱不甚，口微渴，脈浮數。

〔加減〕二三日不解，氣粗似喘，燥在氣分者，加石膏、知母以清解氣分之熱；舌絳，暮熱甚燥，邪初入營，加元參，犀角以清營分熱；在血分者，去薄荷、葦根，加細生

地、玉竹、丹皮各 6g；肺熱甚，加黃芩，渴甚者，加天花粉以生津止咳；咽喉紅腫疼痛者，加玄參、板藍根清熱利咽；咳嗽咳血者，加白茅根、茜草根涼血止血。

3. 桑杏湯（《溫病條辨》）

〔**組成**〕桑葉 3g，象貝 3g，香豉 3g，梔皮 3g，梨皮 3g，杏仁 4.5g，沙參 6g。

〔**用法**〕水二杯，煮取一杯，頓服之，重者再作服。

現代用法：水煎服。

〔**功用**〕清宣溫燥，潤肺止咳。

〔**主治**〕外感溫燥證。身熱不甚，口渴，咽乾鼻燥，乾咳無痰或痰少而粘，舌紅，苔薄白而乾，脈浮數而右脈大者。

〔**加減**〕若咽喉紅腫乾痛，加牛蒡子、桔梗、玄參、生甘草清利咽喉；乾咳少痰者，加海蛤殼、瓜蔞皮、枇杷葉潤燥化痰；發熱較重，加銀花、連翹清透表熱。

辨證成藥

1. 桑菊銀翹散

〔**用法**〕口服，一次 10g，一日 2～3 次。

〔**功用**〕辛涼透表，宣肺止咳，清熱解毒。

〔**主治**〕用於外感風熱，發熱惡寒，頭痛咳嗽，咽喉腫痛。

2. 銀翹解毒丸

〔**用法**〕口服，一次 1 丸，一日 2～3 次，以蘆根湯或溫開水送服。

〔**功用**〕辛涼解表，清熱解毒。

〔**主治**〕用於風熱感管，發熱頭痛，咳嗽，口乾，咽喉

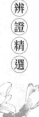

疼痛。

3. 風熱感冒沖劑

〔**用法**〕口服，1次1袋，一日3次；小兒酌減。

〔**功用**〕清溫解毒，宜肺利咽。

〔**主治**〕用於感冒身熱，鼻塞，頭痛，咳嗽，多痰。

4. 感冒退熱沖劑

〔**用法**〕開水沖服，一次1～2袋，一日3次。

〔**功用**〕清熱解毒。

〔**主治**〕用於風熱感冒所致的發熱，咽喉腫痛；上呼吸道感染，急性扁桃體炎，咽炎見上述證候者。

5. 熱毒清片

〔**用法**〕口服，一次3～4片，一日3次。

〔**功用**〕清熱解毒，消腫散結。

〔**主治**〕用於上呼吸道感染引起的咽喉發炎。

6. 桑菊感冒片

〔**用法**〕口服。一次4～8片，一日2～3次。

〔**功用**〕疏風清熱，宣肺止咳。

〔**主治**〕用於風熱感冒初起，頭痛，咳嗽，口乾，咽痛。

辨證食療

1. 茶豆飲

〔**原料**〕綠豆30g，茶葉9g，白糖適量。

〔**製法**〕先將茶葉用紗布包好，與綠豆一起，加水煎煮，待綠豆熟時，去茶葉，加入白糖溶化。

〔**功效**〕清熱解毒，利尿。

〔**主治**〕用治時行感冒，咽痛發熱，小溲不利或兼有尿

痛者有效。

2. 杭菊糖茶

〔**原料**〕杭菊糖 30g，白糖適量。

〔**製法**〕將杭菊花放茶壺內開水浸泡，加白糖適量。

〔**功效**〕通肺氣止咳逆，清三焦鬱火。

〔**主治**〕適用於風熱感冒初起、頭痛發熱患者。

3. 蔥白神仙粥

〔**原料**〕蔥白 5～7 根，生薑 4 片，糯米 60g，米醋適量。

〔**製法**〕將生薑刮皮洗淨切絲，蔥白洗淨切粒。把糯米洗淨，與生薑一起放入鍋內，加清水適量，小火煮成粥，再放入蔥白煮沸，調味，然後調入米醋，稍煮即可。

〔**功效**〕解表、通陽。

〔**主治**〕治療傷寒頭痛、腹痛之功效。

4. 冬瓜蓮葉扁豆粥

〔**原料**〕冬瓜 500g，白扁豆 30g，鮮蓮葉 15g。

〔**製法**〕將扁豆、蓮葉、冬瓜洗乾淨，冬瓜連皮切成小塊。把扁豆、蓮葉一起放入鍋內，加清水適量，大火燒沸後，下冬瓜，然後用小火煮 1～2 小時，調味即可飲用。

〔**功效**〕有清肺熱、化痰止咳之功效和化風熱感冒之功效。

〔**主治**〕風熱感冒。

5. 薄荷粥

〔**原料**〕薄荷 15g，粳米 60g。

〔**製法**〕薄荷 15g 煎取藥汁候涼，取粳米 60g 加水煮粥，待粥將成時，加入薄荷汁及適量冰糖。稍溫即服，得汗

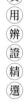

實用辨證精選

最佳。

〔**功效**〕疏散風熱，護胃。

〔**主治**〕新感風熱。

辨證針灸

1. 指針療法

〔**取穴**〕太陽、攢竹、風池、風府、肺俞。

〔**手法**〕平補平瀉，即用拇指尖點動 5 次，揉動 5 次，再點動 5 次，再揉動 5 次。各穴均用此法。

2. 梅花針療法

〔**取穴**〕風池、大椎、合谷、曲池，以及胸背部、後頸部。頭痛加太陽；鼻塞加迎香；咳嗽加太淵、頜下。

〔**手法**〕用梅花針中度或較重刺激，一日治療 2～3 次。

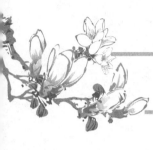

氣分證

指溫熱病邪內傳臟腑，正盛邪熾，陽熱亢盛所表現的裏實熱證候。根據邪熱侵犯肺、胸膈、胃腸、膽等臟腑的不同，而兼有不同的表現。

臨床證候

發熱不惡寒，口渴，汗出，心煩，尿赤，舌紅，苔黃，脈數有力。或兼咳喘胸痛，咯痰黃稠；或兼心煩懊憹，坐臥不安；或兼潮熱，腹脹痛拒按，或時有讝語、狂亂，大便秘結或下穢臭稀水，苔黃燥，甚則焦黑起刺，脈沉實；或見口苦，脅痛，心煩，乾嘔，脈弦數等。

發病原因

氣分證多由衛分證不解，邪傳入裏所致，亦有初感溫熱邪氣即直入氣分者。

證候分析

邪正劇爭，裏熱熾盛，故身熱盛，不惡寒；邪熱蒸騰，迫津外洩，則汗出；熱擾心神，則心煩；熱灼津傷，則口渴，尿赤，苔黃；熱盛血湧，則舌紅，脈數有力。

若邪熱戀肺，肺失肅降，肺氣不利，則見咳喘，胸痛，咯痰黃稠。

若熱擾胸膈，心神不寧，則心煩懊憹，坐臥不安。

若熱結腸道，腑氣不通，則見日晡潮熱，腹部脹痛拒

按。邪熱與燥屎相結而熱愈熾，上擾心神，則時有譫語、狂亂；燥屎結於腸中，邪熱迫津從旁而下，則下利稀水，穢臭不堪，此即「熱結旁流」；實熱內結，故苔黃而乾燥，甚或焦黑起刺，脈沉實。

若熱鬱膽經，膽氣上逆，則口苦；經氣不利，故脅痛；擾心則煩；膽熱犯胃，胃失和降，故乾嘔；脈弦數為膽經有熱之象。

辨證要點
本證以發熱不惡寒、舌紅苔黃、脈數有力為辨證要點。

辨證方劑

1. 麻杏石甘湯（《傷寒論》）
〔組成〕麻黃 9g，杏仁 9g，甘草 6g，石膏 24g。

〔用法〕以水七升，煮麻黃去上沫，內諸藥，煮取兩升，去渣，溫服一升。

〔功用〕辛涼透表，清熱解毒。

〔主治〕外感風邪，邪熱壅肺證。身熱不解，咳逆氣急，鼻煽，口渴，有汗或無汗，舌苔薄白或黃，脈滑而數者。

〔加減〕因肺中熱甚，津液大傷，汗少或無汗者，加重石膏用量，或加炙桑皮、蘆根、知母；若表邪偏重，無汗而見惡寒，當酌加解表之品，如荊芥、薄荷、淡豆豉、牛蒡子之類，在用清洩肺熱為主的同時，開其皮毛，使肺熱得洩而癒；若痰黏稠、胸悶者，加瓜蔞、貝母、黃芩以清熱化痰，寬胸利膈。

3. 清燥救肺湯（《醫門法津》）
〔組成〕桑葉 9g，石膏（煆）8g，甘草 3g，胡麻仁

（炒，研）3g，真阿膠 3g，枇杷葉（刷去毛，蜜塗，炙黃）3g，麥門冬（去心）4g，人參 2g，杏仁（泡，去皮尖，炒黃）2g。

〔用法〕水一碗，煎六分，頻頻二三次，滾熱服。

現代用法：水煎，頻頻熱服。

〔功用〕清燥潤肺，養陰益氣。

〔主治〕溫燥傷肺，氣陰兩傷證。身熱頭痛，乾咳無痰，氣逆而喘，咽喉乾燥，鼻燥，心煩口渴，胸滿脅痛，舌乾少苔，脈虛大而數。

〔加減〕若痰多，加川貝、瓜蔞以潤燥化痰；熱甚者，加羚羊角、水牛角以清熱涼血。

3. 白虎湯（《傷寒論》）

〔組成〕石膏 50g，知母 18g，甘草 6g，粳米 9g。

〔用法〕上四味，以水一斗，煮米熟湯成，去滓，溫服一升，每日 3 服。

〔功用〕清熱生津。

〔主治〕氣分熱盛證。壯熱面赤，煩渴引飲，汗出惡熱，脈洪大有力。

〔加減〕若氣血兩燔，引動肝風，見神昏譫語、抽搐者，加羚羊角、水牛角以涼肝熄風；若兼陽明腑實，見譫語、大便秘結、小便短赤者，加大黃、芒硝以瀉熱攻積；消渴病而見煩渴引飲，加天花粉、蘆根、麥冬等以增強清熱生津之力。

4. 調胃承氣湯（《傷寒論》）

〔組成〕大黃 12g，甘草 6g，芒硝 12g。

〔用法〕上作一服，水二鍾，煎至一鍾，食前服。

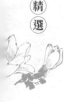

〔功用〕陽明病，胃腸燥熱證。

〔主治〕陽明病胃腸燥熱證。大便不通，腸梗阻，口渴心煩，蒸蒸發熱，或腹中脹滿，或為譫語，舌苔正黃，脈滑數；以及胃腸熱盛而致發斑吐衄，口齒咽喉腫痛等。

5. 葛根芩連湯（《傷寒論》）

〔組成〕葛根 15g，黃連 9g，甘草 6g，黃芩 9g。

〔用法〕上四味，以水八升，先煮葛根，減兩升，內諸藥，煮取二升，去滓，分溫再服。現代用法：水煎服。

〔功用〕解表清裏。

〔主治〕協熱下利。身熱下利，胸脘煩熱，口乾作渴，喘而汗出，舌紅苔黃，脈數或促。

〔加減〕腹痛者，加炒白芍以柔肝止痛；熱痢裏急後重者，加木香、檳郎以行氣而除後重；兼嘔吐者，加半夏以降逆止嘔；夾食滯者，加山楂以消食。

辨證成藥

1. 甘露消毒丹（《醫效秘傳》）

〔用法〕生曬研末，每服三錢，開水調下，或神麴糊丸，如彈子大，開水化服亦可。

現代用法：散劑，每服 6～9g；丸劑，每服 9～12g；湯劑，水煎服，用量按原方比例酌定。

〔功用〕利濕化濁，清熱解毒。

〔主治〕濕溫時疫，邪在氣分，濕熱並重證。發熱倦怠，胸悶腹脹，肢酸咽痛，身目發黃，頤腫口渴，小便短赤，泄瀉淋濁，舌苔白或厚膩或乾黃，脈濡數或滑數。

2. 白虎湯（《傷寒論》）

〔用法〕上四味，以水一斗，煮米熟湯成，去滓，溫服

一升，每日 3 服。

〔功用〕清熱生津。

〔主治〕氣分熱盛證。壯熱面赤，煩渴引飲，汗出惡熱，脈洪大有力。

3. 大承氣湯（《傷寒論》）

〔用法〕以水一斗，先煮二物，取五升，去渣，內大黃，更煮取二升，去渣，內芒硝，更上微火一、兩沸，分溫再服。得下，餘勿服。

現代煎煮方法：水煎，先煮厚朴、枳實，大黃後下，芒硝溶服。

〔功用〕峻下熱結。

〔主治〕① 陽明腑實證大便不通，頻轉矢氣，脘腹痞滿，腹痛拒按，按之則硬，甚或潮熱讖語，手足濈然汗出。舌苔黃燥起刺，或焦黑燥裂，脈沉實。

② 熱結旁流證下利清穀，色純青，其氣臭穢，臍腹疼痛，按之堅硬有塊，口舌乾燥，脈滑實。

③ 裏熱實證之熱厥、痙病或發狂等。

辨證食療

1. 沙參麥冬粥

〔原料〕沙參、麥冬各 15g，大米 50g，冰糖適量。

〔製法〕將沙參、麥冬水煎取汁，加大米煮成粥，冰糖調服，每日 1 劑。

〔功效〕益氣養陰、潤肺生津、化痰止咳。

〔主治〕陰虛證。

2. 珠玉粥

〔原料〕薏苡仁 60g，山藥 60g、柿餅 30g。

〔製法〕將薏苡仁 60g 洗淨煮粥，再加入山藥 60g、柿餅 30g 共同煮至黏稠即可。

〔功效〕補肺、健脾養胃。

〔主治〕陰虛內熱、乾咳、大便稀溏不成形者服用。

3. 潤肺銀耳羹

〔原料〕銀耳 5g，冰糖 50g。

〔製法〕將銀耳放入盆內，以溫水浸泡 30 分鐘，待其發透後摘去蒂頭、揀去雜質；將銀耳撕成片狀，放入潔淨的鍋內，加水適量，以武火煮沸後，再用文火煎熬 1 小時，然後加入冰糖，直至銀耳燉爛為止。

〔功效〕潤肺止咳。

〔主治〕肺熱咳嗽。

辨證針灸

〔取穴〕大椎，曲池，商陽，內庭，關衝。

〔針刺法〕針刺瀉法。高熱不解加十宣，咳嗽胸痛加中府、尺澤、少商；口渴引飲加尺澤，三棱針點刺出血；腹痛、便秘加合谷、天樞、上巨虛。

氣
方
證

∨

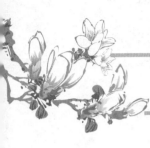

營分證

指溫熱病邪內陷，營陰受損，心神被擾，以身熱夜甚、心煩不寐、斑疹隱隱、舌絳等為主要表現的證候。

臨床證候

身熱夜甚，口不甚渴或不渴，心煩不寐，甚或神昏譫語，斑疹隱隱，舌質紅絳無苔，脈細數。

發病原因

營分證是溫熱病發展過程中較為深重的階段。可由氣分證不解，邪熱傳入營分，或由衛分證直接傳入營分而成，稱為「逆傳心包」；亦有營陰素虧，初感溫熱邪盛，來勢凶猛，發病急驟，起病即見營分證者。

證候分析

邪熱入營，灼傷營陰，陰虛則身熱夜甚；邪熱蒸騰營陰上朝於口，故口不甚渴，或不渴；邪熱深入營分，侵擾心神，故見心煩不寐，神昏譫語；熱傷血絡，則見斑疹隱隱；舌質紅絳無苔，脈細數，為邪熱入營，營陰劫傷之象。

辨證要點

本證以身熱夜甚、心煩不寐、舌絳、脈細數為要點。

1. 清營湯（《溫病條辨》）

〔組成〕犀角（水牛角代替）30g，生地黃 15g，元參 9g，竹葉心 3g，麥冬 9g，丹參 6g，黃連 5g，銀花 9g，連翹

6g。

〔用法〕上藥，水八杯，煮取三杯，日 3 服。

現代用法：作湯劑，水牛角鎊片先煎，後下餘藥。

〔功用〕清營解毒，透熱養陰。

〔主治〕熱入營分證。身熱夜甚，神煩少寐，時有譫語，目常喜開或喜閉，口渴或不渴，斑疹隱隱，脈細數，舌絳而乾。

〔加減〕若寸脈大，舌乾較甚者，可去黃連，以免苦燥傷陰；若熱陷心包而竅閉神昏者，可與安宮牛黃丸或至寶丹合用以清心開竅；若營熱動風而見痙厥抽搐者，可配用紫雪，或酌加羚羊角、鉤藤、地龍以熄風止痙；若兼熱痰，可加竹瀝、天竺黃、川貝母之屬，清熱滌痰；營熱多係由氣分傳入，如氣分熱邪猶盛，可重用銀花、連翹、黃連，或更加石膏、知母，及大青葉、板藍根、貫眾之屬，增強清熱解毒之力。

2. 至寶丹（《溫病條辨》）

〔組成〕生烏犀（水牛角代）30g，生玳瑁 30g，琥珀 30g，硃砂 30g，雄黃 30g，牛黃 0.3g，龍腦 0.3g，麝香 0.3g，安息香（酒浸，重湯煮令化，濾過淨，淨）45g，金銀箔各 50 片。

〔用法〕上藥，水八杯，煮取三杯，每日 3 服。

現代用法：作湯劑，水牛角鎊片先煎，後下餘藥。

〔功用〕化濁開竅，清熱解毒。

〔主治〕痰熱內閉心包證。神昏譫語，身熱煩躁，痰盛氣粗，舌絳苔黃垢膩，脈滑數。亦治中風、中暑、小兒驚厥屬於痰熱內閉者。

〔加減〕本方清熱之力相對不足，可用《溫病條辨》清宮湯送服本方，以加強清心解毒之功；若濕熱釀痰，蒙蔽心包，熱邪與痰濁並重，症見身熱不退、朝輕暮重、神識昏蒙、舌絳上有黃濁苔垢者，可用《溫病全書》菖蒲鬱金湯（石菖蒲、炒梔子、鮮竹葉、牡丹皮、鬱金、連翹、燈心、木通、淡竹茹、紫金片）煎湯送服本方，以清熱利濕、化痰開竅；如營分受熱，瘀阻血絡，瘀熱交阻心包，症見身熱夜甚、譫語昏狂、舌絳無苔或紫暗而潤、脈沉澀者，則當通瘀洩熱與開竅透絡並進，可用《重訂通俗傷寒論》犀地清絡飲（水牛角汁、丹皮、連翹、淡竹瀝、鮮生地、生赤芍、桃仁、生薑汁、鮮石菖蒲汁、鮮茅根、燈心）煎湯送服本方；如本方證有內閉外脫之勢，急宜人參煎湯送服本方。

3. **生脈散**（《醫學啟源》）

〔組成〕人參 9g，麥門冬 9g，五味子 6g。

〔用法〕長流水煎，不拘時服。

現代用法：水煎服。

〔功用〕益氣生津，斂陰止汗。

〔主治〕① 溫熱、暑熱，耗氣傷陰證。汗多神疲，體倦乏力，氣短懶言，咽乾口渴，舌乾紅少苔，脈虛數。

② 久咳傷肺，氣陰兩虛證。乾咳少痰，短氣自汗，口乾舌燥，脈虛細。（本方常用於肺結核、慢性支氣管炎、神經衰弱所致咳嗽和心煩失眠，以及心臟病心律不整屬氣陰兩虛者。生脈散經劑型改革後製成的生脈注射液，經藥理研究證實，具有毒性小、安全度大的特點，臨床常用於治療急性心肌梗塞、心源性休克、中毒性休克、失血性休克及冠心病、內分泌失調等病屬氣陰兩虛者。）

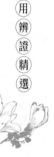

〔加減〕方中人參性味甘溫，若屬陰虛有熱者，可用西洋參代替；病情急重者全方用量宜加重。

辨證成藥

1. 天王補心丹（《校注婦人良方》）

〔用法〕上為末，煉蜜為丸，如梧桐子大，用硃砂為衣，每服二三十丸（6～9g），臨臥，竹葉煎湯送下。

現代用法：上藥共為細末，煉蜜為小丸，用硃砂水飛9～15g 為衣，每服 6～9g，溫開水送下，或用桂圓肉煎湯送服；亦可改為湯劑，用量按原方比例酌減。

〔功用〕滋陰清熱，養血安神。

〔主治〕陰虛血少，神志不安證。心悸怔忡，虛煩失眠，神疲健忘，或夢遺，手足心熱，口舌生瘡，大便乾結，舌紅少苔，脈細數。

2. 硃砂安神丸

〔用法〕上藥除硃砂外，四味共為細末，湯浸蒸餅為丸，如黍米大。以硃砂為衣，每服十五丸或二十丸（3～4g），津唾咽之，食後服。

現代用法：上藥研末，煉蜜為丸，每次 6～9g，臨睡前溫開水送服；亦可作湯劑，用量按原方比例酌減，硃砂研細末水飛，以藥湯送服。

〔功用〕鎮心安神，清熱養血。

〔主治〕心火亢盛，陰血不足證。失眠多夢，驚悸怔忡，心煩神亂：或胸中懊憹，舌尖紅，脈細數。

辨證食療

1. 髮菜蠔豉瘦肉湯（《民間藥膳方》）

〔原料〕髮菜 35g，蠔豉 150g，豬瘦肉 150g，扁豆

100g。

〔**製法**〕將蠔豉、扁豆洗淨，豬瘦肉洗淨切塊；髮菜浸軟，用生油數滴搓後洗淨。

把扁豆、豬瘦肉、蠔豉一齊放入鍋內，加清水適量，武火煮沸後，文火煲 1 小時，放入發萊，再煲半小時，調入上等魚露及味精食用。

〔**功效**〕滋腎健脾、清虛熱。

〔**主治**〕用於陰虛內熱，症見心煩失眠、牙痛、口舌潰瘍、咽乾口燥，或高血壓屬陰虛火旺者。

2. 蓮子百合豬肉湯

〔**原料**〕蓮子 50g，百合 50g，北沙參 50g，豬瘦肉 250g。

〔**製法**〕蓮子、百合、北沙參各 50g，豬瘦肉 250g 同煮湯，加適量食鹽調味食用。

〔**功效**〕有潤肺益脾，除虛熱，養心神作用。

〔**主治**〕適用於病後體虛，失眠心慌，肺結核，低燒乾咳，慢性支氣管炎等症。

3. 糯米百合粥

〔**原料**〕糯米 100～150g，百合 50～100g。

〔**製法**〕糯米 100～150g，百合 50～100g，同煮粥，用適量紅糖調味食用。

〔**功效**〕補中益氣，健脾止瀉，養胃潤肺。

〔**主治**〕可治陰虛胃痛，多食易饑，心煩失眠等症。

辨證針灸

〔**取穴**〕主穴：期門、神門、四神聰、水溝。

配穴：熱熾陽明者加解谿、合谷；陽明腑實者加支溝、

曲池；熱毒薰蒸者加大椎、行間；濕熱蒙蔽者加陰陵泉、脾俞；熱入心營者加中衝、大椎；熱在血分者加膈俞、委中；痰火上擾者加豐隆、太衝；瘀血衝心者加三陰交、內關。

〔針刺法〕穴位常規消毒，期門平刺 0.5～0.8 寸，行提插撚轉平補平瀉法；神門向上斜刺 0.5 寸，透陰郄，行提插撚轉瀉法；四神聰向後平刺 0.6～0.8 寸，提插撚轉平補平瀉法；水溝直刺 0.3～0.5 寸，行提插撚轉瀉法。

配穴根據虛補實瀉的原則，採用提插撚轉補瀉的方法。針刺得氣後，留針 30 分鐘。

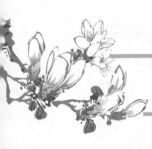

血分證

指溫熱病邪深入血分，耗血、傷陰，動血、動風，以發熱、譫語神昏、抽搐或手足蠕動、斑疹、吐衄、舌質深絳等為主要表現的證候。

臨床證候

身熱夜甚，躁擾不寧，甚或譫語神昏，斑疹顯露、色紫黑，吐血、衄血、便血、尿血，舌質深絳，脈細數；或見抽搐，頸項強直，角弓反張，目睛上視，牙關緊閉，脈弦數；或見手足蠕動、瘛瘲等；或見持續低熱，暮熱早涼，五心煩熱，神疲欲寐，耳聾，形瘦，脈虛細。

發病原因

本證由邪在營分不解，傳入血分；或氣分熱熾，劫營傷血，直入血分；或素體陰虧，已有伏熱內蘊，溫熱病邪直入血分而成。

證候分析

血分證是溫熱病發展過程中最為深重的階段，病變主要累及心、肝、腎三臟。主要表現為熱盛動血、熱盛動風、熱盛傷陰三大類型。

邪熱入血，灼傷陰血，陰虛內熱，夜間陽入於陰，故身熱夜甚；血熱內擾心神，故躁擾不寧，甚或譫語神昏。

邪熱迫血妄行，則有出血諸症；邪熱灼津，血行壅滯，

故斑疹紫黑，舌質深絳，脈細數。

若血分熱熾，燔灼肝經，筋脈攣急，則見「動風」諸症。若肝陰不足，筋失所養，可見手足蠕動、瘛瘲等虛風內動之象。

若邪熱久羈，劫灼肝腎之陰，陰虛內熱，故見低熱，或暮熱早涼，五心煩熱；陰津不能上承，故口乾咽燥，舌紅少津；腎陰虧耗，耳竅失養故耳聾，神失所養則神疲欲寐，形體失養則體瘦；脈虛細，為精血不充之象。

辨證要點

本證以身熱夜甚、譫語神昏、抽搐或手足蠕動、斑疹、吐衄、舌質深絳、脈細數為要點。

辨證方劑

1. 犀角地黃湯（《溫病條辨》）

〔組成〕犀角（水牛角代替）30g，生地24g，芍藥12g，丹皮9g。

〔用法〕作湯劑，水煎服，水牛角鎊片先煎，餘藥後下。以水九升，煮取三升，分3服。

〔功用〕清熱解毒，涼血散瘀。

〔主治〕熱入血分證。

① 熱擾心神，身熱譫語，舌絳起刺，脈細數。

② 熱傷血絡，斑色紫黑、吐血、衄血、便血、尿血等，舌絳紅，脈數。

③ 蓄血瘀熱，喜忘如狂，漱水不欲咽，大便色黑易解等。

〔加減〕若見蓄血，喜忘如狂者，邪熱與血瘀互結，加大黃、黃芩，以清熱逐瘀，涼血散瘀；鬱怒而加肝火者，加

柴胡、黃芩、梔子以清瀉肝火；熱傷血絡，破血忘行之出血，加白茅根、側柏炭、小薊以涼血止血。

2. 犀角地黃湯（《溫病條辨》）

〔**組成**〕桃仁（去皮尖）12g，大黃 12g，甘草（炙）12g，桂枝（去皮）6g，芒硝 6g。

〔**用法**〕上四味，以水七升，煮取二升半，去滓，內芒硝，更上火，微沸，下火，先食，溫服五合，每日 3 服，當微利。

現代用法：作湯劑，水煎前 4 味，芒硝沖服。

〔**功用**〕逐瘀瀉熱。

〔**主治**〕下焦蓄血證。少腹急結，小便自利，神志如狂，甚則煩躁譫語，至夜發熱；以及血瘀經閉，痛經，脈沉實而澀者。

〔**加減**〕對於婦人血瘀經閉、痛經以及惡露不下等症，常配合四物湯同用；如兼氣滯者，酌加香附、烏藥、枳實、青皮、木香等以理氣止痛。

對跌打損傷，瘀血停留，疼痛不已者，加赤芍、當歸尾、紅花、蘇木、三七等以活血祛瘀止痛。對於火旺而血鬱於上之吐血、衄血，可以本方釜底抽薪，引血下行，並可酌加生地、丹皮、梔子等以清熱涼血。

辨證成藥

1. 牛黃清腦片

〔**用法**〕片劑：每片重 0.34g。每次 2～4 片，1 日 3 次，溫開水送服。神經官能症者可適當增量或遵醫囑。

〔**功用**〕清熱解毒，清腦安神。

〔**主治**〕用於頭身高熱，頭昏腦暈，言語狂躁，舌乾眼

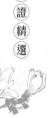

花，咽喉腫痛及小兒內熱驚風抽搐。

2. 牛黃八寶丸

〔**用法**〕蜜丸：每丸重約 1.5g。1～2 歲每次半丸，3～4 歲 1 丸，成人 2 丸，1 日 1～2 次，溫開水送服。

〔**功用**〕清熱涼血，活血解毒。

〔**主治**〕用於痧疹不透，煩躁不寧，熱毒內閉，周身發斑及疹後餘毒瘡瘍等。

3. 神犀丸

〔**用法**〕蜜丸：每丸重 9g（含藥量約 5g）；藥汁丸、糊丸：每袋各重 18g。蜜丸 1 次 1～2 丸，1 日 1～2 次；藥汁丸、糊丸每次 9g，1 日 1～2 次，均溫開水送服。小兒酌減。

〔**功用**〕清熱解毒，涼血。

〔**主治**〕用於暑濕熱邪引起的濕溫、暑疫、高熱不退、痙厥神昏、譫語發狂、口糜咽爛及斑疹毒盛。

4. 清血內消丸

〔**用法**〕水丸劑，每 100 粒重 6g，每袋 18g。1 次 6g，1 日 2 次，溫開水送服。

〔**功用**〕清熱祛濕，敗毒消腫。

〔**主治**〕主治熱毒蘊結所致癰癤腫痛。症見發熱、口苦咽乾，二便不利，局部紅腫，壓痛拒按，舌質紅，脈數。

5. 清火梔麥片

〔**用法**〕片劑，每片 0.3g，每瓶 100 片；膠囊劑，每粒 0.25g，每瓶 100 粒。片劑，1 次 2 片，1 日 2 次；膠囊劑，1 次 2 粒，1 日 2 次，溫開水送服。

〔**功用**〕清熱解毒，涼血消腫。

〔**主治**〕主治心火旺盛所致急性咽喉炎、急性扁桃體炎、牙齦炎等病。症見頭痛發熱，咽喉紅腫疼痛，吞嚥不利，牙齦腫痛，心煩不眠，目赤口乾，大便乾結等。

辨證食療

銀花丹參飲

〔**原料**〕金銀花 20g，丹參 15g。

〔**製法**〕將金銀花、丹參加水適量，置武火上燒沸，再以文火煎熬 30 分鐘，去渣取汁，加白糖調味即成。

〔**功效**〕清熱解毒，涼血通絡。

〔**主治**〕熱入血分。

辨證針灸

〔**取穴**〕水溝、湧泉、勞宮。熱陷心包者加中衝、大椎；腑熱薰蒸加曲池、合谷；熱毒攻心者加膈俞、委中；暑邪上冒者加外關、大椎；濕熱蒙蔽者加陰陵泉、三陰交；熱盛動風者加合谷、行間；風痰內閉者加豐隆、太衝；陰虛風動者加太衝、太谿；瘀血乘心者加三陰交、內關；陰竭陽脫者加百會、關元；內閉外脫者加風池、氣海。

〔**針刺法**〕穴位常規消毒，水溝直刺 0.3～0.5 寸，湧泉直刺 0.5～1 寸，勞宮直刺 0.3～0.5 寸，以上諸穴，實證神昏用提插撚轉瀉法，虛證用平補平瀉法。中衝、大椎、膈俞、委中採用點刺放血法，以瀉實熱。關元、氣海用灸法。

配穴根據虛補實瀉的原則，採用提插撚轉補瀉的方法。針刺得氣後，留針 30 分鐘。

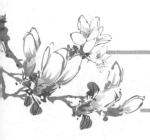

太陽傷寒證

指以寒邪為主的風寒之邪侵犯太陽經脈，衛陽被遏，毛竅閉伏，以惡寒、發熱、無汗、頭身疼痛、脈浮緊等為主要表現的證候。

臨床證候

惡寒，發熱，頭項強痛，身體疼痛，無汗，脈浮緊，或見氣喘。

發病原因

本證多因起居無常、衣物加減不當，感受外來風寒之邪，體內衛陽未能驅邪盡出，導致衛陽被遏，毛竅閉伏。

證候分析

風寒外邪以寒邪為主侵犯太陽之表，衛陽被遏，肌膚失於溫煦，則見惡寒；

寒邪鬱表，衛陽奮起抗邪，正邪交爭，故有發熱；

寒性收引，衛陽鬱遏，經脈拘急，筋骨失於溫養，故頭身疼痛；

寒性凝滯，膚腠緻密，玄府不開，故見無汗；

寒邪襲表，脈氣亦鼓動於外，脈管拘急，故脈浮緊；寒邪束表，肺氣失宣，則呼吸喘促。

辨證要點

本證以惡寒、無汗、頭身痛、脈浮緊為要點。

辨證方劑

1. 麻黃湯（《傷寒論》）

〔組成〕麻黃 9g，桂枝 6g，杏仁 6g，甘草 3g。

〔用法〕用水 400ml，煎至 250ml，溫覆取微汗。

〔功用〕發汗解表，宣肺平喘。

〔主治〕外感風寒表實證。

〔加減〕若喘急胸悶、咳嗽痰多、表證不甚者，去桂枝，加蘇子、半夏以化痰止咳平喘；若鼻塞流涕重者，加蒼耳子、辛夷以宣通鼻竅；若夾濕邪而兼見骨節痠痛，加蒼朮、薏苡仁以祛風除濕；兼裏熱之煩躁、口乾，酌加石膏、黃芩以清瀉鬱熱。

2. 麻黃加朮湯（《金匱要略》）

〔組成〕麻黃 9g，桂枝 6g，甘草（炙）3g，杏仁 6g，白朮 12g。

〔用法〕用水 400ml，煎至 250ml，溫覆取微汗。

〔功用〕發汗解表，散寒祛濕。身體煩疼，無汗等。

〔主治〕風寒夾濕痹證。

3. 麻黃杏仁薏苡甘草湯（《金匱要略》）

〔組成〕麻黃 6g，杏仁 6g，薏苡仁 12g，甘草（炙）3g。

〔用法〕溫用水 400ml，煎至 250ml，溫服。有微汗，避風。

〔功用〕發汗解表，祛風除濕。

〔主治〕風濕在表，濕鬱化熱證。一身盡疼，發熱，日晡所劇者。

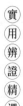

4. 大青龍湯（《傷寒論》）

〔組成〕麻黃 12g，桂枝 6g，甘草（炙）6g，杏仁 6g，石膏 12g，生薑 9g，大棗 3g。

〔用法〕用水 400ml，煎至 250ml，溫覆取微汗。

〔功用〕發汗解表，兼清裏熱。

〔主治〕外感風寒，裏有鬱熱證。惡寒發熱，頭身疼痛，無汗，煩躁，口渴，脈浮緊。

5. 小青龍湯（《傷寒論》）

〔組成〕麻黃 10g，芍藥 10g，細辛 3g，乾薑 10g，甘草（炙）10g，桂枝（去皮）10g，五味子 3g，半夏（洗）10g。

〔用法〕水煎服，日一劑，分兩次服。

〔功用〕解表散寒，溫肺化飲。

〔主治〕太陽傷寒，裏有水飲證。惡寒發熱，頭身疼痛，無汗，喘咳，痰涎清稀而量多，或痰飲喘咳，不得平臥，或頭面四肢浮腫，舌苔白滑，脈浮。

〔加減〕若見煩躁者，為有邪熱，加石膏清熱。

6. 三拗湯（《太平惠民和劑局方》）

〔組成〕甘草、麻黃、杏仁各 30g。

〔用法〕用水 400ml，煎至 250ml，溫覆取微汗。

〔功用〕宣肺解表。

〔主治〕外感風寒，肺氣不宣證。鼻塞聲重，語音不出，咳嗽胸悶。

7. 華蓋散（《博濟方》）

〔組成〕紫蘇子、麻黃、杏仁、陳皮、桑白皮、赤茯苓各 30g，甘草 15g。

〔用法〕用水 400ml，煎至 250ml，食後溫服。

〔功用〕宣肺解表，祛痰止咳。

〔主治〕素體痰多，肺感風寒證。咳嗽上氣，吐痰色白，胸膈痞滿，鼻塞聲重，惡寒發熱，苔白潤，脈浮緊。

辨證成藥

1. 九味羌活丸（《中華人民共和國藥典》2000 年版一部）

〔用法〕薑蔥湯或溫開水送服，1 次 6～9g，1 日 2～3 次。

〔功用〕解表，散寒，除濕。

〔主治〕外感風寒挾濕導致的惡寒發熱無汗，頭痛且重，肢體痠痛。

2. 小青龍合劑（《中國藥典》2010 年版一版）

〔用法〕口服。一次 10～20ml，一日 3 次。用時搖勻。

〔功用〕解表化飲，止咳平喘。

〔主治〕風寒水飲，惡寒發熱，無汗，喘咳痰稀。

3. 通宣理肺片（《中國藥典》2010 年版一版）

〔用法〕口服，一次 4 片，一日 2～3 次。

〔功用〕解表散寒，宣肺止嗽。

〔主治〕用於風寒感冒所致的咳嗽，發熱惡寒，鼻塞流涕，頭痛無汗，肢體痠痛。

3. 風寒感冒顆粒（《中華人民共和國衛生部藥品標準中藥成方製劑》第一冊）

〔用法〕沖服。一次 1 袋，一日 3 次。

〔功用〕解表發汗，疏風散寒。

〔主治〕風寒感冒，發熱，頭痛，惡寒，無汗，咳嗽，鼻塞，流清涕。

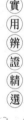

5. 荊防顆粒（《中華人民共和國衛生部藥品標準中藥成方製劑》第一冊）

〔**用法**〕開水沖服，一次 1 袋，一日 3 次。

〔**功用**〕發汗解表，散風祛濕。

〔**主治**〕風寒感冒，頭痛身痛，惡寒無汗，鼻塞清涕，咳嗽白痰。

辨證食療

1. 薑絲蘿蔔湯

〔**原料**〕生薑絲 25g、蘿蔔片 50g、紅糖適量。

〔**製法**〕取生薑絲，蘿蔔片加水約 500ml，煎煮 15 分鐘，再加入紅糖適量，稍煮 1～2 分鐘即可。每次 200ml。每日 1 次，熱服，發汗。

〔**功效**〕疏風散寒，化痰止咳。

〔**主治**〕風寒感冒，頭痛，鼻塞，惡寒發熱。

2. 荊芥粥

〔**原料**〕荊芥 9g，薄荷 3g，淡豆豉 9g。

〔**製法**〕煎煮，沸後 5 分鐘，濾出藥汁，去渣，加入粳米 100g 煮粥，稍煮即成。每日 2 次，溫熱服食。

〔**功效**〕散寒解表。

〔**主治**〕風寒感冒。

3. 蔥豉黃酒湯

〔**原料**〕連鬚蔥白 30g，淡豆豉 15g，黃酒 50g。

〔**製法**〕先煎煮豆豉約 10 分，鐘再放入洗淨切碎的連鬚蔥白，繼續煎煮 5 分鐘，濾出煎液，加入黃酒，趁熱服用。1 日分 2 次服。

〔**功效**〕發表散寒。

〔主治〕風寒感冒。

4. 香菜蔥白湯

〔原料〕香菜 15g，蔥白 15 根，生薑 9g。

〔製法〕將香菜、蔥白、生薑分別洗淨，切碎共放鍋中加清水適量煎煮 10～15 分鐘，去渣取汁飲服即可。每日 2 次，連服 2～3 日。

〔功效〕發表散寒。

〔主治〕風寒感冒。

5. 蒼耳雞蛋

〔原料〕雞蛋 1 個，蒼耳子 6g。

〔製法〕將蒼耳子去刺炒黃，研成細末，加入雞蛋中打成蛋漿，炒熟。每日 1 次，趁熱食用。連服 3 日。

〔功效〕散風止痛。

〔用法〕風寒感冒鼻塞。

辨證針灸

〔取穴〕大椎、合谷、風池。

〔針刺法〕針刺以上穴位，平補平瀉，留針 15～20 分鐘，每日 1 次；

亦可採用溫針灸，即針刺與艾灸相結合的一種方法。即在留針過程中，將艾絨搓團撚裹於針柄上點燃，透過針體將熱力傳入穴位。每次燃燒棗核大艾團 1～3 團。具有溫陽通脈、行氣活血的作用。

〔灸法〕取溫和灸，即將艾條燃著的一端與施灸部位的皮膚保持一寸左右距離，自我感覺有溫熱而無灼痛即可。每穴灸 10～15 分鐘。

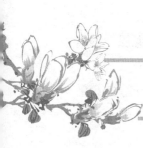

太陽中風證

指風邪為主的風寒之邪侵襲太陽經脈，衛強營弱，以發熱、惡風、汗出、脈浮緩等為主要表現的證候。

臨床證候

發熱，惡風，汗出，脈浮緩，或見鼻鳴，乾嘔。

發病原因

本證多因起居無常、衣物加減不當，感受外來風邪，體內衛陽未能驅邪盡出，導致衛強營弱而發病。

證候分析

衛為陽，營為陰，風寒外邪以風邪為主侵犯太陽經，衛氣受邪而陽浮於外，與邪相爭則發熱；風性開泄，以致衛外不固，營不內守則汗出；由於汗出，肌腠疏鬆則惡風；若外邪侵及肺胃，肺氣失宣則鼻鳴，胃氣失降則乾嘔。

辨證要點

本證以惡風、汗出、脈浮緩為要點。

辨證方劑

4. 桂枝湯（《傷寒論》）

〔組成〕桂枝（去皮）、芍藥、生薑、大棗（切）各9g，甘草（炙）6g。

〔用法〕水煎服，溫服取微汗。

〔功用〕解肌發表，調和營衛。

〔主治〕外感風寒表虛證。頭痛發熱，汗出惡風，鼻鳴乾嘔，苔白不渴，脈浮緩或浮弱者。

〔加減〕惡風寒較甚者，宜加防風、荊芥、淡豆豉疏散風寒；體質素虛者，可加黃耆益氣，以扶正祛邪；兼見咳喘者，宜加杏仁、蘇子、桔梗宣肺止咳平喘。

2. **桂枝加葛根湯**（《傷寒論》）

〔組成〕桂枝（去皮）6g，芍藥 6g，生薑（切）9g，甘草（炙）6g，大棗（劈）3 枚，葛根 12g。

〔用法〕先煮葛根，後納諸藥，水煎服。覆取微似汗。

〔功用〕解肌發表，升津舒經。

〔主治〕太陽中風兼經氣不舒證。桂枝湯證兼項背強而不舒者。

3. **桂枝加厚朴杏子湯**（《傷寒論》）

〔組成〕桂枝（去皮）9g，芍藥 9g，生薑（切）9g，甘草（炙）6g，大棗（劈）3 枚，厚朴（炙去皮）6g，杏仁（去皮尖）6g。

〔用法〕水煎服。覆取微似汗。

〔功用〕解肌發表，降氣平喘。

〔主治〕宿有喘病，又感風寒而見桂枝湯證者；或風寒表證誤用下劑後，表證未解而微喘者。

4. **桂枝加桂湯**（《傷寒論》）

〔組成〕桂枝（去皮）15g，芍藥 9g，生薑（切）9g，甘草（炙）6g，大棗（劈）3 枚。

〔用法〕水煎服。

〔功用〕溫通心陽，平沖降逆。

〔主治〕心陽虛弱，寒水凌心之奔豚。太陽病，誤用溫

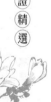

針或因發汗過多而發奔豚，氣從少腹上衝心胸，起臥不安，有發作性者。

5. 桂枝加芍藥湯（《傷寒論》）

〔組成〕桂枝（去皮）9g，芍藥 18g，生薑（切）9g，甘草（炙）6g，大棗（劈）3 枚。

〔用法〕水煎服。日一劑，分 3 次服。

〔功用〕溫脾和中，緩急止痛。

〔主治〕太陽病誤下傷中，土虛木乘之腹痛。

6. 桂枝加附子湯（《傷寒論》）

〔組成〕桂枝 9g（去皮），芍藥 9g，甘草 9g（炙），生薑 9g（切），大棗 3 枚（擘），附子 6g（炮）。

〔用法〕水煎服。

〔功用〕溫陽固表止汗。

〔主治〕太陽病發汗太過，遂致陽虛漏汗，汗出不止，惡風，小便難，四肢拘急，難以屈伸者。

辨證成藥

1. 桂枝湯顆粒（《傷寒論》）

〔用法〕沖服，一次 1 袋，一日 3 次。

〔功用〕解肌發表，調和營衛。

〔主治〕外感風寒表虛證。頭痛發熱，汗出惡風，鼻鳴乾嘔，苔白不渴，脈浮緩或浮弱者。

2. 參蘇丸（《中華人民共和國藥典》2000 年版一部）

〔用法〕口服。一次 6～9g，一日 2～3 次。

〔功用〕益氣解表，疏風散寒，祛痰止咳。

〔主治〕身體虛弱、感受風寒所致感冒，症見惡寒發熱、頭痛鼻塞、咳嗽痰多、胸悶嘔逆、乏力氣短。

3. 表虛感冒沖劑

〔**用法**〕口服：每次 10～20g，每日 2～3 次，服後多飲熱開水或稀粥，覆被保暖，取微汗，不可發大汗，慎防重感。

〔**功用**〕散風解肌，和營退熱。

〔**主治**〕外感風寒表虛證候，發熱惡風，有汗頭痛項強，咳嗽痰白，鼻鳴乾嘔，苔薄白，脈浮緩。

4. 人參敗毒膠囊（《小兒藥證直訣》）

〔**用法**〕口服，一次 3 粒，一日 3 次。

〔**功用**〕發汗解表，散風祛濕。

〔**主治**〕外感風寒濕邪，憎寒壯熱，頭痛項強，肢體痠痛，無汗，脈浮緊，苔白滑者。

辨證食療

1. 薑絲鴨蛋湯

〔**原料**〕生薑 50g（去皮），鴨蛋 2 個，白酒 20ml。

〔**製法**〕生薑洗淨去皮，切成絲，加水 200ml 煮沸，鴨蛋去殼打散，倒入生薑湯中，稍攪，再加入白酒，煮沸即可。每日 1 次，吃蛋飲湯，頓服，可連服 3 日。

〔**功效**〕解表散寒。

〔**主治**〕外感風寒表虛證。

2. 黃耆薑棗湯

〔**原料**〕黃耆 15g，大棗 15g，生薑 3 片。

〔**製法**〕以上三物加水適量，用武火煮沸，再用文火煮約 1 小時即可。吃棗飲湯。

〔**功效**〕益氣補虛，解表散寒。

〔**主治**〕外感風寒表虛證。

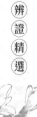

3. 八寶健脾粥

〔原料〕芡實、薏苡仁、蓮子、紅棗、龍眼肉、白扁豆、百合各 10g，粳米 150g。

〔製法〕將以上材料放入鍋中，加足量的水熬粥。可以最後加糖調味，分數次食用。

〔功效〕健脾益氣祛濕。

〔主治〕各種體虛感冒患者。

4. 豬肉補虛湯

〔原料〕黃耆 15g、白朮 15g、甘草 3g、瘦豬肉 50g。

〔製法〕首先將黃耆、白朮、甘草放入砂鍋中，加 1500ml 水，煎 30 分鐘，濾出藥汁備用。然後將瘦豬肉切成碎粒，入油鍋中爆一下，加藥汁後煮成湯。肉熟後加鹽調味，飲湯食肉。

〔功效〕益氣補虛。

〔主治〕體虛感冒。

5. 神仙粥

〔原料〕糯米 30g，生薑片 10g，蔥白 6g。

〔製法〕用砂鍋加水煮糯米、生薑片，粥成入蔥白，煮至米爛，再加米醋 20ml，和勻即可。趁熱喝粥，以汗出為佳。

〔功效〕益氣補虛，散寒解表。

〔主治〕風寒感冒。

辨證針灸

〔取穴〕列缺、合谷、風池、風門。

〔針刺法〕針刺以上穴位，平補平瀉，留針 15～20 分鐘，每日 1 次；亦可採用溫針灸，即針刺與艾灸相結合的一

太陽中風證

537

種方法。即在留針過程中，將艾絨搓團撚裹於針柄上點燃透過針體將熱力傳入穴位。

　　每次燃燒棗核大艾團 1～3 團。具有溫陽通脈、行氣活血的作用。

　　〔**灸法**〕取溫和灸，即將艾條燃著的一端與施灸部位的皮膚保持一寸左右距離，自我感覺有溫熱而無灼痛即可。每穴灸 10～15 分鐘。

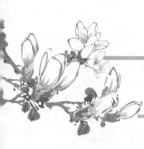

太陽蓄水證

指太陽經證不解，邪與水結，膀胱氣化不利，水液停蓄，以發熱惡寒、小便不利等為主要表現的證候。

臨床證候

發熱惡寒，小便不利，小腹滿，口渴，或水入即吐，脈浮或浮數。

發病原因

本證多因太陽表證發汗後，汗不得法，餘邪未盡，導致了邪氣循經入裏，影響了膀胱的氣化，發為本病。

證候分析

太陽經證不解，故見發熱，惡寒，脈浮等表證；邪熱內傳膀胱之腑，氣化失職，邪與水結，水液停蓄，故見小便不利，小腹滿；水停而氣不化津，津液不能上承，故渴欲飲水；若飲多則水停於胃，胃失和降，可見飲入即吐。

辨證要點

本證以太陽經證與小便不利、小腹滿並見為要點。

辨證方劑

5. 五苓散（《傷寒論》）

〔組成〕豬苓（去皮）、茯苓、白朮各 9g，澤瀉 15g，桂枝（去皮）6g。

〔用法〕水煎服，多飲熱水，取微汗。

〔功用〕利水滲濕，溫陽化氣。

〔主治〕太陽蓄水證。小便不利，頭痛微熱，煩渴欲飲，甚則水入即吐；或短氣而咳；或水腫、泄瀉。舌苔白，脈浮或浮數。

〔加減〕若水腫兼有表證者，可與越婢湯合用；水濕壅盛者，可與五皮散合用；泄瀉偏於熱者，須去桂枝，可加車前子、木通以利水清熱。

2. 四苓散（《丹溪心法》）

〔組成〕白朮、茯苓、豬苓各 45g，澤瀉 75g。

〔用法〕四味共為末，每次 12g，水煎服。

〔功用〕健脾滲濕。

〔主治〕脾胃虛弱，水濕內停證。小便赤少，大便溏泄。

3. 胃苓湯（《世醫得效方》）

〔組成〕五苓散、平胃散各 6～10g。

〔用法〕上二藥合和，蘇子、烏梅煎湯送下，未效，加木香、縮砂、白朮、丁香煎服。

〔功用〕祛濕和胃，行氣利水。

〔主治〕夏秋之間，脾胃傷冷，水穀不分，泄瀉如水，以及水腫、腹脹、小便不利者。

4. 五皮散（《華氏中藏經》）

〔組成〕生薑皮、桑白皮、陳橘皮、大腹皮、茯苓皮各 9g。

〔用法〕水煎服。

〔功用〕利水消腫，理氣健脾。

〔主治〕脾虛濕盛，氣滯水泛之皮水證。一身悉腫，肢

體沉重，心腹脹滿，上氣喘急，小便不利，苔白膩，脈沉緩。

〔加減〕偏寒者，可加附子、乾薑等溫陽利水；偏熱者，可加滑石、木通等清利濕熱。

5. 疏鑿飲子（《重訂嚴氏濟生方》）

〔組成〕澤瀉 12g，赤小豆（炒）15g，商陸 6g，羌活（去蘆）9g，大腹皮 15g，椒目 9g，木通 12g，秦艽（去蘆）9g，檳榔 9g，茯苓皮 30g。

〔用法〕水煎服。

〔功用〕瀉下逐水，疏風發表。

〔主治〕水腫。遍身浮腫，喘息，口渴，小便不利，大便秘結，脈滑。

6. 豬苓湯（《傷寒論》）

〔組成〕豬苓（去皮）、茯苓、澤瀉、阿膠、滑石（碎）各 10g。

〔用法〕水煎服。

〔功用〕利水，養陰，清熱。

〔主治〕傷寒之邪傳裏化熱，與水相搏，遂成水熱互結，熱傷陰津之證。

辨證成藥

1. 五苓片（《傷寒論》）

〔用法〕口服，一次 4～5 片，一日 3 次。

〔功用〕溫陽化氣，利濕行水。

〔主治〕小便不利，水腫腹脹，嘔逆泄瀉，渴不思飲。

2. 香砂胃苓丸（《中華人民共和國藥典》）

〔用法〕口服。成人每次 6g，一日 2 次，空腹溫開水送

太陽蓄水證

服。

〔**功用**〕祛濕運脾，行氣和胃。

〔**主治**〕水濕內停之嘔吐，瀉洩，浮腫，眩暈，小便不利等症。

辨證食療

1. 五皮飲

〔**原料**〕陳皮 9g、茯苓皮 24g、生薑皮 6g、桑白皮 9g、大腹皮 9g。

〔**製法**〕加水煎煮，去渣取汁飲服即可。

〔**功效**〕行氣化濕，利水消腫。

〔**主治**〕全身水腫，胸腹脹滿，小便不利以及妊娠水腫。

2. 鯉魚赤小豆冬瓜湯

〔**原料**〕鯉魚 1 條（約 250～500g）、赤小豆 30g、冬瓜 150g，大蔥 5 寸。

〔**製法**〕魚去鱗及腸雜洗淨，加水 5 碗與其餘三味同煎煮至 3 碗湯，吃魚喝湯後，蓋被微發汗。每日 1 劑，連服 7～8 天。

〔**功效**〕利水消腫。

〔**主治**〕水腫。

3. 複方黃耆粥

〔**原料**〕生黃耆 60g、生薏苡仁 15g、赤小豆 15g、雞內金（研為細末）9g，金橘餅 2 枚，烏糯米 30g。

〔**製法**〕先以水 600ml，煮黃耆 20 分鐘，去渣，次入薏苡仁，赤小豆，煮 30 分鐘，再入雞內金、烏糯米，煮熟成粥，作 1 日量，分 2 次服之，食後嚼金橘餅 1 枚，每日服 1

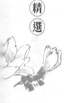

劑。

〔功效〕溫中健脾，益腎利水。

〔主治〕水腫脾腎虧虛證。

4. 赤小豆粥

〔原料〕赤小豆 50g、粳米 100g。

〔製法〕先用砂鍋把赤小豆煮至極爛，然後加入粳米煮粥，粥成加入適量白糖，分項隨量食用。

〔功效〕利水滲濕消腫。

〔主治〕水腫。

5. 貓鬚草飲

〔原料〕貓鬚草乾品 50g。

〔製法〕煎水當茶飲，不拘時間。

〔功效〕利水消腫。主治腎病綜合徵。

〔主治〕水腫。

辨證針灸

〔取穴〕腎俞、合谷、陰陵泉、氣海、委陽。

〔針刺法〕針刺以上穴位，平補平瀉法，留針 15～20 分鐘，每日 1 次。

〔灸法〕取溫和灸，即將艾條燃著的一端與施灸部位的皮膚保持一寸左右距離，自我感覺有溫熱而無灼痛即可。每穴灸 10～15 分鐘。

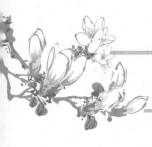

太陽蓄血證

指太陽經證不解，邪熱傳裏，與血相結於少腹，以少腹急結或硬滿、大便色黑等為主要表現的證候。

臨床證候

少腹急結或硬滿，小便自利，如狂或發狂，善忘，大便色黑如漆，脈沉澀或沉結。

發病原因

外感熱病，病邪入裏，熱邪與瘀血結於下焦。

證候分析

太陽經證失治，邪熱隨經內傳，與血相結，瘀熱結於下焦少腹，故見少腹急結，甚則硬滿；瘀熱內結，上擾心神，故見神志錯亂如狂，甚則發狂，以及善忘等症；病在血分，未影響膀胱氣化功能，故小便自利；瘀血下行隨大便而出，則大便色黑如漆；脈沉澀或沉結，是因瘀熱阻滯，脈氣不利所致。

辨證要點

本證以少腹急結、小便自利、大便色黑等為要點。

辨證方劑

1. 抵當湯（《傷寒論》）

〔組成〕水蛭（熬）6g、虻蟲（去翅足，熬）6g、桃仁（去皮尖）5g、大黃（酒洗）9g。

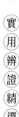
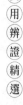

〔用法〕以水 500ml，煮取 300ml，去渣溫服 100ml，不下更服。

〔功用〕破瘀血，瀉實熱。

〔主治〕下焦蓄血所致的發狂或如狂，少腹硬滿，小便自利，喜忘，大便色黑易解，脈沉結，及婦女經閉，少腹硬滿拒按者。

2. **桃核承氣湯**（《傷寒論》）

〔組成〕桃仁 12g，甘草 6g，芒硝 6g，大黃 12g。

〔用法〕水煎服，芒硝沖服，食前服。

〔功用〕破瘀血，瀉實熱。

〔主治〕下焦蓄血證。

3. **下瘀血湯**（《金匱要略》）

〔組成〕大黃 6g，桃仁 12g，䗪蟲 9g。

〔用法〕上藥三味為末，煉蜜和為 4 丸。以酒 200ml，煎 1 丸，取 160ml，頓服之。

〔功用〕破瘀血，瀉實熱。

〔主治〕瘀血化熱，瘀熱內結證。

4. **失笑散**（《太平惠民和劑局方》）

〔組成〕五靈脂 6g，蒲黃 6g。

〔用法〕共為細末，每服 6g，用黃酒或醋沖服，亦可每日取 8～12g，用紗布包煎，作湯劑服。

〔功用〕祛瘀止痛。

〔主治〕瘀血疼痛證。

5. **丹參飲**（《時方歌訣》）

〔組成〕丹參 30g，檀香 6g，砂仁 6g。

〔用法〕水煎服。

〔**功用**〕活血行氣止痛。

〔**主治**〕血瘀氣滯證。

6. 活效絡靈丹（《醫學衷中參西錄》）

〔**組成**〕當歸 15g，丹參 15g，生明乳香 15g，生明沒藥 15g。

〔**用法**〕水煎服，溫酒送下。

〔**功用**〕活血祛瘀，通絡止痛。

〔**主治**〕氣血瘀滯證。

7. 血府逐瘀湯

〔**組成**〕桃仁 12g，紅花、當歸、生地黃、牛膝各 9g，川芎、桔梗各 4.5g，赤芍、枳殼、甘草各 6g，柴胡 3g。

〔**用法**〕水煎服。

〔**功用**〕活血化瘀，行氣止痛。

〔**主治**〕胸中血瘀證。

辨證成藥

1. 桂枝茯苓丸（《中華人民共和國藥典》2000 年版一部）

〔**用法**〕口服，一次 9 丸，一日 1～2 次。

〔**功用**〕活血，化瘀，消癥。

〔**主治**〕婦人宿有癥塊，或血瘀經閉，行經腹痛，產後惡露不盡。

2. 丹七片（《中華人民共和國藥典》2000 年版一部）

〔**用法**〕口服，一次 3～5 片，一日 3 次。

〔**功用**〕活血化瘀。

〔**主治**〕氣滯血瘀證。

3. 血府逐瘀口服液（《中華人民共和國藥典》2000 年

版一部）

〔用法〕口服，一次 1 支，一日 3 次。

〔功用〕活血化瘀。行氣止痛。

〔主治〕瘀血內阻，頭痛或胸痛，內熱憋悶，失眠多夢，心悸怔忡，急躁善怒。

4. 大黃蟅蟲丸（《中華人民共和國藥典》2000 年版一部）

〔用法〕口服。一次 1～2 丸，一日 1～2 次。

〔功用〕活血破瘀，通經消癥。

〔主治〕瘀血內停證。

5. 桃仁承氣丸（《中華人民共和國藥典》2000 年版一部）

〔用法〕口服，一次 1～2 丸，一日 1～2 次。

〔功用〕活血破瘀。

〔主治〕下焦蓄血證。

辨證食療

1. 三七藕汁燉雞蛋

〔原料〕三七末 5g，蓮藕汁 100ml，雞蛋一個。

〔製法〕將雞蛋去殼打散，加入蓮藕汁、三七末，拌勻，隔水武火蒸熟。服用。可加少許冰糖或白砂糖（方塊糖）調味。

〔功效〕清熱涼血，活血祛瘀。

〔主治〕血瘀熱結證。

2. 桃仁粳米粥

〔原料〕桃仁 10g、粳米 100g。

〔製法〕將桃仁搗爛，加少許清水研汁，過濾藥渣。將

粳米淘洗乾淨，與桃仁汁入鍋中，加清水熬粥。每日食用
1～2次，連續食用3～5天。

〔功效〕活血化瘀，益氣養血。

〔主治〕氣滯血瘀證。

3. 丹參紅花粥

〔原料〕粳米150g，丹參10g，紅花6g，白砂糖25g。

〔製法〕將丹參潤透，切成薄片；紅花洗淨，去雜質；
粳米淘洗乾淨；將粳米與丹參、紅花一同置於鋁鍋內，加入
800ml清水；用武火燒沸，再改用文火煮35分鐘至粥成，
加入白糖調味即成。

〔功效〕活血、化瘀、通絡。

〔主治〕氣滯血瘀證。

4. 當歸粥

〔原料〕當歸20g，粳米55g，棗（鮮）20g。

〔製法〕將當歸洗淨後放入沙鍋內，用溫水約600ml浸
泡10分鐘，在火上煎熬兩次，每次煮沸後再慢煎20至30
分鐘，共收汁150ml。紅棗浸泡洗淨。粳米淘洗乾淨。將粳
米、紅棗、白糖同入鍋中，加入藥汁，加水適量煮粥。

〔功效〕活血止痛，潤腸通便。

〔主治〕氣虛血瘀證。

辨證針灸

〔取穴〕合谷、血海、大腸俞、委陽。

〔針刺法〕針刺以上穴位，平補平瀉，留針15～20分
鐘，每日1次。

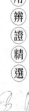

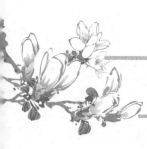

陽明裏熱證

指邪熱亢盛，充斥陽明之經，瀰漫全身，腸中尚無燥屎內結，以高熱、汗出、口渴、脈洪等為主要表現的證候。又名陽明經證。

臨床證候

身大熱，不惡寒，反惡熱，汗大出，大渴引飲，心煩躁擾，面赤，氣粗，苔黃燥，脈洪大。

發病原因

陽明病證多由太陽經證不解，或因少陽病失治，邪熱內傳入裏而成。或因素體陽盛，初感外邪即成裏實熱證。

證候分析

陽明為多氣多血之經，陽氣旺盛，邪入陽明最易化燥化熱。裏熱熾盛，瀰漫全身，蒸騰於外，故見身大熱，不惡寒，反惡熱；邪熱熾盛，迫津外洩，故汗大出；熱盛傷津，且汗出復傷津液，故大渴引飲；邪熱上擾，心神不寧，則見煩躁；氣血湧盛於面，故面赤；熱迫於肺，呼吸不利，故氣粗；脈洪大有力，苔黃燥，為陽明裏熱熾盛之象。

辨證要點

本證以大熱、大汗、大渴、脈洪大為辨證要點。

陽明裏熱證是指邪熱瀰漫全身，但燥熱尚未與腸中糟粕相結，主要表現為大熱、大汗、大渴、脈洪大的症候。

臨床證候

身大熱，大汗出，大渴引飲，面赤心煩，舌苔黃燥，脈洪大。

發病原因

引起邪熱瀰漫全身的原因主要有三個方面：

1. 一般常由太陽病傳變發展而來。凡表證已罷，外邪入裏化熱，熱勢亢盛；

2. 或因誤治傷津，引邪深入；

3. 熱結胃腸。

證候分析

由於裏熱熾盛，故現高熱；熱邪消灼津液，故煩渴引飲；熱迫汗瀉，故大汗；

熱盛陽亢，故脈洪大等凡寒邪等自表入裏化熱，熱勢方張、正氣尚強，正邪交爭處於高潮階段，症見高燒，煩渴，大汗，脈洪大等表現。

辨證要點

本證以大熱、大汗、大渴、脈洪大四大症為辨證要點。

辨證方劑

1. 越婢湯（《金匱要略》）

〔組成〕麻黃六兩（18g），石膏半斤（24g），生薑三兩（9g）·甘草二兩（6g）·大棗十五枚。

〔用法〕上五味，以水六升，先煮麻黃，去上沫，內諸藥，煮取三升，分溫服。

〔功用〕發汗利水。

〔主治〕風水惡風，一身悉腫，脈浮不渴，續自汗出，無大熱者。

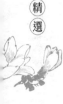

〔**加減**〕若陽鬱惡寒明顯者，加附子、澤瀉，以溫陽利水；若水氣明顯者，加白朮、茯苓，以健脾燥濕，利濕制水；若咽喉腫痛者，加牛蒡子、薄荷、連翹，以清熱解毒，利咽消腫；若大便乾結者，加大黃、芒硝，以瀉熱通便等。

2. 梔子豉湯（《傷寒論》）

〔**組成**〕梔子 10g。香豉 18g。

〔**用法**〕以水 400ml，先煮梔子，得 250ml，納豉煮取150ml，去滓，分為二服，溫進一服，得吐，止後服。

〔**功用**〕清熱除煩。

〔**主治**〕無形邪熱陷於胸膈。

〔**加減**〕如證兼少氣者，加甘草；如兼嘔者，加生薑；如酒疸發黃，心中懊憹或熱痛，加大黃、枳實；如傷寒下利如爛肉汁，赤滯下，伏氣腹痛諸熱證，加薤白；如斑毒熱盛，頭痛者，加犀角、大青葉。

3. 白虎湯（《傷寒論》）

〔**組成**〕石膏 50g，知母 18g，甘草 6g，粳米 9g。

〔**用法**〕上四味，以水一斗，煮米熟湯成，去滓，溫服一升，每日 3 服。

〔**功用**〕清熱生津。

〔**主治**〕氣分熱盛證。壯熱面赤，煩渴引飲，汗出惡熱，脈洪大有力。

〔**加減**〕若氣血兩燔，引動肝風，見神昏譫語、抽搐者，加羚羊角、水牛角以涼肝熄風；若兼陽明腑實，見譫語、大便秘結、小便短赤者，加大黃、芒硝以瀉熱攻積；消渴病而見煩渴引飲，加天花粉、蘆根、麥冬等以增強清熱生津之力。

4. **大柴胡湯**（《傷寒論》）

〔**組成**〕柴胡 12g，黃芩、芍藥、半夏、枳實各 9g，生薑 15g，大棗 4 枚，大黃 6g。

〔**用法**〕上八味，以水一斗二升，煮取六升，去滓，再煮，溫服一升，每日 3 服。

〔**功用**〕和解少陽，內瀉熱結。

〔**主治**〕少陽陽明合病。往來寒熱，胸脅苦滿，嘔不止，鬱鬱微煩，心下痞硬，或心下滿痛，大便不解，或協熱下利，舌苔黃，脈弦數有力。

〔**加減**〕兼黃疸者，可加茵陳、梔子以清熱利濕退黃；脅痛劇烈者，可加川楝子、延胡索以行氣活血止痛；膽結石者，可加金錢草、海金沙、鬱金、雞內金以化石。

5. **化斑湯**（《溫病條辨》）

〔**組成**〕石膏 30g、知母 12g、生甘草 10g、玄參 10g、犀角（水牛角代）60g、白粳米 9g。

〔**用法**〕水八杯，煮取三杯，每日 3 服。滓再煮一盅，夜一服。

〔**功用**〕清氣涼血。

〔**主治**〕氣血兩燔之發斑，發熱，或身熱夜甚，外透斑疹，色赤，口渴或不渴，脈數等。

辨證成藥

1. **黃連上清丸**

〔**用法**〕口服。水丸一次 3～6g，一日 2 次。

〔**功用**〕散風清熱，瀉火止痛。

〔**主治**〕風熱上攻、肺胃熱盛所致的頭暈目眩、牙齒疼痛、口舌生瘡、咽喉腫痛、耳痛耳鳴、大便秘結、小便短赤。

2. 梔子金花丸

〔**用法**〕口服。一次 9g，一日 1 次。

〔**功用**〕清熱瀉火，涼血解毒。

〔**主治**〕肺胃熱盛，口舌生瘡，牙齦腫痛，目赤眩暈，咽喉腫痛，大便秘結。

3. 清胃黃連丸

〔**用法**〕口服。一次 9g，一日 2 次。

〔**功用**〕清胃瀉火，解毒消腫。

〔**主治**〕用於肺胃火盛所致的口舌生瘡，齒齦、咽喉腫痛。

4. 清暑解毒顆粒

〔**用法**〕開水沖服或含服，一次 25g，一日 4～5 次。

〔**功用**〕清暑解毒，生津止渴。

〔**主治**〕夏季暑熱。

5 清開靈膠囊

〔**用法**〕水蜜丸每次服 6～9g，大蜜丸每次服 1 丸，每日服 2～3 次。

〔**功用**〕清熱解毒，鎮靜安神。

〔**主治**〕外感風熱時毒、火毒內盛所致高熱不退、煩躁不安、咽喉腫痛、舌質紅絳、苔黃、脈數者；上呼吸道感染、病毒性感冒、急性化膿性扁桃體炎、急性咽炎、急性氣管炎、高熱等病症屬上述證候者。

6. 板藍根顆粒

〔**用法**〕開水沖服。一次半～1 袋（5～10g），一日 3～4 次。

〔**功用**〕清熱解毒，涼血利咽。

〔主治〕肺胃熱盛所致的咽喉腫痛、口咽乾燥；急性扁桃體炎見上述證候者。

7. 穿心蓮片（《廣州製藥集團》）

〔用法〕口服。一次 2～3 片（小片），一日 3～4 次。

〔功用〕清熱解毒，涼血消腫。

〔主治〕邪毒內盛，感冒發熱，咽喉腫痛，口舌生瘡。

辨證食療

1. 芹菜香菇豬肉湯

〔原料〕芹菜、香菇各 120g，胡蘿蔔（去皮、切塊）120g，豬肉 250g，生薑 1 片，鹽適量。

〔製法〕將各種食材洗淨，香菇胡蘿蔔去葉切段；瓦煲加清水，煲至水沸後，入胡蘿蔔塊，生薑片和豬肉；用中火煲 1.5 個小時，再放香芹、香菇稍滾，加鹽調味即可。

〔功效〕清熱解毒。

〔主治〕火毒較盛。

2. 冬瓜汁

〔原料〕鮮冬瓜一個。

〔製法〕將冬瓜洗淨，切成碎塊，打成汁。

〔功效〕消暑、清熱、除煩。

〔主治〕夏季暑熱熾盛，口渴喜飲，身熱心煩，中暑等症。

3. 三花茶

〔原料〕菊花、金銀花、茉莉花。

〔製法〕菊花、金銀花、茉莉花泡飲服。

〔功效〕清熱除煩。

〔主治〕身心煩躁，汗出，口渴。

實用辨證精選

4. 綠桑珠菊百米養生粥

〔**原料**〕綠豆 100g、經霜桑葉 12g、甜珠草 12g、杭菊（或野菊）12g、鮮百合 30g（乾百合減半浸泡）、小米 50g、冰糖末 20g（甜淡依自己喜好）。

〔**製法**〕綠豆去雜洗淨，放入大碗泡水約 500CC 備用，百合去雜分瓣洗淨備用，小米去雜洗淨備用，桑葉洗淨切絲，甜珠草洗淨切段，菊花洗淨同桑葉、甜珠草同放入，鍋內加水約 1500CC 上爐，大火煮開轉小火，繼續煮至水約 1200CC，去渣留汁繼續煎煮。

將前 3 項食材一起放入（包含浸泡綠豆的水）第 4 項鍋內，改大火煎煮至水滾，再轉成小火煎熬至粥成，再入冰糖末攪勻，即可停火，盛食。在暑熱的天氣裏，可放涼，入冰箱冷藏後再取食，風味絕佳。

〔**功效**〕清熱解毒、消暑、抑菌抗病毒、降血脂、抗腫瘤、增進食慾、防癌抗癌、除瘡腫毒等。

5. 冬瓜綠豆湯

〔**原料**〕冬瓜 150g，綠豆 50g，薑片 5g，蔥段 10g，鹽 3g。

〔**製法**〕冬瓜去皮，去瓤，洗淨，切成 3 公分見方的塊；綠豆淘洗乾淨，備用。鍋置火上，放入適量清水，放入蔥段、薑片、綠豆，大火煮開，轉中火煮至豆軟，放入切好的冬瓜塊，煮至冬瓜塊軟而不爛，撒入鹽，攪勻即可。

〔**功效**〕清熱解暑，除煩利尿。

6. 清熱解毒湯

〔**原料**〕槐米 3g，甘草 4g，大青葉 3g，板藍根 3g，金銀花 2g，紅花 1g，水 1 公斤。

〔製法〕槐米 3g，甘草 4g，大青葉 3g，板藍根 3g，金銀花 2g，紅花 1g，水 1 公斤，用沙鍋燉煮 90 分鐘。飲服，平常的健康人每週喝 1 次（1 天），有病之人 1 週喝 3 次（3 天）；喝時忌生冷、忌辛辣、忌茶水。

不喝清熱解毒湯時喝茶水，喝此湯的日子不喝茶水。茶有解藥的功效。

〔功效〕清熱解毒。

辨證針灸

〔取穴〕大椎，曲池，合谷，委中，十宣或十二井穴。

〔針刺法〕毫針刺，用瀉法，大椎，委中，十宣，十二井穴均可用三棱針點刺出血。

〔刺絡拔罐法〕取穴如十二井穴用三棱針散刺或用皮膚針叩刺出血，刺後拔罐。

〔耳針法〕選取腎上腺、神門、二建、耳背靜脈等穴，毫針刺，用中毒刺激，耳尖、耳背靜脈點刺出血。

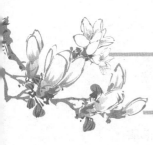

陽明腑實證

邪熱內盛，與腸中糟粕相搏，燥屎內結，以潮熱汗出，腹滿痛，便秘，脈沉實等為主要表現的證候。又名陽明腑證。

臨床證候

日晡潮熱，手足絹然汗出，臍腹脹滿疼痛，拒按，大便秘結，甚則神昏譫語，狂躁不得眠，舌苔黃厚乾燥，或起芒刺，甚至苔焦黑燥裂，脈沉實或滑數。

發病原因

熱盛傷津，津傷化燥，因燥成實，邪熱和陽明糟粕相結。

證候分析

陽明經氣旺於日晡，四肢稟氣於陽明，腸腑實熱瀰漫，故日晡潮熱，手足絹然汗出；邪熱與糟粕結於腸中，腑氣不通，故臍腹脹滿而痛，大便秘結；邪熱上擾心神，則見神昏譫語，甚則狂躁不安；苔黃燥有芒刺，或焦黑燥裂，為燥熱內結，津液被劫之故；邪熱亢盛，有形之邪阻滯，脈道壅滯，故脈沉而有力，若邪熱迫急則脈滑數。

辨證要點

本證以潮熱汗出，腹滿痛，便秘，脈沉實等為辨證要點。

辨證要點

本證以兩點同時存在為辨證要點：一是全身毒熱內盛的

證候，二是腹部的實證表現。

辨證方劑

1. 大承氣湯（《傷寒論》）

〔組成〕大黃 12g，厚朴 24g，枳實 12g，芒硝 9g。

〔用法〕水煎厚朴，枳實，後下大黃，芒硝溶服。

〔功用〕解熱通便，促進腸胃蠕動。

〔主治〕日晡潮熱，手足汗出，臍腹部脹滿硬痛而拒按，大便不通，甚者神昏譫語，狂躁不安，舌苔黃燥有芒刺，甚者焦黑燥裂，脈沉實或滑數者。

〔加減〕若體素虛或兼氣虛者，宜加人參益氣，防止瀉下過甚而致氣脫；若陰津不足，可加玄參，生地來滋補津。

2. 小承氣湯（《傷寒論》）

〔組成〕大黃 12g（酒洗），厚朴 6g（炙，去皮），枳實 9g（大者，炙）。

〔用法〕上藥三味，以水 800ml，煮取 400ml，去滓，分二次溫服。大便通暢，譫語止者勿再服。

〔功用〕輕上結熱，宣氣除滯，消除痞滿。

〔主治〕日晡潮熱，大便秘結，脘腹痞滿，舌苔黃燥，脈滑數。發熱輕，大便硬結難下的陽明腑實證。

〔加減〕小承氣東加減治肝炎：基本方為枳實 12g，厚朴 12g，瓜蔞仁 15g，大黃五味子各 10g。熱重於濕加茵陳、山梔、虎杖、敗醬草：濕重於熱加鬱金、蒼朮、滑石。

3. 調胃承氣湯（《傷寒論》）

〔組成〕大黃 12g，炙甘草 6g，芒硝 15g。

〔用法〕以上三味以水煎至 200ml，去渣，下芒硝文火煮沸服用。

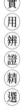

實用辨證精選

〔功用〕瀉熱和胃。

〔主治〕不惡寒但惡熱，蒸蒸發熱，胃氣不和，脘腹脹滿，譫語，心煩，苔黃燥。發熱重，大便秘結程度輕的陽明腑實證。

〔加減〕本方加龍膽草、黃連、藿香、木香、敗醬草、枳實、竹茹、陳皮、元胡，可緩解急性胰腺炎急性期症狀。

本方加黃芩、知母、天花粉、白殭蠶、天冬、生地、牛膝、石膏可治尿糖陽性，證屬陽明裏實者。

本方去甘草加玄參、麥門冬、生地，治陽明溫病，熱結陰虧，燥屎不行，下之不通者，名增液承氣湯。

辨證成藥

1. 三黃片

〔用法〕口服。一次 4 片，一日 2 次，小兒酌減。

〔功用〕清熱解毒，瀉火通便。

〔主治〕用於三焦熱盛所致的目赤腫痛、口鼻生瘡、咽喉腫痛、牙齦腫痛、心煩口渴、尿黃便秘。

2. 麻仁丸

〔用法〕口服，水蜜丸一次 6g，小蜜丸一次 9g，大蜜丸一次 1 丸，一日 1～2 次。

〔功用〕潤腸通便。

〔主治〕用於腸燥便秘。

3. 黃連上清丸

〔用法〕口服，一次 4 粒，一日 2 次。

〔功用〕清熱散風，解毒，通便。

〔主治〕頭暈耳鳴，目赤，口舌生瘡，牙齦腫痛，大便秘結；鼻竇炎。孕婦忌服；虛火上炎、脾胃虛寒。

4. 一清膠囊

〔**用法**〕口服。一次 2 粒，一日 3 次。

〔**功用**〕清熱燥濕，瀉火解毒。

〔**主治**〕火毒血熱所致的身熱煩躁，目赤口瘡，咽喉、牙齦腫痛，大便秘結。（等症及咽炎、扁桃體炎牙齦炎見上述症狀者，亦可用於熱盛迫血妄行所致吐血，咯血，鼻血，內痔出血等。）

5. 通樂顆粒

〔**用法**〕口服，一次 12g，一日 2 次，二週為 1 療程；或遵醫囑。

〔**功用**〕滋陰補腎，潤腸通便。

〔**主治**〕用於陰虛便秘，症見大便秘結，口乾，咽燥，煩熱等，以及習慣性、功能性便秘見於上述症狀者。

6. 當歸龍薈丸

〔**用法**〕口服，一次 6g，一日 2 次。

〔**功用**〕瀉火通便。

〔**主治**〕用於肝膽火旺，心煩不寧，頭暈目眩，耳鳴耳聾，脅肋疼痛，脘腹脹痛，大便秘結。

辨證食療

1. 絲瓜豆腐湯

〔**原料**〕絲瓜 250g，水豆腐 2 塊，麻油、精鹽，味精各適量。

〔**製法**〕絲瓜刮去皮棱，洗淨，刀破四下，去籽瓤，留青皮改切菱形片；水豆腐切成小塊；鍋洗淨，注入清水300ml，下水豆腐，大火燒開，待水豆腐煮成蜂窩眼狀時，再下絲瓜和精鹽，繼續煮至絲瓜熟透加味精、淋麻油即成。

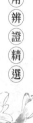

分 1～2 次食用。

〔功效〕清熱利腸，涼血解毒，增強免疫力，降脂，防止血管硬化。絲瓜味甘，性涼，能清熱化痰、涼血解毒、通經絡、利血脈、增強人體免疫力。豆腐益氣和中、生津潤燥、清熱解毒，可防治咳嗽多痰、虛癆哮喘、大便秘結、小便不通，並能降低膽固醇，防止血管硬化。

〔主治〕因熱盛傷津所致大便秘結。

2. 番瀉葉雞蛋湯

〔原料〕番瀉葉 5～10g，雞蛋 1 個，菠菜少許。

〔製法〕雞蛋打入碗中攪散備用。番瀉葉用水煎，去渣留汁，倒入雞蛋，加菠菜、食鹽、味精調味，煮沸即成。

〔功效〕洩熱通便。

〔主治〕因體熱引起的大便內結。

3. 白蘿蔔蜂蜜汁

〔原料〕白蘿蔔 100g，蜂蜜適量。

〔製法〕先將白蘿蔔拍碎絞汁，以蜂蜜調服，每日 1 次，連服數日。

〔功效〕清熱通便。

4. 二仁通幽湯

〔原料〕桃仁 9 粒，鬱李仁 6g，當歸尾 5g，小茴香 1g，藏紅花 1.5g。

〔製法〕將上五味合煮於沙鍋中 30 分鐘去渣即可，代茶頻飲。

〔功效〕潤腸通便，行氣化淤消脹。

〔主治〕因血脈淤阻，阻隔大便，以致腹部脹滿、大便不通之症。

5. 蜂蜜香油湯

〔原料〕蜂蜜 50g，香油 25g，開水約 100ml。

〔製法〕將蜂蜜盛在瓷盅內，用筷子或小勺不停的攪拌使其起泡。當泡濃密時，邊攪動邊將香油緩緩注入蜂蜜內，共同攪拌勻。將開水約 100ml，晾至溫熱時，徐徐注入蜂蜜香油混合液內，再攪拌使其 3 種物製成混合液狀態，即可服用。早晨空腹飲用。

〔功效〕蜂蜜補虛潤腸，與香油同用更有潤腸功效。

〔主治〕津虧便秘，熱結便秘，習慣性便秘。

辨證針灸

針刺配合中藥：

(1)〔取穴〕雙側足三里、陽陵泉、太衝穴

針刺以上穴位，均用瀉法，撚針得氣後留針 20 分鐘，再給予內服大承氣湯合麻子仁東加減。每日 1 劑，煎 2 次，分 3 次服。藥後待肛門排氣，瀉下燥屎，腑氣同，腹脹除，後以調養氣血以固基本。5 天為 1 個療程。

〔針刺法〕根據症候的轉變和疾病的成因，需辨證下針。

(2)〔取穴〕胃之募穴中脘，大腸募穴天樞，胃經下合穴足三里，腸經下合穴上巨虛穴。

四穴行瀉法，同時配補脾俞或公孫可健脾和胃，化氣生津。

(3)〔取穴〕取三焦之合穴天井，膽經合穴陽陵泉，大腸之募穴天樞，胃之募穴中脘。

針取以上四穴，行強瀉法加配陰陵泉利濕祛黃。日針 1 次，每次四十分鐘。

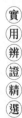

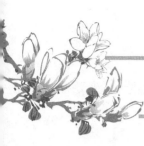

少陽不和證（少陽病證）

指邪犯少陽膽腑，樞機不運，經氣不利，以寒熱往來，胸脅苦滿等為主要表現的證候。

臨床證候

口苦，咽乾，目眩，寒熱往來，胸脅苦滿，默默不欲飲食，心煩，欲嘔，脈弦。

發病原因

本證多由太陽經證不解，邪傳足少陽膽經及膽腑部位所致，亦可由厥陰病轉出少陽而成。

證候分析

邪出於表與陽爭，正勝則發熱；邪入於裏與陰爭，邪勝則惡寒，邪正相爭於半表半裏，故見寒熱往來；膽熱擾心則心煩，上炎則口苦，灼津則咽乾，上擾清竅則頭目暈眩；邪鬱少陽，經氣不利，故胸脅苦滿；邪熱擾胃，胃失和降，則見默默不欲飲食，欲嘔；脈弦為肝膽受病之徵。

辨證要點

本證是以寒熱往來，胸脅苦滿等為辨證依據。

辨證方劑

1. 小柴胡湯（《傷寒論》）

〔組成〕柴胡 24g，黃芩、人參、半夏、甘草（炙）、生薑（切）各 9g，大棗（擘）4 枚。

〔用法〕水煎服。

〔功用〕和解少陽。

〔主治〕傷寒少陽病證。邪在半表半裏，症見往來寒熱，胸脅苦滿，默默不欲飲食，心煩喜嘔，口苦，咽乾，目眩，舌苔薄白，脈弦者。

〔加減〕胸中煩而不嘔，去半夏，人參，加瓜蔞；口渴者，去半夏，加天花粉生津止渴；腹痛，去黃芩，加芍藥緩急止痛；咳者，去人參，大棗，生薑，加五味子，乾薑。

2. 柴胡桂枝乾薑湯（《傷寒論》）

〔組成〕柴胡 24g，桂枝 9g，乾薑 6g，栝樓根 12g，黃芩 9g，牡蠣 6g，甘草 6g。

〔用法〕水煎服，日一劑，分 3 次服。

〔功用〕和解少陽，溫化水飲。

〔主治〕傷寒少陽證。胸脅滿微結，小便不利，渴而不嘔，但頭汗出，往來寒熱，心煩。

3. 柴胡加龍骨牡蠣湯（《傷寒論》）

〔組成〕柴胡 12g，龍骨、牡蠣、生薑、桂枝、茯苓各 4.5g，半夏 9g，黃芩 3g，鉛丹 1g，大黃 6g，大棗 6 枚。

〔用法〕水煎服。

〔功用〕和解少陽，通陽洩熱，重鎮安神。

〔主治〕少陽氣鬱津凝，熱擾心神。

4. 蒿芩清膽湯（《通俗傷寒論》）

〔組成〕青蒿腦 4.5～6g，淡竹茹 9g，仙半夏 4.5g，赤茯苓 9g，青子芩 4.5～9g、生枳殼 4.5g、陳廣皮 4.5g、碧玉散（滑石、甘草、青黛）9g。

〔用法〕水煎服。

〔功用〕和解少陽，清熱除濕。

〔主治〕少陽濕熱證。

5. 柴胡疏肝散（《證治準繩》）

〔組成〕陳皮（醋炒）、柴胡各 6g，川芎、香附、枳殼（麩炒）、芍藥各 4.5g，甘草（炙）1.5g。

〔用法〕水煎服。

〔功用〕疏肝理氣，活血止痛。

〔主治〕肝氣鬱滯證。

辨證成藥

1. 小柴胡湯濃縮丸（《傷寒論》）

〔用法〕口服，一次 8 丸，一日 3 次。

〔功用〕和解表裏。

〔主治〕用於寒熱往來，胸肋苦滿，心煩喜嘔，食慾不振，口苦咽乾，頭暈目眩。

2. 柴胡口服液（《中華人民共和國藥典》）

〔用法〕口服，一次 10～20ml，一日 3 次。

〔功用〕解表退熱。

〔主治〕外感發熱，症見身熱面赤、頭痛身楚、口乾而渴。

3. 柴胡疏肝丸（《證治準繩》）

〔用法〕口服，每次 9g，每日 3 次，空腹溫開水送服。

〔功用〕調氣疏肝，解鬱散結。

〔主治〕肝鬱氣滯證。

4. 疏肝理氣丸（《中華人民共和國藥典》）

〔用法〕口服。一次 3～6g，一日 3 次。

〔功用〕舒肝理氣，解鬱。

〔主治〕少陽不和證。胸肋脹悶，氣鬱不舒。

5. 柴芍六君丸（《中華人民共和國藥典》）

〔用法〕口服，一次 9g，一日 2 次。

〔功用〕舒肝解鬱，健脾和胃，益氣養血。

〔主治〕脾胃虛弱，肝胃不和，脾虛溏洩，嘔吐吞酸，腹脹腹痛。

辨證食療

1. 柴胡粥

〔原料〕柴胡 10g、大米 100g、白糖適量。

〔製法〕將柴胡擇淨，放入鍋中，加清水適量，水煎取汁，加大米煮粥，待熟時調入白糖，再煮 1、2 沸即成，每日 1～2 劑，連續 3～5 天。

〔功效〕和解退熱，疏肝解鬱，升舉陽氣。

〔主治〕外感發熱，少陽寒熱往來，肝鬱氣滯所致的胸脅乳房脹痛，月經不調，痛經，臟器下垂等。

2. 荷葉竹茹飲

〔原料〕荷葉、蒼朮、竹茹、鬱金各 9g，蜂蜜少許。

〔製法〕將上 4 味水煎 2～3 次，去渣取汁，兌入蜂蜜，調勻即成。每日 1 劑，溫熱煎服，分 3～4 次飲完，1 月為 1 療程。

〔功效〕祛瘀化濁，健脾燥濕，理氣解鬱。

〔主治〕肝鬱脾虛有痰者。

3. 玫瑰柴胡粥

〔原料〕玫瑰花 10g，柴胡 6g，粳米 100g。

〔製作〕將上 3 味入不銹鋼鍋內，加水適量，煎煮 2 次，每次煮沸後小夥煎 15 分鐘左右，去渣留汁，粳米洗

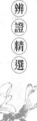

淨，與藥汁一起煮成粥。每日 1 劑，分早晚 2 次食用，半月為 1 療程。

〔**功效**〕疏肝理氣，活血止痛，養肝滋陰。

〔**主治**〕肝鬱氣滯證。

辨證針灸

〔**取穴**〕期門、支溝、陽陵泉、足三里、太衝。

〔**針刺法**〕針刺以上穴位，瀉法，留針 15～20 分鐘，每日 1 次。

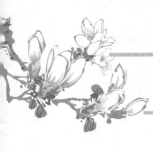

少陰寒化證

指心腎陽氣虛衰，陰寒獨盛，病性從陰化寒，以畏寒肢涼、下利清穀等為主要表現的虛寒證候。

臨床證候

無熱惡寒，但欲寐，四肢厥冷，下利清穀，嘔不能食，或食入即吐，或身熱反不惡寒，甚至面赤，脈微細。

發病原因

多為久病、重病之時，機體功能下降，心腎陽氣虛衰，陰寒獨盛，發為本病。

證候分析

病至少陰，心腎陽氣俱虛，故表現為整體的虛寒證候。陽氣衰微，陰寒內盛，失於溫養，故見無熱惡寒（即畏冷），但欲寐，肢厥；腎陽虛，火不暖土，脾胃納運、升降失職，故下利清穀，嘔不能食；若陰盛格陽，則見自覺身熱而反不惡寒，面色赤；心腎陽虛，鼓動無力，則脈微細。

辨證要點

本證以畏寒肢厥、下利清穀、脈微細等為要點。

辨證方劑

1. 附子湯（《傷寒論》）

〔組成〕附子 15g（炮），茯苓 9g，人參 6g，白朮 12g，芍藥 9g。

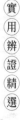

〔用法〕以水 600ml，煮取 300ml，去滓，溫服 100ml，每日 3 服。

〔功用〕溫經助陽，祛寒除濕。

〔主治〕陽虛寒濕內侵，身體骨節疼痛，惡寒肢冷，苔白滑，脈沉微。

2. 桂枝附子湯（《傷寒論》）

〔組成〕桂枝三兩（45g 去皮），甘草二兩（30g 炙），生薑三兩（45g 切），大棗十二枚（擘），附子一枚（15g 炮）。

〔用法〕水煎服。

〔功用〕祛風除濕，溫經散寒。

〔主治〕傷寒八九日，風濕相搏，身體疼煩，不能自轉側，不嘔不渴，脈浮虛而澀者。

現用於風濕性關節炎、坐骨神經痛等屬於風寒濕邪而成者。

3. 麻黃細辛附子湯（《傷寒論》）

〔組成〕麻黃、細辛各 60g，附子（炮）一枚。

〔用法〕先煮麻黃，後納諸藥，水煎服，日一劑，每日 3 服。

〔功用〕扶正解表，溫經解表。

〔主治〕素體陽虛，外感風寒證。

4. 附子理中丸（《太平惠民和劑局方》）

〔組成〕附子（炮，去皮臍）9g，人參、白朮、乾薑（炮）、炙甘草各 9g。

〔用法〕口服，每次 1 丸，日 2 次。

〔功用〕溫陽散寒，補氣健脾。

〔**主治**〕脾腎陽虛證。脘腹冷痛，下利清穀，畏寒肢冷。

5. **腎氣丸**（《金匱要略》）

〔**組成**〕乾地黃 24g，山藥、山茱萸各 12g，澤瀉、茯苓、牡丹皮各 9g，桂枝、附子（炮）各 3g。

〔**用法**〕蜜丸，每服 6g，一日 2 次，白酒或淡鹽水送下；或湯劑，水煎服。

〔**功用**〕補腎助陽，化生腎氣。

〔**主治**〕腎陽氣不足證。

6. **加味腎氣丸**（《濟生方》）

〔**組成**〕附子 15g，白茯苓、澤瀉、山茱萸、山藥、車前子、丹皮各 30g，官桂、川牛膝、熟地黃各 15g。

〔**用法**〕蜜丸，每服七十丸，一日 2 次。

〔**功用**〕溫腎化氣，利水消腫。

〔**主治**〕腎陽虛水腫。腰重腳腫，小便不利。

7. **十補丸**（《濟生方》）

〔**組成**〕附子、五味子各 9g，山茱萸、山藥、丹皮、鹿茸、熟地黃、肉桂、白茯苓、澤瀉各 4.5g。

〔**用法**〕蜜丸，每服七十丸，一日 2 次。

〔**功用**〕補腎陽，益精血。

〔**主治**〕腎陽虛損，精血不足證。

辨證成藥

1. **附子理中丸濃縮丸**（《中華人民共和國藥典》）

〔**用法**〕口服，一次 8～12 丸，一日 3 次。

〔**功用**〕溫中健脾。

〔**主治**〕脾腎陽虛證。脘腹冷痛，肢冷便溏。

2. **桂附理中丸**（《中華人民共和國藥典》）

〔用法〕用薑湯或溫開水送服。一次 1 丸，一日 2 次。

〔功用〕補腎助陽，溫中健脾。

〔主治〕腎陽衰弱，脾胃虛寒證。脘腹冷痛，嘔吐泄瀉，四肢厥冷。

3. **桂附地黃丸**（《中華人民共和國藥典》）

〔用法〕口服，一次 8 丸，一日 3 次。

〔功用〕溫補腎陽。

〔主治〕腎陽虛證。腰膝痠軟，肢冷尿頻。

4 **濟生腎氣丸**（《濟生方》）

〔用法〕口服，小蜜丸一次 9g，大蜜丸一次 1 丸，一日 2～3 次。

〔功用〕溫腎化氣，利水消腫。

〔主治〕腎陽虛水腫。腰重腳腫，小便不利。

5. **右歸丸**（《中華人民共和國藥典》）

〔用法〕口服。一次 1 丸，一日 3 次。

〔功用〕溫補腎陽，填精止遺。

〔主治〕腎陽不足證。命門火衰，腰膝酸冷，精神不振，怯寒畏冷，陽痿遺精，大便溏薄，尿頻而清。

辨證食療

1. **肉蓯蓉羊腰粥**

〔原料〕肉蓯蓉 10g，羊腰一個（去內膜，切碎），粳米 100g。

〔製法〕以上諸味同煮成粥，不拘時食用。

〔功用〕補腎助陽，益精通便。

〔主治〕腎陽虛證。畏寒肢冷、腰膝冷痛、小便頻數、

少陰寒化證

夜間多尿、便秘。

2. 鹿角膠粥

〔原料〕鹿角膠 6g，粳米 100g。

〔製法〕將粳米煮成粥後，將鹿角膠打碎放入熱粥中溶解，加白糖適量。

〔功用〕補腎陽，益精血。

〔主治〕腎陽不足，精血虛損證。形體羸瘦、腰膝痠軟、疼痛、遺精陽痿。

3. 准山羊肉枸杞湯

〔原料〕羊肉 500g，准山藥 150g，枸杞十數顆，薑、蔥、胡椒、紹酒、食鹽適量。

〔製法〕羊肉洗淨切塊，入沸水鍋內，去血水；薑蔥洗淨用刀拍碎備用；准山藥片清水浸透與羊肉一起置於鍋中，放入適量清水，將配料投入鍋中，大火煮沸後，改用文火煨至熟爛。

鹽出鍋前再放。

〔功用〕溫補腎陽，補血散寒。

〔主治〕腎陽虛證。

4. 核桃仁雞湯

〔原料〕公雞一隻，核桃仁二兩，薑、蔥、料酒等各適量。

〔製法〕把公雞、核桃仁、薑、蔥、料酒等洗淨放入鍋內，加清水適量，武火煮沸後，改文火煲二小時，下鹽調味食用。

〔功用〕溫腎補陽。

〔主治〕腎陽虛證。浮腫、肢軟、畏寒、小便頻數。

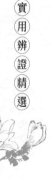

辨證針灸

〔取穴〕腎俞、三陰交、關元、命門。

〔針刺法〕針刺以上穴位，補法，留針 15～20 分鐘，每日 1 次。

亦可採用溫針灸，即針刺與艾灸相結合的一種方法。即在留針過程中，將艾絨搓團撚裹於針柄上點燃，透過針體將熱力傳入穴位。每次燃燒棗核大艾團 1～3 團。具有溫陽通脈、行氣活血的作用。

〔灸法〕取溫和灸，即將艾條燃著的一端與施灸部位的皮膚保持一寸左右距離，自我感覺有溫熱而無灼痛即可。每穴灸 10～15 分鐘。

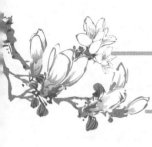

少陰熱化證

指心腎陰虛陽亢，病性從陽化熱，以心煩不寐、舌尖紅、脈細數等為主要表現的虛熱證候。

臨床證候

心煩不得眠，口燥咽乾，舌尖紅，脈細數。

發病原因

素體陰虛、陽亢之人，感邪深入；或久病傷陰，心腎陰虛陽亢，病性從陽化熱，發為本病。

證候分析

邪入少陰，從陽化熱，熱灼真陰，水不濟火，心火獨亢，侵擾心神，故心中煩熱而不得眠；陰虧失潤，則口燥咽乾；陰虛而陽熱亢盛，故舌尖紅，脈細數。

辨證要點

本證以心煩不得眠，以及陰虛證候共見為要點。

辨證方劑

1. 黃連阿膠湯（《傷寒論》）

〔組成〕黃連 12g，黃芩 9g，芍藥 9g，阿膠 10g，雞子黃二枚。

〔用法〕水煎服。

〔功用〕滋陰降火安神。

〔主治〕少陰熱化證。心腎不足，陰虛火旺較重的心煩

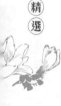

失眠，舌紅苔燥，脈細數者。

〔**加減**〕心悸失眠者可加生牡蠣；虛熱明顯者可加苦參。

2. 知柏地黃丸（《醫方考》）

〔**組成**〕熟地黃 24g，山茱萸 12g，乾山藥 12g，澤瀉 9g，茯苓 9g（**去皮**），丹皮 9g，知母 24g，黃柏 24g。

〔**用法**〕丸劑，口服，每服 6g，一日 2 次。

〔**功用**〕滋陰降火。

3. 大補陰丸（《丹溪心法》）

〔**組成**〕熟地、龜板各 18g，黃柏、知母各 12g。

〔**用法**〕蜜丸，每服 9g，淡鹽水送服。或水煎服。

〔**功用**〕滋陰降火。

〔**主治**〕陰虛火旺證。

4. 天王補心丹（《攝生秘剖》）

〔**組成**〕酸棗仁、柏子仁、當歸身、天門冬、麥門冬各 9g，生地黃 12g，人參、丹參、玄參、白茯苓、五味子、桔梗各 5g。

〔**用法**〕水煎服。或丸劑，每服 6～9g，一日 2 次。

〔**功用**〕滋陰養血，補心安神。

〔**主治**〕陰虛血少，神志不安證。

5. 柏子養心丸（《體仁彙編》）

〔**組成**〕柏子仁 12g，枸杞子 9g，麥門冬、當歸、石菖蒲、茯神各 5g，玄參、熟地黃各 6g，甘草 5g。

〔**用法**〕蜜丸，每服 9g，一日 2 次。

〔**功用**〕養心安神，滋陰補腎。

〔**主治**〕陰血虧虛，心腎失調證。夜寐多夢，健忘盜

少陰熱化證

575

汗。

6. **磁朱丸**（《備急千金要方》）

〔**組成**〕磁石 60g，光明砂 30g，神麴 120g。

〔**用法**〕蜜丸，每次 6g，一日 2 次。

〔**功用**〕重鎮安神，交通心腎。

〔**主治**〕心腎不交證。視物昏花，耳鳴耳聾，心悸失眠。

辨證成藥

1. **知柏地黃丸**（《中華人民共和國藥典》）

〔**用法**〕口服，一次 8 丸，一日 3 次。

〔**功用**〕滋陰清熱。

〔**主治**〕陰虛火旺證。潮熱盜汗，耳鳴遺精，口乾咽燥。

2. **天王補心丸**（《中華人民共和國藥典》）

〔**用法**〕口服。一次 1 丸，一日 2 次。

〔**功用**〕滋陰養血，補心安神。

〔**主治**〕心陰不足證。心悸健忘，失眠多夢，大便乾燥。

3. **柏子養心丸**（《中華人民共和國藥典》）

〔**用法**〕口服，一次 6g，一日 2 次。

〔**功用**〕養心安神，滋陰補腎。

〔**主治**〕陰血虧虛，心腎失調證。夜寐多夢，健忘盜汗。

4. **大補陰丸**（《中華人民共和國藥典》）

〔**用法**〕蜜丸，每服 9g，淡鹽水送服。

〔**功用**〕滋陰降火。

〔主治〕陰虛火旺證。

5. 六味地黃丸（《中華人民共和國藥典》）

〔用法〕口服，一次 8 丸，一日 3 次。

〔功用〕滋陰補腎。

〔主治〕腎陰虧虛證。

辨證食療

1. 杞子蟲草百合燉肝湯

〔原料〕枸杞子 30g，冬蟲夏草 10g，百合 50g，豬肝或羊肝 100g。

〔製法〕洗淨後加水燉開，文火慢煮約 20 分鐘，加入豬肝或羊肝 100g 及調料適量，再煮約 30 分鐘即可，吃肝喝湯。

〔功用〕滋陰補益肝腎。

〔主治〕肝腎陰虛證。眩暈、眼花、關節屈伸不利、煩熱、盜汗。

2. 冬蟲夏草淮山鴨湯

〔原料〕蟲草 15g，淮山 20g，鴨 1 隻。

〔製法〕將鴨洗淨和蟲草、淮山放入鍋內隔水燉熟，加調料即可。每星期 1～2 次。

〔功用〕滋陰補腎。

〔主治〕腎陰虧虛證。失眠、耳鳴、腰膝痠痛、口乾咽燥。

3. 海參烏雞湯

〔原料〕海參 9g，玄參、生地各 15g，烏骨雞 500g。

〔製法〕將烏骨雞去內臟，將玄參、生地置雞腹中縫牢，加水文火燉熟，調味後服食。

〔功用〕滋陰清熱、補肝益腎。

〔主治〕腎陰虧虛證。

4. 山藥棗肉煲瘦肉

〔原料〕山藥 150g，棗肉 100g，豬瘦肉 500g。

〔製法〕加水一同放沙鍋內煲熟爛，吃肉飲湯。

〔功用〕健脾、補肺、固腎、益精。

〔主治〕陰虛火旺證。

辨證針灸

〔取穴〕腎俞、三陰交、關元、血海。

〔針刺法〕針刺以上穴位，平補平瀉法，留針 15～20 分鐘，每日 1 次。

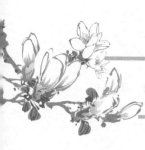

寒熱錯雜證

　　是指在同一病人身上同時出現寒證和熱證，呈現寒熱交錯的現象，是寒熱錯雜氣機逆亂所致的病證。

臨床證候

　　口渴不飲，氣上衝心，胸中疼熱，饑不欲食，食則嘔吐或吐蚘，厥逆不利。

發病原因

　　陰陽不相順接，即陰陽不相平衡，表裏不相貫通，陽氣不能外達四肢。

　　發熱則多係弛張熱，呈寒熱交作之狀，當陰寒盛正氣虛時則寒，正氣來復，正邪相爭而發熱。

證候分析

　　本證以寒熱錯雜為特徵。熱邪傷津，則口渴欲飲水（消渴）；氣上衝心，心中疼熱，為熱邪停留於上，氣機不暢上逆所致；寒邪停留於下，脾胃運化失司測饑而不欲食；脾胃虛寒，蚘上入其膈，故食則吐蚘。故本證為上熱下寒，寒熱夾雜之證。

辨證要點

　　口渴不飲，氣上衝心，胸中疼熱，饑不欲食，食則嘔吐或吐蚘，厥逆不利。

辨證方劑

1. 半夏瀉心湯（《傷寒論》）

〔**組成**〕半夏 12g，黃芩、乾薑、人參、炙甘草各 9g，黃連 3g，大棗 4 枚。

〔**用法**〕水煎服。

〔**功用**〕寒熱平調，消痞散結。

〔**主治**〕寒熱錯雜之痞證。心下痞，但滿而不痛，或嘔吐，腸鳴下利，舌苔膩而微黃。

〔**加減**〕濕熱蘊結中焦，嘔甚而痞，中氣不虛，或舌苔厚膩者，可去人參、甘草、大棗、乾薑，加枳實、生薑以下氣消痞止嘔；濕熱蘊蒸者，重用黃連、黃芩，加大黃（後下）；脾虛夾濕者，加茯苓、薏苡仁；肝氣犯胃者，加佛手、柴胡；氣滯血淤者，加丹參、五靈脂；脾胃虛寒者，重用乾薑，加吳茱萸；若以嘈雜泛酸為主者，加烏賊骨；疼痛甚者，加川楝子、延胡索；納差甚者，加雞內金。

2. 生薑瀉心湯（《傷寒論》）

〔**組成**〕生薑 12g，甘草 9g，人參 9g，乾薑 3g，黃芩 9g，半夏 9g，黃連 3g，大棗 4 枚。

〔**用法**〕水煎服，每日一劑，分 3 次服。

〔**功用**〕和胃消痞，宣散水氣。

〔**主治**〕水熱互結痞證。心下痞硬，乾噫食臭，腹中雷鳴下利者。

3. 甘草瀉心湯（《傷寒論》）

〔**組成**〕甘草 12g，黃芩、人參、乾薑各 9g，黃連 3g，大棗 4 枚，半夏 9g。

〔**用法**〕水煎服，每日一劑，分 3 次服。

〔功用〕和胃補中，降逆消痞。

〔主治〕胃氣虛弱痞證。下利日數十行，穀不化，腹中雷鳴，心下痞硬而滿，乾嘔，心煩不得安。

4. 黃連湯（《傷寒論》）

〔組成〕黃連、甘草、乾薑、桂枝各 9g，人參 6g，半夏 9g，大棗 4 枚。

〔用法〕水煎服，溫服，每日 3 服，夜二服。

〔功用〕寒熱並調，和胃降逆。

〔主治〕胃熱腸寒證。腹中痛，欲嘔吐者。

5. 烏梅丸（《傷寒論》）

〔組成〕烏梅 30g，細辛 3g，乾薑 9g，黃連 9g，當歸 6g，附子 6g，蜀椒 5g，桂枝 6g，人參 6g，黃柏 6g。

〔用法〕蜜丸，每服 9g，一日 2～3 次，空腹溫開水送下；或水煎服。

〔功用〕溫臟安蛔。

〔主治〕蛔厥證。

6. 乾薑黃芩黃連人參湯（《傷寒論》）

〔組成〕乾薑、黃芩、黃連、人參各 9g。

〔用法〕上藥四味，以水 900ml，煮取 300ml，去滓，分 2 次溫服。

〔功用〕健脾益氣，溫中散寒，洩熱除痞，平衡陰陽。

〔主治〕上熱下寒，寒熱格拒，食入則吐。

辨證成藥

1. 黃連丸（《傷寒論》）

〔用法〕口服，一次 5 丸，一日 2 次。

〔功用〕寒熱並調，和胃降逆。

寒熱錯雜證

〔主治〕胃熱腸寒證。腹中痛，欲嘔吐者。

2. 香連丸（《中華人民共和國藥典》）

〔用法〕口服，一次 3～6g，一日 2～3 次。

〔功用〕清熱燥濕，行氣止痛。

〔主治〕泄瀉腹痛，便黃而黏。

3. 香砂六君子丸（《中藥成方配本》）

〔用法〕口服，每次 6～9g，一日 2 次。

〔功用〕益氣健脾，和胃。

〔主治〕脾虛氣滯證。消化不良，噯氣食少，脘腹脹滿，大便溏洩。

4. 烏梅丸（《中華人民共和國藥典》）

〔用法〕口服，一次 6g，一日 1～3 次。

〔功用〕溫臟安蛔。

〔主治〕蛔厥證。

辨證食療

1. 鮮蘆根粥

〔原料〕新鮮蘆根 100g、青皮 5g、粳米 100g、生薑 2 片。

〔製法〕將鮮蘆根洗淨後，切成一公分長的細段，與青皮同放入鍋內，加適量冷水，浸泡 30 分鐘後，武火煮沸，改文火煎 20 分鐘。

撈出藥渣，加入洗淨的粳米，煮熟。端鍋前 5 分鐘，放入生薑，一日分 2 次溫服。

〔功效〕洩熱和胃，養陰止痛。

〔主治〕肝胃積熱證。胃脘灼熱疼痛、煩躁易怒、泛酸嘈雜、口苦口乾。

實用辨證精選

2. 人參烏梅湯

〔**原料**〕人參 10g，烏梅 15g，淮山藥 30g，冰糖適量。

〔**製法**〕將人參、烏梅、淮山藥一同放入砂鍋內，加清水適量，以文火煎煮，濾去殘渣取汁，加冰糖再煎煮片刻使之溶化後服食。

〔**功用**〕滋陰益氣，澀腸止瀉，下氣除煩。

〔**主治**〕久痢傷陰，口渴舌乾，微熱微咳者。

辨證針灸

〔**取穴**〕中脘、內關、足三里、胃俞。

〔**針刺法**〕針刺以上穴位，平補平瀉，留針 15～20 分鐘，每日 1 次。

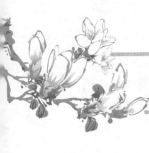

濕熱證

　　是指感受濕、熱毒邪所引起的，具有相應特徵的一類病。濕熱證是指濕熱之邪侵入人體後而出現午後潮熱、日久不癒、關節紅腫、黃疸、小便頻數短澀、尿赤、口乾不欲飲、胸腕滿悶、苔黃膩、舌質紅、脈滑數等症狀。

臨床證候

　　開始多惡寒，後則身熱不揚而足冷，汗出多黏而味濁，尤以前額陣陣出汗為多見。

　　頭身重痛，肢體倦怠，胸腕滿悶，脅部悶痛，口渴不飲，口淡或口黏氣濁，不食不肌，面黃濁滯，神識呆滯，苔膩，脈濡緩。或嘔逆口苦，或便溏不爽等等。

發病原因

　　濕熱證的外因主要是具有濕熱特性的毒邪，或受暑夾濕，或感濕邪，伏鬱化熱。

　　內因主要體素脾虛，水濕停聚，或過食肥甘，生冷不潔之物，損傷脾胃，以致三焦功能失常。

證候分析

　　邪鬱於表，衛氣不宣，陽熱為濕所遏，則惡寒及身熱不揚，濕熱鬱阻中焦、上焦、陽氣不達則見足冷，濕熱交蒸，醞釀汗出，所以汗液黏膩，氣味濁穢。

　　前額是陽明經所過之處。濕熱鬱蒸於陽明，所以前額陣

陣汗出。這種黏濁汗液，為濕熱證所特有。濕熱鬱於衛表，阻遏清陽則頭重痛。濕性重著，犯於肌表，留滯經絡則身重痛。脾主四肢。濕熱內鬱，脾氣受困，因而有倦怠的感覺。

胸院為「膜原」及「足陽明胃」所在之地。為濕熱毒邪潛藏之所，出入之處。毒邪肆虐，氣機不暢，因而產生痞滿。濕熱阻於中焦，胃脾納運功能呆滯。

陽明之脈榮於面。濕熱淫於太陰，陽明、醞釀薰蒸，濁氣上泛。如濕重則面色淡黃濁滯，熱重則顴部呈土紅色，要是白睛和周身皮膚發黃，則為濕熱濁氣逆犯肝膽，經氣受阻，失於通降，迫使「精汁」（即膽汁）逆流入血而外溢肌表。濕熱阻滯氣機，醞釀交蒸，濁氣循經上蒙清陽所致。如濕熱化燥，濁煉成痰，滯絡阻竅，可出現昏蒙，譫妄，或動風。

濕熱之邪薰蒸挾胃濁上泛則苔膩，毒邪內鬱，尚未化熱而氣機被困之際，脈象確多表現為濡緩。濕熱中阻，邪挾胃氣上逆，或濕熱逆犯肝膽，鬱阻氣機，使肝膽之氣橫溢挾胃濁上泛則見嘔逆、口苦。

辨證要點

身熱足冷，頭身重痛，面黃濁滯，納呆脘悶，苔膩，脈緩。

1. 六一散（《黃帝素問宣明論方》）

〔組成〕滑石 18g，甘草 3g。

〔用法〕調服或包煎服，一次 6～9g，一日 1～2 次；外用，撲撒患處。

〔功用〕溫補腎陽。

〔主治〕清暑利濕。用於感受暑濕所致的發熱、身倦、

口渴、泄瀉、小便黃少；外用治痱子。

〔**加減**〕小便澀痛或結石者，加海金砂、金錢草；赤白痢疾者，加黑山楂、乾薑；口瘡咽痛者，加青黛；暑濕口臭者，加薄荷；驚煩不安者，加辰砂、茯神。

2. **平胃散**（《簡要濟眾方》）

〔**組成**〕蒼朮（去黑皮，搗為粗末，炒黃色）120g，厚朴（去粗皮，塗生薑汁，炙令香熟）90g，陳橘皮（洗令淨，焙乾）60g，甘草（炙黃）30g。

〔**用法**〕上為散。每服 6g，水一中盞，加生薑二片，大棗二枚，同煎至六分，去滓，食前溫服。

現代用法：共為細末，每服 4～6g，薑棗煎湯送下；或作湯劑，水煎服，用量按原方比例酌減。

〔**主治**〕濕滯脾胃證。脘腹脹滿，不思飲食，口淡無味，噁心嘔吐，噯氣吞酸，肢體沉重，怠惰嗜臥，常多自利，舌苔白膩而厚，脈緩。

〔**加減**〕證屬濕熱者，宜加黃連、黃芩以清熱燥濕；屬寒濕者，宜加乾薑、草荳蔻以溫化寒濕；濕盛泄瀉者，宜加茯苓、澤瀉以利濕止瀉。

3. **茵陳蒿湯**（《傷寒論》）

〔**組成**〕茵陳 18g，梔子 12g，大黃（去皮）6g。

〔**用法**〕上三味，以水一斗二升，先煮茵陳，減六升，內二味，煮取三升，去滓，分三服。

現代用法：水煎服。

〔**主治**〕濕熱黃疸。一身面目俱黃，黃色鮮明，發熱，無汗或但頭汗出，口渴欲飲，噁心嘔吐，腹微滿，小便短赤，大便不爽或秘結，舌紅苔黃膩，脈沉數或滑數有力。

實用辨證精選

〔**加減**〕若濕重於熱者，可加茯苓、澤瀉、豬苓以利水滲濕；熱重於濕者，可加黃柏、龍膽草以清熱祛濕；脅痛明顯者，可加柴胡、川楝子以疏肝理氣。

4. 葛根芩連湯（《傷寒論》）

〔**組成**〕葛根 15g，黃連 9g，甘草 6g，黃芩 9g。

〔**用法**〕上四味，以水八升，先煮葛根，減兩升，內諸藥，煮取二升，去滓，分溫再服。

現代用法：水煎服。

〔**主治**〕協熱下利。身熱下利，胸脘煩熱，口乾作渴，喘而汗出，舌紅苔黃，脈數或促。

〔**加減**〕腹痛者，加炒白芍以柔肝止痛；熱痢裏急後重者，加木香、檳郎以行氣而除後重；兼嘔吐者，加半夏以降逆止嘔；夾食滯者，加山楂以消食。

辨證成藥

1. 二妙丸

〔**用法**〕口服。一次 6～9g，一日 2 次。

〔**功用**〕燥濕清熱。

〔**主治**〕用於濕熱下注，足膝紅腫熱痛，下肢丹毒，白帶，陰囊濕癢。

2. 利膽排石片

〔**用法**〕口服。排石：一次 6～10 片，一日 2 次；炎症：一次 4～6 片，一日 2 次。

〔**功用**〕清熱利濕，利膽排石。

〔**主治**〕用於濕熱蘊毒、腑氣不通所致的脅痛、膽脹，症見脅肋脹痛、發熱、尿黃、大便不通；膽囊炎、膽石症見上述證候者。

3. 黃疸茵陳顆粒

〔用法〕開水沖服。一次 10g，一日 2 次。

〔功用〕清熱利膽，退黃疸。

〔主治〕用於急慢性黃疸型肝炎屬肝膽濕熱證。

辨證食療

1. 黃花菜瘦肉湯

〔原料〕黃花菜 30g，精瘦肉 60g。

〔製法〕煮湯服。

〔功效〕肝膽濕熱。

〔主治〕可治急性黃疸型肝炎，慢性 B 型肝炎，中醫辨證屬肝膽濕熱者。

2. 黃花菜粥

〔原料〕黃花菜 30g，瘦肉末 15g，糯米、白糖適量。

〔製法〕煲粥。

〔功效〕清熱涼血，消腫利尿。

〔主治〕急性黃疸型肝炎，慢性肝炎。

3. 黃花菜飲

〔原料〕黃花菜（乾品）15g。

〔製法〕將黃花菜洗淨加水適量煎湯，代茶飲。

〔功效〕清熱利尿，退黃疸。

〔主治〕慢性肝炎、肝膽濕熱，急性黃疸型肝炎。

4. 五汁飲

〔原料〕梨、荸薺（馬蹄）、藕、鮮蘆根各 100g，麥冬 50g。

〔製法〕上述五味洗淨去皮後，使用器械或容器，粉碎絞汁飲用。

〔功效〕清熱解毒，生津止瀉。

〔主治〕慢性肝膽濕熱型。

5. 板藍根菊飲

〔原料〕板藍根 30g，菊花晶 2 匙。

〔製法〕板藍根加水煎湯，加入菊花晶飲用，每日 1 次。

〔功效〕清熱疏風，明目解毒。

〔主治〕慢性肝炎、肝膽濕熱。

辨證針灸

〔取穴〕肺俞、八髎、中脘、足三里、陰陵泉。

〔針刺法〕取穴時一般採用正坐或俯臥姿勢，對清肺經的濕熱療效顯著。操作時，用食、中二指端在穴上按揉，約揉 15～30 次，用兩手大拇指腹自肺俞穴沿肩胛骨後緣向下分推，約分推 30～50 次。

〔灸法〕艾炷灸 3～5 壯，艾條溫灸 5～10 分鐘。

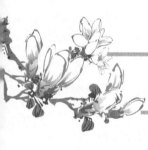

虛熱證

因氣血陰液不足，或邪盛傷正所致的熱證。

臨床證候

一般來說，虛熱因內在因素引起，起病緩慢，病程較長，臨床表現以低熱為多，不惡寒，或雖覺畏冷而得衣被則減。常伴頭暈身倦，自汗盜汗等症。外感發熱則由感受六淫邪氣所致，發病較急，病程較短，臨床表現高熱者較多，一般為持續發熱，初期常伴有惡寒，雖加衣被而寒不減，兼見頭痛身疼，鼻塞流涕等症。

發病原因

先天稟賦不足，素體虛弱，以及勞倦過度、飲食失調、久病不癒等因素有關。陰陽氣血虧損，引起臟腑功能失調而發熱。

證候分析

素體虛弱，或大病之後元氣虧虛，衛陽不固，營衛不和，以致表裏俱虛，氣不歸元，陽氣浮越於外而發熱；陰液虧少，則機體失卻濡潤滋養，同時由於陰不制陽，則陽熱之氣相對偏旺而生內熱，故表現為虛熱的證候。

辨證要點

症見心煩不眠，口燥咽乾，潮熱盜汗，大便秘結，舌紅，脈細數等。

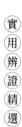

辨證方劑

1. 青蒿鱉甲湯（《溫病條辨》）

〔**組成**〕青蒿 6g，鱉甲 15g，細生地 12g，知母 6g，丹皮 9g。

〔**用法**〕上藥以水五杯，煮取二杯，日再服。

現代用法：水煎服。

〔**功用**〕養陰透熱。

〔**主治**〕溫病後期，邪伏陰分證。夜熱早涼，熱退無汗，舌紅少苔，脈細數。

〔**加減**〕若暮夜早涼，渴飲，去生地，加天花粉以清熱生津止渴；兼肺虛，加沙參、麥冬滋陰潤肺。

2. 清骨散（《證治準繩》）

〔**組成**〕銀柴胡 5g，胡黃連、秦艽、鱉甲、地骨皮、青蒿、知母各 3g，甘草 2g。

〔**用法**〕水煎服。

〔**功用**〕清虛熱，退骨蒸。

〔**主治**〕肝腎陰虛，虛火內擾證。骨蒸勞熱，低熱日久不退，形體消瘦，唇紅顴赤，睏倦盜汗，或口渴心煩，舌紅少苔，脈細數。

〔**加減**〕若血虛者，加當歸、熟地、白芍、生地以養血；若咳嗽，加桔梗、五味子、阿膠、麥冬以潤肺止咳。

3. 當歸六黃湯（《蘭室秘藏》）

〔**組成**〕當歸、生地黃、熟地黃、黃芩、黃柏、黃連各 6g，黃耆 12g。

〔**用法**〕上藥為粗末，每服 15g，水二盞，煎至一盞，食前服，小兒減半服之。

現代用法：水煎服。

〔**功用**〕滋陰瀉火，固表止汗。

〔**主治**〕陰虛火旺所致的盜汗。發熱盜汗，面赤心煩，口乾唇燥，大便乾結，小便黃赤，舌紅苔黃，脈數。

〔**加減**〕若陰虛而實火較輕者，可去黃連、黃芩，加知母，以瀉火而不傷陰；汗出甚者，可加浮小麥、山萸肉增強止汗作用；若陰虛陽亢，潮熱煩赤突出者，加白芍、龜板滋陰潛陽。

4. 知柏地黃丸（《醫方考》）

〔**組成**〕知母 6g，熟地黃 24g，黃柏 6g，山茱萸（製）12g，山藥 12g，牡丹皮 9g，茯苓 9g，澤瀉 9g。

〔**用法**〕口服。一次 8 丸，一日 3 次。

〔**功用**〕滋陰清熱。

〔**主治**〕用於陰虛火旺，潮熱盜汗，口乾咽痛，耳鳴遺精，小便短赤。

辨證成藥

1. 青蒿鱉甲片

〔**用法**〕口服。一次 4～6 片，一日 3 次。

〔**功用**〕養陰透熱。

〔**主治**〕用於溫病後期，夜熱早涼，陰虛低熱，熱退無汗。

2. 玄麥甘橘顆粒

〔**用法**〕開水沖服。一次 10g。一日 3～4 次。

〔**功用**〕清熱滋陰，祛痰利咽。

〔**主治**〕用於陰虛火旺，虛火上浮，口鼻乾燥，咽喉腫痛。

3. 大補陰丸

〔**用法**〕口服。水蜜丸一次 6g，一日 2～3 次。

〔**功用**〕滋陰降火。

〔**主治**〕滋陰降火。用於陰虛火旺，潮熱盜汗，咳嗽，耳鳴遺精。

4. 滋腎丸

〔**用法**〕口服，水蜜丸一次 6～9g，大蜜丸一次 1 丸；一日 2～3 次。

〔**功用**〕滋腎清熱，化氣通關。

〔**主治**〕用於熱蘊膀胱，小腹脹滿，尿閉不通。

5. 清熱涼血丸

〔**用法**〕口服，一次 6g，一日 1～2 次。

〔**功用**〕滋陰，清熱，涼血。

〔**主治**〕用於孕婦上焦火盛，頭暈目眩，口舌生瘡，耳鳴牙痛，孕婦血熱子煩。

辨證食療

1. 天門冬粥

〔**原料**〕天門冬 20g、粳米 200g、冰糖少量。

〔**製法**〕天門冬水煎去渣取汁，把粳米淘淨，加入天門冬汁煮粥，待熟後調入冰糖少許，再略煮即可。

〔**功效**〕養陰清熱、潤肺滋腎。

〔**主治**〕虛熱口臭，形體消瘦、乾咳痰少、咽乾舌燥、失眠盜汗、煩躁不安。

2. 水魚燉淮山

〔**原料**〕山藥（乾）50g，甲魚 200g，薑 5g，棗（乾）10g，鹽 3g。

〔**製法**〕①水魚肉洗淨，開水湯過，瀝乾水。

②山藥洗淨。

③紅棗洗淨，去核。

④水魚肉、山藥、紅棗同薑放燉盅內，放入開水，隔水燉 3 小時，湯成加調味。

〔**功效**〕清虛熱。

〔**主治**〕虛熱口臭，形體消瘦、乾咳痰少、咽乾舌燥、失眠盜汗、煩躁不安。

辨證針灸

〔**取穴**〕神門、內關、照海、大陵等。

〔**針刺法**〕先將王不留行子置於剪好的膠布中央，待用 75% 乙醇棉籤消毒或擦洗耳廓後。然後將膠布對準穴位貼壓好，耳穴貼壓時要稍施加壓力。每貼壓 1 次，可在耳穴上放置 3～5 天。

實用辨證精選

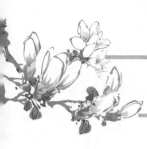

痰濁證

痰濁證是指痰濁內阻或流竄，以咳吐痰多、胸悶、嘔惡、眩暈、體胖，或局部有圓滑包塊，苔膩、脈滑等為主要表現的證候。

臨床證候

常見咳嗽痰多，痰質黏稠，胸脘痞悶，嘔惡，納呆，或頭暈目眩，或形體肥胖，或神昏而喉中痰鳴，或神志錯亂而為癲、狂、痴、癇，或某些部位出現圓滑柔韌的包塊等，舌苔膩，脈滑。

發病原因

導致痰濁的原因很多，如外感六淫、飲食不當、情志刺激、過逸少動等，影響肺、脾、腎等臟的氣化功能，以致水液未能正常輸布而停聚凝結成痰。由痰濁停滯所導致的證候，是為痰濁證。

證候分析

痰濁最易內停於肺，而影響肺氣的宣發肅降，故痰濁證以咳吐痰多、胸悶等為基本表現。

痰濁中阻，胃失和降，可見脘痞、納呆、泛惡嘔吐痰涎等症；痰的流動性小而難以消散，故常凝積聚於某些局部而形成圓滑包塊；痰亦可隨氣升降，流竄全身，如痰蒙清竅，則頭暈目眩；痰蒙心神則見神昏、神亂；痰泛於肌膚，則見

形體肥胖；苔膩、脈滑等為痰濁內阻的表現。

辨證要點

以咳吐痰多、胸悶、嘔惡、眩暈、體胖，或局部有圓滑包塊，苔膩、脈滑等為要點。

辨證方劑

1. 二陳湯（《太平惠民和劑局方》）

〔**組成**〕半夏（湯洗七次）、橘紅各 15g，白茯苓 9g，甘草（炙）4.5g。

〔**用法**〕上藥㕮咀，每服 12g，用水一盞，生薑 7 片，烏梅一個，同煎六分，去滓，熱服，不拘時候。

現代用法：加生薑 7 片，烏梅 1 個，水煎溫服。

〔**功用**〕燥濕化痰，理氣和中。

〔**主治**〕濕痰證。咳嗽痰多，色白易咯，噁心嘔吐，胸膈痞悶，肢體困重，或頭眩心悸，舌苔白滑或膩，脈滑。

〔**加減**〕治濕痰，可加蒼朮、厚朴以增燥濕化痰之力；治熱痰，可加膽星、瓜蔞以清熱化痰；治寒痰，可加乾薑、細辛以溫化寒痰；治風痰眩暈，可加天麻、殭蠶以化痰熄風；治食痰，可加萊菔子、麥芽以消食化痰；治鬱痰，可加香附、青皮、鬱金以解鬱化痰；治痰流經絡之瘰癧、痰核，可加海藻、昆布、牡蠣以軟堅化痰。

2. 清氣化痰丸（《醫方考》）

〔**組成**〕黃芩（酒炙）6g，瓜蔞仁霜 6g，半夏（製）9g，膽南星 9g，陳皮 6g，苦杏仁 6g，枳實 6g，茯苓 6g。輔料為生薑。

〔**用法**〕口服。一次 6～9g，一日 2 次；小兒酌減。

〔**功用**〕清熱化痰，理氣止咳。

實用辨證精選

〔主治〕清肺化痰。用於痰熱阻肺所致的咳嗽痰多、痰黃稠黏、胸腹滿悶。

3. 貝母瓜蔞散（《醫學心悟》）

〔組成〕貝母一錢五分（4.5g），瓜蔞一錢（3g），花粉、茯苓、橘紅、桔梗各八分（各 2.5g）

〔用法〕水煎服。

〔功用〕潤肺清熱，理氣化痰。

〔主治〕燥痰咳嗽。咳嗽嗆急，咯痰不爽，澀而難出，咽喉乾燥哽痛，苔白而乾。

4. 苓甘五味薑辛湯（《金匱要略》）

〔組成〕茯苓 12g，甘草、乾薑各 9g，細辛、五味子各 5g。

〔用法〕上五味，以水八升，煮取三升，去滓，溫服半升，日三服。

現代用法：水煎溫服。

〔功用〕溫肺化飲。

〔主治〕寒飲咳嗽。咳痰量多，清稀色白，或喜唾涎沫，胸滿不舒，舌苔白滑，脈弦滑。

〔加減〕若痰多欲嘔者，加半夏以溫化寒痰，降逆止嘔；咳甚喘急者，加杏仁、厚朴以降氣止咳；脾虛食少者，可加人參、白朮、陳皮等以益氣健脾。

5. 半夏白朮天麻湯（《醫學心悟》）

〔組成〕黃柏 2 分，乾薑 3 分，天麻 5 分，蒼朮 5 分，白茯苓 5 分，黃耆 5 分，澤瀉 5 分，人參 5 分，白朮 1 錢，炒麯 1 錢，半夏（湯洗 7 次）1 錢 5 分，大麥蘗麵 1 錢 5 分，橘皮 1 錢 5 分。

〔**用法**〕上㕮咀。每服半兩，水 2 盞，煎至 1 盞，去滓，食前帶熱服。

〔**功用**〕化痰熄風，健脾祛濕。

〔**主治**〕風痰上擾證。痰厥頭痛，咳痰稠黏，頭眩煩悶，噁心吐逆，身重肢冷，不得安臥，舌苔白膩，脈弦滑。

辨證成藥

1. 牡荊油膠丸

〔**用法**〕口服。一次 1～2 丸，一日 3 次。

〔**功用**〕祛痰，止咳，平喘。

〔**主治**〕用於慢性支氣管炎。

2. 二陳丸

〔**用法**〕口服。一次 9～15g，一日 2 次。

〔**功用**〕燥濕化痰，理氣和胃。

〔**主治**〕用於痰濕停滯導致的咳嗽痰多、胸脘脹悶、噁心嘔吐。

3. 牛黃蛇膽川貝散

〔**用法**〕口服。一次 1～2 瓶，一日 2～3 次；小兒酌減或遵醫囑。

〔**功用**〕清熱，化痰，止咳。

〔**主治**〕用於外感咳嗽中的熱痰咳嗽、燥痰咳嗽。

4. 礞石滾痰丸

〔**用法**〕口服。一次 6～12g，一日 1 次。

〔**功用**〕逐痰降火。

〔**主治**〕用於痰火擾心所致的癲狂驚悸，或喘咳痰稠，大便秘結。

5. 百合固金丸

〔**用法**〕口服。水蜜丸一次 6g，大蜜丸一次 1 丸，一日 2 次。

〔**功用**〕養陰潤肺，化痰止咳。

〔**主治**〕用於肺腎陰虛，燥咳痰少，痰中帶血，咽乾喉痛。

6. 二母寧嗽丸

〔**用法**〕口服。一次 1 丸，一日 2 次。

〔**功用**〕清肺潤燥，化痰止咳。

〔**主治**〕用於燥熱蘊肺，痰黃而黏，不易咳出，胸悶氣促，久咳不止，聲啞喉痛。

7. 複方半夏片

〔**用法**〕口服。一次 4～5 片，一日 4 次。

〔**功用**〕止咳化痰。

〔**主治**〕用於咳嗽痰多。

8. 鎮癇片

〔**用法**〕口服。一次 4 片，一日 3 次，飯前服用。

〔**功用**〕鎮心安神，豁痰通竅。

〔**主治**〕用於癲狂心亂，痰迷心竅，神志昏迷，四肢抽搐，口角流涎。

辨證食療

1. 杏仁酪

〔**原料**〕杏仁 15g，蜂蜜適量。

〔**製法**〕杏仁去皮煮熟搗爛，加入沸水，用清潔白布濾出白汁，去渣再加水重搗再濾，反覆 3 次後將杏仁粉末棄去，其濃汁加入少許蜂蜜。

〔功效〕健脾化痰止咳。

〔主治〕痰濁壅肺。

2. 橘皮茶

〔原料〕茶葉 2g，乾橘皮 2g。

〔製法〕上二味，用沸水沖泡 10 分鐘即可。

〔功效〕止咳化痰，理氣和胃。

〔主治〕痰濁壅胃。

3. 珠玉二寶粥

〔原料〕薏米 60g，山藥 60g，柿餅 25g。

〔製法〕先將山藥、薏米搗成粗粉，煮至爛熟，再將柿餅去蒂切碎，調入粥中。

〔功效〕健脾除濕，化痰止咳。

〔主治〕秋季養生調理營養不良調理腎炎調理補虛養身調理。

4. 薏米杏仁粥

〔原料〕薏米 30g，杏仁 10g（去皮），冰糖少許。

〔製法〕將薏米放入鍋內加水適量置武火上燒沸，再用文火熬煮至半熟，放入杏仁，熬熟加入冰糖即可。

〔功效〕祛濕化痰止咳。

〔主治〕痰濁內阻。

辨證針灸

〔取穴〕百會、印堂、頭維、豐隆、合谷。

〔針刺法〕毫針瀉法。

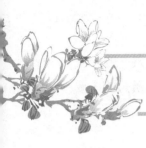

寒濕證

寒濕證是指外感寒濕之邪，以冷痛重著，靜臥痛勢不減、體倦乏力，肢末欠溫，食少腹脹，舌淡苔白膩，脈沉緊或沉遲等為主要表現的證候。

臨床證候

冷痛重著，靜臥痛勢不減，遇陰雨天疼痛加劇，肢體倦怠乏力，肢末欠溫，痛處喜溫，食少腹脹，舌淡苔白膩，脈沉緊或沉遲。

發病原因

導致寒濕證的原因，可由於久居冷濕之地，或涉水冒雨、濕衣裹身，或勞作汗出當風，衣著冷濕等，致使寒濕入侵。

證候分析

寒濕之邪留著，痺阻經絡，氣血不暢，因寒性收引，濕性重著，兩邪相合，故冷痛重著，陰雨寒冷天氣或感寒後寒濕之邪更甚，故疼痛加劇。

濕為陰邪，得陽始化，故痛處喜溫。濕為陰邪，其性凝滯，靜臥則濕邪更易停滯，故雖臥其痛不減。

寒濕停滯，脾陽不振，健運失司，化源不足，故倦怠乏力，或肢末欠溫，食少腹脹。舌質淡，苔白膩，脈沉緊或沉遲，均為寒濕留滯之象。

辨證要點

本證以冷痛重著，靜臥痛勢不減，體倦乏力，肢末欠溫，食少腹脹，舌淡苔白膩，脈沉緊或沉遲等為辨證的主要依據。

辨證方劑

1. 苓桂朮甘湯（《金匱要略》）

〔組成〕茯苓 12g，桂枝（去皮）9g，白朮、甘草（炙）各 6g。

〔用法〕上四味，以水六升，煮取三升，去滓，分溫三服。

現代用法：水煎服。

〔功用〕溫陽化飲，健脾利濕。

〔主治〕中陽不足之痰飲。胸脅支滿，目眩心悸，短氣而咳，舌苔白滑，脈弦滑或沉緊。

〔加減〕咳嗽痰多者，加半夏、陳皮以燥濕化痰；心下痞或腹中有水聲者，可加枳實、生薑以消痰散水。

2. 甘草乾薑茯苓白朮湯（《金匱要略》）

〔組成〕甘草、白朮各 6g，乾薑、茯苓各 12g。

〔用法〕上四味，以水五升，煮取三升，分溫三服。

〔功用〕溫脾勝濕。

〔主治〕寒濕下侵之腎者。腰部冷痛沉重，但飲食如故，口不渴，小便不利，舌淡苔白，脈沉遲或沉緩。

〔加減〕若寒多痛甚者，可酌加附子、細辛，以助溫經散寒之力。

3. 真武湯（《傷寒論》）

〔組成〕茯苓、芍藥、生薑（切）、附子（炮，去皮，

破八片）各 9g，白朮 6g。

〔用法〕以水八升，煮取三升，去滓，溫服七合，每日3服。

現代用法：水煎服。

〔功用〕溫陽利水。

〔主治〕陽虛水泛證。畏寒肢厥，小便不利，心下悸動不寧，頭目眩暈，身體筋肉瞤動，站立不穩，四肢沉重疼痛，浮腫，腰以下為甚；或腹痛，泄瀉；或咳喘嘔逆。舌質淡胖，邊有齒痕，舌苔白滑，脈沉細。

〔加減〕若水寒射肺而咳者，加乾薑、細辛溫肺化飲，五味子斂肺止咳；陰盛陽衰而下利甚者，去芍藥之陰柔，加乾薑以助溫裏散寒；水寒犯胃而嘔者，加重生薑用量以和胃降逆，可更加吳茱萸、半夏以助溫胃止嘔。

4. 實脾散（《重訂嚴氏濟生方》）

〔組成〕厚朴（去皮，薑製，炒）、白朮、木瓜（去瓣）、木香（不見火）、草果仁、大腹子、附子（炮，去皮臍）、白茯苓（去皮）、乾薑（炮）各 30g，甘草（炙）15g。

〔用法〕上㕮咀，每服 12g，水一盞半，生薑五片，大棗一枚，煎至七分，去滓，溫服，不拘時服。

現代用法：加生薑、大棗，水煎服，用量按原方比例酌減。

〔功用〕溫陽健脾，行氣利水。

〔主治〕脾腎陽虛，水氣內停之陰水。身半以下腫甚，手足不溫，口中不渴，胸腹脹滿，大便溏薄，舌苔白膩，脈沉弦而遲者。

〔加減〕若氣短乏力，倦惰懶言者，可加黃耆補氣以助行水；小便不利，水腫甚者，可加豬苓、澤瀉以增利水消腫之功；大便秘結者，可加牽牛子以通利二便。

辨證成藥

1. 純陽正氣丸

〔用法〕口服。一次 1.5～3g，一日 1～2 次。

〔功用〕溫中散寒。

〔主治〕用於暑天感寒受濕，腹痛吐瀉，胸膈脹滿，頭痛惡寒，肢體酸重。

2. 萆薢分清飲

〔用法〕口服。一次 6～9g，一日 2 次。

〔功用〕分清化濁，溫腎利濕。

〔主治〕用於腎不化氣，清濁不分，小便頻數，時下白濁。

3. 五苓散

〔用法〕口服。一次 6～9g，一日 2 次。

〔功用〕溫陽化氣，利濕行水。

〔主治〕用於陽不化氣、水濕內停所致的水腫，症見小便不利、水腫腹脹、嘔逆泄瀉、渴不思飲。

辨證食療

1. 生薑大棗茶

〔原料〕大棗 25～30g，生薑 10g，紅茶 0.5～1.5g。

〔製法〕將大棗加水煮熟晾乾。生薑切片炒乾，加入蜂蜜炒至微黃。再將大棗、生薑和紅茶葉用沸水沖泡 5 分鐘即成。每日 1 劑，分 3 次溫飲食棗。生薑驅寒，紅棗補血。

〔功效〕驅寒祛濕。

〔主治〕改善手腳發冷的狀況，同時還可以暖胃散寒、美容養顏、養血，補氣。

2. 薏米紅豆粥

〔原料〕薏米 100g，棗（乾）25g，赤小豆 50g，仙鶴草 10g，白砂糖 30g。

〔製法〕①將薏米、紅豆以溫水浸泡半日。

② 用紗布將仙鶴草包好。

③ 大棗去核浸泡。

④ 將薏米、紅豆、仙鶴草、大棗一同放入鍋中。

⑤ 加水煮成稀粥，最後撒上糖調味即可。

〔功效〕利水，消腫，健脾胃，補心。

〔主治〕可以治濕痹，利腸胃，消水腫，健脾益胃，久服輕身益氣。

辨證針灸

〔取穴〕膩穴，委中、腎俞、大腸俞、腰陽關、秩邊、阿是穴。

〔針刺法〕毫針刺令針感傳導出現酸麻脹感，加電針，每日 1 次，每次 25 分鐘，6 次為 1 個療程。一般治療 2～4 個療程。腎俞、大腸俞、腰陽關、秩邊臥位取穴，直刺 2.5～3 寸，用提插的瀉法；委中直刺 0.5～1 寸，用提插的瀉法；針灸並用。腎虛腰痛者，命門穴以隔附子灸法為佳。針灸治療完畢輔助拔罐治療效果更好。

寒濕證

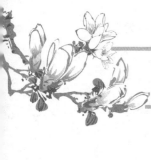

實火證

實火證是指外感火熱邪毒，陽熱內盛，以發熱、口渴、胸腹灼熱、面紅、便秘尿黃、舌紅苔黃而乾、脈數或洪等為主要表現的證候。

臨床表現

發熱惡熱，煩躁，口渴喜飲，汗多，大便秘結，小便短黃，面色赤，舌紅或絳，苔黃乾燥或灰黑，脈數有力。甚者或見神昏、譫語，驚厥、抽搐，吐血、衄血，癰腫瘡瘍。

發病原因

實火證多因外界陽熱之邪侵襲，如高溫勞作、感受溫熱、火熱燒灼、過食辛辣燥熱之品、寒濕等邪氣鬱久化熱、情志過極化火、臟腑氣機過旺等引起。

證候分析

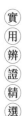

陽熱之氣過盛，火熱燔灼急迫，氣血沸湧，則見發熱惡熱，顏面色赤，舌紅或絳，脈數有力；熱擾心神，則見煩躁不安。

邪熱迫津外洩，則汗多；陽熱之邪耗傷津液，則見口渴喜飲，大便秘結，小便短黃等。

辨證要點

新病突起，病勢較劇，以發熱、口渴、便秘、尿黃、舌紅或絳、苔黃乾、脈數有力等。

辨證方劑

1. 龍膽瀉肝湯（《醫方集解》）

〔組成〕龍膽草（酒炒）6g，黃芩（酒炒）9g，山梔子（酒炒）9g，澤瀉 12g，木通 9g，車前子 9g，當歸（酒炒）8g，生地黃 20g，柴胡 10g，生甘草 6g。

〔用法〕水煎服，亦可製成丸劑，每服 6～9g，日 2 次，溫開水送下。

〔功用〕清瀉肝膽實火，清利肝經濕熱。

〔主治〕①肝膽實火上炎證。頭痛目赤，脅痛，口苦，耳聾，耳腫，舌紅苔黃，脈弦細有力。

②肝經濕熱下注證。陰腫，陰癢，筋痿，陰汗，小便淋濁，或婦女帶下黃臭等，舌紅苔黃膩，脈弦數有力。

〔加減〕肝膽實火熱盛，去木通、車前子，加黃連瀉火；若濕盛熱輕者，去黃芩、生地，加滑石、薏苡仁以增強利濕之功；陰囊囊腫，紅熱甚者，加連翹、黃芩、大黃以瀉火解毒。

2. 導赤散（《小兒藥證直訣》）

〔組成〕生地黃、木通、生甘草梢、竹葉各 6g。

〔用法〕上藥為末，每服 9g，水一盞，入竹葉同煎至五分，食後溫服。

現代用法：水煎服，用量按原方比例酌情增減。

〔功用〕清心養陰，利水通淋。

〔主治〕心經火熱證。心胸煩熱，口渴面赤，意欲冷飲，以及口舌生瘡；或心熱移於小腸，小便赤澀刺痛，舌紅，脈數。

〔加減〕若心火較盛，可加黃連以清心瀉火；心熱移於

小腸，小便不通，可加車前子、赤茯苓以增強清熱利水之功；陰虛較甚，加麥冬增強清心養陰之力；小便淋澀明顯，加瞿麥、滑石之屬，增強利尿通淋之效；出現血淋，可加白茅根、小薊、旱蓮草涼血止血。

3. 瀉白散（《小兒藥證直訣》）

〔組成〕地骨皮 30g，桑白皮（炒）30g，甘草（炙）3g。

〔用法〕上藥銼散，入粳米一撮，水二小盞，煎七分，食前服。

現代用法：水煎服。

〔功用〕清心養陰，利水通淋。

〔主治〕肺熱喘咳。氣喘咳嗽，皮膚蒸熱，日晡尤甚，舌紅苔黃，脈細數。

〔加減〕肺經熱重者，可加黃芩、知母等以增強清洩肺熱之效；燥熱咳嗽者，可加瓜蔞皮、川貝母等潤肺止咳；陰虛潮熱者，加銀柴胡、鱉甲滋陰退熱；熱傷陰津，煩熱口渴者，加花粉、蘆根清熱生津。

4. 黃連解毒湯（《外台秘要》）

〔組成〕黃連 9g，黃芩 6g，黃柏 6g，梔子 9g。

〔用法〕上四味，切，以水六升，煮取兩升，分二服。

現代用法：水煎煮。

〔功用〕瀉火解毒。

〔主治〕三焦火毒證。大熱煩躁，口燥咽乾，錯語不眠；或熱病吐血、衄血；或熱甚發斑，或身熱下利，或濕熱黃疸；或外科癰瘍疔毒。小便黃赤，舌紅苔黃，脈數有力。

〔加減〕便秘者，加大黃瀉下焦實熱；吐血、衄血、發

斑，加玄參、生地、丹皮以清熱涼血；黃疸者，加大黃、茵陳清熱祛濕退黃；瘡瘍腫毒者，加蒲公英、連翹以清熱解毒。

辨證成藥

1. 三黃片

〔用法〕口服。一次 4 片，一日 2 次，小兒酌減。

〔功用〕清熱解毒，瀉火通便。

〔主治〕用於三焦熱盛所致的目赤腫痛、口鼻生瘡、咽喉腫痛、牙齦腫痛、心煩口渴、尿黃、便秘；亦用於急性胃腸炎、痢疾。

2. 香連丸

〔用法〕口服。一次 3～6g，一日 2～3 次；小兒酌減。

〔功用〕清熱化濕，行氣止痛。

〔主治〕用於大腸濕熱所致的痢疾，症見大便膿血、裏急後重、發熱腹痛；腸炎、細菌性痢疾見上述證候者。

3. 清火片

〔用法〕口服。一次 6 片，一日 2 次。

〔功用〕清熱瀉火，通便。

〔主治〕用於咽喉腫痛、牙痛、頭目眩暈、口鼻生瘡、風火目赤、大便不通。

4. 導赤丸

〔用法〕口服。一次 1 丸，一日 2 次；週歲以內小兒酌減。

〔功用〕清熱瀉火，利尿通便。

〔主治〕用於火熱內盛所致的口舌生瘡，咽喉腫痛，心胸煩熱，小便短赤，大便秘結。

實火證

◇

609

辨證食療

1. 百合枸杞綠豆湯

〔原料〕枸杞 20g，乾百合 20g，綠豆 20g。白糖適量。

〔製法〕將洗好的百合、枸杞子與綠豆放入鍋中，加 5 碗水用旺火燒開，小火煮至綠豆開花、百合酥軟，加入白糖調味，息火燜 5 分鐘即可。

〔功效〕滋陰、降心火。

〔主治〕心火旺盛。

2. 蓮子百合湯

〔原料〕蓮子 15g，乾百合 15g，雞蛋 1 個，白糖適量。

〔製法〕將蓮子去芯，與百合同放在砂鍋內，加適量清水，文火煮至蓮子肉爛，再加入雞蛋、白糖。雞蛋煮熟後即可食用。

〔功效〕補益脾胃、潤肺，寧心安神。

〔主治〕中焦火盛。

辨證針灸

〔取穴〕下都、大椎、合谷，肺俞、膻中、曲池、足三里。

〔針刺法〕主穴為主，酌加 1～2 個配穴。下都穴以 28 號 1.5 寸毫針順掌骨間隙刺入 0.5～1 寸，左右撚轉，以得氣為度。一般刺一側，重者用兩側。餘穴以 30 號毫針，刺至得氣後，快速撚轉 30s，撚轉角度在 100°～180°之間。留針 15 分鐘～30 分鐘，每 5 分鐘～10 分鐘行針 1 次。

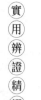

實用辨證精選

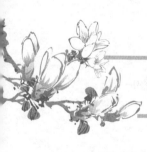

虛寒證

虛寒證是指陽氣虛衰，不能制陰所致，以畏寒肢冷，神疲乏力，舌淡，脈沉遲無力為主要表現的虛寒證候。

臨床表現

畏寒肢冷，面色㿠白，口淡不渴，或渴喜熱飲，神疲乏力，少氣懶言，自汗，大便溏薄，小便清長，舌淡胖嫩，苔白滑，脈沉遲無力。

發病原因

虛寒證多因內傷久病體弱；或久居寒冷之處；或過服苦寒清涼之品；過度勞倦；年高命門火衰而致。

證候分析

陽氣虧虛，機體失煦，故見畏寒肢冷。陽氣推動無力，則見神疲乏力、少氣懶言。

陽虛失於溫化和蒸騰津液，故見口淡不渴，渴喜熱飲，大便溏薄，小便清長。

陽氣虧虛，固攝無權，故自汗。

陽虛水氣上犯，可見面色㿠白。舌淡胖嫩，苔白滑，脈沉遲無力為陽虛陰盛之象。

辨證要點

以畏寒肢冷，神疲乏力，舌淡，脈沉遲無力為辨證要點。

辨證方劑

1. 理中丸（《傷寒論》）

〔**組成**〕人參 9g，乾薑 9g，炙甘草 9g，白朮 9g。

〔**用法**〕口服，一次 8 丸，一日 3 次。

〔**功用**〕溫中袪寒，補氣健脾。

〔**主治**〕溫中散寒，健胃。用於脾胃虛寒，嘔吐泄瀉，胸滿腹痛，及消化不良見上述證候者。

2. 小建中湯（《傷寒論》）

〔**組成**〕桂枝 9g，甘草 6g，大棗 6 枚，芍藥 18g，生薑 9g，膠飴 30g。

〔**用法**〕上六味，以水七味，煮取三升，去滓，內飴，更上微火消解。溫服一升，一日 3 服。

現代用法：水煎取汁，兌入飴糖，文火加熱溶化，分兩次溫服。

〔**功用**〕溫中補虛，和裏緩急。

〔**主治**〕中焦虛寒，肝脾不和證。腹中拘急疼痛，喜溫喜按，神疲乏力，虛怯少氣；或心中悸動，虛煩不寧，面色無華；或伴四肢酸楚，手足煩熱，咽乾口燥。舌淡苔白，脈細弦。

〔**加減**〕若中焦寒重者，可加乾薑以增強溫中散寒之力；兼有氣滯者，可加木香行氣止痛；便溏者，可加白朮健脾燥濕止瀉；面色萎黃、短氣神疲者，可加人參、黃耆、當歸以補養氣血。

3. 吳茱萸湯（《傷寒論》）

〔**組成**〕吳茱萸 9g，生薑 18g，人參 9g，大棗 12 枚。

〔**用法**〕上四味，以水 1 升，煮取 400ml，去滓，溫服

100ml，日服 3 次。

〔功用〕溫中補虛，降逆止嘔。

〔主治〕肝胃虛寒，濁陰上逆證。食後泛泛欲吐，或嘔吐酸水，或乾嘔，或吐清涎冷沫，胸滿脘痛，巔頂頭痛，畏寒肢冷，甚則伴手足逆冷，大便泄瀉，煩躁不寧，舌淡苔白滑，脈沉弦或遲。

〔加減〕若嘔吐較甚者，加半夏、陳皮、砂仁以增強和胃止嘔之功；頭痛較甚者，加川芎以加強止痛之功；肝胃虛寒重證，加乾薑、小茴香溫裏祛寒。

4. 大建中湯（《金匱要略》）

〔組成〕蜀椒 3g，乾薑 12g，人參 6g。

〔用法〕上三味，以水四升，煮取二升，去渣，內飴糖（30g），微火煮取一升半，分溫再服，如一炊頃，可飲粥二升，後更服，當一日食糜，溫覆之。

〔功用〕溫中補虛，降逆止痛。

〔主治〕中陽衰弱，陰寒內盛之脘腹劇痛證。

心胸中大寒痛，嘔不能食，腹中寒，上衝皮起，出見有頭足，上下痛而不可觸近，手足厥冷，舌質淡，苔白滑，脈沉伏而遲。

〔加減〕咳嗽者，加款冬花，咳血者，加阿膠；便精遺洩者，加龍骨；怔忡者，加茯神。

辨證成藥

1. 附子理中丸

〔用法〕口服。水蜜丸一次 6g，大蜜丸一次 1 丸，一日2～3 次。

〔功用〕溫中健脾。

〔主治〕用於脾胃虛寒，脘腹冷痛，嘔吐泄瀉，手足不溫。

2. 小建中合劑

〔用法〕口服。一次 20～30ml，一日 3 次。用時搖勻。

〔功用〕溫中補虛，緩急止痛。

〔主治〕用於脾胃虛寒，脘腹疼痛，喜溫喜按，嘈雜吞酸，食少；胃及十二指腸潰瘍見上述證候者。

3. 理中丸（《傷寒論》）

〔用法〕口服，一次 8 丸，一日 3 次。

〔功用〕溫中祛寒，補氣健脾。

〔主治〕溫中散寒，健胃。用於脾胃虛寒，嘔吐泄瀉，胸滿腹痛，及消化不良見上述證候者。

4. 良附丸

〔用法〕口服。一次 3～6g，一日 2 次。

〔功用〕溫胃理氣。

〔主治〕用於寒凝氣滯，脘痛吐酸，胸腹脹滿。

辨證食療

1.薑蒜炒羊肉絲

〔原料〕淨羊肉 250g、嫩生薑 50g、青蒜苗 50g、甜椒 30g、黃酒、精鹽、醬油、濕澱粉、甜麵醬、植物油各適量。

〔製法〕將羊肉洗淨切成粗絲，放入碗中，加黃酒精鹽拌勻，嫩生薑、甜椒切絲用，濕澱粉、醬油放入碗內調成芡汁，炒鍋置大火上，油熱後煸炒甜椒絲至熟，盛入碗內，鍋內在放入油燒至七成熟，加入羊肉絲炒熟，在加嫩薑絲，甜椒絲及切段的青蒜苗炒數下，加甜麵醬炒熟，放入芡汁，顛

翻數下及成，當菜佐餐隨意食用。

〔功效〕溫補脾腎，溫胃散寒。

〔主治〕適用於畏寒怕冷手足發涼等亞健康狀態，既經濟又實用，正好適合此症的人吃。

2.蟲草桂棗雞湯

〔原料〕雞一隻，冬蟲夏草 3g，桂圓 6g，紅棗 8 枚，精鹽、味精各適量。

〔製法〕將雞宰殺去毛和內臟，洗淨後剁去腳爪，冬蟲夏草用溫水洗淨，紅棗去核，將冬蟲夏草桂圓紅棗一併放入雞腹內，然後將雞放入鍋內加清水 10 碗，煮約 3 小時，加味精、精鹽調味即成，當菜佐餐隨意食用。

〔功效〕溫補脾腎，散寒壯陽。

〔主治〕適用於畏寒怕冷手足發涼等亞健康狀態尤其是腰膝痠痛的人。

3.鹿角膠牛奶

〔原料〕鹿角膠 10g、牛奶 150ml、蜂蜜 30ml。

〔製法〕將牛奶放入鍋中加熱，煮沸前即對入鹿角膠，以小火緩慢加熱，並用筷子不停攪拌，促使軟化煮沸並帶鹿角膠完全軟化後停火，晾溫後加入蜂蜜攪拌均勻即成，分上下午兩次服用。

〔功效〕溫補脾腎，助陽散寒。

〔主治〕適用於胃寒怕冷，手足冰涼等亞健康狀態。

4.牛乳粥

〔原料〕肉蓯蓉 15g，羊腎一具，薏苡仁 20g，粳米 100g，精鹽、麻油各適量。

〔製法〕將肉蓯蓉洗淨加水煎取藥汁，羊腎去脂膜細切

後與肉蓯蓉一起放入鍋內入藥汁，先用大火煮沸，再轉入小火熬出粥，加精鹽調味，淋上麻油攪勻即可食用早晚吃。

〔**功效**〕溫補脾腎，益氣散寒。

〔**主治**〕用於胃寒怕冷。

辨證針灸

〔**取穴**〕內關（雙），關元，神闕，關元，氣海，足三里。

〔**針刺法**〕垂直刺入內關（雙），得氣後加強刺激，每穴 2.5ml，5～10 分鐘疼痛消失。若無緩解，可在間使（雙）穴各再注 2.5ml，可加強鎮痛效果。

〔**灸法**〕主灸關元、神闕，火柱艾灸，並配合刺關元、氣海、足三里行補法，留針 10 分鐘。

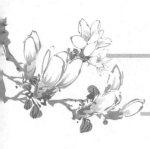

疳積證

　　疳積證是指小兒由脾胃虛損，運化不及，積滯內停，以形體明顯消瘦，四肢枯細，肚腹膨脹，飲食異常，舌淡苔膩，脈沉細而滑為主要表現的證候。

臨床表現

　　小兒形體明顯消瘦，面色萎黃無華，肚腹膨脹，甚則青筋暴露，毛髮稀疏結穗，精神煩躁或睏倦思睡，夜臥不寧，或揉眉挖鼻，吮指磨牙，食慾不振或善食易饑，或嗜食異物，大便酸臭、夾有不消化食物，舌淡苔膩，脈沉細而滑。

發病原因

　　疳積證多由脾胃虛損，運化不及，化源不足，積滯內停所致。

證候分析

　　脾胃虛損，化源不足，肌膚失養，故形體明顯消瘦，面色萎黃無華，髮稀結穗；脾虛失運，食停不化，壅塞氣機，阻滯脈絡，故肚腹膨脹，青筋暴露，食慾不振，大便酸臭、夾有不消化食物。

　　積久化熱，胃有伏火，心肝火旺，則善食易饑，睡眠不寧，煩躁易怒，動作異常；胃強脾弱，則多食多便消瘦；腹有蟲積，則嗜食異物，揉眉挖眼，吮指磨牙；舌淡苔膩，脈沉細而滑均屬脾虛夾積之象。

辨證要點

以形體明細消瘦，四肢枯細，肚腹膨脹，飲食異常為辨證要點。

辨證方劑

1. 保和丸（《丹溪心法》）

〔組成〕山楂（焦）18g，茯苓9g，半夏（製）9g，六神麴（炒）6g，萊菔子（炒）3g，陳皮3g，麥芽（炒）3g，連翹3g。輔料為：蜂蜜。

〔用法〕口服。一次1～2丸，一日2次；小兒酌減。

〔功用〕消食化滯，理氣和胃。

〔主治〕消食，導滯，和胃。用於食積停滯，脘腹脹滿，噯腐吞酸，不欲飲食。

2. 枳實導滯丸（《內外傷辨惑論》）

〔組成〕枳實（炒）9g，大黃9g，黃連（薑汁炙）6g，黃芩6g，六神麴（炒）9g，白朮（炒）6g，茯苓6g，澤瀉6g。

〔用法〕口服。一次6～9g，一日2次。

〔功用〕消食導滯，清熱祛濕。

〔主治〕用於飲食積滯、濕熱內阻所致的脘腹脹痛、不思飲食、大便秘結、痢疾裏急後重。

3. 健脾丸（《證治準繩》）

〔組成〕白朮（炒）15g，木香6g，黃連6g，甘草6g，白茯苓10g，人參9g，神麴（炒）6g，陳皮6g，砂仁6g，麥芽（炒）6g，山楂肉6g，山藥6g，肉豆蔻6g。輔料為：蜂蜜。

〔用法〕口服。一次1丸，一日2次；小兒酌減。

〔功用〕健脾和胃，消食止瀉。

〔主治〕健脾開胃。用於脾胃虛弱，脘腹脹滿，食少便溏。

辨證成藥

1. 枳實導滯丸（《內外傷辨惑論》）

〔用法〕口服。一次 6～9g，一日 2 次。

〔功用〕消食導滯，清熱祛濕。

〔主治〕消食導滯，清利濕熱。用於飲食積滯、濕熱內阻所致的脘腹脹痛、不思飲食、大便秘結、痢疾裏急後重。

2. 枳朮丸（《內外傷辨》）

〔用法〕口服。一次 6g，一日 2 次。

〔功用〕健脾消食，行氣化濕。

〔主治〕用於脾胃虛弱，食少不化，脘腹痞滿。

3. 健胃消食片

〔用法〕口服，可以咀嚼。一次 4～6 片，薄膜衣片一次 3 片，一日 3 次。小兒酌減。

〔功用〕健胃消食。

〔主治〕用於脾胃虛弱所致的食積，症見不思飲食、噯腐酸臭、脘腹脹滿；消化不良見上述證候者。

辨證食療

1. 二丑消積餅

〔原料〕黑、白丑各 60g，白麵 500g。

〔製法〕將二丑炒香脆，研成細粉狀，與白麵調合，加適量白糖，焙製成每塊重 3g 的餅乾食用。

〔功效〕消積導滯，調理脾胃。

〔主治〕小兒疳積。

2. 雞內金粥

〔原料〕雞內金 6g，乾橘皮 3g，砂仁 1.3g，粳米 30g，白糖少許。

〔製法〕先將前三味共研成細末，然後與粳米同煮粥，待熟時調入白糖。溫服，早晚各 1 碗。

〔功效〕消積導滯，調理脾胃。

〔主治〕小兒食積。

3. 鵪鶉大米粥

〔原料〕鵪鶉 1 隻，大米適量，調味料少許。

〔製法〕將鵪鶉處理乾淨，切成小塊，與大米同煮作粥，調好味。空腹溫熱食，日 2～3 次。

〔功效〕消積導滯，調理脾胃。

〔主治〕食積。

4. 二藤健脾糕

〔原料〕旋花根 150g，雞血藤 60g，粳米 250g，白糖 250g。

〔製法〕將前三味共研細粉，混勻後加白糖，用水適量揉成麵團，切塊或搓成小團塊，蒸熟。分頓隨量食。

〔功效〕治宜健脾益胃，補養氣血。

〔主治〕長期胃納不振，時時腹瀉，面色黃白，毛髮枯槁，形體羸瘦，精神不振，目光黯淡，睡間露睛，甚則浮腫，舌淡少苔，脈細弱。

5. 小米山藥粥

〔原料〕山藥 45g（鮮品 100g），小米 50g，白糖適量。

〔製法〕將山藥洗淨搗碎或切片，與小米共煮作粥，熟後加白糖適量調勻，空腹溫熱服食。

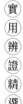

〔**功效**〕治宜健脾益胃，補養氣血。

〔**主治**〕長期胃納不振，時時腹瀉，面色黃白，毛髮枯槁，形體羸瘦，精神不振，目光黯淡，睡間露睛，甚則浮腫，舌淡少苔，脈細弱。

辨證針灸

〔**取穴**〕肺俞、風門、外喘息（大椎穴旁開 1.5 寸）、天突、膻中、中府、掌三點等。

〔**針刺法**〕每次取點宜多，針挑提擺幅度大，用力強，創口較大，挑出脂多，針挑方向與經絡病位逆方向，總之刺激總量大。凡屬虛證、寒證，宜用補法。每次挑點少（2～3 個），針挑不提擺，用力小，挑時短，創口小而淺，脂出少，針挑方向與經絡病位順方向。

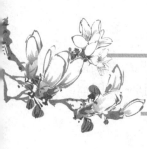

痰迷心竅證

指痰濁蒙蔽心神，以神志抑鬱、錯亂、痴呆、昏迷為主要表現的證候。又名痰迷心包證。

臨床證候

神情痴呆，意識模糊，甚則昏不知人，或神情抑鬱，表情淡漠，喃喃獨語，舉止失常。或突然昏仆，不省人事，口吐涎沫，喉有痰聲。並見面色晦暗，胸悶，嘔惡，舌苔白膩，脈滑等症。

發病原因

本病多因濕濁釀痰，阻遏氣機；或因情志不遂，氣鬱生痰；或痰濁內盛，夾肝風內擾，致痰濁蒙蔽心神所致。

證候分析

痰濁上蒙心神，神明失司，故見神情痴呆，意識模糊，甚則昏不知人。情志不遂，肝失疏洩，氣鬱痰凝，痰氣互結，蒙蔽神明，則見神情抑鬱，淡漠痴呆，或神志錯亂，喃喃獨語，舉止失常。

若痰濁內盛，引動肝風，肝風夾痰，閉阻心神，則可表現為突然昏仆，不省人事，口吐涎沫，喉中痰鳴。

痰濁內阻，清陽不升，濁氣上泛，氣血不暢，故面色晦暗；痰阻胸陽，胃失和降，則胸悶，噁心嘔吐。舌苔白膩，脈滑，均為痰濁內盛之徵。

辨證要點

本證以神志抑鬱、錯亂、痴呆、昏迷與痰濁症狀為要點。

辨證方劑

1. 滌痰湯（《奇效良方》）

〔組成〕南星（薑製）7.5g，半夏 7.5g，枳實（麩炒）6g，茯苓 6g，橘紅 5.4g，石菖蒲 3g，人參 3g，竹茹 2g，甘草 1.5g。

〔用法〕水二盅，生薑五片，煎至一盅，食後服。本方及其加減均為救急治標之劑，只可暫用，不可久服。神識稍微清應當逐漸加入治本之藥。

〔功用〕滌痰開竅。

〔主治〕中風痰迷心竅證。舌強不能言，喉中痰鳴，轆轆有聲，舌苔白膩，脈沉滑或沉緩。

〔加減〕若見風動徵象明顯者，可加羚羊角、殭蠶、地龍、鉤藤；竅閉深重者，加入麝香、冰片等，或送服至寶丹，則醒腦開竅之效更為可靠。

2. 稀涎散（《濟生續方》）

〔組成〕半夏 14 枚（大者，生，切片），豬牙皂角一條（炙）。

〔用法〕水 2 盞，煎 1 盞，去滓，加薑汁少許，溫服。不能咽，徐徐灌之。

或為末，溫水調下五分。

〔功用〕熄風化痰。

〔主治〕中風痰涎壅閉。

〔加減〕若為瘧痰，則加藜蘆，常山，甘草，名常山

飲；若治纏喉急痺，牙關緊閉，則加雄黃，藜蘆，名如聖散。

3. 導痰湯（《傳信適用方》）

〔**組成**〕半夏（湯洗七次）12g，天南星（細切，薑汁浸）3g，枳實（去瓤）3g，橘紅 3g，赤茯苓 3g。

〔**用法**〕上為粗末，每服 9g，水二盞，生薑十片，煎至一盞，去滓，食後溫服。

〔**功用**〕燥濕祛痰，行氣開鬱。

〔**主治**〕痰厥證。頭目眩暈，或痰飲壅盛，胸膈痞塞，脅肋脹滿，頭痛嘔逆，喘急痰嗽，涕唾黏稠，舌苔厚膩，脈滑。

〔**加減**〕若為寒痰，可加乾薑，細辛溫化寒痰；若痰流經絡之瘰癧，痰核，可加海藻，昆布，牡蠣軟堅化痰。

4. 二陳湯（《太平惠民和劑局方》）

〔**組成**〕半夏（湯洗七次）15g，橘紅 15g，白茯苓 9g，炙甘草 4.5g。

〔**用法**〕加生薑 7 片，烏梅 1 枚，水煎服。

〔**功用**〕燥濕化痰，理氣和中。

〔**主治**〕濕痰證。咳嗽痰多，色白易咳，噁心嘔吐，胸膈痞悶，肢體困重，或頭眩心悸，舌苔白滑或膩，脈滑。

〔**加減**〕若治濕痰，可加蒼朮、厚朴以增燥濕化痰之力；若治熱痰，可加浙貝母、黃芩、瓜蔞以清熱化痰；若治寒痰，可加乾薑、細辛以溫化寒痰；若治風痰眩暈，可加天麻、僵蠶以化痰熄風；若治食痰，可加萊菔子、麥芽、神麴以消食化痰；若治頑痰不化、咳痰艱難者，可加海浮石、青礞石以攻逐陳伏之痰。

辨證成藥

1. 抱龍丸（《小兒藥證直訣》）

〔用法〕丸劑。百日小兒，每丸分作 3～4 服，五歲 1～2 丸，大人 3～5 丸。

〔功用〕清熱化痰，開竅安神。

〔主治〕小兒急驚，痰熱閉竅之證。身熱昏睡，痰盛氣粗，發驚發厥，四肢抽搐。

2. 安宮牛黃丸（《溫病條辨》）

〔用法〕口服，一次一丸。小兒三歲以內，一次 1/4 丸；4～6 歲，一次 1/2 丸。一日 1～3 次。昏迷不能口服者，可鼻飼給藥。

〔功用〕清熱解毒，豁痰開竅。

〔主治〕邪熱內陷心包證。高熱煩躁，神昏譫語，口乾舌燥，或舌謇肢厥，舌紅或絳，脈數。亦治中風昏迷，小兒驚厥屬邪熱內閉者。

3. 牛黃清心丸（《痘疹世醫心法》）

〔用法〕口服丸劑，每服七八丸，燈芯湯下。

〔功用〕清熱解毒，開竅安神。

〔主治〕溫熱之邪，內陷心包，身熱，神昏譫語，煩躁不安，以及小兒高熱驚厥，中風竅閉等屬熱閉心包者。

4. 至寶丹（《靈苑方》引鄭感方，錄自《蘇沈良方》）

〔用法〕研末為丸，每丸重 3g，一日一次，小兒酌減。

〔功用〕清熱開竅，化濁解毒。

〔主治〕痰熱內閉心包證。神昏譫語，身熱煩躁，痰盛氣粗，舌絳苔黃垢膩，脈滑數。亦治中風，中暑，小兒驚厥屬於痰熱內閉者。

辨證食療

1. 菖蒲燉豬心

〔原料〕石菖蒲 10g，豬心 1 個。

〔製法〕洗淨後加水適量，放燉盅內隔水燉熟，加精鹽調味，飲湯食豬心。

〔功效〕補心安神，化痰開竅。

〔主治〕躁狂抑鬱症，精神抑鬱，神情淡漠，喃喃自語，痰多苔膩。

2. 神仙富貴餅

〔原料〕炒白朮、九節菖蒲各 250g，山藥 1kg，米粉適量。

〔製法〕白朮、菖蒲用米泔水浸泡 1 天，切片，將小塊石灰同煮熟，去石灰不用，加入山藥共研為末，再加米粉適量，水少量，做成餅，蒸熟使之。

〔功效〕健脾化痰，開竅益智。

〔主治〕痰濕阻竅所致的健忘、情志不安，悲憂不樂，頭昏頭暈，精神恍惚等。

辨證針灸

〔取穴〕神門、少衝、中衝、內關、十二井穴等。

〔針刺法〕針刺以上穴位，瀉法，每日 1 次；或三棱針點刺十二井穴出血。

〔灸法〕本證只針不灸。

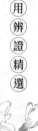

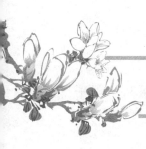

水氣凌心證

　　水氣凌心證是指陽虛不能化水，水飲內停，上凌於心，以心悸眩暈，肢面浮腫，舌淡胖，苔白滑，脈弦滑，或沉細而滑為主要表現的證候。

臨床表現

　　心悸眩暈，肢面浮腫，下肢為甚，甚者咳喘，不能平臥。胸脘痞滿，納呆食少，渴不欲飲，噁心嘔吐，形寒肢冷，小便不利。舌質淡胖，苔白滑，脈弦滑，或沉細而滑。

發病原因

　　水氣凌心證多是由於陽虛不能化水，水飲內停，上凌於心所致。

證候分析

　　陽虛不能化水，水飲內停，上凌於心，故見心悸；飲溢肢體，故見浮腫。

　　飲阻於中，清陽不升，則見眩暈；阻礙中焦，胃失和降，則脘痞，納呆食少，噁心嘔吐。陽氣虛衰，不能溫化水濕，膀胱氣化失司，故小便不利。舌質淡胖，苔白滑，脈弦滑，或沉細而滑，皆是水飲內停之象。

辨證要點

　　以心悸眩暈，肢面浮腫，舌淡胖，苔白滑，脈弦滑，或沉細而滑為辨證要點。

辨證方劑

1. 真武湯（《傷寒論》）

〔組成〕茯苓 9g，芍藥 9g，白朮 6g，生薑 9g，附子 9g。

〔用法〕水煎服。

〔功用〕溫陽利水。

〔主治〕陽虛水泛證。小便不利，四肢沉重疼痛，浮腫，腰以下為甚，畏寒肢冷，舌淡胖，苔白滑，脈沉細。

〔加減〕血瘀，發紺明顯者，加澤蘭、紅花、北五加皮活血利水；水腫較劇，上凌心肺者，加漢防己、葶藶子瀉肺逐水。

2. 附子湯（《傷寒論》）

〔組成〕附子 15g，茯苓 15g，人參 6g，白朮 12g，芍藥 9g。

〔用法〕水煎服，每日 3 服。

〔功用〕溫經助陽，祛寒化濕。

〔主治〕寒濕內侵，身體骨節疼痛，惡寒肢冷，苔白滑，脈沉微。

3. 實脾飲（《重訂嚴氏濟生方》）

〔組成〕厚朴、白朮、木瓜、木香、草果仁、大腹子、附子、白茯苓、乾薑各 30g，甘草 15g。

〔用法〕加生薑 5 片，大棗 1 枚，水煎服。

〔功用〕溫陽健脾，行氣利水。

〔主治〕脾腎陽虛，水氣內停之陰水。

〔加減〕氣短神疲者，加人參、黃耆健脾益氣；尿少腫甚加桂枝、澤瀉、豬苓。

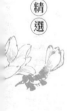

4. 五苓散（《傷寒論》）

〔組成〕豬苓 9g，澤瀉 15g，白朮 9g，茯苓 9g，桂枝 6g。

〔用法〕散劑，每服 6～10g，多飲熱水，取微汗；或水煎服，溫服取微汗。

〔功用〕利水滲濕，溫陽化水。

〔主治〕水濕內停證。

5. 苓桂朮甘湯（《金匱要略》）

〔組成〕茯苓 12g，桂枝 9g，白朮 9g，甘草 6g。

〔用法〕水煎服。

〔功用〕溫陽化飲，健脾利水。

〔主治〕中陽不足之痰飲。胸脅支滿，目眩心悸，舌苔白滑，脈弦滑。

6. 葶藶大棗瀉肺湯

〔組成〕葶藶子 9g，大棗 4 枚。

〔用法〕水煎服。

〔功用〕瀉肺行水，下氣平喘。

〔主治〕痰水壅實之咳喘胸滿。

辨證成藥

1. 濟生腎氣丸（《傷寒論》）

〔用法〕口服，1 次 1 丸，每日 2 次。

〔功用〕溫腎化氣，利水消腫。

〔主治〕肺腎氣虛證。

2. 固腎定喘丸（《中華人民共和國藥典》）

〔用法〕口服，每次 1.5～2g，每日 2～3 次。

〔功用〕溫腎納氣，健脾利水。

〔主治〕陽虛水停，凌心射肺證。

3. 五苓片（《中華人民共和國藥典》）

〔用法〕口服，一次 4～5 片，一日 3 次。

〔功用〕利水滲濕，溫陽化水。

〔主治〕水濕內停證。

辨證食療

1. 赤小豆粥

〔原料〕赤小豆 150g，糯米 150g。

〔製法〕每次取赤小豆 50g，溫水浸泡 2～3 小時，然後放水 50ml 左右，先煮赤小豆，將爛時，選用粳米 50g（淘淨），放入赤小豆湯內，共煮為稀粥，早晚溫熱頓服。

〔功效〕利水、滲濕。

〔主治〕水濕內停證。

2. 赤小豆鯉魚湯

〔原料〕赤小豆 100g，鯉魚 250g，蒜頭、陳皮、薑片、鹽少許。

〔製法〕赤小豆、鯉魚洗淨，同放瓷罐內，加水 500ml，武火隔水燉爛。

〔功效〕健脾行水。

〔主治〕水濕內停證。

3. 薏米紅豆粥

〔原料〕紅豆 100g，薏米 50g。

〔製法〕紅小豆和薏米洗淨後，放入鍋中用清水浸泡 4 小時以上。泡好後就開火煮，先大火煮至水燒開，然後轉小火煮。在煮好前 20 分鐘放入冰糖繼續熬煮至冰糖融化即可關火。

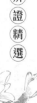

〔功效〕利水消腫、解毒排膿。

〔主治〕水濕內停證。

4. 紅棗茯苓粥

〔原料〕茯苓粉 30g，粳米 60g，大棗 10g，白糖適量。

〔製法〕將大棗去核，浸泡後連水同粳米煮粥，粥成時加入茯苓粉拌勻，稍煮即可。

〔功效〕利水滲濕，健脾補中。

〔主治〕脾虛水濕內停證。

辨證針灸

〔取穴〕內關、神門、關元、心俞、膈俞、陰陵泉。

〔針刺法〕針刺以上穴位，先瀉後補，留針 15～20 分鐘，每日 1 次。

亦可採用溫針灸，即針刺與艾灸相結合的一種方法。即在留針過程中，將艾絨搓團撚裹於針柄上點燃，透過針體將熱力傳入穴位。每次燃燒棗核大艾團 1～3 團。具有溫陽通脈、行氣活血的作用。

〔灸法〕取溫和灸，即將艾條燃著的一端與施灸部位的皮膚保持一寸左右距離，自我感覺有溫熱而無灼痛即可。每穴灸 10～15 分鐘。

水氣凌心證

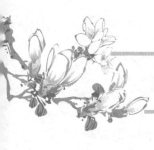

厥　證

厥證是指由陰陽失調，氣機逆亂所引起，以突然昏倒，不省人事，四肢厥冷為主要表現的一種病證。

臨床表現

突然昏倒，不省人事或有四肢厥冷。

發病原因

厥證多由七情內傷、外邪侵襲、亡血失津、飲食勞倦等引起氣機逆亂，陰陽不相順接所致。臨床上有氣、血、痰、食、暑等厥之分。

證候分析

1. 辨病因：

厥證的發生，常有明顯的病因可尋。如氣厥虛證，多平素體質虛弱，厥前有過度疲勞，睡眠不足，饑餓受寒等誘因；血厥虛證，則與失血有關，常繼發於大出血之證；氣厥、血厥實證，多形體壯實，而發作多與精神刺激密切相關；痰厥好發於恣食肥甘，體豐濕盛之人；食厥發於暴食之後，酒厥發生於暴飲之後，暑厥多在夏季久暴烈日或高溫作業之時出現。

2. 辨虛實：

一般實證表現為昏厥而氣壅息粗，喉間痰鳴，牙關緊閉，兩拳握固，脈多沉實或沉伏；虛證表現為昏厥而氣息微

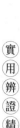
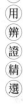

弱，面色蒼白，張口自汗，膚冷肢涼，小便自遺，脈沉細微。

辨證要點

以突然昏倒，不省人事或有四肢厥冷為辨證要點。

辨證方劑

1. 四逆湯（《傷寒論》）

〔組成〕炙甘草 6g，生附子 10g，乾薑 6g。

〔用法〕上三味，以水三升，煮取一升二合，去滓，分溫再服。

強人可大附子一枚，乾薑三兩。

現代用法：水煎服。

〔功用〕回陽救逆。

〔主治〕心腎陽衰寒厥證。四肢厥逆，惡寒蜷臥，神衰欲寐，面色蒼白，腹痛下利，嘔吐不渴，舌苔白滑，脈微細。

2. 通脈四逆湯（《傷寒論》）

〔組成〕附子 20g，乾薑 9～12g，炙甘草 6g。

〔用法〕上三味，以水三升，煮取。升二合，去滓，分溫再服，其脈即出者癒。

〔功用〕破陰回陽，通達內外。

〔主治〕少陰病，陰盛格陽證。下利清穀，裏寒外熱，手足厥逆，脈微欲絕，身反不惡寒，其人面色赤，或腹痛，或乾嘔，或咽痛，或利止，脈不出者。

3. 白通加豬膽汁湯（《傷寒論》）

〔組成〕蔥白 4 莖，乾薑 3g，附子 10g（生），人尿 15ml，膽汁 3ml。

〔用法〕上五味，以水 600ml，煮取 200ml，去滓，納膽汁、人尿，和令相得，分溫再服。

若無膽，亦可用。

〔功用〕回陽救逆。

〔主治〕少陰病，利不止，厥逆無脈，乾嘔而煩者。

4. 茯苓甘草湯（《傷寒論》）

〔組成〕茯苓、桂枝二兩，甘草一兩，生薑三兩。

〔用法〕上藥以水 4 升，煮取 2 升，去滓，分 3 次溫服。

〔功用〕溫中化飲，通陽利水。

〔主治〕心下停飲，心悸，汗出不渴，小便不利；咳而遺溺；奔豚。

傷寒汗出不渴者；傷寒厥而心下悸者。

5. 烏梅丸（《傷寒論》）

〔組成〕烏梅肉 30g，黃連 9g，附子（製）6g，花椒（去椒目）5g，細辛 3g，黃柏 6g，乾薑 9g，桂枝 6g，人參 6g，當歸 6g。

〔用法〕口服，一次 6g，一日 1～3 次。

〔功用〕溫臟安蛔。

〔主治〕溫臟安蛔。用於治療蛔厥，久痢，厥陰頭痛，或脾胃虛引起之胃脘痛，肢體瘦弱。

6. 當歸四逆湯（《傷寒論》）

〔組成〕當歸 12g，桂枝 9g，芍藥 9g，細辛 3g，通草 6g，大棗 8 枚，炙甘草 6g。

〔用法〕上七味，以水八升，煮取三升，去滓。溫服一升，一日 3 服。

現代用法：水煎服。

〔**功用**〕溫經散寒，養血通脈。

〔**主治**〕血虛寒厥證。手足厥寒，或腰、股、腿、足、肩臂疼痛，口不渴，舌淡苔白，脈沉細或細而欲絕。

7. 四逆散（《傷寒論》）

〔**組成**〕甘草（炙）、枳實（破，水漬，炙乾）、柴胡、芍藥各 6g。

〔**用法**〕上四味，搗篩，白飲和服方寸匕，每日 3 服。

現代用法：水煎服。

〔**功用**〕透邪解鬱，疏肝理脾。

〔**主治**〕①陽鬱厥逆證。手足不溫，或腹痛，或洩利下重，脈弦。

②肝脾氣鬱證。脅肋脹悶，脘腹疼痛，脈弦。

辨證成藥

1. 四逆湯（《傷寒論》）

〔**用法**〕上三味，以水三升，煮取一升二合，去滓，分溫再服。強人可大附子一枚，乾薑三兩。

現代用法：水煎服。

〔**功用**〕回陽救逆。

〔**主治**〕心腎陽衰寒厥證。四肢厥逆，惡寒蜷臥，神衰欲寐，面色蒼白，腹痛下利，嘔吐不渴，舌苔白滑，脈微細。

2. 小建中合劑

〔**用法**〕口服。一次 20～30ml，一日 3 次。用時搖勻。

〔**功用**〕溫中補虛，緩急止痛。

〔**主治**〕用於脾胃虛寒，脘腹疼痛，喜溫喜按，嘈雜吞

酸，食少；胃及十二指腸潰瘍見上述證候者。

3. 通關散（《奇效良方》）

〔用法〕上為細末，每服二錢，先以薑汁少許調勻，以沸湯浸，放溫服之，以真菖蒲末時時著舌根下。

〔功用〕開竅，順氣，解鬱。

〔主治〕治失音不能言，由風邪客於脾經，上入關機者，舌本也，又關膈不通，其人精神昏憒失忘。

4. 生脈注射液

〔用法〕肌內注射：一次 2～4ml，一日 1～2 次。靜脈滴註：一次 20～60ml，用 5%葡萄糖注射液 250～500ml 稀釋後使用，或遵醫囑。

〔功用〕益氣養陰，復脈固脫。

〔主治〕用於氣陰兩虧，脈虛欲脫的心悸、氣短、四肢厥冷、汗出、脈欲絕及心肌梗塞、心源性休克、感染性休克等具有上述證候者。

5. 羚角鉤藤湯（《通俗傷寒論》）

〔用法〕水煎服。

〔功用〕涼肝熄風，增液舒筋。

〔主治〕肝熱生風證。高熱不退，煩悶躁擾，手足抽搐，發為痙厥，甚則神昏，舌絳而乾，或舌焦起刺，脈弦而數。

6. 導痰湯（《濟生方》）

〔用法〕加薑 10 片，水煎服。

〔功用〕燥濕豁痰，行氣開鬱。

〔主治〕痰涎壅盛，胸膈痞塞，或咳嗽噁心，飲食少思。

辨證食療

1. 當歸生薑羊肉湯

〔原料〕羊肉 500g，生薑 20g，當歸 10g。

〔製法〕將羊肉切成厚片，用開水焯，去掉腥氣。隨後與生薑片、當歸一同放入煲中，用文火慢煲至肉熟爛後，加入適量鹽、味精、胡椒等即可食用。

〔功效〕溫陽補虛。

〔主治〕適用於腎陽虛虧、精血不足、四肢逆冷、月經不調等。

2. 黃耆羊肉湯

〔原料〕黃耆 50g，羊肉 500g。

〔製法〕黃耆 50g，羊肉 500g，加胡椒、薑、酒、蔥等調料一同煮熟後食用。

〔功效〕健脾補腎、溫陽補氣。

〔主治〕適用於體弱多病、氣虛疲乏、畏寒肢冷、腰膝痠軟、四肢無力等。

3. 黨參紅棗茶

〔原料〕黨參 30g，紅棗 10 枚。

〔製法〕加水共煎，代茶飲，每日一劑。

〔功效〕補中益氣。

〔主治〕適用於脾氣虛、少氣懶言、形寒肢冷等。

4. 山藥羊肉粥

〔原料〕羊肉 250g，山藥 100g，粳米 100g。

〔製法〕羊肉 250g 洗淨，入鍋煮爛研成泥，山藥 100g，洗淨研末，與粳米 100g 同煮為粥，分次食用。

〔功效〕溫補脾腎。

〔**主治**〕適用於食慾不振、腰痠乏力、手足冰冷等。

辨證針灸

1. 針灸療法

〔**主穴**〕水溝、中衝、湧泉、足三里。

〔**配穴**〕虛證配氣海、關元、百會；實證配合谷、太衝。

〔**操作**〕主穴用毫針刺，虛證用補法，實證用瀉法；配穴中氣海、關元、百會俱用灸法；合谷、太衝用瀉法。

2. 耳針

選神門、腎上腺、心、皮質下，毫針刺，強刺激，每次留針 15～30 分鐘。

實用辨證精選

歡迎至本公司購買書籍

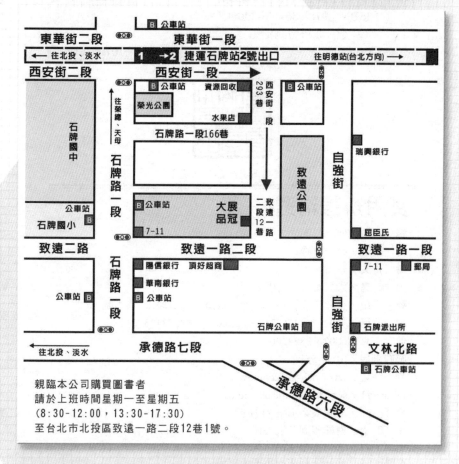

親臨本公司購買圖書者
請於上班時間星期一至星期五
(8：30-12：00，13：30-17：30)
至台北市北投區致遠一路二段12巷1號。

建議路線
1.搭乘捷運
　　淡水信義線石牌站下車，由月台上二號出口出站，二號出口出站後靠右邊，沿著捷運高架往台北
方向走(往明德站方向)，其街名為西安街，約80公尺後至西安街一段293巷進入(巷口有一公車站牌，
站名為自強街口，勿超過紅綠燈)，再步行約200公尺可達本公司，本公司面對致遠公園。

2.自行開車或騎車
　　由承德路接石牌路，看到陽信銀行右轉，此條即為致遠一路二段，在遇到自強街(紅綠燈)前的巷
子左轉，即可看到本公司招牌。

國家圖書館出版品預行編目資料

實用辨證精選／何清湖總主編.
——初版，——臺北市，大展，2018 [民 107.05]
面；21 公分—（中醫保健站；89）
ISBN　978-986-346-206-4（平裝）
1.中醫　2.辨證論治
413.1　　　　　　　　　　　　　　　　　107003512

實用辨證精選

總 主 編／何 清 湖
責任編輯／趙 志 春
發 行 人／蔡 森 明
出 版 者／大展出版社有限公司
社　　　址／臺北市北投區（石牌）致遠一路 2 段 12 巷 1 號
電　　　話／（02）28236031，28236033，28233123
傳　　　真／（02）28272069
郵政劃撥／01669551
網　　　址／www.dah-jaan.com.tw
E-mail／service@dah-jaan.com.tw
登 記 證／局版臺業字第 2171 號
承 印 者／傳興印刷有限公司
裝　　　訂／眾友企業公司
排 版 者／菩薩蠻數位文化有限公司
授 權 者／山西科學技術出版社
初版 1 刷／2018 年（民 107）5 月
定價／550 元

●本書若有破損、缺頁請寄回本社更換●

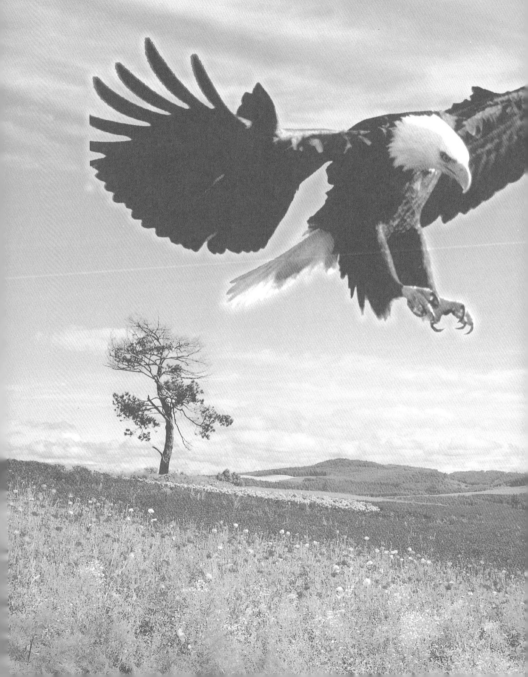

大展好書　好書大展
品嘗好書　冠群可期

大展好書　好書大展

品嘗好書　冠群可期